T0245398

Tierproduktion und veterinärmedizinische Lebensmittelhygiene

Tierproduktion und veterinärmedizinische Lebensmittelhygiene

- ein synoptisches Lehrbuch -

Endredaktion:
Alexandra Bauer
Frans J.M. Smulders

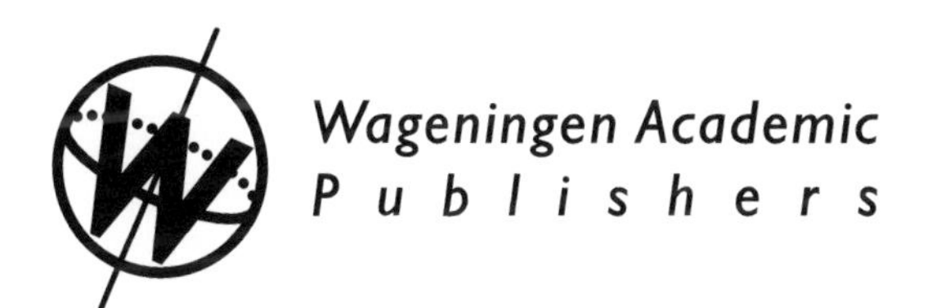

EAN: 9789086862658
ISBN: 978-90-8686-265-8

1. Auflage, 2007
2. überarbeitete und ergänzte Auflage, 2015

Wageningen Academic Publishers
P.O. Box 220
6700 AE Wageningen
The Netherlands
www.WageningenAcademic.com
copyright@WageningenAcademic.com

Die 2. Auflage dieses Buches ist unserem verstorbenen Kollegen

Dr. med. vet. Johann Hiesberger

gewidmet, der in bedeutendem Maße an der Gestaltung
der 1. Auflage beteiligt war.

Redaktionskommission

Ing. Dr. med. vet. Alexandra Bauer *
a.o. Univ. Prof. Dr. Friedrich Bauer *
Ass. Prof. Dr. Peter Paulsen, Dipl. ECVPH *
o. Univ. Prof. Dr. Dr. h.c. Frans J.M. Smulders, Dipl. ECVPH *
o. Univ. Prof. Dr. Josef Troxler ***
Dr. med. vet. Beatrix Stessl **

mit Beiträgen von
a.o. Univ. Prof. Dr. Josef Böhm ****
a.o. Univ. Prof. Dr. Remigius Chizzola ****
a.o. Univ. Prof. Dr. Friederike Hilbert; Dipl. ECVPH *
Dr. med. vet. Peter Hofbauer *
a.o. Univ. Prof. Dr. Christine Iben, Dipl. ECVCN ****
Dr. med. vet. Gabriele Flekna *
Dr. med. vet. Agathe Pfeifer *
a.o. Univ. Prof. Dr. Susanne Waiblinger ***
Ass. Prof. Dr. Dagmar Schoder **
Oberrätin DDr. Regina Binder ***

Prof. Dr. iur. Reinhard Kainz,
Geschäftsführer/-in der Bundessparte, Wirtschaftskammer Österreich, Bundessparte Gewerbe und Handwerk, Lektor an der VUW
MinRat Dr. phil. H. Dietmar Österreicher
Bundesministerium für Gesundheit
Dr. med. vet. Robert Riedl, Dipl. ECVPH
Gruppe Lebensmittelsicherheit, Magistrat der Stadt Wien/MA 59
Dr. med. vet. PhD Carola Sauter-Louis
Klinik für Wiederkäuer, LMU München
Dr. med. vet. Iris Schuhmann-Irschik
Amtstierärztin, Bezirkshauptmannschaft Horn, NÖ

Urheberrechte

* Institut für Fleischhygiene, Fleischtechnologie & Lebensmittelwissenschaften
** Institut für Milchhygiene, Milchtechnologie & Lebensmittelwissenschaften
*** Institut für Tierhaltung und Tierschutz
**** Institut für Tierernährung und Funktionelle Pflanzenstoffe
Department für öffentliches Gesundheitswesen in der Veterinärmedizin
Veterinärmedizinische Universität Wien,
Veterinärplatz 1, A 1210 Wien, Österreich

Endredaktion

Ing. Dr. med. vet. Alexandra Bauer
o. Univ. Prof. Dr. Dr. h.c. Frans J.M. Smulders

Vorwort

1997 wurde die erste Auflage eines Skriptums („Fleischhygiene, Fleischtechnologie und Lebensmittelwissenschaft" – Faktensynopsis) herausgegeben, um Studenten der Veterinärmedizin bei ihrer Prüfungsvorbereitung in diesem Fach zu unterstützen. 2002 wurde die zweite revidierte Auflage publiziert, in die Kommentare und Verbesserungsvorschläge vieler Studenten und in der Lebensmittelwissenschaft tätiger Tierärzte aus ganz Europa eingearbeitet wurden. Der Ansatz, der für dieses Skript gewählt wurde, war absichtlich in der Art einer Synopse gewählt, um den Studenten die Möglichkeit zu geben, sich zeitsparend und effizient für die Prüfung vorzubereiten. Erfreulicherweise betrachteten viele Kollegen an der „Front" (z.B. amtliche Tierärzte und Amtstierärzte in Österreich) das Ergebnis unserer Bemühungen als nützliches Nachschlagewerk für ihre tägliche berufliche Praxis auf dem Gebiet des Gesundheitswesens in der Veterinärmedizin und der Lebensmittelwissenschaft. Bis zum heutigen Tage wurden ungefähr 2000 Exemplare in Umlauf gebracht.

Im Vorwort beider Ausgaben wurde betont, dass wir, entsprechend den Empfehlungen der European Association of Establishments for Veterinary Education (EAEVE), folgendes beabsichtigten: den Studenten die Aneignung der in den Vorlesungen nicht thematisierten Fakten im Selbststudium zu überlassen, die Vorlesungen aber dafür zu reservieren, die komplizierten Sachverhalte in einem Problemlösungsansatz anzubieten bzw. die Prioritäten zu vermitteln, auf die bei der Prüfungsvorbereitung besonders Acht zu geben ist.

Seit 2003 wurde die Anzahl der *ex cathedra* Vorlesungen im Wiener Curriculum weiter erheblich reduziert. Noch dazu wurde das Fach Lebensmittelhygiene teilweise vom 8./9. Semester in das 6. Semester verlagert. Die Diskussionswürdigkeit dieser Vorgehensweise sei dahingestellt, die Realität ist aber, dass die Lehre derzeit in Blockform und zwar parallel mit dem Unterricht in der Tierhaltung landwirtschaftlicher Nutztiere mit dem Ziel erfolgt ein „stable-to-table" Bewusstsein zu kreieren. Da aber die klinische Erfahrung bzw. die Auseinandersetzung mit zoonotischen Tierkrankheiten in diesem Studienabschnitt unvermeidlicherweise noch sehr beschränkt ist, ist es umso wichtiger, dass das Lehrmaterial den Studenten in integrierter Form zur Verfügung gestellt wird. Zu guter Letzt erfolgte in den vergangenen paar Jahren bezüglich Tierproduktion und Lebensmittelsicherheit eine wesentliche Änderung in der europäischen Gesetzgebung, so dass es an der Zeit war, das vorhandene Skript anzupassen.

In der VO (EG) Nr. 854/2004 wurde das erste Mal in der europäischen Geschichte definiert, was genau die Anforderung an die Qualifikation amtlicher Tierärzte ist, bevor sie eine offizielle Kontrollfunktion im veterinärmedizinischen Gesundheitswesen antreten können (siehe Kapitel 1). Unsere Absicht war, die Grundlagen der geforderten Kenntnisse, die speziell mit Tierproduktion und

Lebensmittelhygiene zusammenhängen, in dieses Buch aufzunehmen und somit den Studenten eine solide Startkompetenz für ihre weitere Spezialisierung zu vermitteln, sowohl innerhalb ihres Diplomstudiums als auch während postgradualer Weiterbildungskurse auf nationaler und internationaler Ebene.

Das Format des Buches ist dem vorherigen Skriptum ähnlich. Dies bedeutet, dass das Lehrmaterial in einer möglichst kondensierten Form angeboten wird, ohne die Verständlichkeit zu beeinträchtigen. Die bisherig vorhandenen Skripten und weiteres Lehrmaterial aller drei lebensmittelhygienisch relevanten Fächer (Tierhaltung, Milch- und Fleischhygiene/Technologie) wurden hier aber integriert. Somit wird den Studenten ein klarerer Überblick über den zu prüfenden Lehrstoff vermittelt.

Es wird empfohlen das Material im Zusammenhang zu lernen. Einige Gesichtspunkte, die in einem bestimmten Abschnitt diskutiert wurden, tauchen an anderen Stellen in einem neuen Zusammenhang auf. In solchen Fällen wurde mit einem Pfeil (➲) gefolgt von der Referenzstelle darauf aufmerksam gemacht. Für die Unersättlichen unter der Leserschaft wurde am Ende jedes (Unter-) Abschnittes eine Liste weiterführender Literatur neueren Datums zusammengestellt, die auch für das vertiefende Studium an der VUW von großem Nutzen ist.

Es wurden am linken Rand jeder Seite Schlüsselwörter eingefügt, aus denen viele der Prüfungsfragen leicht abgeleitet werden können. Grau schattierte Tabellen und Abbildungen im Textkörper verdeutlichen die Absicht der Autoren gewisse Feststellungen zu illustrieren, wobei aber nicht erwartet wird, dass diese von den Studenten während der Prüfung 1:1 reproduziert werden. Diese Abschnitte stellen Hintergrundinformationen dar, die zwar teilweise an anderer Stelle im Curriculum detaillierter thematisiert werden, in diesem präsentierten Zusammenhang aber einen genaueren Einblick in die Thematik ermöglichen.

Zum Anlass der Publikation dieser ersten Auflage nütze ich die Gelegenheit einer Anzahl von Leuten, die zur Gestaltung des Inhalts beigetragen haben, zu danken. Dies sind natürlich in erster Linie die Mitglieder der Redaktionskommission und andere Kollegen aus dem Department für Öffentliches Gesundheitswesen an der Veterinärmedizinischen Universität Wien. Zur Feststellung der Richtigkeit der Verweise auf die europäische und österreichische Gesetzgebung, die überall, wo es sinnvoll erschien, eingefügt wurden, erklärten sich Dr. Reinhard Kainz und Dr. Peter-Vitus Stangl bereit, den Text zu überprüfen. Dr. Robert Riedl war hilfreich bei der fachlichen Durchsicht des Kapitels 11. Ihre geschätzten Kommentare und Korrekturen tragen zusätzlich zur Brauchbarkeit dieses Buches als Referenzhandbuch für auf diesem Sektor tätige Kollegen bei.

Ein spezieller Dank gilt Dr. med. vet. Matthias Upmann, Dipl. ECVPH (bis 2003 Mitarbeiter des Departments, zurzeit tätig an der Tierärztlichen Hochschule

Hannover), der sowohl 1997 als auch 2002 die Aufgabe des „desk-editors" auf sich nahm. Ohne seine gründliche Basisarbeit wäre die Revision und Adaptierung des Materials in der heutigen Form wesentlich komplizierter gewesen.

Dr. Johann Hiesberger und Alexandra Bauer (in letzter Minute noch unterstützt von unserem Praktikanten Norbert Fleischhacker), die diese Aufgabe von ihm übernommen haben, haben viele Monate ihrer Arbeitszeit investiert, um mir zur Seite zu stehen bei der Sicherstellung, dass die Qualität dieses Buches dem geforderten Standard entspricht. Für ihre hingebungsvolle Unterstützung bin ich viel Dank schuldig.

Erfreulicherweise erklärten sich Wageningen Academic Publishers (Wageningen, die Niederlande) bereit, dieses Buch zu publizieren. Außerdem übernahm der Verlag die Aufgabe, die graphische Gestaltung und Formatierung wo notwendig zu überarbeiten und sagte zu, zukünftige auf den neuesten Stand gebrachte Ausgaben in kürzeren Intervallen zu veröffentlichen. Vor allem bin ich dankbar für das großzügige Angebot, Studenten einen beträchtlichen Rabatt auf den Kaufpreis zu gewähren.

Fehler, eingewoben in einen Orientteppich, gelten eher als die Regel. Mir wurde gesagt, dass dies absichtlich getan wird, um zu betonen, dass nur Allah allein unfehlbar ist. Obwohl wir versucht haben Fehler zu vermeiden, übernehme ich die volle Verantwortung für Irrtümer, die sicherlich ans Licht treten werden.

Wien, im März 2007
Frans J.M. Smulders, Endredakteur

Vorwort zur 2. Auflage

Bisher wurden etwa 800 Exemplare der ersten Auflage dieses Buches verkauft. In den letzten sieben Jahren haben uns Studierende, amtliche TierärztInnen und HochschullehrerInnen aus Europa einige nützliche Kommentare und Verbesserungsvorschläge übermittelt. Daher, und nicht nur aufgrund zwischenzeitlich erfolgter Änderungen bei (inter-)nationalen Rechtsnormen und neuen wissenschaftlichen Erkenntnissen, wurde die Aktualisierung des Buches immer wichtiger.

Unser integrativer Ansatz wurde von der EAEVE (European Association of Establishments for Veterinary Education) anlässlich ihrer Evaluierung 2013 in Wien gewürdigt, da dieser Ansatz die Bemühungen der EAEVE zur Harmonisierung des Lebensmittelhygiene/Public Health Curriculums unterstützt und genau die geltenden EAEVE Richtlinien zu diesem essentiellen Element des veterinärmedizinischen Studienplans erfüllt.

Die 2. Auflage dieses Buches ist das Ergebnis eines tiefgreifenden Überarbeitungsprozesses, in dessen Rahmen Unklarheiten beseitigt, Fehler richtiggestellt und relevante neue Wissensgebiete inkludiert wurden. Aktuelle Literaturstellen wurden in die Empfehlungen zu weiterführender Literatur aufgenommen. Um den Zugang zu relevanten Internetquellen zu erleichtern, wurden bei den Kapiteln QR („quick response")-Codes im Textverlauf oder im Anschluss an die Literaturliste eingefügt. Soweit in diesem Buch auf Rechtsvorschriften verwiesen wird, ist grundsätzlich die Stammfassung zitiert. Daher wurden am Ende jedes Kapitels die angeführten Rechtsnormen der EU und Österreichs in ihren Langtiteln und dem Datum der letzten Änderung aufgelistet. Außerdem wurde, den Wünschen der Studierenden folgend, am Ende des Buches ein Stichwortverzeichnis inkludiert, um sicherzustellen dass man schnell wieder findet „was man irgendwo doch gelesen hatte". Zudem soll an dieser Stelle noch darauf hingewiesen werden, dass für die in diesem Buch verwendeten personenbezogenen Bezeichnungen die gewählte Form für beide Geschlechter gilt.

Die erste Auflage unseres Buches war für die Studierenden ab dem 6. Semester und für die Bereiche Tierproduktion und Lebensmittelhygiene konzipiert. In den letzten Jahren allerdings wurde der Lehrplan für Lebensmittelhygiene und VPH an der Veterinärmedizinischen Universität Wien grundlegenden Änderungen unterzogen, sowohl die Struktur als auch die Inhalte betreffend. Unter anderem wird ab 2015 Tierproduktion schon ab dem 4. Semester gelehrt und Lebensmittelhygiene/VPH erst ab dem 8. bis 11. Semester. Das Redaktionsteam dieses Buches hat sich trotzdem entschlossen, das ursprüngliche Konzept beizubehalten und damit nachdrücklich betont, dass VPH sinnvollerweise in einem „stable to table" Ansatz gelehrt werden soll. Folglich soll die vor Ihnen liegende 2. Ausgabe während des aktuellen Studienplans vom zweiten bis zum letzten Studienjahr verwendet werden, und sie ist für eine effektive „Prüfungsvorbereitung" unerlässlich.

Dieses Buch enthält nicht nur die wesentlichen Inhalte der *ex cathedra* Vorlesungen und Abschnitte, die im Selbststudium zu erschließen sind, sondern auch jenes Theoriewissen, das für die Übungen nötig ist. Alle diese Inhalte sind Prüfungsstoff für ALLE Studierenden. Jene Studierenden allerdings, die sich auf Lebensmittelhygiene/VPH (im „VPH-Modul") spezialisieren, mittlerweile sind das etwa 20% pro Jahrgang, müssen sich außerdem mit den Spezialkapiteln auseinandersetzen, die über die Inhalte des Grundstudiums hinausgehen. Wir gehen davon aus, dass das Buch auch für postgraduale Schulungen in Lebensmittelhygiene/VPH für Tierärzte, die eine Karriere als amtliche Tierärzte in einer Überwachungs- und Kontrollfunktion anstreben, sehr nützlich sein wird. Abschließend möchten wir allen Kollegen, die uns bei der Überarbeitung unterstützt haben, herzlichst danken. Es war eine höchst lohnende Tätigkeit.

Wien, März 2015
Alexandra Bauer, Frans Smulders

Anleitung zur Nutzung von QR-Codes

QR-Codes können mit Hilfe von „Reader Software" („QR-Reader", kostenloser Download) mit einem Smartphone, einem Tablet-PC oder einem iPhone abgerufen werden. Es gibt auch die Möglichkeit, den QR-Code mit der Laptop-Kamera einzulesen oder den QR-Code mittels Fotokopie (mit Scanner erstellt) an einem Rechner oder Laptop abzurufen.

Nutzung QR-Codes

- Smartphone oder Tablet
  Um den Inhalt des gewünschten QR-Codes mit einem Smartphone abzurufen, wird eine „Reader-Software" benötigt. Mit Hilfe einer solchen App kann der QR-Code gescannt und der Inhalt abgerufen werden.
- PC oder Laptop
  Für die Nutzung mit einem Laptop, gibt es einerseits die Möglichkeit, den QR-Code mit der integrierten Kamera einzulesen oder andererseits eine Fotokopie des QR-Codes (mit einem Scanner) zu erstellen. Mit Hilfe einer passenden „Reader Software" kann der Inhalt des QR-Codes abgerufen werden.

Kostenlose App-Empfehlungen für QR-Code Reader:

iPhone	• Barcode Reader for iPhone von TapMedia Ltd • QR Code Reader - QuickMark Barcode Scanner von By SimpleAct Inc.
Android	• Barcode Scanner von ZXing Team • QR Code Reader von Scan, Inc.
Windows Phone	• QuickMark von SimpleAct Inc. • QR Code Reader von ShopSavvy Inc.

Verfasst von Monika Zandra MA, 2014

Inhaltsverzeichnis

Verzeichnis der verwendeten Abkürzungen

ABL.	Amtsblatt
Abs.	Absatz
ADI	Acceptable Daily Intake
ADP	Adenosin Diphosphat
AfM1	Aflatoxin M1
Afrik.	afrikanisch
AGES	Agentur für Gesundheit und Ernährungssicherheit
AGID(T)	Agargel-Immunodiffusions(Test)
ALP	Akalische Phosphatase
AMA	Agrarmarkt Austria
AMP	Adenosin Monophosphat
amtl.	amtlich
Anh.	Anhang
Art.	Artikel
ASP	Amnesic Shellfish Poisoning
AT	Österreich
ATP	Adenosin-Tri-Phosphat
aw	Wasseraktivität
BAES	Bundesamt für Ernährungssicherheit
BE	Belgien
bes.	besonders
BG	Bulgarien
BGBl.	Bundesgesetzblatt
BMF	Bundesministerium für Finanzen
BMG	Bundesministerium für Gesundheit
BMLFUW	Bundesministerium für Land- und Forstwirtschaft, Umwelt und Wasserwirtschaft
BRC	British Retail Consortium
BSA	Bovine serum albumine
BSE	Bovine spongiforme Enzephalopathie
BU	Bakteriologische Untersuchung
bzgl.	bezüglich
bzw.	beziehungsweise
ca.	*circa*
CAC	Codex Alimentarius Commission
CAP	Controlled Atmosphere Packaging
CCP	Critical Control Point
CE	Competitive Exclusion
CEN	Comité Européen de Normalisation
CIP	Cleaning In Place
CJD	Creutzfeld-Jakob-Disease
CLA	Conjugated Linolic Acid
CMA	Centrale Marketing-Gesellschaft der deutschen Agrarwirtschaft
CP	Creatinphosphat
CTX	Choleratoxin

CY	Zypern
CZ	Tschechische Republik
DE	Deutschland
DFD	Dark Firm Dry
dgl.	dergleichen
d.h.	das heißt
DIN	Deutsches Institut für Normung
div.	diverse
DK	Dänemark
DMA	Dimethylamin
DNS	Desoxyribonukleinsäure
DSP	Diarrhetic Shellfish Poisoning
EE	Estland
EFSA	European Food Safety Authority
Eh	Redoxpotential
EL	Griechenland
ELISA	Enzyme Linked Immunosorbent Assay
EN	Europäische Normen
ES	Spanien
ESL	Extended Shelf Life
etc.	*etcetera*
ETEC	Enterotoxische *Escherichia coli*
EUREPGAP	European Retailer Produce Working Group Good Agricultural Practice
EU	Europäische Union
EUCDPC	European Union Centre for Disease Prevention Control
EuGH	Europäischer Gerichtshof
EU-MS	Mitgliedsstaat(en) der Europäischen Union
evtl.	eventuell
FAO	Food and Agriculture Organisation
FCM	Lebensmittelkontaktmaterialien und -gegenstände (Food Contact Materials)
FFI	Fatal Familiar Insomnia
FI	Finnland
FM	Futtermittel
FMEA	Failure Mode Effects Analysis
FR	Frankreich
FSO	Food Safety Objectives
FU	Fleischuntersuchung
FVO	Food Veterinary Office
GC	Gaschromatographie
GC-MS	Gaschromatographie (gekoppelt mit) Massenspektrometrie
gem.	gemäß
GESG	Gesundheit und Ernährungssicherheitsgesetz
GFP	Good Farming Practices
ggf.	gegebenenfalls
ggü.	gegenüber
GHP	Good Hygiene Practice

GMP	Good Manufacturing Practices
GSS	Gerstmann-Sträussler-Scheinker (Syndrom)
GVE	Großvieheinheiten
GVO	Genetisch veränderte Organismen
HACCP	Hazard Analysis Critical Control Point
HAZOP	Hazard Analysis Operability
hgr.	hochgradig
HIV	Humanes Immundefizienzvirus
HPLC	High-performance Liquid Chromatography
HR	Kroatien
HU	Ungarn
HUS	Hämorrhagisch-urämisches Syndrom
HWZ	Halbwertzeit
i.A.	im Allgemeinen
IAEA	International Atomic Energy Agency
ICMSF	International Commission on the Microbiological Specification for Foods
i.d.R.	in der Regel
IE	Irland
IFS	International Featured Standard
IFT	Immunfluoreszenztest
IGH	innergemeinschaftlicher Handel
IKB	Integrale Kettenkontrolle
IKZ	Inkubationszeit
IMP	Inosinmonophosphat
inkl.	inklusive
insges.	insgesamt
IQC	Integrated Quality Control
ISO	International Standardisation Organisation
IT	Italien
kbE	koloniebildende Einheiten
KBR	Komplement-Bindungs-Reaktion
KM	Körpermasse
LH	Landeshauptmann
LIQUA	Longitudinally Integrated Quality Assurance
LISA	Longitudinally Integrated Safety Assurance
LKM	siehe FCM (in Ö seltener für Lebensmittelkontaktmaterialien)
LM	Lebensmittel
LN	Landwirtschaftliche Nutzfläche
log	Dekadischer Logarithmus
LPL	Lipoproteinlipase
LPO	Lactoperoxidase
lt.	laut
LT	Litauen
LU	Luxemburg
LV	Lettland
LW	Lebenswoche

MAP	Modified atmosphere packaging
max.	maximal
Mb	Myoglobin
MbNO	Nitrosomyoglobin
MbO_2	Oxymyoglobin
MEW	Medicated Early Weaning
MHS	Malignant Hyperthermia Syndrome
MID	Minimale Infektionsdosis
min.	Minuten
mind.	mindestens
Mio	Millionen
MKS	Maul- und Klauenseuche
MMA	Mastitis Metritis Agalaktie
MMb	Methmyglobin
MMbNO	Stickoxidmethmyglobin
MO	Mikroorganismen
MOSS	Monitoring and Surveillance Systems
MS	Massenspektrometrie
MT	Malta
MTB	Mensch-Tier-Beziehung
Na	Natrium
NAD	Nicotinamide Adenin Dinucleotide
NANA	N-Acetylneuraminsäure
NB	*nota bene*
NL	Die Niederlande
NÖ	Niederösterreich
NOEL	No Observed Effect Level
NPS	Nitritpökelsalz
Nr.	Nummer
NSP	Neurologic Shellfish Poisoning
nv-CJD	New variant Creutzfeld-Jakob-Disease
Ö	Österreich
o.a.	oben angeführten
o.ä.	oder ähnliches
o.g.	oben genannt
OGH	Oberste Gerichtshof
ÖGQ	Österreichische Gesellschaft für Qualität
OIE	World Organisation for Animal Health
ÖLMB	Österreichisches Lebensmittelbuch (Codex Alimentarius Austriacus)
ÖNORM	Österreichisches Normungsinstitut
OÖ	Oberösterreich
ÖPUL	Österr. Programm zur Förderung einer Umweltgerechten Landwirtschaft
PAK	Polyzyklische aromatische Kohlenwasserstoffe
PC	Performance Criterion
PCB	Polychlorierte Biphenyle
PCR	Polymerase Chain Reaction

PE	Polyethylen (Kunststoff)
PET	Polyethylenterephthalat (Kunststoff)
PL	Polen
PO	Performance Objective
PP	Polypropylen (Kunststoff)
ppm	parts per million
PS	Polystyrol (Kunststoff)
PSE	Pale Soft Exsudative
PSP	Paralytic Shellfish Poisoning
PSS	Porcine Stress Syndrome
PT	Portugal
PTWI	Provisional Tolerable Weekly Intake
QM	Quality Management
QS	Qualitätssicherung
Quats	Quartäre Ammoniumverbindungen (auch „Quaternäre" A.)
R&D	Reinigung und Desinfektion
RL	Richtlinie
RPZ	Risikoprioritätszahl (Risk Priority Number)
RO	Rumänien
SCVMPH	Scientific Committee on Veterinary Measures related to Public Health
SE	Schweden
SEW	Segregated Early Weaning
SI	Slowenien
SK	Slowakei
SML	Spezifisches Migrationslimit
s.o.	siehe oben
sog.	sogenannte
sonst.	sonstige
SPF	Specified Pathogen Free
SPF-MS	SPF-*Mycoplasma*-free
SPS	Agreement on Sanitary and Phyto-Sanitary measures
SRM	spezifiziertes Risikomaterial
StGB	Strafgesetzbuch
s.u.	siehe unten
TEQ	Toxizitätsäquivalente
tgl.	täglich
TKV	Tierkörperverwertung
TMA	Trimethylamid
TMAO	Trimethylaminoxid
TSE	Transmissible spongiforme Enzephalopathie
TTP	Thrombolisch-thrombozytopenische Purpura
TÜV	Technischer Überwachungs-Verein
TVB-N	Total Volatile Basic Nitrogen
u.	und
u.a.	unter anderem
UHT	Ultra High Temperature (Ultrahocherhitzung)

UK	Vereinigtes Königreich
usw.	und so weiter
u.U.	unter Umständen
UV	Ultraviolett
u.v.a.	und viele andere
v.a.	vor allem
VO	Verordnung
WHO	World Health Organisation
WTO	World Trade Organisation
YOPI	Young-Old-Pregnant-Immunocompromised
z.B.	zum Beispiel
ZNS	Zentralnervensystem
z.T.	zum Teil
zw.	zwischen
↑	nimmt (nehmen) zu, mehr
↓	nimmt (nehmen) ab, weniger
→	führt zu, verursacht, deswegen
←	führt zu, verursacht, deswegen
➲	siehe auch...

1 Rechtliche Grundlagen der tierärztlichen Lebensmittelhygiene

1.1 Rechtsprinzipien – Einführung

Rechtsprinzipien

Prinzipien des Lebensmittelrechts:

Missbrauchsprinzip

- Missbrauchsprinzip
  Es ist erlaubt, was nicht ausdrücklich verboten ist („System der Negativlisten"). Die Grenze zum Erlaubten stellt der Missbrauch dar, die Verantwortung liegt beim Hersteller. Missbrauch liegt vor, wenn ein bestimmtes Verhalten in einer rechtsverbindlichen Norm (Gesetz, Verordnung) ausdrücklich verboten oder geboten ist.
  Im Lebensmittelrecht überwiegt das Missbrauchsprinzip. Grundsätzlich sind alle am Verkehr mit Lebensmittel Beteiligte frei, LM in einer bestimmten Zusammensetzung in einer bestimmten Art herzustellen und zu vertreiben.
  Beispiel: Gesundheitsschädliche oder zur Täuschung geeignete Stoffe sind ausdrücklich verboten und werden erforderlichenfalls in „Negativlisten" erfasst.

Verbotsprinzip

- Verbotsprinzip
  Es ist alles verboten, was der Gesetzgeber nicht ausdrücklich erlaubt („System der Positivlisten" bzw. „Zulassungsprinzip"); die Verantwortung für die Zulassung liegt beim Gesetzgeber.
  Beispiel Zusatzstoffe: unbegrenzte Verwendung birgt Risiken für die menschliche Gesundheit → „Positivlisten" für die Verwendung von bestimmten Zusatzstoffen in bestimmten LM.

Ö - Recht

Österreichisches Recht

Durch die Mitgliedschaft Österreichs in der Europäischen Union beruhen viele nationale lebensmittelrechtliche Regelungen auf Rechtsvorschriften der EU.
Für die Anwendung der Rechtsvorschriften (Verordnungen, Richtlinien, Entscheidungen) ist jeweils zu beurteilen:

- Sachlicher Geltungsbereich → ist die Vorschrift für das betreffende Lebensmittel anwendbar?
- Räumlicher Geltungsbereich → nationale Vorschriften gelten generell nur im staatlichen Hoheitsgebiet.

EU-Recht

EU-Recht

Mitgliedstaaten der EU wollen einen gemeinsamen Markt verwirklichen → tarifäre Handelshemmnisse (Zölle) und nicht-tarifäre Handelshemmnisse (unterschiedliche lebensmittelrechtliche Regelungen) müssen abgebaut werden → Angleichung der Rechtsvorschriften.

Rechtsakte der EU:

EU-Verordnungen

- EU-Verordnungen (VO)
  Gelten unmittelbar in jedem Mitgliedstaat → keine Umsetzung in nationales Recht erforderlich; dennoch müssen VO durch eine nationale Begleitgesetzgebung ergänzt werden (insbesondere im Hinblick auf die für die Vollziehung zuständigen Behörden und Strafbestimmungen).

EU-Richtlinien

- EU-Richtlinien (RL)
  Sind für alle Mitgliedstaaten der EU verbindlich; sie entfalten grundsätzlich keine unmittelbare Wirkung für die Bürger und müssen daher in nationales Recht umgesetzt werden.

  Bemerke: Umsetzung → Richtlinien müssen innerhalb einer bestimmten, in der RL festgelegten Frist von den Mitgliedstaaten in das jeweilige innerstaatliche Recht übergeführt werden (z.B. durch Erlassung eines entsprechenden Gesetzes).

  Man unterscheidet:
  - Horizontale Richtlinien
    regeln allgemeine Fragen, die mehrere oder alle LM betreffen (z.B. Lebensmittelkennzeichnung, Verwendung von Zusatzstoffen o.ä.)
  - Vertikale Richtlinien
    dienen der Angleichung der Vorschriften für eng umgrenzte Produktbereiche (z.B. Honig, Fisch, Eiprodukte, ...)

EU-Beschlüsse

- EU-Beschlüsse
  (früher Entscheidung, engl. decision): Rechtsakte, die an individuelle Adressaten (z.B. an einen Mitgliedstaat, aber auch an eine natürliche bzw. juristische Person) oder an die Allgemeinheit gerichtet sein können.

EU-Rechtssprechung

- Urteile des Europäischen Gerichtshofs (EuGH)

Codex Alimentarius

- FAO/WHO Codex Alimentarius
- Österreichisches Lebensmittelbuch (ÖLMB, Codex Alimentarius Austriacus)

Standards u.a.

- Standards, Handelsvereinbarungen (BRC, IFS, ...); Staatsverträge, WTO-Abkommen, Washingtoner Artenschutzübereinkommen; Normen, z.B. ÖNORM-, DIN-, EN-und ISO-Normen (ISO 22000-Reihe des weltweiten Codex Alimentarius).

1.2 Die Europäische Gesetzgebung in Bezug auf öffentliches Gesundheitswesen in der Veterinärmedizin

Tierschutzgesetzgebung

1.2.1 Tierschutzgesetzgebung

RL 98/58/EG	über den Schutz landwirtschaftlicher Nutztiere
RL 91/629/EWG	über Mindestanforderungen für den Schutz von Kälbern
RL 91/630/EWG	über Mindestanforderungen für den Schutz von Schweinen
RL 99/74/EWG	zur Festlegung der Mindestanforderungen zum Schutz von Legehennen
RL 2007/43/EG	mit Mindestvorschriften zum Schutz von Masthühnern
VO (EG) Nr. 1099/2009	über den Schutz von Tieren zum Zeitpunkt der Tötung

Diese RL legen **Mindestanforderungen** an die Haltung von bestimmten Arten landwirtschaftlicher Nutztiere fest. Zur Umsetzung dieser RL im österreichischen Recht ➲ Kapitel 1.3.1 Tierschutzgesetzgebung.

Zoonosengesetzgebung

1.2.2 Zoonosengesetzgebung

Definition Zoonosen

Definition: Zoonosen sind Krankheiten, die zwischen Tieren und Menschen auf natürlichem Weg direkt oder indirekt übertragen werden können (➲ Kapitel 7).

Übertragungswege

Übertragungswege:
1. direkter Tierkontakt
2. über Vektoren wie Insekten, Nager und Aerosole
3. über Lebensmittel, Getränke und Trinkwasser

Anreiz für eine neue Zoonose-Gesetzgebung

Anreiz für eine neue Zoonose-Gesetzgebung [Expert scientific opinion (SCVMPH, 2000)]
- das damalige Verfahren für Lebensmittelüberwachung, -kontrolle und -inspektion war suboptimal → zunehmender Trend zoonosebedingter Lebensmittelerkrankungen
- Zoonosebekämpfungsmaßnahmen waren unzulänglich
- „More could be done to enhance food safety and what is being done could be done better"

Die Kontrolle von Pathogenen und dadurch verursachten Krankheiten beim Menschen zielt idealerweise auf die Eliminierung oder, wo dies nicht anders möglich ist, auf die schrittweise Reduzierung der Risiken während unterschiedlicher Produktionsstufen ab. Zusätzlich wird darauf geachtet, dass die Konsumenten über das Restrisiko informiert werden.

Ineffizienz – Hauptprobleme

Ineffizienz mancher europäischer Zoonosenbekämpfungsprogramme – Hauptprobleme:

- viele Zoonosen ubiquitär
- viele Zoonosen durch zunehmenden Reiseverkehr verbreitet
- viele Zoonosen durch Handel mit Drittländern verbreitet
- manche Zoonosen (z.B. Tularämie, Q-Fieber) nicht einmal gemeldet
- „Monitoring and Surveillance Systems" (MOSS) inadäquat → Kenndaten über Krankheitsprävalenz bei Tieren, Lebensmittelkontaminationsrate und tatsächlich gemeldete Erkrankungen des Menschen sind nicht zuverlässig und/oder vergleichbar innerhalb der EU (➲ Tabelle 1).

Zielsetzungen

Zielsetzungen für Revidierungen von MOSS

- epidemiologische Trends verfolgen
- wahre Zoonoseinzidenz in jedem Mitgliedstaat einschätzen
- Vergleich von Daten innerhalb Europas ermöglichen
- Ausbrüche von menschlichen Erkrankungen so früh wie möglich feststellen
- Fokussieren auf wichtigste über Lebensmittel übertragene zoonotische Agentien
- Harmonisierung von Definitionen, Beprobungsschemata, Laborprotokollen und -methoden
- Verwendung von Monitoring im Schlachthofbereich, um festzustellen, wo Agentien in die Lebensmittelkette gelangen und wie effektiv Kontrollmaßnahmen in Primärproduktionen sind
- Einführung von sogenannten „sentinel monitoring systems", um wahre Inzidenz von Zoonosen in EU-Mitgliedstaaten festzustellen.

Tabelle 1: Numbers of human VTEC / HUS cases in selected EU countries; taken from the Community Zoonoses Reports for the years 1999-2000 (from Smulders and Vågsholm, 2005).

Country	VTEC cases 1999		VTEC cases 2000		HUS cases 1999		HUS cases 2000	
	O157	Non-O157	O157	Non-O157	O157	Non-O157	O157	Non-O157
Austria	28	2	20	3	2	2	2	3
Belgium	34	19	-	-	9	0	-	-
France	41	8	34	2	41	8	34	2
Germany	-	-	-	-	-	-	-	-
Portugal	-	-	-	-	-	-	-	-
Greece	-	-	-	-	-	-	-	-
England/Wales	1084	-	896	-	-	-	-	-

Possible sources for discrepancies with regard to reporting include:

- In the 1999/2000 reports France makes no distinction between VTEC and HUS, while Germany, Portugal and Greece did not report any case at all
- Belgium: no cases in 2000, although several EHEC cases occurred (van Hoof, pers. comm.)
- Germany, UK & Wales reported no HUS cases for 1999/2000 although several reports have been mentioned in literature

Zoonosen-Richtlinie

Die Zoonosen-Richtlinie

RL 2003/99/EG zur Überwachung von Zoonosen und Zoonoseerregern
Diese RL ist in Österreich im Bundesgesetz zur Überwachung von Zoonosen und Zoonoseerregern (Zoonosengesetz), BGBl. I Nr. 128/2005, umgesetzt.

Kapitel I

Kapitel I – Einleitende Bestimmungen
Artikel 1 – Gegenstand und Geltungsbereich

1. Diese Richtlinie soll sicherstellen, dass Zoonosen, Zoonoseerreger und diesbezügliche Antibiotikaresistenzen ordnungsgemäß überwacht und lebensmittelbedingte Krankheitsausbrüche in epidemiologischer Hinsicht gebührend untersucht werden, um die Erfassung der zur Bewertung der diesbezüglichen Entwicklungstendenzen und Quellen erforderlichen Informationen in der Gemeinschaft zu ermöglichen.
2. Diese Richtlinie regelt
   a. die Überwachung von Zoonosen und Zoonoseerregern,
   b. die Überwachung diesbezüglicher Antibiotikaresistenzen,
   c. die epidemiologische Untersuchung lebensmittelbedingter Krankheitsausbrüche und
   d. den Austausch von Informationen über Zoonosen und Zoonoseerreger

   Bemerke: Einreichung eines „trends and sources"-Reports an die Kommission in Brüssel und an die EFSA (European Food Safety Authority) in Parma]

3. Diese Richtlinie gilt unbeschadet spezifischerer Vorschriften der Gemeinschaft in den Bereichen Tiergesundheit, Tierernährung, Lebensmittelhygiene, übertragbare Krankheiten des Menschen, Gesundheit und Sicherheit am Arbeitsplatz, Gentechnologie sowie Transmissible Spongiforme Enzephalopathien.

Bemerke: Die Zoonosenrichtlinie sowie die Zoonosenverordnung, VO (EG) Nr. 2160/2003, legen fest: Jeder Mitgliedstaat benennt für die Zwecke dieser RL eine oder mehrere zuständige Behörden und unterrichtet die Kommission davon. Sollten es mehrere Behörden sein, muss gewährleistet sein, dass diese gut zusammenarbeiten.

Artikel 2 – Begriffsbestimmungen

Es gelten:

1. die Begriffsbestimmungen der VO (EG) Nr. 178/2002 und
2. folgende Begriffsbestimmungen:
   a. „Zoonosen" sind sämtliche Krankheiten und/oder sämtliche Infektionen, die auf natürlichem Weg direkt oder indirekt zwischen Tieren und Menschen übertragen werden können
   b. „Zoonoseerreger" sind sämtliche Viren, Bakterien, Pilze, Parasiten oder sonstige biologische Einheiten, die Zoonosen verursachen können;
   c. „Antibiotikaresistenz" ist die Fähigkeit von Mikroorganismen bestimmter Gattungen, in einer gegebenen Konzentration eines antimikrobiell wirken-

den Stoffes zu überleben oder sich gar zu vermehren, die gewöhnlich ausreicht, die Vermehrung von Mikroorganismen derselben Gattung zu hemmen oder diese abzutöten;

d. „Lebensmittelbedingter Krankheitsausbruch" ist das unter gegebenen Umständen festgestellte Auftreten einer mit demselben Lebensmittel (wahrscheinlich) in Zusammenhang stehenden Krankheit und/oder Infektion in mindestens zwei Fällen beim Menschen oder eine Situation, in der sich die festgestellten Fälle stärker häufen als erwartet;

e. „Überwachung" ist ein System zur Erfassung, Auswertung und Verbreitung von Daten über das Auftreten von Zoonosen und Zoonoseerregern sowie diesbezüglicher Antibiotikaresistenzen.

Kapitel II

Kapitel II – Zoonosemonitoring
Die Richtlinie unterscheidet 2 Kategorien von Zoonosen.

Anhang I

Kategorie A.
Überwachungspflichtige Zoonosen und Zoonoseerreger

- Brucellose und ihre Erreger
- Campylobacteriose und ihre Erreger
- Echinokokkose und ihre Erreger
- Listeriose und ihre Erreger
- Salmonellose und ihre Erreger
- Trichinellose und ihre Erreger
- Tuberkulose, verursacht durch *Mycobacterium bovis*
- Verotoxinbildende *Escherichia coli*

Kategorie B.
Je nach epidemiologischer Situation überwachungspflichtige Zoonosen und Zoonoseerreger

1. Viral Zoonosen
   - Calicivirus
   - Hepatitis A virus
   - Influenza virus
   - Tollwut
   - Arthropoden übertragene Viren
2. Bakterielle Zoonosen
   - Borreliose und ihre Erreger
   - Botulismus und seine Erreger
   - Leptospirose und ihre Erreger
   - Psittakose und ihre Erreger
   - Tuberkulose, ausgenommen Tuberkulose gemäß Abschnitt A
   - Vibriose und ihre Erreger
   - Yersiniose und ihre Erreger

3. Parasitäre Zoonosen
   - Anisakiase und ihre Erreger
   - Cryptosporidiose und ihre Erreger
   - Zystizerkose und ihre Erreger
   - Toxoplasmose und ihre Erreger
4. Andere Zoonosen und Zoonoseerreger

- Kategorie A: MOSS sowohl für Krankheiten als auch ihre kausalen Agentien vorgeschrieben
- Kategorie B: MOSS nur, wenn es die epidemiologischen Gegebenheiten fordern

Bemerke: Diese beiden Kategorien sind nicht mit der von der OIE bis Ende 2004 geführten Liste der anzeige- und meldepflichtigen Tierseuchen zu verwechseln, die nicht unbedingt mit den Kategorien A und B dieser EU-Richtlinie übereinstimmen. Die Einteilung der OIE wurde inzwischen geändert, so dass nunmehr alle Tierseuchen nach Tierarten geordnet in einer einheitlichen Liste geführt werden (➲ OIE-Tierseuchenliste; http://www.oie.int/en/animal-health-in-the-world/oie-listed-diseases-2014/)

Kapitel III

Kapitel III – Monitoring von Antibiotikaresistenzen

MOSS von Antibiotikaresistenzen sollte folgende Informationen beinhalten:
1. MOSS von welcher Tierart?
2. MOSS von welcher bakteriellen Spezies/welchem Stamm?
3. Welcher Probenplan wurde verwendet?
4. MOSS von welchen antimikrobiellen Substanzen?
5. Welche Untersuchungsmethode im Labor wurde verwendet?
6. Welche Methoden der mikrobiellen Isolierung?
7. Methoden der Datensammlung

Die Kommission fordert, „dass das Überwachungssystem einschlägige Informationen liefert, zumindest über eine repräsentative Anzahl von Isolaten von
- *Salmonella* spp.
- *Campylobacter jejuni*
- *Campylobacter coli*

von Rindern, Schweinen und Geflügel sowie aus diesen Tieren gewonnene Lebensmittel."

Bemerke: Campylobacter coli erscheint wenig sinnvoll bei Rindern und Geflügel! *(➲ Kapitel 8.2.3.5)*

Kapitel IV

Kapitel IV – Epidemiologische Untersuchung lebensmittelbedingter Krankheitsausbrüche

Die zuständige Behörde muss dafür sorgen, dass das verdächtige Lebensmittel oder eine geeignete Probe davon aufbewahrt wird zur weiteren Untersuchung von:
- epidemiologischen Merkmalen
- potenziell implizierten Lebensmitteln
- potenziellen Ursachen des Ausbruchs

Spezielle Informationen, die der Kommission zu berichten sind:
1. Gesamtzahl der Ausbrüche während eines Jahres
2. Anzahl der durch diese Ausbrüche verursachten Todesfälle und Erkrankungsfälle
3. ursächliche Infektionserreger, soweit möglich auch dessen Serotyp oder andere eindeutige Typisierung; wenn das nicht möglich ist, muss der Grund dafür angegeben werden
4. in den Ausbruch involvierte Lebensmittel oder andere potenzielle Überträger
5. wo genau dieses Lebensmittel produziert, gekauft oder erworben und konsumiert wurde
6. beitragende Faktoren (z.B. Hygienefehler während Be- und Verarbeitung des Lebensmittels)

Kapitel V

Kapitel V – Informationsaustausch

Folgendes Prozedere ist zu beachten:
- Die Mitgliedsstaaten bewerten die innerstaatlichen Entwicklungstendenzen und Quellen von Zoonosen, Zoonoseerregern und Antibiotikaresistenzen und reichen diese Informationen bis Ende Mai jeden Jahres bei der Kommission ein.
- Die Kommission schickt diese zur Evaluierung und Bereitstellung eines konsolidierten Reports über die EU-weite Lage zur EFSA weiter und zieht auch andere Reporte in Betracht wie z.B. die nach der RL 64/432/EWG zur Regelung viehseuchenrechtlicher Fragen beim innergemeinschaftlichen Handelsverkehr mit Rindern und Schweinen und vom „European Union Centre for Disease Prevention and Control“ (EUCDPC), einer öffentlichen Gesundheitsagentur der EU in Stockholm, festgesetzten.

Der „trends and sources“ Bericht der EFSA ist ab spätestens Ende November jeden Jahres öffentlich verfügbar.

Zoonosenverordnung

Die Zoonosenverordnung

VO (EG) Nr. 2160/2003 zur Bekämpfung von Salmonellen und bestimmten anderen durch Lebensmittel übertragbaren Zoonoseerregern

Wie defizient die bisherigen Systeme auch waren, scheint es, dass:
- die Mehrheit von in der EU durch Lebensmittel übertragenen Krankheiten sich auf *Salmonella* (Epidemiologie größtenteils bekannt) und auf *Campylobacter* (Epidemiologie eher unklar) zurückführen lassen.
- die Effektivität der Salmonellosenbekämpfung in manchen EU-Ländern zunimmt, v.a. in denen, wo gezielte Bekämpfungsmaßnahmen getroffen wurden [z.B. der sogenannte „test-and-removal“-Ansatz, in Finnland und Schweden angewendet] (➲ Tabelle 2).

Deswegen beabsichtigt die EU, die Prävalenzrate allmählich zu senken und hat dazu Prävalenzziele gesetzt (entweder absolute Prävalenzrate oder relative, z.B. 50% Reduktion). Es wird den Mitgliedstaaten überlassen, die tatsächlichen Kontrollmaßnahmen zu setzen.

Tabelle 2: Prevalence of Salmonella *in slaughterhouses and cutting plants in Finland and Sweden; example 2000/2002 (from Smulders and Vågsholm, 2005).*

			Finland		Sweden	
Animal	**Sample**	**Year**	**No. of Samples**	**% positive samples**	**No. of samples**	**% positive samples**
Cattle	Lymph node	2000	3025	0.03	3411	0.12
		2001	3189	0.30	3245	0.03
		2002	3141	0.06	3147	0
	Carcass surface	2000	3154	0.10	3400 *	0
		2001	3535	0.34	3243 *	0
		2002	3146	0.03	3121	0.03
Sows	Lymph node	2000	3120	0.06	3270	0.12
		2001	3181	0.19	3311	0
		2002	2952	0.14	3259	0.09
	Carcass surface	2000	3123	0	3278 *	0
		2001	3177	0.09	3336 *	0
		2002	2963	0.17	3249	0
Fattening pigs	Lymph node	2000	3242	0.09	3436	0.26
		2001	3223	0	3236	0.12
		2002	3210	0.09	3143	0.09
	Carcass surface	2000	3264	0	3446	0
		2001	3272	0	3242 *	0
		2002	3297	0	3151	0
Cutting plants	Beef and pork	2000	6072	0.03	4454	0.02
		2001	4655	0.09	4311	0
		2002	3788	0.24	4478	0

*Pooled sample positive. Unsuccessful to subsequently isolate *Salmonella* from individual samples included in the pooled sample.

- Jeder Mitgliedstaat stellt für die in Anhang I genannten Zoonosen und Zoonoseerreger nationale Bekämpfungsprogramme auf, die von der Kommission genehmigt werden müssen. Die Laufzeit der Programme beträgt mindestens 3 Jahre.
  Auf alle *Salmonella*-Serotypen, die für die öffentliche Gesundheit von Belang sind, werden auf Stufe der Primärproduktion *Gallus-gallus*-Zuchtherden, Legehennen, Masthähnchen, Puten und Schweinezuchtbestände kontrolliert, sowie auf Stufe der Schlachtung Schlachtschweine.
- Exportierende Drittländer sollten ähnliche Kontrollprogramme implementiert haben, damit die Kommission dem Handel zustimmen kann.
- Das endgültige Ziel der Kommission ist den Handel von Frischfleisch von Geflügel nur unter der Voraussetzung zu erlauben, dass *Salmonella* in 25 g nicht nachweisbar ist.

Futtermittelgesetzgebung

1.2.3 Futtermittelgesetzgebung

Grundlage dieser Gesetzgebung bildet das Weißbuch zur Lebensmittelsicherheit der EU (12. Jänner 2000), das besagt: „Die Sicherheit von Lebensmitteln tierischen Ursprungs beginnt mit sicheren Futtermitteln für Tiere". Die Grundsätze der LM-Sicherheit sollen auch für den FM-Sektor gelten [➲ BasisVO (EG) Nr. 178/2002 Erwägungsgrund 11].

VO (EG)	Nr. 178/2002	zur Festlegung der allgemeinen Grundsätze und Anforderungen des Lebensmittelrechts, zur Errichtung der Europäischen Behörde für Lebensmittelsicherheit und zur Festlegung von Verfahren zur Lebensmittelsicherheit
VO (EG)	Nr. 767/2009	über das Inverkehrbringen und die Verwendung von Futtermitteln
VO (EG)	Nr. 1069/2009	mit Hygienevorschriften für nicht für den menschlichen Verzehr bestimmte tierische Nebenprodukte
VO (EU)	Nr. 142/2011	Durchführungsverordnung zu VO (EG) Nr. 1069/2009
VO (EG)	Nr. 1829/2003	über genetisch veränderte Lebens- und Futtermittel
VO (EG)	Nr. 1830/2003	über die Rückverfolgbarkeit und Kennzeichnung von genetisch veränderten Organismen (GVO)
VO (EG)	Nr. 1831/2003	über Zusatzstoffe in der Tierernährung
VO (EG)	Nr. 882/2004	über amtliche Kontrollen zur Überprüfung der Einhaltung des Lebensmittel- und Futtermittelrechts sowie der Bestimmungen über Tiergesundheit und Tierschutz
VO (EG)	Nr. 183/2005	mit Vorschriften für die Futtermittelhygiene
RL	2002/32/EG	über unerwünschte Stoffe in der Tierernährung

Das Futtermittelrecht ist weitgehend durch EU-Verordnungen geregelt und in Österreich mit dem Futtermittelgesetz 1999, BGBl. I Nr. 139/1999, und der Futtermittelverordnung 2010, BGBl. II Nr. 316/2010 (wird fortlaufend durch FM-VO-Novellen ergänzt), umgesetzt bzw. durchgeführt (➲ http://www.lebensministerium.at/land/produktion-maerkte/betriebsmittel-rechtsinfo/futtermittel.html).

Die in Österreich zuständige Behörde für die Kontrolle des Inverkehrbringens von FM, -vormischungen und -zusatzstoffen ist das Bundesamt für Ernährungssicherheit (BAES). Im Hinblick auf die Herstellung, Verarbeitung, Lagerung und Verfütterung in landwirtschaftlichen Betrieben obliegt die Überwachung dem Landeshauptmann (Amtstierärzte). Berichtspflicht gegenüber dem BMLFUW besteht.

Zulassung/Registrierung Futtermittelunternehmer

Futtermittelunternehmer dürfen nur dann Futtermittel, Vormischungen oder Zusatzstoffe herstellen, lagern, transportieren oder in Verkehr bringen, wenn sie durch das BAES registriert oder zugelassen sind. Die Betriebe müssen den Anforderungen gemäß VO (EG) Nr. 183/2005 entsprechen.
Die Auflagen für zulassungsbedürftige FM-Betriebe sind deutlich höher als für registrierungsbedürftige (➲ FuttermittelVO 2010 §§ 7-9).

Zugelassungspflicht besteht für:

- Herstellung und/oder Inverkehrbringen von Vormischungen, die Kokzidiostatika, Histomonostatika oder Wachstumsförderer (Futtermittelzusatzstoffe) sowie die Vitamine A und D und die Spurenelemente Kupfer und Selen enthalten, auch, wenn die Mischungen für den Eigenbedarf verwendet werden,
- Herstellung und/oder Inverkehrbringen von FM-Zusatzstoffen,
- Betriebe, die FM-Ausgangserzeugnisse mit erhöhten Gehalten an unerwünschten Stoffen verarbeiten und
- Betriebe, in denen Fette und Öle tierischen und pflanzlichen Ursprungs be- und verarbeitet werden und welche dabei auch Futterfette gewinnen.

Einer Registrierung bedürfen:

- gewerbliche oder industrielle Betriebe, die Futtermittel, Vormischungen oder Zusatzstoffe herstellen, in Verkehr bringen, lagern oder transportieren
- mobile Mischanlagen und sonstige Anlagen zur Be- und Verarbeitung von Futtermitteln, Vormischungen oder Zusatzstoffen sowie
- landwirtschaftliche Betriebe, die Vitamine, Spurenelemente, Carotinoide, Xanthophylle, Mikroorganismen, Enzyme, Antioxidantien mit festgelegtem Höchstgehalt und Wachstumsförderer (einschließlich Vormischungen mit den genannten Zusatzstoffen) bei der Futtermittelherstellung verwenden.

Kennzeichnung

Kennzeichnung (Angaben auf dem Etikett) darf nicht willkürlich erfolgen und dient der Information des Käufers, dem Schutz vor Täuschung und der Kontrollierbarkeit (Angaben z.B. Hersteller oder Vertreiber, Haltbarkeit, Zusammensetzung, Inhaltsstoffe, Zusatzstoffe).

verbotene Stoffe

Verbotene Stoffe dürfen nicht in Futtermitteln enthalten sein, verfüttert oder zu Zwecken der Verfütterung in Verkehr gebracht werden (➲ VO (EG) Nr. 767/2009 Anhang III).

Liste der verbotenen Stoffe:

- Kot, Urin, sowie durch die Entleerung oder Entfernung des Verdauungstraktes abgetrennter Inhalt, ohne Rücksicht auf jegliche Art der Verarbeitung oder Beimischung;
- mit Gerbstoffen behandelte Häute einschließlich deren Abfälle;
- Saat- und anderes pflanzliches Vermehrungsgut, das nach der Ernte im Hinblick auf seine Zweckbestimmung einer besonderen Behandlung mit Pflanzenschutzmitteln unterzogen wurde, sowie jegliche daraus gewonnene Nebenerzeugnisse
- mit Holzschutzmitteln behandeltes Holz einschließlich Sägemehl und sonstiges aus Holz gewonnenes Material gemäß VO (EG) Nr. 528/2012 über die Bereitstellung auf dem Markt und die Verwendung von Biozidprodukten;
- alle Abfälle, die in den verschiedenen Phasen der Behandlung von kommunalem, häuslichem oder industriellem Abwasser gemäß Artikel 2 der RL

91/271/EWG über die Behandlung von kommunalem Abwassers gewonnen wurden, unabhängig davon, ob diese Abfälle weiter verarbeitet wurden, und unabhängig vom Ursprung des Abwassers;

- Verpackung und Verpackungsteile von Erzeugnissen der Agro-Lebensmittelindustrie;
- Proteinerzeugnisse, die aus auf n-Alkanen gezüchteten Hefen der Art Candida gewonnen werden;
- fester Siedlungsmüll, z.B. Hausmüll;

  Bemerke: mit dem Begriff, „fester Siedlungsmüll" sind nicht „Küchen- und Speiseabfälle" gemäß der VO (EG) Nr. 1069/2009 gemeint.
- Küchenabfälle und Speisereste: die VO (EG) Nr. 1069/2009 legt ein Verbot für die Verfütterung an Nutztiere fest. FM-Ausgangserzeugnissen dürfen auch keine Küchen- und Speiseabfälle enthalten. In Österreich ist das Verfütterungsverbot im § 15a Tierseuchengesetz, RGBl. Nr. 177/1909, verankert.

Das Tiermehl-Gesetz, BGBl. I Nr. 143/2000, mit der Tiermehl-Gesetz-Anpassungs-VO, BGBl. II Nr. 294/2004, regeln die Verfütterung von tierischen Produkten an Nutztiere.

unerwünschte Stoffe

„unerwünschte Stoffe" sind Stoffe oder Erzeugnisse, mit Ausnahme von Krankheitserregern, die in und/oder auf einem zur Tierernährung bestimmten Erzeugnis vorhanden sind und eine potenzielle Gefahr für die Gesundheit von Mensch oder Tier oder für die Umwelt darstellen oder die tierische Erzeugung beeinträchtigen können (z.B. Schwermetalle und andere Elemente, Mykotoxine, organische Chlorverbindungen, sekundäre Pflanzeninhaltsstoffe, Unkrautsamen).
Der Gehalt in Futtermitteln darf die angegebenen Höchstgehalte nicht überschreiten, um die Unbedenklichkeit der von Tieren stammenden Lebensmittel sicher zu stellen.

zugelassene Zusatzstoffe

Futterzusatzstoffe bedürfen einer Zulassung und müssen gesundheitlich unbedenklich, wirksam, nachweisbar, mischbar, stabil und therapeutisch möglichst unwirksam sein.

Futtermittelkontrolle

Regelung der Probennahme, Analysenmethoden und Toleranzen im Rahmen der amtlichen Futtermittelkontrolle sowie Regelung der Zuständigkeiten (➲ VO (EG) Nr. 882/2004).

Im Unterschied zu anderen Ländern der EU ist in Österreich derzeit das Inverkehrbringen von gentechnisch verändertem Mais MON 863 und gentechnisch verändertem Raps T45, Ms8, Rf3, Ms8xRf3 sowie Ölraps GT73 nach § 60 des Gentechnikgesetzes, BGBl. Nr. 510/1994, verboten. Die FM-GVO-Schwellenwert-VO, BGBl. II Nr. 394/2001, legt für diese Produkte einen Schwellenwert von ≤1% für Verunreinigungen fest.

1.2.4 Tiertransportgesetzgebung

Tiertransportgesetzgebung

VO (EG) Nr. 1/2005 über den Schutz von Tieren beim Transport und damit zusammenhängenden Vorgängen

Die VO ist in Österreich unmittelbar anwendbar und wird durch das Tiertransportgesetz 2007 (TTG 2007), BGBl. I Nr. 54/2007, ergänzt. Sie enthält insbesondere folgende Regelungen:

Geltungsbereich

Kapitel I definiert u.a. den Geltungsbereich der VO und legt allgemeinen Anforderungen fest, die beim Transport von Tieren zu beachten sind. Die VO regelt den Transport von **lebenden Wirbeltieren** innerhalb der EU (einschließlich Ein- und Ausfuhr). Sie gilt nur für Transporte, die **in Verbindung mit einer wirtschaftlichen Tätigkeit** durchgeführt werden.

Grundsätze

Art. 3 legt fest, welche **allgemeinen Bedingungen** beim Transport von Tieren zu beachten sind. Nach dieser Grundsatzbestimmung ist es verboten, Tiere zu befördern bzw. eine Tierbeförderung zu veranlassen, wenn den Tieren dabei „Verletzungen oder unnötige Leiden zugefügt werden könnten“. Daher ist ausdrücklich vorgesehen, dass nur transportfähige Tiere befördert werden dürfen, qualifiziertes Personal einzusetzen ist und weitere Anforderungen zu beachten sind (möglichst kurze Beförderungsdauer, Verwendung von sicheren Ver- und Entladeeinrichtungen und geeigneten Transportmitteln sowie angemessene Versorgung der Tiere während des Transports).

Verantwortliche Personen

Kapitel II enthält insbesondere Bestimmungen über die **Planung** von Tiertransporten sowie über die für Tiertransporte **verantwortlichen Personen** (Organisatoren, Transportunternehmer und Tierhalter, z.B. Personal an Sammelstellen, auf Märkten und in Schlachthöfen, Erzeuger). Dadurch soll sichergestellt werden, dass alle am Transport beteiligten Personen Verantwortung für das Wohlergehen der Tiere tragen. Art. 4 verpflichtet Personen, die Tiere transportieren, Papiere mitzuführen, was eine Voraussetzung für die Kontrollierbarkeit von Tiertransporten darstellt.

Behörden

Die in Kapitel III enthaltenen Bestimmungen definieren die Aufgaben und Pflichten der zuständigen **Behörden.** Diese haben insbesondere das Zulassungsverfahren für Transportunternehmer durchzuführen, für die Schulung des Personals zu sorgen und Kontrollen durchzuführen.

Kapitel IV enthält Vorschriften über den **Informationsaustausch** zwischen den Mitgliedstaaten und verpflichtet diese dazu, angemessene Sanktionen für Verstöße gegen die Tiertransportgesetzgebung festzulegen (➲ §§ 21f. TTG 2007).

1.2.5 Rechtsvorschriften für die Tötung von Tieren

Tötung von Tieren

VO (EG) Nr. 1099/2009 über den Schutz von Tieren zum Zeitpunkt der Tötung

Die VO ist in Österreich unmittelbar anwendbar und wird durch das Bundesgesetz zur Durchführung unmittelbar anwendbarer unionsrechtlicher Bestimmungen auf dem Gebiet des Tierschutzes, BGBl. I Nr. 47/2013, sowie die Tierschutz-Schlachtverordnung, BGBl. II Nr. 488/2004, ergänzt; zur Schlachtung von Tieren ➲ auch § 32 TSchG.

Geltungsbereich

Die VO enthält Bestimmungen über die Tötung von Tieren, die zur Herstellung von Lebensmitteln und anderen Produkten (z.B. Wolle, Häute) gehalten werden. Weiters legt sie Vorschriften für die Nottötung und für die Tötung zur Bekämpfung von Infektionskrankheiten („Bestandsräumung") fest.

Grundsätze

Gem. Art. 3 müssen Tiere bei der Tötung und damit zusammenhängenden Tätigkeiten „von jedem vermeidbarem Schmerz, Stress und Leiden verschont" werden. Um den Tierschutz bei der Schlachtung sicherzustellen, führt die VO **Standardarbeitsanweisungen** ein und verpflichtet die Betreiber von Schlachthöfen, einen **Tierschutzbeauftragten** zu benennen.

Sachkunde

Das Personal in Schlachthöfen, das lebende Tiere handhabt, muss über einen **Sachkundenachweis** verfügen; dieser ist nach Ablegung einer Prüfung von einer akkreditierten Organisation auszustellen.

Betäubungsmethoden

Anhang I enthält ein Verzeichnis der zulässigen **Betäubungsverfahren**, die dem technischen Fortschritt entsprechen müssen.

Schlachthöfe

Anhang II und Anhang III legen **Anforderungen** an die bauliche Gestaltung und den Betrieb von **Schlachthöfen** fest.

Vollziehung

Zur **Kontrolle** von Schlachthöfen ➲ §§ 5f. Tierschutz-Kontrollverordnung, BGBl. II Nr. 492/2004. Schließlich verpflichtet die VO die Mitgliedstaaten angemessene Sanktionen für Verstöße gegen die im Zusammenhang mit der Tötung geltenden Tierschutzvorschriften festzulegen (➲ §§ 4f. Bundesgesetz zur Durchführung unmittelbar anwendbarer unionsrechtlicher Bestimmungen auf dem Gebiet des Tierschutzes).

1.2.6 Lebensmittelbezogene Gesetzgebung

General Food Law

Die Grundlage der europäischen Gesetzgebung für alle Lebensmittel (seien sie tierischen oder nicht tierischen Ursprungs) ist das Allgemeine Lebensmittelrecht („General Food Law", Basis-Verordnung), VO (EG) Nr. 178/2002, zur Festlegung der allgemeinen Grundsätze und Anforderungen des Lebensmittelrechts, zur Errichtung der Europäischen Behörde für Lebensmittelsicherheit [European Food Safety Authority (EFSA)] und zur Festlegung von Verfahren zur Lebensmittelsicherheit.
Aufbauend auf diesen allgemeinen Grundlagen sind verschiedene Rechtsnormen für unterschiedliche Zielgruppen formuliert worden:

H1
H2

1. Die Futtermittelhersteller [z.B. VO (EG) Nr. 183/2005] (➲ Kapitel 1.2.3).
2. Die Lebensmittelunternehmer [z.B. VO (EG) Nr. 852/2004 über Lebensmittelhygiene (bezieht sich auf ALLE Lebensmittel d.h. tierischer oder nicht tierischer Herkunft, i.A. bezeichnet als **H1**) und VO (EG) Nr. 853/2004 über spezifische Hygienevorschriften für Lebensmittel tierischer Herkunft, i.A. bezeichnet als **H2**]
3. Die zuständigen Behörden (Zielgruppen sind v.a. Kontrollorgane, z.B. Amtstierärzte zuständig für Futtermittel- und Lebensmittelkontrolle). Relevant für diese Zielgruppe sind z.B.
   - VO (EG) Nr. 882/2004 über amtliche Kontrollen zur Überprüfung der Einhaltung des Lebensmittel- und Futtermittelrechts (**alle Lebensmittel**, auch FCM beim LM-Unternehmer) sowie der Bestimmungen über Tiergesundheit und Tierschutz
   - *H3* VO (EG) Nr. 854/2004, i.A. bezeichnet als **H3** (**nur bezogen auf Lebensmittel tierischer Herkunft**)
   - *H4* RL 2002/99/EG, welche die Regelgebung über Tiergesundheit umfasst, i.A. bezeichnet als **H4**

H1, **H2**, **H3** und **H4** sind auch als das Hygienepaket („Hygiene package") bekannt.

Abgesehen davon gibt es noch verschiedene zusätzliche unionsrechtliche Bestimmungen, die häufig auch für den im Lebensmittelbereich tätigen Tierarzt Relevanz haben [z.B. VO (EG) Nr. 2073/2005 über mikrobiologische Kriterien für Lebensmittel].

Abbildung 1 stellt einen vereinfachten graphischen Überblick über die derzeitige lebensmittelbezogene Gesetzgebung dar, vor allem über die, welche veterinärmedizinische Relevanz hat.

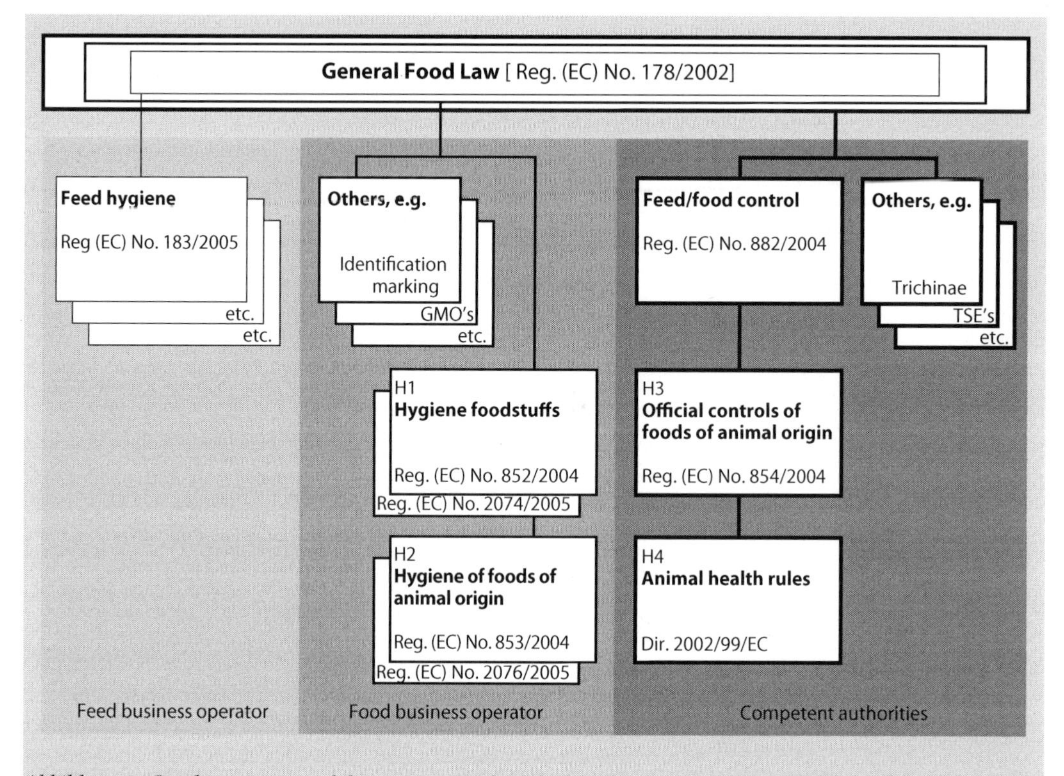

Abbildung 1: Graphic overview of the current EU food/feed legislation; left: primarily targeted at feed business operator, middle: primarily targeted at food business operator, right: primarily targeted at competent authority/ official Veterinarian (from Smulders, Kainz and Weijtens, 2006).

1.2.6.1 Das Allgemeine Lebensmittelrecht („General Food Law")

Zielsetzung

Das Allgemeine Lebensmittelrecht, VO (EG) Nr. 178/2002, stellt ein Grundgerüst dar, das die Basis für die nationale Gesetzgebung bildet („Basis-Verordnung").

- Wichtigste Zielsetzung ist „ein hohes Schutzniveau für die Gesundheit der Menschen und die Verbraucherinteressen bei Lebensmitteln in der Gemeinschaft
- auf allen Produktions-, Verarbeitungs- und Vertriebsstufen von Lebensmitteln und Futtermitteln zu gewährleisten".
- Lebensmittel = „alle Stoffe oder Erzeugnisse, die dazu bestimmt sind oder von denen nach vernünftigem Ermessen erwartet werden kann, dass sie in verarbeitetem, teilweise verarbeitetem oder unverarbeitetem Zustand von Menschen aufgenommen werden."
- Zu „Lebensmitteln" zählen auch Getränke, Kaugummi sowie alle Stoffe – einschließlich Wasser -, die dem Lebensmittel bei seiner Herstellung oder Ver- oder Bearbeitung absichtlich zugesetzt werden."

- Nicht zu „Lebensmitteln" zählen z.B. Futtermittel, lebende Tiere, Pflanzen vor der Ernte, Arzneimittel, kosmetische Mittel, Rückstände und Kontaminanten.

Bemerke: Das Allgemeine Lebensmittelrecht zielt sowohl auf Futtermittel als auch auf Lebensmittel ab.

Allgemeine Grundsätze

Allgemeine Grundsätze

- Schutz der menschlichen Gesundheit und Schutz der Verbraucherinteressen sowie Schutz der lauteren Handelsgepflogenheiten
- Prinzip der Risikoanalyse (= Risikobewertung, Risikokommunikation, Risikomanagement)

Vorsorgeprinzip

- **Vorsorgeprinzip**, definiert als:
  „In den Fällen, in denen ein Risiko für Leben oder Gesundheit gegeben ist, wissenschaftlich aber noch Unsicherheit besteht, können vorläufige Risikomanagementmaßnahmen getroffen werden, (unter Berücksichtigung von z.B. gesellschaftlichen, wirtschaftlichen, ethischen Gesichtspunkten, Traditionen und Umwelterwägungen wie auch der Kontrollierbarkeit) bis weitere wissenschaftliche Informationen für eine umfassendere Risikobewertung vorliegen. Die vorläufigen Maßnahmen müssen verhältnismäßig sein und sind innerhalb angemessener Frist zu überprüfen.

- Informationspflichten gegenüber der Öffentlichkeit sollen eine offene und transparente Informationspolitik der Behörden sicherstellen.
- Prinzip der Transparenz, z.B. die Pflicht zur Einbeziehung der Öffentlichkeit bei der Erarbeitung, Bewertung und Überprüfung des Lebensmittelrechts.

Handelsverpflichtungen

Allgemeine Verpflichtungen des Lebensmittelhandels

- Einfuhr und Vermarktung in die Gemeinschaft müssen den Anforderungen des EU-Lebensmittelrechts oder zumindest gleichwertigen Bedingungen oder Vereinbarungen aus einem Abkommen zwischen Gemeinschaft und Ausfuhrland entsprechen.
- Lebensmittel- und Futtermittelexporte müssen dem Gemeinschaftsrecht oder den vom Einfuhrland gestellten Anforderungen entsprechen.
  Bemerke: Ausfuhr oder Wiederausfuhr in andere Mitgliedstaaten nur dann, wenn das Ausfuhrland ausdrücklich zugestimmt hat und das einführende Land informiert wurde, warum und unter welchen Umständen Futtermittel oder Lebensmittel auf dem Markt von dem Reexporteur nicht zugelassen wurden.
- Verpflichtung der Gemeinschaft und der Mitgliedstaaten, bei der Entwicklung internationaler Normen und Handelsabkommen mitzuwirken (z.B. am weltweiten Codex Alimentarius).

LM-Rechtsanforderungen

Allgemeine Anforderungen des Lebensmittelrechts

- Nicht sichere Lebensmittel (gesundheitsschädlich, für den Verzehr durch den Menschen ungeeignet) dürfen nicht in Verkehr gebracht werden; wenn ein begründeter Verdacht besteht, dass ein Lebensmittel unsicher ist, haben die zuständigen Behörden Marktbeschränkungen oder Rückholaktionen zu erlassen, aber nur, wenn der Lebensmittelunternehmer seiner Verantwortung nicht nachgekommen ist.
  Bemerke: Lebensmittel gelten als sicher, wenn sie den spezifischen Bestimmungen der Gemeinschaft zur Lebensmittelsicherheit entsprechen.
- Für die Sicherheit von Lebens- und Futtermitteln sind in erster Linie die LM- und FM-Unternehmer verantwortlich, und zwar auf jeder Produktions-, Verarbeitungs- und Vertriebsstufe. Verantwortung und Pflichten des Unternehmers sind festgehalten (Informations-, Tätigkeits-, Mitwirkungs- und Duldungspflicht).
- Rückverfolgbarkeit von Futter- und Lebensmitteln, Tieren zur Lebensmittelgewinnung oder allen sonstigen Stoffen für die Bearbeitung von LM oder FM auf allen Produktions-, Verarbeitungs- und Betriebsstufen (d.h. die Verpflichtung, Lieferanten und Abnehmer nennen zu können und dafür entsprechende Systeme und Verfahren einzurichten).
- Irreführungsverbot in Zusammenhang mit der Kennzeichnung, Werbung und Aufmachung von Lebensmitteln und Futtermitteln.

EFSA

Die „European Food Safety Authority" (EFSA)

Die Aufgaben der EFSA sind:
wissenschaftliche Risikobewertung, Begutachtung, Beratung, sowie wissenschaftliche und technische Unterstützung der Europäischen Kommission für die Rechtssetzung und Politik der Gemeinschaft in allen Bereichen der Lebensmittel- und Futtermittelsicherheit.
Das Allgemeine Lebensmittelrecht regelt die Organisation der EFSA, ihre Arbeitsweise, Unabhängigkeit, Transparenz, Vertrauenswürdigkeit und Kommunikation sowie ihr Budget. Der Sitz der EFSA ist in Parma, Italien.

Anmerkung zur deutschsprachigen Übersetzung „Europäische Behörde für LM-Sicherheit": („Authority" hat vielerlei Bedeutungen, darunter Agentur); CAVE: zu Ö unterschiedlicher Behördenbegriff! In Ö sind „Behörden" Stellen, die von der Rechtsordnung ermächtigt sind, einseitig verbindliche Rechtsakte zu setzen, Anordnungen zu erlassen und diese ggf. mit Zwangsmitteln durchzusetzen. Eine Behörde ist in Ö eine einzelne Person (Bundesminister, Landeshauptmann, Bezirkshauptmann) oder ein Kollegialorgan (z.B. Bundesregierung, Landesregierung) oder eine bestimmte Dienststelle (z.B. Bundesministerium, Amt der Landesregierung, Bezirkshauptmannschaft).
Die EFSA ist in diesem Sinne also ebensowenig Behörde wie ihr österreichisches Pendent, die AGES; das BAES hingegen ist Behörde etwa für Futtermittel oder Pflanzenschutz, der LH in mittelbarer Bundesverwaltung für Veterinär- und Lebensmittelkontrollen.

Schnellwarnsystem

Schnellwarnsystem, Notfallsmaßnahmen und Krisenmanagement

- Im Krisenfall [z.B. FM oder LM stellt ein ernstes Risiko für die Gesundheit von Mensch und Tier oder die Umwelt dar, und Maßnahmen des betreffenden Mitgliedstaates können dem Risiko nicht in zufrieden stellendem Maße begegnen] hat die Kommission Sofortmaßnahmen zu setzen. Solange die Kommission das nicht gemacht hat, können die Mitgliedsstaaten vorläufige Sofortmaßnahmen ergreifen.
- Ein allgemeiner Plan für das Krisenmanagement im Bereich der Lebensmittel- und Futtermittelsicherheit ist von der Kommission, EFSA und Mitgliedstaaten zu erstellen. Dieser spezifiziert:
  - Auslösungsfälle
  - Krisenbewältigungsverfahren
  - Transparenzgrundsätze
  - Kommunikationsstrategien
- Kann ein Gesundheitsrisiko nicht durch bereits getroffene Vorkehrungen bzw. Sofortmaßnahmen beherrscht werden, hat die Kommission unter Beteiligung der EFSA, unverzüglich einen Krisenstab einzurichten, betraut mit folgenden Aufgaben:
  - Sammeln aller relevanten Informationen,
  - Suchen von gangbaren Lösungswegen,
  - Informieren der Öffentlichkeit über die bestehenden Risiken und getroffenen Maßnahmen.

H1

1.2.6.2 H1 /VO (EG) Nr. 852/2004

über Lebensmittelhygiene

Die Verpflichtungen der Lebensmittel- und Futtermittelunternehmer sind für Amtstierärzte insofern wichtig, als es ihre Aufgabe ist zu kontrollieren, ob die Unternehmer den in dieser Rechtsnorm festgelegten Verpflichtungen nachkommen (➲ Kapitel 5.7).

Kapitel I

Kapitel I – Allgemeine Bestimmungen
Artikel 1 – Geltungsbereich
Artikel 2 – Begriffsbestimmungen

Kapitel II

Kapitel II – Verpflichtungen der Unternehmer
Artikel 3 – Allgemeine Verpflichtung
Artikel 4 – Allgemeine und spezifische Hygienevorschriften
Artikel 5 – Gefahrenanalyse und kritische Kontrollpunkte
Artikel 6 – Amtliche Kontrollen, Eintragung und Zulassung

Kapitel III

Kapitel III – Leitlinien für die gute Verfahrenspraxis

Anhang I

Anhang I – Primärproduktion
Teil A: Allgemeine Hygienevorschriften für die Primärproduktion und damit zusammenhängende Vorgänge
Teil B: Empfehlungen für die Leitlinien für die gute Hygienepraxis

Anhang II

Anhang II – Allgemeine Hygienevorschriften für alle LM-Unternehmer

Geltungsbereich
Allgemeine Bestimmungen

Geltungsbereich
Allgemeine Lebensmittelhygienevorschriften für Lebensmittelunternehmer mit den Grundsätzen:

- Hauptverantwortung für Lebensmittelsicherheit liegt beim Unternehmer
- Sicherheit muss auf allen Stufen gewährleistet sein, auch auf Stufe der Primärproduktion
- Kühlkette darf nicht unterbrochen werden
- HACCP in Verbindung mit einer guten Hygienepraxis
- Leitlinien für Verfahrenspraxis sind wertvolles Instrument
- Mikrobiologische Kriterien und Temperaturkontrollerfordernisse sind festzulegen
- für eingeführte Lebensmittel gleiche Hygienenormen wie für innergemeinschaftlich verbrachte

Verordnung gilt für

Verordnung gilt für
alle Produktions-, Verarbeitungs- und Vertriebsstufen von Lebensmitteln und für Ausfuhren sowie unbeschadet spezifischerer Vorschriften für die Hygiene von Lebensmitteln.

Ausnahmen

Verordnung gilt nicht für

- Primärproduktion für den privaten häuslichen Gebrauch
- häusliche Verarbeitung, Handhabung oder Lagerung von Lebensmitteln zum häuslichen privaten Verbrauch
- direkte Abgabe kleinerer Mengen von Primärerzeugnissen durch den Erzeuger an den Endverbraucher oder an lokale Einzelhandelsgeschäfte, die die Erzeugnisse unmittelbar an den Endverbraucher abgeben

Begriffsbestimmungen

Begriffsbestimmungen
Im folgenden Abschnitt sind nur einige genannt:

Lebensmittelhygiene

- Lebensmittelhygiene =
  die Maßnahmen und Vorkehrungen, die notwendig sind, um Gefahren unter Kontrolle zu bringen und zu gewährleisten, dass ein Lebensmittel unter Berücksichtigung seines Verwendungszwecks für den menschlichen Verzehr tauglich ist

Primärerzeugnisse

- Primärerzeugnisse =
  Erzeugnisse aus primärer Produktion einschließlich Anbauerzeugnissen, Erzeugnissen aus der Tierhaltung, Jagderzeugnissen und Fischereierzeugnissen

Betrieb

- Betrieb =
  jede Einheit eines Lebensmittelunternehmens

Umhüllung

- Umhüllung =
  das Platzieren eines Lebensmittels in eine Hülle oder ein Behältnis, die das Lebensmittel unmittelbar umgeben, sowie diese Hülle oder dieses Behältnis selbst

Verpackung

- Verpackung =
  das Platzieren eines oder mehrerer umhüllter Lebensmittel in ein zweites Behältnis sowie dieses Behältnis selbst

Unterscheide

Verpackung nach LMIV (➲ Kapitel 1.2.6.7): Umhüllung, die so beschaffen ist, dass der Inhalt nicht verändert werden kann, ohne dass die Verpackung geöffnet werden muss oder eine Veränderung erfährt.

sowie

Das FCM-Recht unterscheidet nicht dezidiert zwischen beiden Begriffen, da unerwünschte Einflüsse auf LM auch von einer Sekundärverpackung („Über"-Verpackung) verursacht werden können.

Verarbeitung

- Verarbeitung =
  eine wesentliche Veränderung des ursprünglichen Erzeugnisses, z.B. durch Erhitzen, Räuchern, Pökeln, Reifen, Trocknen, Marinieren, Extrahieren, Extrudieren oder durch eine Kombination dieser verschiedenen Verfahren.

unverarbeitete Erzeugnisse

- unverarbeitete Erzeugnisse =
  Lebensmittel, die keiner Verarbeitung unterzogen wurden, einschließlich Erzeugnisse, die geteilt, ausgelöst, getrennt, in Scheiben geschnitten, ausgebeint, fein zerkleinert, enthäutet, gemahlen, geschnitten, gesäubert, garniert, enthülst, geschliffen, gekühlt, gefroren, tiefgefroren oder aufgetaut wurden.

Verarbeitungserzeugnisse

- Verarbeitungserzeugnisse =
  Lebensmittel, die aus der Verarbeitung unverarbeiteter Erzeugnisse hervorgegangen sind; diese Erzeugnisse können Zutaten enthalten, die zu ihrer Herstellung oder zur Verleihung besonderer Merkmale erforderlich sind.

Verpflichtungen der LM-Unternehmer

Verpflichtungen der LM-Unternehmer

- Allgemeine Verpflichtungen, dass die Hygienevorschriften eingehalten werden.
- Unternehmer, die auf Stufe der Primärproduktion tätig sind, haben die Vorschriften nach Anhang I zu erfüllen.
- Lebensmittelunternehmer, die auf Verarbeitungs-, Produktions- und Vertriebsstufen tätig sind, haben die Vorschriften nach Anhang II zu erfüllen.
- spezifische Hygienemaßnahmen treffen:
  - mikrobiologische Kriterien erfüllen
  - Verfahren zur Erreichung der Ziele dieser VO anwenden
  - Temperaturkontrollerfordernisse erfüllen
  - Kühlkette aufrechterhalten
  - Probenahme und Analyse

Gefahrenanalyse und kritische Kontrollpunkte

Gefahrenanalyse und kritische Kontrollpunkte (➲ Kapitel 11.4.2)
Die Lebensmittelunternehmer haben ein oder mehrere ständige Verfahren, die auf den HACCP-Grundsätzen beruhen, einzurichten, durchzuführen und aufrechtzuerhalten.

HACCP-Grundsätze

Die genannten HACCP-Grundsätze sind:

a) **Ermittlung von Gefahren**, die vermieden, ausgeschaltet oder auf ein akzeptables Maß reduziert werden müssen.
b) **Bestimmung der kritischen Kontrollpunkte**, auf der (den) Prozessstufe(n), auf der (denen) eine Kontrolle notwendig ist, um eine Gefahr zu vermeiden, auszuschalten oder auf ein akzeptables Maß zu reduzieren.
c) **Festlegung von Grenzwerten** für diese kritischen Kontrollpunkte, anhand deren im Hinblick auf die Vermeidung, Ausschaltung oder Reduzierung ermittelter Gefahren zwischen akzeptablen und nicht akzeptablen Werten unterschieden wird.
d) Festlegung und Durchführung effizienter **Verfahren zur Überwachung** der kritischen Kontrollpunkte.
e) Festlegung von **Korrekturmaßnahmen** für den Fall, dass die Überwachung zeigt, dass ein kritischer Kontrollpunkt nicht unter Kontrolle ist.
f) Festlegung von regelmäßig durchgeführten **Verifizierungsverfahren**, um festzustellen, ob den Vorschriften gemäß den Buchstaben a) bis e) entsprochen wird.
g) Erstellung von **Dokumenten und Aufzeichnungen**, die der Art und Größe des Lebensmittelunternehmens angemessen sind, um nachweisen zu können, dass den Vorschriften gemäß den Buchstaben (a) bis (f) entsprochen wird.

Allgemeine Vorschriften für Betriebsstätten

Allgemeine Vorschriften für Betriebsstätten

- sauber und stets instand gehalten
- so angelegt, konzipiert, gebaut, gelegen, dass
  - eine angemessene Instandhaltung, Reinigung und/oder Desinfektion möglich ist, aerogene Kontaminationen vermieden oder auf ein Mindestmaß beschränkt werden und ausreichende Arbeitsflächen vorhanden sind, die hygienisch einwandfreie Arbeitsgänge ermöglichen,
  - die Ansammlung von Schmutz, Bildung von Kondensflüssigkeit oder unerwünschte Schimmelbildung auf Oberflächen vermieden wird,
  - eine gute Lebensmittelhygiene, einschließlich Schutz gegen Kontaminationen, und insbesondere Schädlingsbekämpfung, gewährleistet ist,
  - geeignete Bearbeitungs- und Lagerräume vorhanden sind, die eine Temperaturkontrolle und eine ausreichende Kapazität bieten,
  - genügend Toiletten mit Wasserspülung und Kanalisationsanschluss vorhanden sind; Toilettenräume dürfen auf keinen Fall unmittelbar in Räume öffnen, in denen mit Lebensmitteln umgegangen wird,
  - genügend Handwaschbecken, Warm- und Kaltwasserzufuhr, Mittel zum Händewaschen und hygienischen Händetrocknen vorhanden sind,
  - eine ausreichende und angemessene natürliche oder künstliche Belüftung einschließlich sanitärer Anlagen eingerichtet ist,

- eine angemessene natürliche und/oder künstliche Beleuchtung vorhanden ist,
- durch die Abwasserableitungssysteme jedes Kontaminationsrisiko vermieden wird,
- angemessene Umkleideräume für das Personal zur Verfügung stehen,
- dass Reinigungs- und Desinfektionsmittel nicht in Bereichen gelagert werden, in denen mit Lebensmitteln umgegangen wird;

Besondere Vorschriften

Besondere Vorschriften

- Räume, in denen Lebensmittel zubereitet, be- oder verarbeitet werden (ausgenommen Verzehrbereiche), müssen folgenden Anforderungen genügen:
  - Bodenbeläge: in einwandfreiem Zustand, leicht zu reinigen und desinfizieren, aus wasserundurchlässigen, Wasser abstoßenden, waschbaren und nichttoxischen Materialien
  - Wandflächen: leicht zu reinigen und desinfizieren, aus wasserundurchlässigen, Wasser abstoßenden, waschbaren und nichttoxischen Materialien, glatte Fläche bis zu einer angemessenen Höhe
  - Decken und Deckenvorrichtungen: Ansammlung von Schmutz vermeiden, Kondenswasserbildung, unerwünschten Schimmelbefall minimieren
  - Fenster und sonstige Öffnungen: Schmutzansammlungen vermeiden, erforderlichenfalls mit Insektengittern ausstatten
  - Türen: müssen leicht zu reinigen und desinfizieren sein, glatte und Wasser abstoßende Oberflächen
  - Oberflächen: müssen leicht zu reinigen und desinfizieren sein, aus glatten, waschbaren und nichttoxischen Materialien

Vorschriften Ausrüstung

Vorschriften für die Ausrüstung

- Alle Gegenstände, Armaturen und Geräte, müssen
  - sauber gehalten und
  - derart gebaut sein, dass kein Kontaminationsrisiko besteht (➲ Kapitel 10.4.2),
  - derart gebaut sein, dass sie rein gehalten und desinfiziert werden können und
  - derart installiert sein, dass das unmittelbare Umfeld angemessen gereinigt werden kann.

Lebensmittelabfälle

Lebensmittelabfälle

- nicht in Räumen sammeln, in denen mit Lebensmitteln umgegangen wird, außer wenn für den ordnungsgemäßen Betriebsablauf unvermeidbar,
- in verschließbaren Behältern lagern, die leicht zu reinigen und zu desinfizieren sind,
- geeignete Vorkehrungen für die Beseitigung und Lagerung von Lebensmittelabfällen treffen.

Personalhygiene

Personalhygiene
- Beschäftigte – hohes Maß an persönlicher Sauberkeit, angemessene, saubere Kleidung und gegebenenfalls Schutzkleidung tragen.
- Personen, die an einer Krankheit leiden, ist die Arbeit mit Lebensmitteln verboten, sofern direkt oder indirekt Kontamination mit pathogenen Mikroorganismen möglich ist.

Lebensmittelvorschriften

Lebensmittelvorschriften
- Kontaminierte Rohstoffe oder Zutaten dürfen von einem Lebensmittelunternehmen nicht angenommen werden.
- Lebensmittel sind vor einem Risiko einer Kontamination zu schützen, Ungeziefer ist zu bekämpfen.
  Bemerke: auch die Umhüllung und Verpackung darf keine Kontaminationsquelle für Lebensmittel darstellen (Eignung/Lagerung/hygienischer Umgang).
- Lebensmittel sind bei Temperaturen aufzubewahren, die das Wachstum pathogener Mikroorganismen oder das Entstehen von Giften verhindern.
- Gefährliche oder ungenießbare Stoffe sind getrennt zu lagern.

H2

1.2.6.3 H2 /VO (EG) Nr. 853/2004

mit spezifischen Hygienevorschriften für Lebensmittel tierischen Ursprungs
Diese Verordnung zielt insbesondere auf Lebensmittelunternehmer in Produktion, Be- und Verarbeitung und Vermarktung von folgenden Lebensmitteln tierischen Ursprungs ab. Gilt i.A. nicht für den Einzelhandel, gemischte Erzeugnisse aus pflanzlichen Erzeugnissen und tierischen Verarbeitungserzeugnissen.

- Fleisch von als Haustiere gehaltenen Huftieren
- Fleisch von Geflügel und Hasentieren
- Farmwildfleisch
- Fleisch von frei lebendem Wild
- Hackfleisch/Faschiertes, Fleischzubereitungen und Separatorenfleisch
- Fleischerzeugnisse
- lebende Muscheln
- Fischereierzeugnisse
- Rohmilch und verarbeitete Milcherzeugnisse
- Eier und Eiprodukte
- Froschschenkel und Schnecken
- Ausgeschmolzene tierische Fette und Grieben
- Bearbeitete Mägen, Blasen und Därme
- Gelatine
- Kollagen

Wichtige Verpflichtungen des Lebensmittelunternehmers sind u.a.:
- Eintragung und Zulassung von Betrieben
- Identitäts- und Genusstauglichkeitskennzeichnung
- Produktion auf HACCP-Basis
- Informationen zur Lebensmittelkette („Food Chain Information")

Informationen zur Lebensmittelkette

Bemerke: Lebensmittelunternehmer, die Schlachthöfe betreiben, müssen in Bezug auf Tiere, die in den Schlachthof verbracht worden sind oder verbracht werden sollen, die Informationen zur Lebensmittelkette einholen, entgegennehmen und prüfen sowie diesen Informationen entsprechend handeln.

Die Informationen in Bezug auf die Lebensmittelkette müssen insbesondere folgendes umfassen:
1. den Status des Herkunftsbetriebs oder den Status der Region in Bezug auf die Tiergesundheit
2. den Gesundheitszustand der Tiere,
3. die den Tieren innerhalb eines sicherheitserheblichen Zeitraums verabreichten und mit Wartezeiten größer als Null verbundenen Tierarzneimittel sowie die sonstigen Behandlungen, denen die Tiere während dieser Zeit unterzogen wurden, unter Angabe der Daten der Verabreichung und der Wartezeiten,
4. das Auftreten von Krankheiten, die die Sicherheit des Fleisches beeinträchtigen können,
5. die Ergebnisse der Analysen von Proben, die Tieren entnommen wurden, sowie anderer zur Diagnose von Krankheiten, die die Sicherheit des Fleisches beeinträchtigen können, entnommener Proben, einschließlich Proben, die im Rahmen der Zoonosen- und Rückstandsüberwachung und -bekämpfung entnommen werden, soweit diese Ergebnisse für den Schutz der öffentlichen Gesundheit von Bedeutung sind,
6. einschlägige Berichte über die Ergebnisse früherer Schlachttier- und Schlachtkörperuntersuchungen von Tieren aus demselben Herkunftsbetrieb, einschließlich insbesondere der Berichte des amtlichen Tierarztes,
7. Produktionsdaten, wenn dies das Auftreten einer Krankheit anzeigen könnte, und
8. Name und Anschrift des privaten Tierarztes, den der Betreiber des Herkunftsbetriebs normalerweise hinzuzieht.

Bemerke: Der amtliche Tierarzt hat bei der Schlachttier- und Fleischuntersuchung die relevanten Informationen zur Lebensmittelkette zu prüfen und analysieren (➲ VO (EG) Nr. 854/2004; ➲ Kapitel 1.2.6.4).

H3

1.2.6.4 H3 /VO (EG) Nr. 854/2004

mit besonderen Verfahrensvorschriften für die amtliche Überwachung von zum menschlichen Verzehr bestimmten Erzeugnissen tierischen Ursprungs

Diese VO (**H3**) bezieht sich dabei in erster Linie darauf, dass

- die Hygienevorschriften, festgelegt in **H1**, von den Lebensmittelunternehmern eingehalten werden,
- die produktspezifischen Verpflichtungen zum Schutz der menschlichen und tierischen Gesundheit, die in **H2** festgelegt sind, eingehalten werden.

Bemerke: H3 steht in Verbindung mit der VO (EG) Nr. 882/2004 über amtliche Kontrollen zur Überprüfung der Einhaltung des Lebensmittel- und Futtermittelrechts sowie der Bestimmungen über Tiergesundheit und Tierschutz.

H3 Schwerpunkte

Die wichtigsten Elemente von H3

H3 legt in mehreren Anhängen

- die spezifischen **Regeln für** die **amtliche Überwachung** aller Art von **Lebensmitteln tierischer Herkunft** fest, sowie auch
- die **beruflichen Qualifikationen** dieser **amtlichen Tierärzte**.

Anhänge zu Lebensmitteln tierischer Herkunft

Anhänge zu spezifischen Lebensmitteln tierischer Herkunft

Im folgenden Abschnitt wird der Einsatz des amtlichen Tierarztes anhand des Beispiels von Rohmilch und Milcherzeugnissen bzw. Frischfleisch kurz dargestellt.

Anhang IV Rohmilch und Milcherzeugnisse

Anhang IV – Rohmilch, Kolostrum, Milcherzeugnisse und Erzeugnisse auf Kolostrumbasis

Milch- und Kolostrumerzeugungsbetriebe und Rohmilch und Kolostrum bei der Abholung sind zu überprüfen auf:

- Tiergesundheitsstatus, Verwendung von Arzneimitteln: bei Beanstandung sind weitere tierärztliche Kontrollen notwendig.
- Einhaltung der Hygieneanforderungen an Milcherzeugungsbetriebe oder Inspektion und/oder Monitoring der von Berufsverbänden durchgeführten Kontrollen. Werden die Kriterien bezüglich Keimgehalt und somatischen Zellen nicht eingehalten, ist die Milchlieferung auszusetzen oder die Milch nach den Vorgaben der Behörde zu behandeln, um den Konsumenten zu schützen.
- Die zuständige Behörde überwacht die gemäß der VO (EG) Nr. 853/2004 (Anhang III Abschnitt IX Kapitel I Teil III) durchgeführten Kontrollen.

Anhang I Frischfleisch

Anhang I – Frischfleisch (➲ Schlachthofübungen)

3 spezifische Kontrollaufgaben sind in Abschnitt I formuliert, d.h. Überprüfungsaufgabe, Inspektionsaufgabe und Genusstauglichkeitskennzeichnung. Abschnitt II beschreibt die Maßnahmen im Anschluss an die Kontrollen.

Abschnitt I – Aufgaben amtlicher Tierarzt

Abschnitt I – Aufgaben amtlicher Tierarzt

Kapitel I – Überpüfungs-aufgaben

Kapitel I – Überprüfungsaufgaben

- Überprüfung der Guten Hygienepraxis
- Überprüfung, ob die betriebseigenen Verfahren der Lebensmittelunternehmer, in Bezug auf Sammlung, Beförderung, Lagerung, Handhabung, Verarbeitung und Verwendung bzw. Beseitigung von nicht für den menschlichen Verzehr bestimmten tierischen Nebenprodukten, ständig eingehalten werden
- Überprüfung der Einhaltung der HACCP-Grundsätze
- Überprüfung der Verfahren zur Sicherstellung, dass Fleisch
    - keine pathophysiologischen Anomalien oder Veränderungen aufweist
    - keine fäkale oder sonstige Verunreinigung aufweist
    - kein spezifiziertes Risikomaterial enthält, sofern dieses nicht nach Gemeinschaftsrecht zulässig ist

Kapitel II – Inspektions-aufgaben

Kapitel II – Inspektionsaufgaben

- **Informationen zur Lebensmittelkette**
  Der amtliche Tierarzt hat bei der Durchführung der Schlachttier- und Fleischuntersuchung die relevanten Informationen aus den Aufzeichnungen des Herkunftbetriebs, der zur Schlachtung bestimmten Tiere zu prüfen und zu analysieren und die dokumentierten Ergebnisse dieser Prüfung und Analyse zu berücksichtigen (wobei alle Aspekte, die für die Sicherheit des Fleisches relevant sein können, z.B. Tierkrankheiten, Arzneimitteleinsatz, Produktionsdaten, verwendetes Tierfutter usw., einzubeziehen sind)
- **Schlachttieruntersuchung** (binnen 24 Stunden nach Ankunft der Tiere am Schlachthof und innerhalb von 24 Stunden vor der Schlachtung), dabei sind folgende drei Punkte besonders zu berücksichtigen:
    - Wurde gegen Tierschutzvorschriften verstoßen?
    - Liegen Zoonosen und Krankheiten vor, die Gegenstand tierseuchenrechtlicher Vorschriften der Europäischen Union sind?
    - Klinische Untersuchung aller Tiere, die der Lebensmittelunternehmer oder der amtliche Fachassistent eventuell ausgesondert hat.
- **Wohlbefinden der Tiere**
  Wurden die einschlägigen gemeinschaftlichen und nationalen Vorschriften über Tierschutz eingehalten?
- **Fleischuntersuchung** (➲ Schlachthofübungen)
  Die Schlachtkörper und dazugehörigen Nebenprodukte der Schlachtung sind unverzüglich nach der Schlachtung einer Fleischuntersuchung zu unterziehen.
- **Spezifiziertes Risikomaterial und sonstige tierische Nebenprodukte**
  Wurde spezifiziertes Risikomaterial getrennt gehalten und gekennzeichnet?
- **Labortests**
  Probennahmen sind durchzuführen und Proben ordnungsgemäß zu identifizieren, behandeln und dem zuständigen Labor zu übermitteln:

- Monitoring von Zoonosen und Zoonoseerreger
- Diagnose auf TSE
- Feststellung nicht zugelassener Stoffe/Rückstandskontrolle
- Feststellung von in der Liste der OIE aufgeführten Tierseuchen

Kapitel III – Genusstauglichkeitskennzeichnung

Kapitel III – Genusstauglichkeitskennzeichnung
Überwachung Genusstauglichkeitskennzeichnung und verwendete Kennzeichen (z.B. geeignet für vorliegende Spezies?)

Abschnitt II – Maßnahmen nach Kontrollen

Abschnitt II – Maßnahmen im Anschluss an die Kontrollen betreffend
- Untersuchungsbefunde
- Informationen zur Lebensmittelkette
- Lebender Tiere
- Wohlbefinden der Tiere
- Fleisch

Das umfasst z.B.:
- Anordnung zusätzlicher Kontrollen (z.B. bei unrichtigen oder bewusst irreführenden Informationen zur Lebensmittelkette)
- Zurückstellen eines Schlachttieres von der Schlachtung
- Anordnung der Entnahme zusätzlicher Proben
- gesonderte Schlachtung (z.B. bei Verdacht auf bestimmte Krankheiten)
- Tötung der Tiere und folglich eine Genussuntauglichkeitserklärung bezüglich des Fleisches (z.B. wenn die notwendigen Informationen zur Lebensmittelkette nicht innerhalb von 24 Stunden nach der Ankunft eines Tieres im Schlachthof vorliegen oder bei Tieren, die mit verbotenen Stoffen behandelt wurden)

Abschnitt III – Zuständigkeiten und Häufigkeit der Kontrollen
Kapitel IV – Qualifikationen/Ausbildung amtlicher Tierarzt

Berufliche Qualifikationen bzw. Ausbildung des amtlichen Tierarztes
H3 listet genau die Kenntnisse auf, die der amtliche Tierarzt zur Erfüllung seines anspruchsvollen Aufgabenbereiches nachweisen muss (Abschnitt III, Kapitel IV). Diese beinhalten folgende Punkte:

Bemerke, dass am Rand angegeben ist, wo die einzelnen Elemente (oder in Klammern Teilelemente) im vorliegenden Buch vorwiegend auffindbar sind. Wenn an anderen Stellen im Curriculum diese Kenntnisse vermittelt werden, wird dies ebenfalls angeführt.

➲ *Kapitel 1 (Öff. Veterinärwesen) (Pharmakologie und Toxikologie)*

a) nationale Vorschriften und Rechtsvorschriften der Gemeinschaft zu veterinärmedizinischen Aspekten des Gesundheitsschutzes, Lebensmittelsicherheit, Tiergesundheit, Tierschutz und Arzneimittel;

➲ *Kapitel 1, 8 (Übungen) (Öff. Veterinärwesen) (Vertiefung)*

b) Grundsätze der Gemeinsamen Agrarpolitik, Marktmaßnahmen, Ausfuhrerstattungen, Betrugsermittlungen (auch weltweite Regelungen: WTO, SPS Agreement of the WTO, Codex Alimentarius, OIE);

➲ *Kapitel (2), 4, 10 (Übungen)*

c) Grundlagen der Lebensmittelverarbeitung und Lebensmitteltechnologie;

➲ *Kapitel (5), 9, 11* d) Grundsätze, Konzepte und Methoden der guten Herstellungspraxis und des Qualitätsmanagements;

➲ *Kapitel 2* e) Qualitätsmanagement vor der Ernte (gute landwirtschaftliche Praxis);

➲ *Kapitel 5 bis (8) (Übungen)* f) Förderung und Anwendung von Lebensmittelhygiene, Lebensmittelsicherheit (gute Hygienepraxis);

➲ *Kapitel 11 (Vertiefung)* g) Grundsätze, Konzepte und Methoden der Risikoanalyse;

➲ *Kapitel (5, 6, 7), 11* h) Grundsätze, Konzepte und Methoden des HACCP, Anwendung des HACCP-Systems in der gesamten Lebensmittelkette;

➲ *Kapitel (6, 7), 8, 9* i) Verhütung und Eindämmung von lebensmittelbedingten Gefährdungen der menschlichen Gesundheit;

➲ *Kapitel (6, 7), 8 (Seuchenmedizin) (Vertiefung)* j) Populationsdynamik von Infektionen und Intoxikationen;

➲ *Kapitel 7 (Übungen) (Vertiefung)* k) diagnostische Epidemiologie;

➲ *Kapitel (2), 5, 11* l) Monitoring und Überwachungssysteme;

➲ *Kapitel (2), 5, 7, 11* m) Überprüfung und Bewertung des vorschriftsmäßigen Funktionierens von Systemen für das Management der Lebensmittelsicherheit;

➲ *Kapitel 7 (Übungen) (Vertiefung)* n) Grundsätze und diagnostische Anwendung moderner Testverfahren;

➲ *(Vertiefung)* o) Informations- und Kommunikationstechnologie in Bezug auf die veterinärmedizinischen Aspekte des Gesundheitsschutzes;

➲ *(Vorlesung)* p) Datenbearbeitung und Biostatistik;

➲ *Kapitel 7, 8 (Vertiefung)* q) Untersuchung von Ausbrüchen lebensmittelbedingter Erkrankungen beim Menschen;

➲ *Kapitel 8 (Kliniken)* r) relevante Aspekte in Bezug auf TSE;

➲ *Kapitel 2, 3, 4* s) Tierschutz in den Phasen der Erzeugung, Transport und Schlachtung;

➲ *Kapitel (5, 8), 12* t) umweltbezogene Aspekte der Lebensmittelerzeugung (einschließlich Abfallbeseitigung);

➲ *(Kapitel 1, 8, 9, 11)* u) Vorsorgeprinzip und Verbraucherinteresse und

➲ *(Kapitel 8)* v) Grundsätze für die Schulung von Personal, das in der Lebensmittelkette arbeitet.

Bemerke: Erstmals wurden damit berufliche Qualifikationen für amtliche Tierärzte durch europäische Rechtsnormen verpflichtend festgelegt und somit indirekt auch gewisse Kerngebiete des veterinärmedizinischen Curriculums.

H4

1.2.6.5 H4 /RL 2002/99/EG

zur Festlegung von tierseuchenrechtlichen Vorschriften für das Herstellen, die Verarbeitung, den Vertrieb und die Einfuhr von Lebensmitteln tierischen Ursprungs

Im Wesentlichen zielt **H4** darauf ab sicherzustellen, dass nur Produkte in Verkehr gebracht werden, die von gesunden Tieren stammen. Dazu wurden allgemeine Gesundheitsanforderungen (und Abweichungen davon) formuliert,

die sich auf alle Stufen der Produktion, Be- und Verarbeitung von Produkten tierischer Herkunft innerhalb der Gemeinschaft beziehen.
Diese sind durch veterinärmedizinische Zertifikation und veterinärbehördliche Kontrollen durch die EU-Mitgliedstaaten selbst zu untermauern. Im Fall von Einfuhr aus Drittländern sollten EU-Experten dokumentieren, ob die Tiere und deren Produkte den EU-Richtlinien entsprechen.

*Bemerke: Weiters wäre auch **H5** [RL 2004/41/EG] zu erwähnen, die sich mit den Übergangsbestimmungen befasst und auch festlegt, welche Bestimmungen wie lange weitergelten (z.B. Temperaturen, mikrobiologische Grenzwerte).*

Kontroll-VO

1.2.6.6 VO (EG) Nr. 882/2004

über amtliche Kontrollen zur Überprüfung der Einhaltung des Lebensmittel- und Futtermittelrechts sowie der Bestimmungen über Tiergesundheit und Tierschutz

„Kontroll-VO": In 10 Abschnitten („Titel") und 8 Anhängen werden Regeln, Strukturen und Vorgangsweisen aufgestellt und erläutert, die die EU-Mitgliedstaaten, aber auch die Europäische Kommission zu einer Reihe von Aufgaben im Zusammenhang mit Kontrollen verpflichten. Sie harmonisiert die Durchführung von amtlichen Kontrollen innerhalb der EU und an ihren Grenzen. Unter Beachtung des Grundsatzes „vom Erzeuger zum Verbraucher" werden Kontrollen auf allen Stufen des Produktionsprozesses durchgeführt.
Die grundlegenden Bestimmungen der BasisVO (EG) Nr. 178/2002 werden vorausgesetzt.

Bemerke: Das LMSVG befindet sich im Einklang mit den Bestimmungen des Allgemeinen LM-Rechts und konkretisert somit auch Vorgaben der Kontroll-VO (➲ 2. Abschnitt, §§ 30 f.).

Titel I

Titel I – Gegenstand, Anwendungsbereich und Begriffsbestimmungen
Generelle Zielvorstellungen
- unmittelbare oder mittelbare Risken für Mensch und Tier minimieren,
- lautere Gepflogenheiten im FM- und LM-Handel gewährleisten,
- zugleich Verbraucherschutz sicherstellen,
- sowie kontrollrelevante Begriffsbestimmungen;

Titel II
Allgem. Verpflichtungen

Titel II – Amtliche Kontrollen durch die Mitgliedsstaaten
Die Mitgliedstaaten stellen sicher, dass amtliche Kontrollen durchgeführt werden:
- regelmäßig
- auf Risikobasis
- mit angemessener Häufigkeit

Dabei berücksichtigen sie
- festgestellte Risiken, die mit Tieren, FM oder LM, FM- oder LM-Unternehmen, der Verwendung von FM oder LM oder den Prozessen, Materialien, Substanzen, Tätigkeiten oder Vorgängen verbunden sind, die Auswirkungen auf die FM- oder LM-Sicherheit, Tiergesundheit oder Tierschutz haben können;
- das bisherige Verhalten der FM- oder LM-Unternehmer hinsichtlich der Einhaltung des FM- oder LM-Rechts oder der Bestimmungen über Tiergesundheit und Tierschutz;
- die Verlässlichkeit bereits durchgeführter Eigenkontrollen;
- Informationen, die auf einen Verstoß hinweisen könnten.

Organisation der Kontrollen

Amtliche Kontrollen werden durchgeführt bzw. angewandt
- ohne Vorankündigung (außer Überprüfungen, für die eine vorherige Unterrichtung des FM- oder LM-Unternehmers erforderlich ist),
- ggf. auch auf Ad-hoc-Basis,
- auf jeder Stufe der Produktion, der Verarbeitung und des Vertriebs von FM oder LM, Tieren und tierischen Erzeugnissen,
- mit derselben Sorgfalt auf Exporte, auf das Inverkehrbringen in der EU sowie auf Einfuhren aus Drittländern.

Zuständige Behörden

Mitgliedsstaaten haben zuständige Behörden zu benennen; weitere Inhalte: arbeitstechnische Kriterien und Vorgangsweisen; Übertragung bestimmter Aufgaben; Kontrollpersonal; Transparenz und Vertraulichkeit; Kriterien zu Kontroll- und Verifizierungsverfahren; Kontrolltätigkeiten, -methoden und -techniken, Berichte.

Bemerke: In Ö ist die Durchführung der amtlichen Kontrollen z.B. für LM in mittelbarer Bundesverwaltung dem Landeshauptmann als Behörde übertragen (Lebensmittelaufsichts- und Veterinärbehörden der Bundesländer). Das BMG ist dafür fachlich zuständige Oberbehörde und zentrale zuständige Behörde (CCA, Central Competent Authority).

Probenahme, Analyse

Grundregeln für die verwendbaren Probenahme- und Analyseverfahren; Kriterien für amtliche Laboratorien; grundlegende Normen dazu.

Notfallpläne

Krisenmanagement, grundlegende Spezifikationen zu den operativen Notfallplänen

Einfuhr/Import

Amtliche Kontrollen bei der Einfuhr von Futter- und Lebensmitteln aus Drittländern
- amtl. Kontrollen von FM und LM (nicht) tierischen Ursprungs
- Umfang, Häufigkeit; geeigneter Ort, Ausrüstung, Methoden
- festzulegende Einfuhrorte, Verpflichtung der Unternehmer zur Vorabinformation
- Art.18: Maßnahmen im Verdachtsfall
- Art.19: Maßnahmen im Anschluss an amtl. Kontrollen von FM/LM aus Drittländern (Prüfung, Vernichtung, Rückruf, Rücknahme, amtl. Inverwahrnahme; im Falle der Einfuhrverweigerung Meldepflicht gem. Verfahren des Art. 50 Abs. 3 der VO (EG) Nr. 178/2002)

- Art.20: Spezielle Behandlung (Dekontamination oder geeignete Verarbeitung für andere Zwecke, nicht jedoch Verdünnung!)
- Art.21: Bedingungen für die Rücksendung von Sendungen
- Art.22: Kostentragung durch FM-/LM-Unternehmer (Einführer)
- Art.23: Genehmigung von Prüfungen durch Drittländer vor der Ausfuhr
- Art.24: Zuständige Behörden und Zolldienste (Zusammenarbeit)
- Art.25: Durchführungsvorschriften (Verfahren; mögliche Festlegung konkreter Einzelvorschriften für spezifische Fälle von Einfuhren)

Finanzierung

Finanzierung amtlicher Kontrollen, Gebühren und Kostenbeiträge, kostenpflichtige Nachkontrollen, Mindestbeträge (➲ Anhänge IV, V und VI).

Sonstige Bestimmungen

Amtliche Bescheinigung; Registierung und Zulassung von FM- und LM-Betrieben

Titel III

Titel III – Referenzlaboratorien

Für Futtermittel, Lebensmittel und Tiergesundheit sind Netzwerke von Referenzlaboratorien eingerichtet; mögliche Änderungen unterliegen grundsätzlich dem Ausschussverfahren des Artikel 62.

EU-Referenzlaboratorien

Agieren für die Europäische Kommission und die Mitgliedstaaten gemäß Vorschriften der EU und im Sinne der Tiergesundheit, sicherer FM und LM. Grundsätzliche und koordinierende *Aufgaben* in Art. 23 genannt.

Nationale Referenzlaboratorien

Agieren für die Mitgliedstaaten, kooperieren mit den Gemeinschaftsreferenzlabors. Ihre *Aufgaben werden* in Art. 24 genannt.

Liste der Referenzlaboratorien

Anhang VII dieser VO nennt die EU-Referenzlaboratorien; auch Änderungen beachten, z.B. VO (EG) Nr. 776/2006.

Einzelne ausgewählte Beispiele:

a. für Lebensmittel und Futtermittel z.B.
   - AFFSA, Laboratoire d'etudes et de recheches sur la qualité des aliments et sur les procedes agroalimentaires, Maisons-Alfort, Frankreich, für Milch und Milcherzeugnisse
   - GFS, Gemeinsame Forschungsstelle der Kommission, Geel, Belgien, für Mykotoxine
   - RIVM, Rijksinstituut voor Volksgezondheid en Milieu, Bilthoven, Niederlande für Durchführung und Tests auf Zoonosen (Salmonellen)

b. für Tiergesundheit und lebende Tiere z.B.
   - VISAVET, Laboratorio de vigilancia veterinaria, Facultad de Veterinaria, Universidad Complutense de Madrid, Spanien für Rindertuberkulose
   - ANSES, Sophia-Antipolis Laboratory, Sophia-Antipolis, Frankreich für Bienengesundheit

Titel IV

Titel IV – Amtshilfe und Zusammenarbeit im Futtermittel- und Lebensmittelbereich

Verbindungsstellen; Unterstützung auf/ohne Ersuchen, bei Verstößen; Beziehungen zu Drittländern, koordinierende Unterstützung durch die EU-Kommission.

Titel V

Titel V – Kontrollpläne
Mehrjährige nationale Kontrollpläne, Anforderungen, Festlegung wesentlicher Inhalte; jährliche Berichtslegung.

Titel VI

Titel VI – Tätigkeit der Gemeinschaft

- Gemeinschaftskontrollen in den Mitgliedstaaten und in Drittländern
  Bemerke: Hierbei übernimmt das ***Lebensmittel- und Veterinäramt*** *(FVO; Sitz in Grange, Irland) als Teil der Kommission, DG SANTE, eine wichtige Funktion. Seine Tätigkeiten werden in Artikel 45 und 46 der Kontroll-Verordnung dargestellt. Ergänzende Ausführungen der Verfasser im Anschluss an diese VO.*
- Einfuhrbedingungen (allgemeine, spezielle; Gleichwertigkeit, Unterstützung von Entwicklungsländern)
- Ausbildung und Schulung des Kontrollpersonals
- Sonstige Tätigkeiten der Gemeinschaft (Kontrollen durch Drittländer in Mitgliedsstaaten; koordinierte Kontrollpläne)

Titel VII

Titel VII – Durchsetzungsmaßnahmen

- Nationale Durchsetzungsmaßnahmen (Maßnahmen bei Verstößen, Sanktionen)
- Durchsetzungsmaßnahmen der Gemeinschaft (Sicherheitsmaßnahmen bei Verstößen des Mitgliedstaates gegevn Gemeinschaftsrecht)

Titel VIII

Titel VIII – Anpassung der gemeinschaftlichen Rechtsvorschriften
Änderung der RL 96/23/EG, RL 97/78/EG, RL 2000/29/EG und der VO (EG) Nr. 854/2004.

Titel IX

Titel IX – Allgemeine Bestimmungen
Art. 62 Ausschussverfahren;
Art. 63 Änderung der Anhänge;
Art. 66 Finanzielle Unterstützung durch die Gemeinschaft;

Titel X

Titel X – Schlussbestimmungen (Inkrafttreten)

ANHÄNGE I bis VIII (wesentliche Auflistungen, z.B. Gebühren; Referenzlaboratorien, …).

FVO

Lebensmittel- und Veterinäramt („Food and Veterinary Office", FVO)
Die Europäische Kommission hat als Hüterin der Verträge der Europäischen Gemeinschaft auch die Verantwortung dafür, dass die gemeinschaftlichen Rechtsvorschriften über Lebensmittelsicherheit, Tiergesundheit, Tierschutz und Pflanzengesundheit ordnungsgemäß um- und durchgesetzt werden. Hierbei übernimmt das Lebensmittel- und Veterinäramt eine wichtige Funktion. Das FVO gehört zur Europäischen Kommission, Generaldirektion Gesundheit und Verbraucher (DG SANTE), seine Tätigkeiten werden in der VO (EG) Nr. 882/2004 Artikel 45 und 46 dargestellt.

Das FVO hat die Aufgabe mit Überprüfungen, Inspektionen und den damit verbundenen Tätigkeiten in Bezug auf Qualität und Sicherheit von Lebensmitteln, Tiergesundheit und Tierschutz sowie Pflanzenschutz zu prüfen, wie die EU-Vorschriften in den Mitgliedstaaten innerhalb der EU und in Drittstaaten, die in die EU exportieren, eingehalten werden. Zudem sind alle Beteiligten über das Ergebnis seiner Überprüfungen und Inspektionen zu unterrichten.

- Inspektionsprogramm: jedes Jahr, Festlegung prioritärer Bereiche und Länder für die Inspektionen; Veröffentlichung auf Website
- Inspektionsbericht: Bericht mit Schlussfolgerungen und Empfehlungen zur Behebung etwaiger Mängel bzw. Kommentaren besuchter Länder; Veröffentlichung auf Website
- Aktionsplan: zuständige Behörde des besuchten Landes legt dem FVO Plan vor, wie Mängel behoben werden sollen; FVO bewertet und überwacht Aktionsplan mit Nachkontrollen („follow-up mission")
- Erstellung von Sonderberichten mit Ergebnissen aus mehreren Mitgliedsstaaten zu einem bestimmtem Bereich
- Erstellung jährlicher EU-Berichte (z.B. Überwachung von Pflanzenschutzmittelrückständen)
- Erstellung eines jährlichen Tätigkeitsberichts

Das FVO informiert über die Ergebnisse der Bewertungen, spricht ggf. Empfehlungen zur Behebung von Mängeln aus und überwacht deren Beseitigung. Die Inspektionsberichte des FVO und die Kommentare der inspizierten Länder werden im Internet veröffentlicht.

Durch die Inspektionen werden Bereiche sichtbar, in denen die Kommission die Rechtsvorschriften klarstellen oder ändern müsste oder in denen es neuer Rechtsvorschriften bedarf → Beitrag zur Weiterentwicklung des EU-Rechts.

LMIV

1.2.6.7 Lebensmittel-Informationsverordnung (LMIV)

VO (EU) Nr. 1169/2011 betreffend die Information der Verbraucher über Lebensmittel

Geltungsbereich

Geltungsbereich

Die VO gilt für

- die Lebensmittelunternehmer auf allen Stufen der LM-Kette, sofern deren Tätigkeiten die Bereitstellung von Informationen über Lebensmittel an Verbraucher betreffen;
- alle vorverpackten Lebensmittel (sowie nicht vorverpackte Lebensmittel in bestimmten Fällen), wenn sie
  - für Endverbraucher bestimmt sind oder
  - für Anbieter von Gemeinschaftsverpflegung bestimmt sind oder im Rahmen dieser abgegeben werden.

Pflichtangaben

Pflichtangaben

- Bezeichnung des Lebensmittels
- Zutatenverzeichnis
- Allergene Stoffe
- Menge bestimmter Zutaten oder Zutatenklassen
- Nettofüllmenge des Lebensmittels
- Mindesthaltbarkeitsdatum/Verbrauchsdatum
- ggf. besondere Anweisungen für Aufbewahrungen/Verwendung
- Name/Firma und Anschrift des vermarktenden Lebensmittelunternehmers/-importeurs;
- Ursprungsland oder Herkunftsort
- Gebrauchsanleitung, falls es schwierig wäre, das Lebensmittel ohne eine solche angemessen zu verwenden
- Nährwertdeklaration (NEU: verpflichtende Nährwertkennzeichnung)

Verpflichtende Nährwertkennzeichnung

Verpflichtende Nährwertkennzeichnung

7 Pflichtangaben („big seven") bezogen auf 100 g/100 ml:

- Brennwert,
- Fett,
- gesättigten Fettsäuren,
- Kohlenhydrate,
- Zucker,
- Eiweiß und
- Salz (= Na × 2,5).

Weitere Kennzeichnungselemente

Weitere Kennzeichnungselemente

- Wird bei der Herstellung eines LM ein Bestandteil oder eine Zutat, der/die üblicherweise vorhanden ist, durch einen anderen Bestandteil oder eine Zutat ganz/teilweise ersetzt, muss der/die neue Bestandteil/Zutat in unmittelbarer Nähe zum Produktnamen in einer bestimmten Mindestschriftgröße angegeben werden.
  - Bsp.: Sauce Hollandaise mit Margarine (wenn statt Butter Margarine verwendet wurde)
- Wurden einem Fleischerzeugnis oder einer Fleischzubereitung Eiweiße als solche unterschiedlicher tierischer Herkunft zugesetzt, muss in der Bezeichnung des Lebensmittels ein Hinweis auf das Vorhandensein dieser Eiweiße und ihren Ursprung erfolgen.
- Wird Fleischerzeugnissen oder Fleischzubereitungen, die als Aufschnitt, am Stück, in Scheiben geschnitten, als Fleischportion oder Tierkörper angeboten werden, mehr als 5% Wasser bezogen auf das Enderzeugnis zugesetzt, muss in der Bezeichnung des Lebensmittels ein Hinweis erfolgen, dass Wasser zugesetzt wurde.
  - Bsp.: Putenbrust mit Wasser

- Werden Fleischerzeugnisse oder Fleischzubereitungen, die den Anschein erwecken könnten, dass es sich um ein gewachsenes Stück Fleisch oder Fisch handelt, aus verschieden Stücken hergestellt, muss auf der Verpackung/Etikett der Hinweis „aus Fleischstücken zusammengefügt" erfolgen.
- Ist eine Wursthülle nicht essbar, muss dies angegeben werden.
- Ist ein Fleischerzeugnis geräuchert, muss dies angegeben werden, sofern die Unterlassung einer solchen Angabe geeignet wäre, den Käufer irrezuführen.
- Tiefgefrorene Lebensmitteln, die aufgetaut verkauft werden, wird der Bezeichnung des Lebensmittels der Hinweis „aufgetaut" hinzugefügt.

Mindestschriftgröße

Mindestschriftgröße

- Verpflichtend
  - Buchstaben (x-Höhe) = mind. 1,2 mm
  - Bei Kleinpackungen (Oberfläche weniger als 80 cm^2) = 0,9 mm
- Regeln zur Lesbarkeit
  - EU-Kommission legt Vorschriften zu Lesbarkeit fest.

Faschiertes spezielle Anforderungen

Spezielle Anforderungen an Faschiertes

- gilt nur für verpacktes Faschiertes aus zugelassenen Faschiertes-Betrieben
- auf Verpackung/Etikett:
  - „*Fettgehalt geringer als…*" und
  - „*Verhältnis Kollagen/Fleischeiweiß geringer als…*"

Lebensmittelzusatzstoffe

1.2.6.8 Verordnungen in Bezug auf Lebensmittelzusatzstoffe

Lebensmittelzusatzstoff-Verordnung

Lebensmittelzusatzstoff-Verordnung, VO (EG) Nr. 1333/2008, über Lebensmittelzusatzstoffe

- regelt die Verwendung von Zusatzstoffen, welche Zusatzstoffe eingesetzt werden dürfen und in welcher Menge
- bei gleichzeitiger Gewährleistung eines hohen Schutzniveaus für die Gesundheit der Menschen

Liste der Lebensmittelzusatzstoffe

VO (EU) Nr. 1129/2011 zur Änderung des Anhangs II der Verordnung (EG) Nr. 1333/2008 im Hinblick auf eine Liste der Lebensmittelzusatzstoffe

Anhang II Teil A

Anhang II/Teil A

EU-Liste der für die Verwendung in Lebensmitteln zugelassenen Zusatzstoffe mit den Bedingungen für ihre Verwendung

Diese EU-Liste umfasst die

- Bezeichnung des LM-Zusatzstoffes und seine E-Nummer,
- LM, denen der LM-Zusatzstoff zugesetzt werden darf,
- Bedingungen, unter denen der LM-Zusatzstoff verwendet werden darf,
- Beschränkungen des Verkaufs des LM-Zusatzstoffes an den Endverbraucher.

Teil B

Teil B
Liste aller Zusatzstoffe

Teil C

Teil C
Festlegung von Zusatzstoffgruppen

- Gruppe I: *quantum satis* (z.B. Ascorbinsäure, Zitronensäure, Tocopherol, Carrageen etc.), mit Höchstmengen z.B. Glutamat 10 mg/kg
- Gruppe II: Lebensmittelfarbstoffe ohne Höchstmengenbeschränkung (z.B. Paprikaextrakt)
- Gruppe III: Lebensmittelfarbstoffe mit kombinierter Höchstmengenbeschränkung (z.B. Echtes Karmin)
- Gruppe IV: Polyole (z.B. Sorbit)
- andere Zusatzstoffe, die kombiniert reguliert werden können (z.B. Konservierungsmittel, Phosphate, Antioxidantien)

Teil D

Teil D
Lebensmittelkategorien – z.B.
0.1 Milchprodukte und Analoge
0.8 Fleisch
0.9 Fisch und Fischereiprodukte
10 Eier und Eiprodukte

Teil E

Teil E
Zugelassene Lebensmittelzusatzstoffe und Verwendungsbedingungen nach Lebensmittelkategorie
z.B. Ausschnitt aus Abschnitt 8.3.2 wärmebehandeltes Fleisch

E-Nummer	Bezeichnung	Höchstmenge (mg/l bzw. mg/kg)	Beschränkungen/Ausnahmen
E 200-E 203	Sorbinsäure-Sorbate	1000	Nur Aspik
E 200-E 213	Benzoesäure-Benzoare	500	Nur Aspik
E 249-E250	Nitrite	150	Ausgenommen sterilisierte Fleischprodukte (F0>3)
E 249-E250	Nitrite	100	Nur sterilisierte Fleischprodukte (F0>3)

Weitere Verordnungen

Weitere Zusatzstoff-relevante Verordnungen

- VO (EU) Nr. 1130/2011 zur Änderung des Anhangs III der Verordnung (EG) Nr. 1333/2008 über Lebensmittelzusatzstoffe im Hinblick auf eine Liste der Europäischen Union der für die Verwendung in Lebensmittelzusatzstoffen, Lebensmittelenzymen, Lebensmittelaromen und Nährstoffen zugelassenen Lebensmittelzusatzstoffe
- VO (EG) Nr. 1334/2008 über Aromen und bestimmte Lebensmittelzutaten mit Aromaeigenschaften zur Verwendung in und auf Lebensmitteln

- VO (EG) Nr. 2065/2003 über Raucharomen zur tatsächlichen oder beabsichtigten Verwendung in oder auf Lebensmitteln
- VO (EU) Nr. 231/2012 mit Spezifikationen für die in den Anhängen II und III der Verordnung (EG) Nr. 1333/2008 aufgeführten Lebensmittelzusatzstoffe

Food Contact Materials

1.2.7 Materialien und Gegenstände für/mit Lebensmittelkontakt („Food Contact Materials")

Verknüpfung mit dem Lebensmittelrecht [VO (EG) Nr. 178/2002, u.a.], dessen wesentliche Bestimmungen sinngemäß übernommen werden [➲ VO (EG) Nr. 1935/2004 Art. 2 Abs.1]. Der Bezug zum Lebensmittel von dessen Produktion bis zum Endprodukt ist evident (FCM ➲ Kapitel 8.2.8.4; ➲ Kapitel 8.4.11; ➲ Kapitel 8.4.12; ➲ Kapitel 10.4.2)

FCM-Produzent

A. Hersteller des Lebensmittelkontaktmaterials („Food Contact Materials", „FCM") ist zumeist chemisches Unternehmen, muss auf das LM-Recht Bedacht nehmen (→ erstellt Konformitätserklärung).

FCM-Anwender

B. Anwender des FCM ist der LM-Unternehmer (Hersteller des LM, Abfüller, Abpacker, LM-Handel, ...). Er hat im Lebensmittelkontakt (Maschinen, Geräte, Arbeitsflächen, Verpackungen) nur geeignete Materialien und Gegenstände einzusetzen, was zu belegen wäre.

Vollzug/Kontrolle TA

Bemerke: Amtliche Kontrolle in A) erfolgt durch die LM-Aufsicht (meist spezialisierte Inspektoren); die (Basis-)Kontrolle in B) v.a. im Fleischbetrieb/ggf. Milchbetrieb durch den amtlich(bestellt)en TA ist sinnvoll, Rechtsbasis jedenfalls VO (EG) Nr. 882/2004 (wird in Ö i.d.R. auf Verwaltungsebene zwischen Veterinärdirektion und LM-Aufsicht im Bundesland vereinbart).

Zu prüfen sind mindestens (nähere Ausführung im Erlassweg/BMG):

- *Materialeignung*
- *Dokumentation im LM-Betrieb*
- *Rückverfolgbarkeit (Stichproben)*
- *Konformitätserklärung oder -bescheinigung, geeignete Belege*
- *Einhaltung des LM-Rechts (LM-Zusatzstoffe, Migration/Specific Migration Limit; ggf. auch andere schriftliche Risikoabschätzung).*

„Rahmen"-Verordnung

1.2.7.1 FCM-Rahmenverordnung

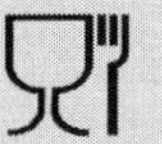

VO (EG) Nr. 1935/2004 über Materialien und Gegenstände, die dazu bestimmt sind, mit Lebensmitteln in Berührung zu kommen

Materialbezogen. Sie enthält neben Basisregeln für die Behörden und EU-Mitgliedstaaten (z.B. Erlass von legistischen Einzelmaßnahmen) Bestimmungen zur Zulassung, Kennzeichnung, Konformitätserklärung, Rückverfolgbarkeit, Kontrolle (Anhang: 17 Materialgruppen; Symbol: Glas und Gabel) in Artikel 3 die grundlegenden Anforderungen („Goldene Regel", s.u.) für alle FCM.

Verordnung gilt für

Die VO gilt für Materialien und Gegenstände, die als Fertigerzeugnis
- dazu bestimmt sind, mit LM in Berührung zu kommen
- bereits mit LM in Berührung sind und dazu bestimmt sind
- bei normaler oder vorhersehbarer Verwendung mit LM in Berührung kommen oder ihre Bestandteile an LM abgeben.

Diese Rahmenregelung gilt demnach für fast alle lebensmittelberührenden Materialien/Artikel.

Verordnung gilt nicht für

Die VO gilt nicht für
- Antiquitäten (abgegeben als historische Geräte/Tafelgeschirr, ...)
- Überzugs- und Beschichtungsmaterialien wie zum Überziehen von Käserinden, Fleisch- und Wurstwaren, falls sie mit dem LM ein Ganzes bilden und mit diesem verzehrt werden können (→ Lebensmittel!)
- Ortsfeste (öffentliche od. private) Wasserversorgungsanlagen

„Goldene Regel" Art.3

Materialien und Gegenstände sind nach Guter Herstellungspraxis so herzustellen, dass sie unter normalen oder vorhersehbaren Verwendungsbedingungen keine Bestandteile auf LM in Mengen abgeben, die geeignet sind:
- die menschliche Gesundheit zu gefährden
- eine unvertretbare Veränderung der Zusammensetzung der LM herbeizuführen
- eine Beeinträchtigung der organoleptischen Eigenschaften der LM herbeizuführen.

„GMP"-Verordnung

VO (EG) Nr. 2023/2006 über gute Herstellungspraxis für FCM („GMP-VO")
Gilt ebenfalls für alle FCM, fordert eine nachvollziehbare Produktionsweise („Good Manufacturing Practice", „GMP") dieser Gegenstände/Materialien durch
- Qualitätssicherung
- Dokumentationspflicht
- Qualitätskontrolle

und zwar auf allen Herstellungsstufen, ausgenommen die Ausgangsstoffe („starting substances"). Daher könn(t)en eigentlich für alle produzierten Materialien und Artikel geeignete Bescheinigungen und Belege ausgestellt werden.

Bemerke: Eine Konformitätserklärung ist derzeit noch nicht für alle FCM rechtlich zwingend vorgeschrieben, für den LM-Abpacker/-abfüller aber in diesen Fällen essentiell; betrifft jedenfalls Kunststoffe.

Durch Anhang II der VO (EG) Nr. 282/2008 erweitert.

Weitere Regelungen

Andere und spezifischere VO (bzw. RL) regeln einige Stoffgruppen und Materialien, z.B.
- **KunststoffVO**, VO (EU) Nr. 10/2011 über Materialien und Gegenstände aus Kunststoff, die dazu bestimmt sind, mit Lebensmitteln in Berührung zu kommen
- **Kunststoff-„Recycling"-VO**, VO (EG) Nr. 282/2008 über Materialien und Gegenstände aus recyceltem Kunststoff, die dazu bestimmt sind, mit Lebensmitteln in Berührung zu kommen
- VO (EG) Nr. 450/2009 über **aktive und intelligente FCM**
- **Epoxyderivate-VO**, VO (EG) Nr. 1895/2005 über die Beschränkung der Verwendung bestimmter Epoxyderivate in Materialien und Gegenständen, die dazu bestimmt sind, mit Lebensmitteln in Berührung zu kommen

Außerdem ist der Stand der Technik und des Wissens relevant (z.B. Empfehlungen seitens Europarat, BfR, EFSA, FDA, Codex Alimentarius Austriacus).

Umsetzung EU-Ö Gesetzgebung

1.3 Umsetzung des europäischen Rechts im österreichischen Recht

Die EU-Richtlinien binden die Mitgliedsstaaten im Hinblick auf die zu erreichenden Ziele, lassen ihnen jedoch die Wahl der Form und der Mittel, mit denen sie die gemeinschaftlichen Ziele im Rahmen ihrer internen Rechtsordnung verwirklichen. So ist es denkbar, dass verschiedene Teile ein und derselben EU-Richtlinie in Form einer nationalen Verfassungsbestimmung, eines einfachen nationalen Gesetzes und einer nationalen Durchführungsverordnung umgesetzt werden. Insofern tragen RL nicht zur einfachen Vergleichbarkeit der Vorschriften in allen EU-Mitgliedstaaten bei.

EU-Verordnungen bedürfen wegen ihrer unmittelbaren Geltung keiner Umsetzung in nationales Recht; jedoch obliegt es den einzelnen Mitgliedsstaaten festzulegen, auf welcher nationalen Rechtsgrundlage das unmittelbar geltende Gemeinschaftsrecht innerstaatlich vollzogen und Verstöße sanktioniert werden (➲ §4 LMSVG und Anlage zum LMSVG). Dies bedeutet, dass die zuständigen Behörden sowie Kontrollen und Strafe innerstaatlich festgelegt werden (sog. „Begleitgesetzgebung").

Tierschutzrecht

1.3.1 Tierschutzgesetzgebung

Übersicht: Rechtsquellen des Tierschutzrechts in Österreich*)

Allgemeines Tierschutzrecht (Tierschutzrecht im engeren Sinn)

Nationale Rechtsquellen	BundesverfassungsG über die Nachhaltigkeit, den Tierschutz, den umfassenden Umweltschutz, die Sicherstellung der Wasser- und Lebensmittelversorgung und die Forschung	Staatszielbestimmung
	Tierschutzgesetz (TSchG) & zugehörige Verordenungen	Umsetzung der einschlägigen RL der EU zum Schutz landwirtschaftlicher Nutztiere (➲ Kapitel 1.2.1)

Sonderbereiche des Tierschutzrechts (Tierschutzrecht im weiteren Sinn)

Nationale Rechtsquellen	Tiertransportgesetz 2007 (TTG 2007)	Nationale Begleitgesetzgebung zu VO (EG) Nr. 1/2005
	BG zur Durchführung unmittelbar anwendbarer unionsrechtlicher Bestimmungen auf dem Gebiet des Tierschutzes	Nationale Begleitgesetzgebung zu VO (EG) Nr.1099/2009
Unmittelbar anwendbare Rechtsakte der EU	VO (EG) Nr. 1/2005 über den Schutz von Tieren beim Transport	Nationale Begleitgesetzgebung: TTG 2007
	VO (EG) Nr. 1099/2009 über den Schutz von Tieren zum Zeitpunkt der Tötung	Nationale Begleitgesetzgebung: DurchführungsG Tierschutz

*) Die Übersicht beschränkt sich auf Rechtsgrundlagen, die für Lebensmittel liefernde Tiere relevant sind; zu einer umfassenden Übersicht vgl. R. Binder (2014): Das österreichische Tierschutzrecht, 3. Aufl. Wien: Manz, S. 11f.

Die tierschutzrelevanten Richtlinien der EU wurden in Ö durch das Bundesgesetz über den Schutz der Tiere [**Tierschutzgesetz (TSchG)**, BGBl. I Nr. 118/2004] und die zugehörigen Verordnungen in nationales Recht umgesetzt.

Die VO (EG) Nr. 1/2005 über den Schutz von Tieren beim Transport und damit zusammenhängenden Vorgängen (➲ Kapitel 1.2.4) und die VO (EG) Nr. 1099/2009 über den Schutz von Tieren zum Zeitpunkt der Tötung (➲ Kapitel 1.2.5) sind in den Mitgliedsstaaten unmittelbar anzuwenden; sie werden durch folgende nationale Begleitgesetze ergänzt:

- Tiertransportgesetz 2007 (TTG 2007), BGBl. I Nr. 54/2007, bzw.
- Bundesgesetz zur Durchführung unmittelbar anwendbarer unionsrechtlicher Bestimmungen auf dem Gebiet des Tierschutzes, BGBl. I Nr. 47/2013

TSchG

Das **österreichische Tierschutzgesetz (TSchG)** legt u.a. fest, welche Handlungen im Hinblick auf Tiere verboten sind und welche Anforderungen bei der Haltung von Tieren erfüllt werden müssen:

Gem. **§ 1** dient das TSchG dem **Schutz des Lebens und des Wohlbefindens** der Tiere.
§ 5 regelt Verbot der Tierquälerei, wonach es unzulässig ist, einem Tier ungerechtfertigt Schmerzen, Leiden oder Schäden zuzufügen bzw. es in schwere Angst zu versetzen (Abs. 1).
Gem. **§ 6** ist es **verboten**, ein Tier **ohne „vernünftigen Grund" zu töten**, wobei das wissentliche Töten von Wirbeltieren grundsätzlich Tierärzten vorbehalten ist.
§ 7 sieht vor, dass **Eingriffe** ohne veterinärmedizinische Indikation grundsätzlich verboten sind und Eingriffe, die mit erheblichen Schmerzen verbunden sind, unter Anästhesie und postoperativer Analgesie durchgeführt werden müssen; die Anlagen zur 1. TierhaltungsVO (s.u.) sehen zahlreiche Ausnahmen von diesen Grundsätzen vor (z.B. Enthornung, Kastration männlicher Ferkel bis zum 7. Lebenstag ohne Schmerzausschaltung).
§§ 13-18 legen die allgemeinen Rahmenbedingungen für die **Tierhaltung** fest. Besondere Bedeutung kommt § 13 („Grundsätze der Tierhaltung") zu, der u.a. vorsieht, dass verschiedene Parameter der Haltungsumwelt (z.B. Bewegungsfreiheit, Bodenbeschaffenheit, Klima, Betreuung und Ernährung sowie die Möglichkeit zum Sozialkontakt) den physiologischen und ethologischen Bedürfnissen der Tiere angemessen sein müssen (§ 13 Abs. 2) bzw. die Anpassungsfähigkeit der Tiere nicht überfordern dürfen (§ 13 Abs. 3). Die konkreten Mindestanforderungen an die Haltung der einzelnen Nutztierarten werden in der 1. TierhaltungsVO (s.u.) festgelegt.
§ 32 regelt die Grundsätze für die **Schlachtung bzw. Tötung** von Tieren; nähere Bestimmungen finden sich in der Tierschutz-Schlachtverordnung, BGBl. II Nr. 488/2004 (derzeit in Novellierung), welche die VO (EG) Nr. 1099/2009 über den Schutz von Tieren zum Zeitpunkt der Tötung ergänzt.

1. TierhaltungsVO

Die **1. Tierhaltungsverordnung**, BGBl. II Nr. 485/2004, regelt in ihren Anlagen die Mindestanforderungen an die Haltung von landwirtschaftlichen Nutztieren (Pferden, Rindern, Schafen, Ziegen, Schweinen, Hausgeflügel, Straußen, Rot-, Sika-, Damwild, Muffel- und Schwarzwild, Davidshirschen, Kaninchen, Nutzfische und Lamas). Weiters wird festgelegt, welche Eingriffe an diesen Tierarten vorgenommen werden dürfen und ob eine Betäubungspflicht vorgesehen ist.

2. TierhaltungsVO

Die **2. Tierhaltungsverordnung**, BGBl. II Nr. 486/2004, legt die Mindestanforderungen an die Haltung von Heimtieren und Wildtieren fest.

Tierschutz-SchlachtVO

Die **Tierschutz-Schlachtverordnung**, BGBl. II Nr. 488/2004, ergänzt die VO (EG) Nr. 1099/2009 über den Schutz von Tieren zum Zeitpunkt der Tötung dar. Sie enthält auch nähere Bestimmungen über das Schlachten von Tieren ohne

Betäubung vor dem Schnitt (Schächten; ➲ Kapitel 4.2.4 Rituelle Schlachtung). Eine neue Tierschutz-Schlachtverordnung ist im Zeitpunkt der Drucklegung in Vorbereitung.

Futtermittelrecht

1.3.2 Futtermittelrecht

Futtermittelgesetz (FMG 1999), BGBl. I Nr. 139/1999, Bundesgesetz über die Herstellung, das Inverkehrbringen und die Verwendung von Futtermitteln, Vormischungen und Zusatzstoffen

Futtermittelverordnung 2010, BGBl. II Nr. 316/2010, zur Durchführung des Futtermittelgesetzes 1999 (➲ Kapitel 1.2.3).

FlUVO

1.3.3 Fleischuntersuchungsverordnung 2006 (FlUVO)

BGBl. II Nr. 109/2006, Verordnung der Bundesministerin für Gesundheit und Frauen über die Schlachttier- und Fleischuntersuchung sowie die Untersuchung von Fischereierzeugnissen

1. Abschnitt

1. Abschnitt: Allgemeines – Anwendungsbereich
Zur Durchführung und Ergänzung der Bestimmungen der VO (EG) Nr. 854/2004 mit besonderen Verfahrensvorschriften für die amtliche Untersuchung von zum menschlichen Verzehr bestimmten Erzeugnissen tierischen Ursprungs und VO (EG) Nr. 853/2004 über spezifische Hygienevorschriften für Lebensmittel tierischen Ursprungs sowie der diesbezüglichen Durchführungsbestimmungen und Leitlinien der Kommission hinsichtlich der Schlachtung von Rindern, Schafen, Ziegen, Einhufern, Schweinen, Geflügel, Farmwild, Kaninchen, des Erlegens von frei lebendem Wild und des Fangens von Fischen sowie hinsichtlich der Kontrollen von Schlacht-, Zerlegungs- und Wildbearbeitungsbetrieben.

2. Abschnitt

2. Abschnitt: Untersuchung vor der Schlachtung (Schlachttieruntersuchung)

- Allgemeine Bestimmungen zur Durchführung der Schlachttieruntersuchung
  §2 (1) Der zum Zeitpunkt der Schlachtung über das Tier Verfügungsberechtigte hat beim zuständigen amtlichen Tierarzt drei Werktage vor einer beabsichtigten Schlachtung die Tiere zur Untersuchung anzumelden.
  (2) Die Untersuchung der Schlachttiere ist bei ausreichender Beleuchtung vorzunehmen. Dabei müssen die Schlachttiere so gekennzeichnet zur Untersuchung gebracht werden, dass der amtliche Tierarzt oder der amtliche Fachassistent ihre Herkunft ermitteln kann.
  (3) Der Verfügungsberechtigte hat bei der Durchführung der Untersuchungen und allfälliger Probenahmen unentgeltlich die nötige Hilfe zu leisten oder auf seine Kosten zu veranlassen.

- Verbot der Erteilung einer Erlaubnis zur Schlachtung
  §3 (1) Werden an lebenden Tieren Symptome, Krankheiten oder Zustände im Sinne des Anhangs I Abschnitt II Kapitel III Ziffer 4 und 5 in Verbindung mit Kapitel V der VO (EG) Nr. 854/2004, festgestellt, welche sicher zur Genussuntauglichkeit des Tieres führen, so darf keine Schlachterlaubnis erteilt werden. Kann der Verdacht nur nach der Schlachtung abgeklärt werden, so ist das Tier gesondert unter Aufsicht des amtlichen Tierarztes zu schlachten.
- Verfahren bei Verdacht auf Rückstände
  §4 (1) Die Erlaubnis zur Schlachtung darf so lange nicht erteilt werden, als der Verdacht besteht, dass die Verwendbarkeit des Fleisches als Lebensmittel durch Rückstände von Arzneimitteln, Antibiotika, Hormonen, Antihormonen, Stoffen mit hormonaler Wirkung oder den Hormonstoffwechsel spezifisch beeinflussenden Stoffen, Schädlingsbekämpfungsmitteln, Desinfektions- und Reinigungsmitteln, Pflanzenschutzmitteln oder sonstigen Stoffen, die geeignet sind, die menschliche Gesundheit zu gefährden, beeinträchtigt ist oder solange sich das Tier in einer aufrechten Wartezeit befindet. Die Erlaubnis zur Schlachtung darf ebenso nicht erteilt werden, wenn Substanzen verabreicht wurden, deren Anwendung am Tier verboten ist.
- Verfahren bei erhitzten, ermüdeten oder aufgeregten Tieren
  §5 Bei Tieren, die erhitzt, ermüdet oder stark aufgeregt sind, hat der amtliche Tierarzt einen Aufschub der Schlachtung bis zu 24 Stunden anzuordnen, sofern die sofortige Schlachtung nicht aus veterinärfachlichen oder tierschutzrechtlichen Gründen erforderlich ist.

3.Abschnitt

3. Abschnitt: Untersuchung nach der Schlachtung (Fleischuntersuchung)

- Allgemeine Bestimmungen zur Durchführung der Fleischuntersuchung
- Zeitaufwand zur Fleischuntersuchung
- Aufzeichnungen der Schlachttier- und Fleischuntersuchung
  §8 (1) Die Ergebnisse der Schlachttier- und Fleischuntersuchung gemäß Abs. 2 sind unter Verantwortung des amtlichen Tierarztes in das gemäß Anhang I Abschnitt II Kapitel I Zeile 3 der Verordnung (EG) Nr. 854/2004 eingerichtete Register der Schlachttier- und Fleischuntersuchung, das einen Teil des Verbrauchergesundheitsinformationssystems darstellt, einzutragen. Der Landeshauptmann hat für die Datenerhebung am Schlachthof und deren Überspielung in die genannte Datenbank auch von den Betrieben eingerichtete, mit der genannten Datenbank kompatible Datenerfassungssysteme heranzuziehen. Dabei ist in größtmöglichem Umfang auf die vom Betrieb zur Verfügung gestellten Daten und personellen Hilfestellungen zurückzugreifen. Werden derartige Datenerfassungssysteme von den Betrieben nicht zur Verfügung gestellt, so hat die Datenerfassung über vom Landeshauptmann zu betreibende Eingabestellen zu erfolgen.
- Zusätzliche Untersuchungen

§9 (1) Ergibt die Untersuchung einen Verdacht auf krankhafte Veränderungen, so sind vom amtlichen Tierarzt weitere geeignete Untersuchungen, z.B. mikrobiologische Untersuchungen, durchzuführen oder zu veranlassen.

- Veranlassung und Vorgehen bei einer mikrobiologischen Fleischuntersuchung
  §10 (1) Eine mikrobiologische Fleischuntersuchung ist, sofern die Fleischuntersuchung nicht schon die Genussuntauglichkeit des Schlachtkörpers ergeben hat, zumindest in folgenden Fällen zu veranlassen:
  1. bei Notschlachtungen außerhalb des Schlachthofes, sofern auf Grund der Art oder des Zeitpunktes des Unfalles mit einer Keimbelastung des Tierkörpers gerechnet werden muss;
  2. bei Tieren, bei denen bei der Schlachttieruntersuchung ein Verdacht auf eine mit Störung des Allgemeinbefindens einhergehende Krankheit besteht;
  3. bei nach der Schlachtung festgestellten akuten Entzündungen, bei Gelbsucht, bei Verdacht auf Blutvergiftung, bei Knochenbrüchen, bei Vorfällen innerer Körperteile oder bei sonstigen schwerwiegenden Verletzungen.
  - Beurteilung des Fleisches
  - Beurteilung nach Brauchbarmachung
  - Beurteilung nach mikrobiologischen Kriterien
  - Kennzeichnung
  - Farben zur Kennzeichnung
  - Brauchbarmachung des Fleisches
- Verwertung von genussuntauglichem Fleisch und Schlachtabfällen
  §17 (1) Genussuntaugliches Fleisch und tierische Nebenprodukte, die nicht für den menschlichen Verzehr vorgesehen sind, sind vom Verfügungsberechtigten oder auf dessen Veranlassung unter Einhaltung der Bestimmungen des Tiermaterialiengesetzes, BGBl. I Nr. 141/2003 und der VO (EG) Nr. 1069/2009 mit Hygienevorschriften für nicht für den menschlichen Verzehr bestimmte tierische Nebenprodukte zu beseitigen beziehungsweise zu verwenden.

4. Abschnitt

4. Abschnitt: Amtliche Überwachung der Betriebe

5. Abschnitt

5. Abschnitt: Anpassungen gemäß VO (EG) Nr. 854/2004 Artikel 17

- Anwesenheit des amtlichen Tierarztes oder amtlichen Fachassistenten in Kleinbetrieben
  §19 (1) In Betrieben mit stationärer Schlachtung ist die dauernde Anwesenheit eines amtlichen Tierarztes oder eines amtlichen Fachassistenten während der Schlachtung nicht erforderlich, wenn bei der Schlachttieruntersuchung keine Auffälligkeiten festgestellt wurden und wenn sichergestellt ist, dass alle für die Untersuchung erforderlichen Teile bei der Fleischuntersuchung zur Verfügung gestellt und den entsprechenden Tierkörpern zugeordnet werden können.
- Anpassung der Schlachttieruntersuchung bei Farmwild

6. Abschnitt

6. Abschnitt: Fischuntersuchung
- Generelle Bestimmungen
- Untersuchung von Fischereierzeugnissen
- Beurteilung
- Kennzeichnung
- Untersuchung von Fischereierzeugnissen zur Direktvermarktung

7. Abschnitt

7. Abschnitt: Allgemeine Hinweise und Schlussbestimmungen
- Verweisungen und personenbezogene Bezeichnungen
- Umsetzungshinweis
- In - Kraft - Treten
- Außer - Kraft - Treten
- Übergangsbestimmung

Anhang I

Anhang I: Zeitaufwand bei der Fleischuntersuchung
Mindestzeiten für die routinemäßige Untersuchung der Schlachtkörper, der Nebenprodukte der Schlachtung und der Eingeweide, die unter den beschriebenen Bedingungen reduziert werden können

Anhang Ia

Anhang Ia: Berechnungen der Großvieheinheiten

Anhang II

Anhang II: Genussuntauchlichkeitskriterien für Fischereierzeugnisse
- Aussehen
- Beschaffenheit

1.3.4 Lebensmittelrechtliche Vorschriften in Österreich

- **Lebensmittelsicherheits- und Verbraucherschutzgesetz (LMSVG)**, BGBl. I Nr. 13/2006, Bundesgesetz über Sicherheitsanforderungen und weitere Anforderungen an Lebensmittel, Gebrauchsgegenstände und kosmetische Mittel zum Schutz der Verbraucherinnen und Verbraucher
- **Nährwertkennzeichnungsverordnung (NWKV)**, BGBl. Nr. 896/1995, Verordnung des Bundesministers für Gesundheit und Konsumentenschutz über die Nährwertkennzeichnung von Lebensmitteln; tritt mit Ablauf des 12. Dezember 2016 außer Kraft
- **Lebensmittelhygiene-Einzelhandelsverordnung**, BGBl. II Nr. 92/2006, Verordnung des Bundesministers für Gesundheit über Lebensmittelhygieneanforderungen an Einzelhandelsbetriebe
- **Lebensmittelhygiene-Zulassungsverordnung**, BGBl. II Nr. 231/2009, Verordnung des Bundesministers für Gesundheit über die lebensmittelhygienerechtliche Zulassung von Betrieben von Lebensmittelunternehmern
- **Lebensmittelhygiene-Direktvermarktungsverordnung**, BGBl. Nr. 108/2006, Verordnung des Bundesministers für Gesundheit über Hygieneanforderungen bei der Direktvermarktung von Lebensmitteln
- und viele weitere Verordnungen

LMSVG

Lebensmittelsicherheits- und Verbraucherschutzgesetz (LMSVG)

BGBl. I Nr. 13/2006, Bundesgesetz über Sicherheitsanforderungen und weitere Anforderungen an Lebensmittel, Gebrauchsgegenstände und kosmetische Mittel zum Schutz der Verbraucherinnen und Verbraucher

1. Hauptstück

1. Hauptstück – Grundsätze und Anforderungen an Lebensmittel, Wasser für den menschlichen Gebrauch, Gebrauchsgegenstände und kosmetische Mittel
1. Abschnitt – Allgemeine Bestimmungen
   - §1 – Geltungsbereich
   - §2 – Zielbestimmung
   - §3 – Begriffsbestimmungen
   - §4 – Vollziehung von Verordnungen der Europäischen Gemeinschaft

2. Abschnitt – Lebensmittel
   - §5 – Allgemeine Anforderungen
   - §6 – Verordnungsermächtigung für Lebensmittel und Wasser für den menschlichen Gebrauch
   - §7 – Verordnungsermächtigung in Krisenzeiten
   - §8 – Meldung von diätetischen Lebensmitteln
   - §9 – Behandlung mit ionisierenden Strahlen

3. Abschnitt – Hygiene im Lebensmittelbereich
4. Abschnitt – Primärproduktion
5. Abschnitt – Gebrauchsgegenstände und kosmetische Mittel
6. Abschnitt – Verantwortung des Unternehmers
   - §21 – Eigenkontrolle
   - §22 – Rückverfolgbarkeit

7. Abschnitt – Gebühren

2. Hauptstück

2. Hauptstück – Amtliche Kontrolle
1. Abschnitt – Aufsichtsorgane
2. Abschnitt – Durchführung der amtlichen Kontrolle
3. Abschnitt – Verbringen, Einfuhr, Ausfuhr und innergemeinschaftlicher Handel von Waren
4. Abschnitt – Schlachttier- und Fleischuntersuchung
   - Untersuchungspflicht
   - Hygienekontrollen in Schlacht-, Zerlegungs- und Wildbearbeitungsbetrieben
   - Probenahme und Untersuchung bei der Schlachtung

5. Abschnitt – Rückstandskontrollen von Lebensmitteln tierischer Herkunft
   - Untersuchung von Proben auf Rückstände
   - Rückstände bei lebenden Tieren, tierischen Primärerzeugnissen und Fleisch
   - Entsorgung von nicht zum menschlichen Genuss geeignetem Material

6. Abschnitt – Gebühren

3. Hauptstück

3. Hauptstück – Untersuchungs- und Sachverständigentätigkeit

1. Abschnitt – Agentur, Untersuchungsanstalten der Länder und Lebensmittelgutachter

2. Abschnitt – Österreichisches Lebensmittelbuch und Codexkommission

- Österreichisches Lebensmittelbuch
- Zusammensetzung der Codexkommission
- FAO/WHO Codex Alimentarius-Kommission

4. Hauptstück

4. Hauptstück – Strafbestimmungen

5. Hauptstück

5. Hauptstück – Schlussbestimmungen

Geltungsbereich

LMSVG regelt

LMSVG - Geltungsbereich

Dieses Bundesgesetz regelt

- die Anforderungen an Lebensmittel, Wasser für den menschlichen Gebrauch, Gebrauchsgegenstände und kosmetische Mittel und
- die damit verbundene Verantwortung der Unternehmer.
- Es gilt für alle Produktions-, Verarbeitungs- und Vertriebsstufen.

LMSVG gilt nicht

Dieses Bundesgesetz gilt nicht

- für die Primärproduktion für den privaten häuslichen Gebrauch oder für die häusliche Verarbeitung, Handhabung oder Lagerung von Lebensmitteln, Gebrauchsgegenständen und kosmetischen Mitteln zum häuslichen privaten Verbrauch.

LMSVG - Ziele

LMSVG - Ziele

- Gesundheitsschutz des Verbrauchers sowie
- Schutz des Verbrauchers vor Täuschung

Begriffsbestimmungen

Diätetische Lebensmittel

Begriffsbestimmungen

- Diätetische Lebensmittel
  - Lebensmittel, die für eine besondere Ernährung bestimmt sind und die sich aufgrund ihrer besonderen Zusammensetzung oder des besonderen Verfahrens ihrer Herstellung deutlich von den Lebensmitteln des allgemeinen Verzehrs unterscheiden,
  - Lebensmittel, die sich für den angegebenen Ernährungszweck eignen und
  - mit dem Hinweis darauf in Verkehr gebracht werden, dass sie für diesen Zweck geeignet sind.

Nahrungsergänzungsmittel

- **Nahrungsergänzungsmittel** sind Lebensmittel,
  - die dazu bestimmt sind, die normale Ernährung zu ergänzen und
  - die aus Einfach- oder Mehrfachkonzentraten von Nährstoffen oder sonstigen Stoffen mit ernährungsspezifischer oder physiologischer Wirkung bestehen und
  - in dosierter Form in Verkehr gebracht werden, d.h. in Form von z.B. Kapseln, Pastillen, Tabletten, etc. zur Aufnahme in abgemessenen kleinen Mengen.

Lebensmittelzusatzstoffe

- **Lebensmittelzusatzstoffe** sind Stoffe mit oder ohne Nährwert, die
  - in der Regel weder selbst zu Ernährungs- oder Genusszwecken verzehrt noch als charakteristische Zutat eines Lebensmittels verwendet werden und
  - einem Lebensmittel aus technologischen Gründen beim Herstellen, Verarbeiten, Zubereiten, Behandeln, Verpacken, Befördern oder Lagern zugesetzt werden, wodurch sie selbst oder ihre Nebenprodukte (mittelbar oder unmittelbar) zu einem Bestandteil des Lebensmittels werden oder werden können.

Inverkehrbringen

- **Inverkehrbringen** ist
  - das Bereithalten von Lebensmitteln oder Futtermitteln für Verkaufszwecke einschließlich des Anbietens zum Verkauf oder jeder anderen Form der Weitergabe, gleichgültig, ob unentgeltlich oder nicht, sowie der Verkauf, Vertrieb oder andere Formen der Weitergabe selbst.
    Anmerkung: Definition aus VO (EG) Nr. 178/2002

Allgemeine Anforderungen

Allgemeine Anforderungen an das Lebensmittel

- Es ist verboten, Lebensmittel, die
  - nicht sicher, d.h. gesundheitsschädlich oder für den menschlichen Verzehr ungeeignet, oder
  - verfälscht oder wertgemindert sind, ohne dass dieser Umstand deutlich und allgemein verständlich kenntlich gemacht ist,
  - Lebensmittel mit zur Irreführung geeigneten Angaben oder
  - den nach dem LMSVG erlassenen Verordnungen nicht entsprechen,

  in Verkehr zu bringen.
- Es ist verboten,
  - beim Inverkehrbringen oder in der Werbung einem Lebensmittel Eigenschaften der Vorbeugung, Behandlung oder Heilung einer menschlichen Krankheit zuzuschreiben oder den Eindruck dieser Eigenschaften entstehen zu lassen.
  - Dies gilt nicht für diätetische Lebensmittel, soweit es sich um wahrheitsgemäße Angaben über den diätetischen Zweck handelt.
- Die Verbote gelten sinngemäß auch für die Aufmachung.

Definitionen

Definitionen

gesundheitsschädlich

- **gesundheitsschädlich**, wenn Lebensmittel geeignet sind, die Gesundheit zu gefährden oder zu schädigen

für menschlichen Verzehr ungeeignet

- **für den menschlichen Verzehr ungeeignet**, wenn die bestimmungsgemäße Verwendbarkeit nicht gewährleistet ist

verfälscht

- **verfälscht**, wenn
  - wertbestimmende Bestandteile nicht oder nicht ausreichend hinzugefügt, ganz oder teilweise entzogen wurden,
  - durch Zusatz oder Nichtentzug wertvermindernder Stoffe das Lebensmittel verschlechtert wurde,
  - durch Zusätze oder Manipulationen der Anschein einer besseren Beschaffenheit verliehen wurde,
  - Minderwertigkeit überdeckt oder
  - nach einer unzulässigen Verfahrensart hergestellt wurde.

wertgemindert

- **wertgemindert**, wenn
  - nach der Herstellung, ohne dass eine weitere Behandlung erfolgt ist,
  - eine erhebliche Minderung an wertbestimmenden Bestandteilen oder
  - einer spezifischen, wertbestimmenden Wirkung oder Eigenschaft stattgefunden hat

  soweit sie nicht für den menschlichen Verzehr ungeeignet sind.

Irreführung

- zur **Irreführung** geeignete Angaben
  - zur Täuschung geeignete Angaben über die Eigenschaften des Lebensmittels, wie Art, Identität, Beschaffenheit, Zusammensetzung, Menge, Haltbarkeit, Ursprung oder Herkunft und Herstellungs- oder Gewinnungsart
  - Angaben von Wirkungen oder Eigenschaften, die das Lebensmittel nicht besitzt
  - Angaben, durch die zu verstehen gegeben wird, dass das Lebensmittel besondere Eigenschaften besitzt, obwohl alle vergleichbaren Lebensmittel dieselben Eigenschaften besitzen.

FCM

Lebensmittelkontaktmaterialien (incl. LM-Verpackung)

Teil der Gebrauchsgegenstände gemäß LMSVG: Die Begriffsbestimmung des §3 Z 7 lit. a verweist auf die EU-Definition in der FCM-RahmenVO (➲ Kapitel 1.2.6).

Die Grundsätze des Allgemeinen LM-Rechts gelten sinngemäß auch für alle FCM (Hinweis Erwägungsgrund 11 der VO (EG) Nr. 178/2002). Als Beispiele auch: Erwägungsgrund 11 und 23, sowie Artikel 2, 17 und 24 der VO (EG) Nr.1935/2004 (➲ LMSVG § 1, § 3 Z 7, § 3 Z 10,11 und §§16, 21, 22, 36, 38 u.a.)

Bei FCM zunehmend EU-Verordnungen (z.B. KunststoffVO (EU) Nr. 10/2011). In mehreren EU-Mitgliedstaaten bestehen nationale VO zu noch nicht harmonisierten Materialgruppen oder Werkstoffen. Umsetzungen von derzeitigen RL in Ö:

- **ZellglasfolienVO**, BGBl. Nr. 128/1994, Verordnung des Bundesministers für Gesundheit, Sport und Konsumentenschutz über Gebrauchsgegenstände aus Zellglasfolie
- **KeramikVO**, BGBl. Nr. 893/1993, Verordnung des Bundesministers für Gesundheit, Sport und Konsumentenschutz über Gebrauchsgegenstände aus Keramik und Gebrauchsgegenstände mit einem Überzug aus Email

(➲ Kapitel 8).

Annexe zu Kapitel 1 – Statistik der Tierproduktion

Tierhaltung

Österreich

Tierhaltung in Österreich

- Viehbestand in Österreich, 2009-2013 (➲ Tabelle 3)
- Viehbestand in Österreich nach Bundesländern (➲ Tabelle 4)

EU

Tierhaltung in der EU

- Rinderbestand in der EU (➲ Tabelle 5)
- Schweinebestand in der EU (➲ Tabelle 6)

Lebensmittelgewinnung

Österreich

Lebensmittelgewinnung in Österreich

- Schlachtungen und Fleischanfall in Österreich, 2013 (➲ Tabelle 7)
- Fleischanfall in Österreich, 2008-2013 (➲ Tabelle 8)
- Abschuss von Wild in Österreich, 2013/2014 (➲ Tabelle 9)
- Produktion von Speisefischen, 2012 (➲ Tabelle 10)

EU

Lebensmittelgewinnung in der EU 2005

- Erzeugung von Lebensmitteln tierischer Herkunft in der EU (➲ Tabelle 11)

Lebensmittelvermarktung und -verbrauch

Österreich

Lebensmittelvermarktung und -verbrauch in Österreich

- Österreichische Versorgungsbilanz für Fleisch, Geflügel, Eier und Honig, 2013 (➲ Tabelle 12)
- Geflügelfleisch in Österreich nach Herrichtungsformen, 2013 (➲ Tabelle 13)

Tabelle 3: Viehbestand in Österreich [1.000 Stück]

	Rind		Sw	Sf	Zg	H	Th
	insges.	Mk					
2009	2.026,3	533,0	3.137,0	344,7	68,2	-	-
2010	2.013,3	532,7	3.134,2	358,4	71,8	13.918,8*	615,8*
2011	1.976,5	527,4	3.004,9	361,2	72,4	-	-
2012	1.955,6	523,4	2.983,2	364,6	73,2	-	-
2013	1.958,3	529,6	2.895,8	357,4	72,1	-	-

R = Rinder; Sf = Schafe; Mk = Milchkühe; H = Hühner; Sw = Schweine; Th = Truthühner; Zg = Ziegen.

Quelle: STATISTIK AUSTRIA, Allgemeine Viehzählung. Erstellt am 14.02.2014. http://www.statistik.at/web_de/statistiken/land_und_forstwirtschaft/viehbestand_tierische_erzeugung/tierbestand/index.html

*Quelle: Ergebnisse der Landwirtschaftlichen Statistik, Allgemeine Viehzählungen, Statistik Austria, Ergänzung BMLFUW aus L048. http://www.bing.com/search?q=tab+2014+30128+viehbestand+u+viehhalter+bl+xlsx&FORM=AWRE → von hier weiter auf www.awi.bmlfuw.gv.at

Tabelle 4: Viehbestand in Österreich nach Bundesländern [Stück]

	A	Bgld	Ktn	NÖ	OÖ
P (2010)	**81.637**	3.067	9.031	17.432	17.029
Hlt	**16.761**	509	2.301	2.713	3.239
R (2013)	**1.958.282**	20.979	189.016	446.083	572.650
Hlt	**65.685**	470	7.614	12.023	15.574
Sw (2013)	**2.895.841**	49.714	136.141	779.736	1.095.030
Hlt-	**26.723**	660	3.482	5.740	6.626
Sf (2013)	**357.440**	5.630	43.438	73.629	53.916
Hlt	**14.421**	281	1.922	2.109	2.617
Zg (2013)	**72.068**	1.000	4.474	14.980	21.306
Hlt	**9.636**	144	1.024	1.243	1.991
Sonst Nutzt (2010)	**47.575**	2.239	5.411	11.527	12.760
H (2010)	**13.918.813**	318.121	1.607.510	3.520.427	3.106.127
Hlt	**54.543**	1.664	5.637	10.130	13.610
Th (2010)	**615.813**	162.765	74.561	205.640	132.181
E (2010)	**46.225**	1.845	4.759	11.668	11.463
G (2010)	**39.372**	2.139	2.051	14.854	15.441
Sonst Gefl * (2010)	**23.379**	437	2.300	3.625	12.158
Bv (2012)	**376.485**	8.586	37.877	39.615	97.350

	Sbg	Stmk	Tirol	Vbg	W
P (2010)	8.472	14.707	9.035	2.574	290
Hlt	2.043	3.106	2.149	686	15
R (2013)	162.646	322.467	179.920	64.429	92
Hlt	6.386	12.306	8.935	2.366	11
Sw (2013)	7.936	808.149	13.087	5.972	76
Hlt	989	6.990	1.923	303	10
Sf (2013)	27.791	63.782	78.241	10.800	213
Hlt	1.384	3.035	2.617	440	16
Zg (2013)	5.190	7.490	13.226	4.207	195
Hlt	1.014	1.773	1.846	586	15
Sonst Nutzt (2010)	1.621	12.282	1.246	487	2
H (2010)	150.483	4.979.163	128.901	107.452	629
Hlt	3.517	14 855	3.983	1.130	17
Th (2010)	291	38.106	612	1.650	7
E (2010)	2.176	11.919	1.869	480	46
G (2010)	73	496	87	39	8
Sonst Gefl (2010)	878	2.697	709	527	48
Bv (2012)	22.032	54.933	32.803	10.482	4.476

P = Pferde; Hlt = HalterInnen; R = Rinder; Sw = Schweine; Sf = Schafe; Zg = Ziegen; sonst Nutzt = sonstige Nutztiere (Zuchtwild in Fleischproduktionsgattern und andere Nutztiere); H = Hühner; Th = Truthühner; G = Gänse; E = Enten; sonst Gefl = sonstiges Geflügel (einschließlich Perlhühner); Bv = Bienenvölker

Quelle: Ergebnisse der Landwirtschaftlichen Statistik, Allgemeine Viehzählungen, Statistik Austria, Ergänzung BMLFUW aus L048. http://www.bing.com/search?q=tab+2014+30128+viehbestand+u+viehhalter+bl+xlsx&FORM=AWRE → von hier weiter auf www.awi.bmlfuw.gv.at

Tabelle 5: Rinderbestand in der EU [1.000 Stück]

	2011	2012	2013	%12/13	%13/14
BE	2.472	2.438	2.441*	-1,4	0,1
BG	568	535	586	-5,7	9,4
CZ	1.339	1.321	1.332	-1,4	0,8
DK	1.612	1.607	1.583	-0,3	-1,5
DE	12.528	12.507	12.686	-0,2	1,4
EE	238	246	261	3,2	6,3
IE	5.925	6.253	6.309	5,5	0,9
EL	681	685	653*	0,6	-4,7
ES	5.923	5.813	5.697	-1,9	-2,0
FR	19.129	19.052	19.129	-0,4	0,4
HR	447*	452	442	1,2	-2,2
IT	6.252	-	6.249	-	-
CY	57	57	57*	0,0	0,3
LV	381	393	406	3,3	3,4
LT	752	729	714	-3,1	-2,2
LU	188	188	198	0,1	5,3
HU	697	760	772	9,0	1,6
MT	15	16	15	3,5	-2,4
NL	3.912	3.985	4.090	1,9	2,6
AT	1.977	1.956	1.958	-1,1	0,1
PL	5.501	5.520	5.590	0,4	1,3
PT	1.519	1.498	1.471	-1,4	-1,8
RO	1.989	2.009	2.022	1,0	0,7
SI	462	460	461	-0,5	0,1
SK	463	471	468	1,7	-0,7
FI	903	901	903	-0,1	0,2
SE	1.450	1.444	1.444	-0,4	0,0
UK	9.675	9.749	9.682	0,8	-0,7
EU-28	87.054	-	87.619	-	-
EU-27	86.608	-	87.177	-	-

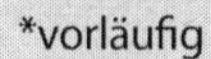
*vorläufig

Quelle: Eurostat; Letzte Aktualisierung 17.11.2014 http://ec.europa.eu/eurostat/web/agriculture/data/main-tables

Quelle: http://epp.eurostat.ec.europa.eu/tgm/table.do?tab=table&init=1&language=de&pcode=tag00016&plugin=1

Tabelle 6: Schweinebestand in der EU [1.000 Stück]

	2011	2012	2013	%11/12	%12/13
BE	6.328	6.448	6.351	1,9	-1,5
BG	608	531	586	-12,7	10,4
CZ	1.487	1.534	1.548	3,1	0,9
DK	12.348	12.281	12.402	-0,5	1,0
DE	27.402	28.331	28.046*	3,4	-1,0
EE	366	375	359	2,6	-4,4
IE	1.553	1.493	1.468	-3,9	-1,6
EL	1.120	1.099	1.031*	-1,9	-6,2
ES	25.635	25.250	25.495*	-1,5	1,0
FR	13.967	13.778	13.428	-1,4	-2,5
HR	1.233	1.182	1.110	-4,2	-6,1
IT	9.351	8.662	8.561	-7,4	-1,2
CY	439	395	358	-10,1	-9,3
LV	375	355	368	-5,3	3,5
LT	790	808	755	2,2	-6,6
LU	91	89	90	-2,9	1,1
HU	3.044	2.989	2.935	-1,8	-1,8
MT	46	45	49	-2,3	9,4
NL	12.103	12.104	12.013	0,0	-0,8
AT	3.005	2.983	2.896	-0,7	-2,9
PL	13.056	11.132	10.994	-14,7	-1,2
PT	1.985	2.024	2.014	2,0	-0,5
RO	5.364	5.234	5.180	-2,4	-1,0
SI	347	296	288	-14,7	-2,6
SK	580	631	637	8,8	0,9
FI	1.290	1.271	1.258	-1,5	-1,0
SE	1.568	1.474	1.478	-6,0	0,3
UK	4.326	4.216	4.383	-2,5	4,0
EU-28	149.809	147.010	146.083*	-1,9	-0,6
EU-27	148.575	145.828	144.973*	-1,8	-0,6
EU-25	152.903	154.363	152.384	1,0	-1,3

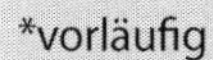

*vorläufig

Quelle: Eurostat; Letzte Aktualisierung: 17.11.2014 http://epp.eurostat.ec.europa.eu/tgm/table.do?tab=table&init=1&language=de&pcode=tag00018&plugin=1

Tabelle 7: Schlachtungen und Fleischanfall in Österreich (2013)

	Schlachtungen	**∅ Lebendgewicht [kg]**	**∅ Schlachtgewicht [kg]**	**Schlachtausbeute [%]**	**Fleischanfall [t]**
Ochsen	30.015	627	342	55	10.256
Stiere	291.617	703	394	56	114.845
Kühe	198.018	667	327	49	64.702
Kalbinnen	103.622	579	303	53	31.995
Rinder insg.	623.272	667	356	53	221.799
Kälber	69.097	172	103	60	7.114
Mastschweine	5.336.957	119	96	81	512.250
Zuchtsauen	94.841	239	180	75	17.034
Schweine insg.	5.431.798	121	97	81	529.284
Fohlen	471	200	110	55	52
Pferde	533	500	275	55	147
Pferde insg.	1.004	359	198	55	198
Lämmer	219.431	44	23	52	5.130
Schafe	66.392	72	31	43	2.098
Schafe insg.	285.823	50	25	50	7.228
Kitze	41.681	17	9	53	387
Ziegen	12.709	60	25	42	323
Ziegen insg.	54.390	27	13	48	710
Hühner*	94.940.344*				

*in Betrieben mit mindestens 5.000 Vorjahresschlachtungen

Quelle: Statistik Austria http://www.ama.at/Portal.Node/public?rm=PCP&pm=gti_full&p.contentid=10008.34158&SCHLACHTGEWICHTE.pdf

Tabelle 8: Fleischanfall in Österreich 2008-2013 [t]

	2008	**2009**	**2010**	**2011**	**2012**	**2013**
Pferde	186	201	190	194	184	198
Rinder insgesamt	216.170	218.188	218.849	214.790	214.885	221.799
Kalbfleisch	8.061	8.106	7.828	7.378	7.271	7.114
Schweine	532.946	540.299	545.818	544.167	530.262	529.284
Schafe	7.256	6.547	6.120	6.649	6.604	7.228
Geflügel	103.291	105.441	104.213	103.486	107.501	107.252
Ziegen	583	557	616	686	756	710
insgesamt	818.053	817.508	836.084	836.697	835.610	829.280

Anzahl der Schlachtungen lt. amtlicher Schlachtungsstatistik bzw. Schätzungen der Landwirtschaftskammern. Sonstige Angaben zu Pferden, Schafen, Ziegen beruhen auf Schätzungen der Kammern. Sonstige Daten der Rinder, Kälber und Schweine lt. Agrarmarkt Austria. Bei Schweinen wurden die nicht untersuchten Schlachtungen berücksichtigt. Die Lebendgewichte bei Rinder-, Kälber- und untersuchten Schweineschlachtungen wurden mittels Ausbeutesatz rückgerechnet. Geflügeldaten lt. amtlicher Geflügelstatistik in Betrieben mit mind. 5.000 Vorjahresschlachtungen. Fleischanfall ohne Berücksichtigung der Wildtiere.

Quelle: Statistik Austria; Stand: 07. Mai 2014. http://www.ama.at/Portal.Node/public?gentics.rm=PCP&gentics.pm=gti_full&p.contentid=10008.161275&220_schlachtgew.pdf

Tabelle 9: Abschuss von Wild in Österreich (Jagdjahr 2013/2014, [Stück])

Haarwild	Rotwild	58.138	Federwild	Rebhühner	53.541
	Rehwild	272.268		Rebhühner	5.830
	Gamswild	19.102		Schnepfen	2.487
	Muffelwild	2.541		Wildtauben	14.959
	Sikawild	749		Wildenten	67.952
	Damwild	807		Wildgänse	2.167
	Steinwild	485		Blässhühner	834
	Schwarzwild	33.277		Auerwild	446
	Hasen	75.819		Birkwild	1.446
	Wildkaninchen	1.257		Haselwild	105
	Murmeltiere	7.048			
	Dachse	7.487			
	Füchse	54.511			
	Marder	20.602			

Quelle: STATISTIK AUSTRIA, Jagdstatistik. Erstellt am 10.10.2014. http://www.statistik.at/web_de/statistiken/land_und_forstwirtschaft/viehbestand_tierische_erzeugung/jagd/index.html

Tabelle 10: Speisefischproduktion in Österreich 2012*

Fischart	Erzeugung in kg Lebendgewicht
Regenbogenforelle, Lachsforelle	1.337.243
Bachforelle, Seeforelle	267.112
Bachsaibling	425.771
Huchen	10.840
Sonstige Forellenartige	165.393
Äsche	4.015
Coregone	2.100
Karpfen	590.236
Schleie	6.872
Graskarpfen	20.658
Silberkarpfen	12.816
Marmorkarpfen	370
Sonstige Karpfenartige	9.404
Zander	6.565
Wels	262.526
Hecht	4.716
Stör, Hausen	1.555
Sonstige Süßwasserfische	134
Insgesamt	3.128.326

*Im Sinne von „speisefertig" nach marktüblichen Größen, unabhängig von ihrer tatsächlichen, weiteren Verwendung.

Quelle: STATISTIK AUSTRIA, Aquakulturproduktion. Erstellt am 19.12.2013. http://www.statistik.at/web_de/statistiken/land_und_forstwirtschaft/viehbestand_tierische_erzeugung/aquakultur/index.html

Tabelle 11: Erzeugung von Lebensmitteln tierischer Herkunft in der EU (2005, [1.000 t])

	Schwein (2013)	**Rind (2013)**	**Fischereierzeugnisse insgesamt (2012)**	**Aquakultur* (2012)**
BE	1.131	250	9	-
BG	52	6	8,2	7
CZ	234	65	-	21
DK	1.589	125	502,6	34
DE	5.474	1.106	205,4	-
EE	35	8	63,2	-
IE	239	518	275,9	36
EL	109	50	60,7	109
ES	3.431	581	757,8	267
FR	1.939	1.408	461,2	205
HR	80	47	63,6	14
IT	1.625	855	195,8	-
CY	49	5	1,3	4
LV	26	16	89,5	1
LT	67	37	70,2	-
LU	11	8	-	-
HU	337	23	-	15
MT	6	1	2,2	7
NL	1.307	379	345,2	46
AT	528	227	-	-
PL	1.684	339	179,7	33
PT	346	84	196,1	10
RO	308	29	0,8	10
SI	19	32	0,3	-
SK	52	10	-	1
FI	194	80	138,1	-
SE	234	136	150,1	14
UK	833	848	626,5	206
EU-27	21.860	7.224	4.355,2	
EU-28	21.940	7.272		

* Gesamtproduktion an Fischen, Weich- und Krebstieren sowie sonstigen im Wasser lebenden Organismen durch Aquakultur (Fischzucht).

Quelle: Eurostat. http://ec.europa.eu/eurostat/web/agriculture/data/main-tables
http://epp.eurostat.ec.europa.eu/tgm/table.do?tab=table&init=1&plugin=1&language=de&pcode=tag00042 (letzte Aktualisierung: 11.11.14)
http://epp.eurostat.ec.europa.eu/tgm/table.do?tab=table&init=1&plugin=1&language=de&pcode=tag00044 (letzte Aktualisierung: 11.11.14)
http://epp.eurostat.ec.europa.eu/tgm/table.do?tab=table&init=1&plugin=1&language=de&pcode=tag00076 (letzte Aktualisierung: 02.09.14)
http://epp.eurostat.ec.europa.eu/tgm/table.do?tab=table&init=1&language=de&pcode=tag00075&plugin=1 (letzte Aktualisierung: 05.06.14)

Tabelle 12: Österreichische Versorgungsbilanz für Fleisch, Geflügel, Eier, Honig (2013)

	Selbstversorgungsgrad [%]	Inlandsverbrauch pro Kopf* [kg]	Menschlicher Verzehr pro Kopf [kg]
Rind und Kalb	146	17,9	12,0
Schwein	106	55,4	39,1
Schaf und Ziege	81	1,2	0,8
Pferd	249	0,0	0,0
Innereien	436	1,5	0,4
Geflügel	70	20,6	12,2
Sonstiges Fleisch	71	1,1	0,8
Fleisch insgesamt	110	97,7	65,3
Eier	81		14,4
Honig	46		1,3

Quelle: STATISTIK AUSTRIA, Versorgungsbilanzen. Erstellt am 29.08.2014.
http://www.statistik.at/web_de/statistiken/land_und_forstwirtschaft/preise_bilanzen/versorgungsbilanzen/index.html

Tabelle 13: Geflügelfleisch in Österreich nach Herrichtungsformen (2013, [t])*

	Gerupft und entdärmt	Bratfertig mit Innereien	Bratfertig ohne Innereien	Geflügelteile	Fleisch ohne Knochen	insg.
B/Bh	69	20.990	27.668	40.796	5.417	94.940

B/Bh = Brat- und Backhühner;
* in Betrieben mit mindestens 5.000 Geflügelschlachtungen im Vorjahr

Quelle: STATISTIK AUSTRIA, Geflügelproduktion. Erstellt am 12.02.2014.
http://www.statistik.at/web_de/statistiken/land_und_forstwirtschaft/viehbestand_tierische_erzeugung/schlachtungen/023288.html

Weiterführende Literatur

Amt für Veröffentlichungen der Europäischen Union (2013). Schlüsseldaten über Europa. Kurzfassung 2013 des Online-Jahrbuchs von Eurostat. Luxemburg. http://epp.eurostat.ec.europa.eu/cache/ITY_OFFPUB/KS-EI-13-001/DE/KS-EI-13-001-DE.PDF.

Binder, R. (2014): Das österreichische Tierschutzrecht. Tierschutzgesetz und Tierversuchsgesetz 2012 mit ausführlicher Kommentierung. Wien: Manz'sche Verlags- und Universitätsbuchhandlung (Edition Juridica).

Kainz, R., P. Kranner, W. Luf, F.J.M. Smulders und P.-V. Stangl (2006). Lebensmittelrecht und -kontrolle im Umbruch. Teil C: Das Lebensmittelsicherheits- und Verbraucherschutzgesetz – ein Überblick über die wesentlichen Änderungen. Wiener Tierärztliche Monatsschrift, 93, 244-252.

Smulders, F.J.M. und I. Vågsholm (2005). Food-borne zoonoses, the EU zoonosis legislation and the prospects for food safety and consumer protection. In: F.J.M Smulders und J.D. Collins (Eds.): Food safety assurance and veterinary public health. Vol. 3. Risk management strategies: monitoring and surveillance. Wageningen Academic Publishers, Wageningen, The Netherlands, pp. 53-68.

Smulders, F.J.M., R. Kainz und M.J.B.M. Weijtens (2006). The new EU legislation on food control and how veterinarians fit in. In: F.J.M. Smulders (Ed.): Food safety assurance and veterinary public health. Vol. 4, Towards a risk-based chain control. Wageningen Academic Publishers, Wageningen, The Netherlands, pp. 201-224.

Weiterführende Websites

Österreichische Agentur für Gesundheit und Ernährungssicherheit (AGES)
http://www.ages.at/

Bundesamt für Ernährungssicherheit (BAES)
http://www.baes.gv.at/bundesamt-fuer-ernaehrungssicherheit/

Bundesministerium für Gesundheit (BMG)
http://www.bmg.gv.at/

Bundesministerium für Land- und Forstwirtschaft, Umwelt und Wasserwirtschaft (BMLFUW)
http://www.bmlfuw.gv.at/

Europäische Behörde für Lebensmittelsicherheit (EFSA)
http://www.efsa.europa.eu/de/

Europäische Kommission
http://ec.europa.eu/index_de.htm

EUR-LEX Zugang zum EU-Recht
http://eur-lex.europa.eu/homepage.html?locale=de

Food and Veterinary Office (FVO)
http://ec.europa.eu/food/food_veterinary_office/index_en.htm

World Organisation for Animal Health (OIE)
http://www.oie.int/

Rechtsinformationssystem des Bundes (RIS)
https://www.ris.bka.gv.at/

EU-Rechtsakte und österreichische Bundesgesetze

Auflistung der in Kapitel 1 angeführten EU-Rechtsakte und österreichischen Bundesgesetze in Langtiteln und mit dem Datum der letzten Änderung (Stand Februar 2015):

EU-Rechtsakte:

Verordnung (EG) Nr. 178/2002 des Europäischen Parlaments und des Rates vom 28. Januar 2002 zur Festlegung der allgemeinen Grundsätze und Anforderungen des Lebensmittelrechts, zur Errichtung der Europäischen Behörde für Lebensmittelsicherheit und zur Festlegung von Verfahren zur Lebensmittelsicherheit, ABl. L 031 vom 01. 02.2002, S. 1-24.; zuletzt geändert durch Verordnung (EU) Nr. 652/2014 des Europäischen Parlaments und des Rates vom 15. Mai 2014, ABl. L 189 vom 27.6.2014, S. 1-32.

Verordnung (EG) Nr. 1829/2003 des Europäischen Parlaments und des Rates vom 22. September 2003 über genetisch veränderte Lebensmittel und Futtermittel, ABL. Nr. L 268 vom 18.10.2003, S. 1-23; zuletzt geändert durch Verordnung (EG) Nr. 298/2008 des Europäischen Parlaments und des Rates vom 11. März 2008; ABl. L 97 vom 9.4.2008, S. 64–66.

Verordnung (EG) Nr. 1830/2003 des Europäischen Parlaments und des Rates vom 22. September 2003 über die Rückverfolgbarkeit und Kennzeichnung von genetisch veränderten Organismen und über die Rückverfolgbarkeit von aus genetisch veränderten Organismen hergestellten Lebensmitteln und Futtermitteln sowie zur Änderung der Richtlinie 2001/18/EG, ABl. L 268 vom 18.10.2003, S. 24-28; zuletzt geändert durch Verordnung (EG) Nr. 1137/2008 des Europäischen Parlaments und des Rates vom 22. Oktober 2008, ABl. L 311 vom 21.11.2008, S. 1-54.

Verordnung (EG) Nr. 1831/2003 des Europäischen Parlaments und des Rates vom 22. September 2003 über Zusatzstoffe zur Verwendung in der Tierernährung, ABl. L 268 vom 18.10.2003, S. 29-43; zuletzt geändert durch Verordnung (EG) Nr. 767/2009 des Europäischen Parlaments und des Rates vom 13. Juli 2009, ABl. L 229 vom 1.9.2009, S. 1-28.

Verordnung (EG) Nr. 2065/2003 des Europäischen Parlaments und des Rates vom 10. November 2003 über Raucharomen zur tatsächlichen oder beabsichtigten Verwendung in oder auf Lebensmitteln, ABl. L 309 vom 26.11.2003, S. 1-8; zuletzt geändert durch Verordnung (EG) Nr. 596/2009 des Europäischen Parlaments und des Rates vom 18. Juni 2009, ABl. L 188 vom 18.7.2009, S. 14-92.

Verordnung (EG) Nr. 2160/2003 des Europäischen Parlaments und des Rates vom 17. November 2003 zur Bekämpfung von Salmonellen und bestimmten anderen durch Lebensmittel übertragbaren Zoonoseerregern, ABl. L 325 vom 12.12.2003, S. 1-15; zuletzt geändert durch Verordnung (EU) Nr. 517/2013 des Rates vom 13. Mai 2013, ABl. L 158 vom 10.6.2013, S. 1-71.

Verordnung (EG) Nr. 852/2004 des Europäischen Parlaments und des Rates vom 29. April 2004 über Lebensmittelhygiene, ABl. L 139 vom 30.4.2004, p. 1-54; zuletzt geändert durch Verordnung (EG) Nr. 219/2009 des Europäischen Parlaments und des Rates vom 11. März 2009, ABl. L 87 vom 31.3.2009, S. 109-154.

Verordnung (EG) Nr. 853/2004 des Europäischen Parlaments und des Rates vom 29. April 2004 mit spezifischen Hygienevorschriften für Lebensmittel tierischen Ursprungs, ABl. L 139 vom 30.4.2004, S. 55-205; zuletzt geändert durch Verordnung (EU) Nr. 1137/2014 der Kommission vom 27. Oktober 2014, ABl. L 307 vom 28.10.2014, S. 28-29.

Verordnung (EG) Nr. 854/2004 des Europäischen Parlaments und des Rates vom 29. April 2004 mit besonderen Verfahrensvorschriften für die amtliche Überwachung von zum menschlichen Verzehr bestimmten Erzeugnissen tierischen Ursprungs, ABl. L 139 vom 30.4.2004, S. 206-320; zuletzt geändert durch Verordnung (EU) Nr. 633/2014 der Kommission vom 13. Juni 2014, ABl. L 175 vom 14.6.2014, S. 6-8.

Verordnung (EG) Nr. 882/2004 des Europäischen Parlaments und des Rates vom 29. April 2004 über amtliche Kontrollen zur Überprüfung der Einhaltung des Lebensmittel- und Futtermittelrechts sowie der Bestimmungen über Tiergesundheit und Tierschutz, ABl. L 165 vom 30.4.2004, S. 1-141; zuletzt geändert durch Verordnung (EU) Nr. 652/2014 des Europäischen Parlaments und des Rates vom 15. Mai 2014, ABl. L 189 vom 27.6.2014, S. 1-32.

Verordnung (EG) Nr. 1935/2004 des Europäischen Parlaments und des Rates vom 27. Oktober 2004 über Materialien und Gegenstände, die dazu bestimmt sind, mit Lebensmitteln in Berührung zu kommen und zur Aufhebung der Richtlinien 80/590/EWG und 89/109/EWG, ABl. L 338 vom 13.11.2004, S. 4-17; zuletzt geändert durch Verordnung (EG) Nr. 596/2009 des Europäischen Parlaments und des Rates vom 18. Juni 2009, ABl. L 188 vom 18.7.2009, S. 14-92.

Verordnung (EG) Nr. 1/2005 des Rates vom 22. Dezember 2004 über den Schutz von Tieren beim Transport und damit zusammenhängenden Vorgängen sowie zur Änderung der Richtlinien 64/432/EWG und 93/119/EG und der Verordnung (EG) Nr. 1255/97, ABl. L 3 vom 5.1.2005, S. 1-44.

Verordnung (EG) Nr. 183/2005 des Europäischen Parlaments und des Rates vom 12. Januar 2005 mit Vorschriften für die Futtermittelhygiene, ABl. L 35 vom 8.2.2005, S. 1-22; zuletzt geändert durch Verordnung (EU) Nr. 225/2012 der Kommission vom 15. März 2012, ABl. L 77 vom 16.3.2012, S. 1-5.

Verordnung (EG) Nr. 1895/2005 der Kommission vom 18. November 2005 über die Beschränkung der Verwendung bestimmter Epoxyderivate in Materialien und Gegenständen, die dazu bestimmt sind, mit Lebensmitteln in Berührung zu kommen, ABl. L 302 vom 19.11.2005, S. 28-32.

Verordnung (EG) Nr. 2073/2005 der Kommission vom 15. November 2005 über mikrobiologische Kriterien für Lebensmittel, ABl. L 338 vom 22.12.2005, S. 1-26, zuletzt geändert durch Verordnung (EU) Nr. 217/2014 der Kommission vom 7. März 2014, ABl. L 69 vom 8.3.2014, S. 93-94.

Verordnung (EG) Nr. 2023/2006 der Kommission vom 22. Dezember 2006 über gute Herstellungspraxis für Materialien und Gegenstände, die dazu bestimmt sind, mit Lebensmitteln in Berührung zu kommen, ABl. L 384 vom 29.12.2006, S. 75-78; zuletzt geändert durch Verordnung (EG) Nr. 282/2008 der Kommission vom 27. März 2008, ABl. L 86 vom 28.3.2008, S. 9-18.

Verordnung (EG) Nr. 1333/2008 des Europäischen Parlaments und des Rates vom 16. Dezember 2008 über Lebensmittelzusatzstoffe, ABl. L 354 vom 31.12.2008, S. 16-33; zuletzt geändert durch Verordnung (EU) Nr. 1093/2014 der Kommission vom 16. Oktober 2014, ABl. L 299 vom 17.10.2014, S. 22-24.

Verordnung (EG) Nr. 1334/2008 des Europäischen Parlaments und des Rates vom 16. Dezember 2008 über Aromen und bestimmte Lebensmittelzutaten mit Aromaeigenschaften zur Verwendung in und auf Lebensmitteln sowie zur Änderung der Verordnung (EWG) Nr. 1601/91 des Rates, der Verordnungen (EG) Nr. 2232/96 und (EG) Nr. 110/2008 und der Richtlinie 2000/13/EG, ABl. L 354 vom 31.12.2008, S. 34-50; zuletzt geändert durch Verordnung (EU) Nr. 1098/2014 der Kommission vom 17. Oktober 2014, ABl. L 300 vom 18.10.2014, S. 41-43.

Verordnung (EG) Nr. 450/2009 der Kommission vom 29. Mai 2009 über aktive und intelligente Materialien und Gegenstände, die dazu bestimmt sind, mit Lebensmitteln in Berührung zu kommen, ABl. L 135 vom 30.5.2009, S. 3-11;

Verordnung (EG) Nr. 767/2009 des Europäischen Parlaments und des Rates vom 13. Juli 2009 über das Inverkehrbringen und die Verwendung von Futtermitteln, zur Änderung der Verordnung (EG) Nr. 1831/2003 des Europäischen Parlaments und des Rates und zur Aufhebung der Richtlinien 79/373/EWG des Rates, 80/511/EWG der Kommission, 82/471/EWG des Rates, 83/228/EWG des Rates, 93/74/EWG des Rates, 93/113/EG des Rates und 96/25/EG des Rates und der Entscheidung 2004/217/EG der Kommission, ABl. L 229 vom 1.9.2009, S. 1-28; zuletzt geändert durch Verordnung (EU) Nr. 939/2010 der Kommission vom 20. Oktober 2010, ABl. L 277 vom 21.10.2010, S. 4-7.

Verordnung (EG) Nr. 1069/2009 des Europäischen Parlaments und des Rates vom 21. Oktober 2009 mit Hygienevorschriften für nicht für den menschlichen Verzehr bestimmte tierische Nebenprodukte und zur Aufhebung der Verordnung (EG) Nr. 1774/2002 (Verordnung über tierische Nebenprodukte), ABl. L 300 vom 14.11.2009, S. 1-33; zuletzt geändert durch Verordnung (EU) Nr. 1385/2013 des Rates vom 17. Dezember 2013, ABl. L 354 vom 28.12.2013, S. 86-89.

Verordnung (EG) Nr. 1099/2009 des Rates vom 24. September 2009 über den Schutz von Tieren zum Zeitpunkt der Tötung, ABl. L 303 vom 18.11.2009, S. 1-30.

Verordnung (EU) Nr. 10/2011 der Kommission vom 14. Januar 2011 über Materialien und Gegenstände aus Kunststoff, die dazu bestimmt sind, mit Lebensmitteln in Berührung zu kommen, ABl. L 12 vom 15.1.2011, S. 1-89; zuletzt geändert durch Verordnung (EU) Nr. 865/2014 der Kommission vom 8. August 2014, ABl. L 238 vom 9.8.2014, S. 1-2.

Verordnung (EG) Nr. 142/2011 der Kommission vom 25. Februar 2011 zur Durchführung der Verordnung (EG) Nr. 1069/2009 des Europäischen Parlaments und des Rates mit Hygienevorschriften für nicht für den menschlichen Verzehr bestimmte tierische Nebenprodukte sowie zur Durchführung der Richtlinie 97/78/EG des Rates hinsichtlich bestimmter gemäß der genannten Richtlinie von Veterinärkontrollen an der Grenze befreiter Proben und Waren, ABl. L 54 vom 26.2.2011, S. 1-254; zuletzt geändert durch Verordnung (EU) Nr. 592/2014 der Kommission vom 3. Juni 2014, ABl. L 165 vom 4.6.2014, S. 33-40.

Verordnung (EG) Nr. 1169/2011 des Europäischen Parlaments und des Rates vom 25. Oktober 2011 betreffend die Information der Verbraucher über Lebensmittel und zur Änderung der Verordnungen (EG) Nr. 1924/2006 und (EG) Nr. 1925/2006 des Europäischen Parlaments und des Rates und zur Aufhebung der Richtlinie 87/250/EWG der Kommission, der Richtlinie 90/496/EWG des Rates, der Richtlinie 1999/10/EG der Kommission, der Richtlinie 2000/13/EG des Europäischen Parlaments und des Rates, der Richtlinien 2002/67/EG und 2008/5/EG der Kommission und der Verordnung (EG) Nr. 608/2004 der Kommission, ABl. L 304 vom 22.11.2011, S. 18-63; zuletzt geändert durch Delegierte Verordnung (EU) Nr. 78/2014 der Kommission vom 22. November 2013, ABl. L 27 vom 30.1.2014, S. 7-8.

Verordnung (EU) Nr. 231/2012 der Kommission vom 9. März 2012 mit Spezifikationen für die in den Anhängen II und III der Verordnung (EG) Nr. 1333/2008 des Europäischen Parlaments und des Rates aufgeführten Lebensmittelzusatzstoffe, ABl. L 83 vom 22.3.2012, S. 1-295; zuletzt geändert durch Verordnung (EU) Nr. 966/2014 der Kommission vom 12. September 2014, ABl. L 272 vom 13.9.2014, S. 1-2.

Verordnung (EG) Nr. 528/2012 des Europäischen Parlaments und des Rates vom 22. Mai 2012 über die Bereitstellung auf dem Markt und die Verwendung von Biozidprodukten, ABl. L 167 vom 27.6.2012, S. 1-123; zuletzt geändert durch Verordnung (EU) Nr. 334/2014 des Europäischen Parlaments und des Rates vom 11. März 2014, ABl. L 103 vom 5.4.2014, S. 22-32.

Richtlinie 64/432/EWG des Rates vom 26. Juni 1964 zur Regelung viehseuchenrechtlicher Fragen beim innergemeinschaftlichen Handelsverkehr mit Rindern und Schweinen, ABl. 121 vom 29.7.1964, S. 1977-2012; zuletzt geändert durch Richtlinie 2014/64/EU des Europäischen Parlaments und des Rates vom 15. Mai 2014, ABl. L 189 vom 27.6.2014, S. 161-163.

Richtlinie 91/271/EWG des Rates vom 21. Mai 1991 über die Behandlung von kommunalem Abwasser, ABl. L 135 vom 30.5.1991, S. 40-52; zuletzt geändert durch Richtlinie 2013/64/EU des Rates vom 17. Dezember 2013, ABl. L 353 vom 28.12.2013, S. 8-12.

Richtlinie 91/629/EWG des Rates vom 19. November 1991 über Mindestanforderungen für den Schutz von Kälbern, ABl. L 340 vom 11.12.1991, S. 28-32; zuletzt geändert durch Verordnung (EG) Nr. 806/2003 des Rates vom 14. April, ABl. L 122 vom 16.5.2003, S. 1-35.

Richtlinie 91/630/EWG des Rates vom 19. November 1991 über Mindestanforderungen für den Schutz von Schweinen, ABl. L 340 vom 11.12.1991, S. 33-38; zuletzt geändert durch Verordnung (EG) Nr. 806/2003 des Rates vom 14. April, ABl. L 122 vom 16.5.2003, S. 1-35.

Richtlinie 96/23/EG des Rates vom 29. April 1996 über Kontrollmaßnahmen hinsichtlich bestimmter Stoffe und ihrer Rückstände in lebenden Tieren und tierischen Erzeugnissen und zur Aufhebung der Richtlinien 85/358/EWG und 86/469/EWG und der Entscheidungen 89/187/EWG und 91/664/EWG, ABl. L 125 vom 23.5.1996, S. 10-32; zuletzt geändert durch Richtlinie 2013/20/EU des Rates vom 13. Mai 2013, ABl. L 158 vom 10.6.2013, S. 234-239.

Richtlinie 97/78/EG des Rates vom 18. Dezember 1997 zur Festlegung von Grundregeln für die Veterinärkontrollen von aus Drittländern in die Gemeinschaft eingeführten Erzeugnissen, ABl. L 24 vom 30.1.1998, S. 9-30; zuletzt geändert durch Richtlinie 2013/20/EU des Rates vom 13. Mai 2013, ABl. L 158 vom 10.6.2013, S. 234-239.

Richtlinie 98/58/EG des Rates vom 20. Juli 1998 über den Schutz landwirtschaftlicher Nutztiere, ABl. L 221 vom 8.8.1998, S. 23-27; zuletzt geändert durch Verordnung (EG) Nr. 806/2003 des Rates vom 14. April 2003, ABl. L 122 vom 16.5.2003, S. 1-35.

Richtlinie 1999/74/EG des Rates vom 19. Juli 1999 zur Festlegung von Mindestanforderungen zum Schutz von Legehennen, ABl. L 203 vom 3.8.1999, S. 53-57; zuletzt geändert durch Richtlinie 2013/20/EU des Rates vom 13. Mai 2013, ABl. L 158 vom 10.6.2013, S. 234-239.

Richtlinie 2000/29/EG des Rates vom 8. Mai 2000 über Maßnahmen zum Schutz der Gemeinschaft gegen die Einschleppung und Ausbreitung von Schadorganismen der Pflanzen und Pflanzenerzeugnisse, ABl. L 169 vom 10.7.2000, S. 1-112; zuletzt geändert durch Verordnung (EU) Nr. 652/2014 des Europäischen Parlaments und des Rates vom 15. Mai 2014, ABl. L 189 vom 27.6.2014, S. 1-32.

Richtlinie 2002/32/EG des Europäischen Parlaments und des Rates vom 7. Mai 2002 über unerwünschte Stoffe in der Tierernährung – Erklärung des Rates, ABl. L 140 vom 30.5.2002, S. 10-22; zuletzt geändert durch Verordnung (EU) Nr. 1275/2013 der Kommission vom 6. Dezember 2013, ABl. L 328 vom 7.12.2013, S. 86-92.

Richtlinie 2002/99/EG des Rates vom 16. Dezember 2002 zur Festlegung von tierseuchenrechtlichen Vorschriften für das Herstellen, die Verarbeitung, den Vertrieb und die Einfuhr von Lebensmitteln tierischen Ursprungs, ABl. L 18 vom 23.1.2003, S. 11-20; zuletzt geändert durch 2013/417/EU: Durchführungsbeschluss der Kommission vom 31. Juli 2013, ABl. L 206 vom 2.8.2013, S. 13-15.

Richtlinie 2003/99/EG des Europäischen Parlaments und des Rates vom 17. November 2003 zur Überwachung von Zoonosen und Zoonoseerregern und zur Änderung der Entscheidung 90/424/EWG des Rates sowie zur Aufhebung der Richtlinie 92/117/EWG des Rates, ABl. L 325 vom 12.12.2003, S. 31-40; zuletzt geändert durch Richtlinie 2013/20/EU des Rates vom 13. Mai 2013, ABl. L 158 vom 10.6.2013, S. 234-239.

Richtlinie 2007/43/EG des Rates vom 28. Juni 2007 mit Mindestvorschriften zum Schutz von Masthühnern, ABl. L 182 vom 12.7.2007, S. 19-28.

Bundesgesetze:

Gesetz vom 6. August 1909, betreffend die Abwehr und Tilgung von Tierseuchen (**Tierseuchengesetz – TSG**), **RGBI. Nr. 177/1909**, zuletzt geändert durch BGBl. I Nr. 80/2013 vom 23.5.2013.

Verordnung des Bundesministers für Gesundheit, Sport und Konsumentenschutz über Gebrauchsgegenstände aus Keramik und Gebrauchsgegenstände mit einem Überzug aus Email (**Keramik-Verordnung**), **BGBl. Nr. 893/1993**; zuletzt geändert durch BGBl. II Nr. 259/2006 vom 12.07.2006.

Verordnung des Bundesministers für Gesundheit, Sport und Konsumentenschutz über Gebrauchsgegenstände aus Zellglasfolie (**Zellglasfolien-Verordnung**), **BGBl. Nr. 128/1994**; zuletzt geändert durch BGBl. II Nr. 298/2005 vom 09.09.2005.

Bundesgesetz, mit dem Arbeiten mit gentechnisch veränderten Organismen, das Freisetzen und Inverkehrbringen von gentechnisch veränderten Organismen und die Anwendung von Genanalyse und Gentherapie am Menschen geregelt werden (**Gentechnikgesetz – GTG**), **BGBl. Nr. 510/1994**; zuletzt geändert durch BGBl. I Nr. 114/2012 vom 28.12.2012.

Verordnung des Bundesministers für Gesundheit und Konsumentenschutz über die **Nährwertkennzeichnung von Lebensmitteln (NWKV)**, **BGBl. Nr. 896/1995**; zuletzt geändert durch BGBl. I Nr. 67/2014 vom 11.08.2014.

Bundesgesetz über die Herstellung, das Inverkehrbringen und die Verwendung von Futtermitteln, Vormischungen und Zusatzstoffen (**Futtermittelgesetz 1999 – FMG 1999**), **BGBl. I Nr. 139/1999**, zuletzt geändert durch BGBl. I Nr. 189/2013 vom 14.08.2013.

Bundesgesetz zur Umsetzung der Entscheidung des Rates über Schutzmaßnahmen in Bezug auf die transmissiblen spongiformen Enzephalopathien und die Verfütterung von tierischem Protein vom 4. Dezember 2000 (**Tiermehl-Gesetz**), **BGBl. I Nr. 143/2000**; zuletzt geändert durch BGBl. I Nr. 74/2001 vom 10.07.2001.

Verordnung des Bundesministers für Land- und Forstwirtschaft, Umwelt und Wasserwirtschaft über Höchstgehalte von bestimmten gentechnisch veränderten Organismen in Futtermitteln (**Futtermittel-GVO-Schwellenwert-Verordnung**), **BGBl. II Nr. 394/2001**.

Bundesgesetz betreffend Hygienevorschriften für nicht für den menschlichen Verzehr bestimmte tierische Nebenprodukte und Materialien (**Tiermaterialiengesetz – TMG**), **BGBl. I Nr. 141/2003**; zuletzt geändert durch BGBl. I Nr. 23/2013 vom 11.01.2013.

Bundesgesetz über den Schutz der Tiere (**Tierschutzgesetz – TSchG**), **BGBl. I Nr. 118/2004**; zuletzt geändert durch BGBl. I Nr. 80/2013 vom 23.05.2013.

Verordnung des Bundesministers für Land- und Forstwirtschaft, Umwelt und Wasserwirtschaft, mit der Ergänzungen zu und Abweichungen von Bestimmungen des Tiermehl-Gesetzes erlassen werden (**Tiermehl-Gesetz-Anpassungsverordnung 2004**), **BGBl. II Nr. 294/2004**.

Verordnung der Bundesministerin für Gesundheit und Frauen über die Mindestanforderungen für die Haltung von Pferden und Pferdeartigen, Schweinen, Rindern, Schafen, Ziegen, Schalenwild, Lamas, Kaninchen, Hausgeflügel, Straußen und Nutzfischen (**1. Tierhaltungsverordnung**), **BGBl. II Nr. 485/2004**; zuletzt geändert durch BGBl. II Nr. 61/2012 vom 09.03.2012.

Verordnung der Bundesministerin für Gesundheit über die Haltung von Wirbeltieren, die nicht unter die 1. Tierhaltungsverordnung fallen, über Wildtiere, die besondere Anforderungen an die Haltung stellen und über Wildtierarten, deren Haltung aus Gründen des Tierschutzes verboten ist (**2. Tierhaltungsverordnung**), **BGBl. II Nr. 486/2004**; zuletzt geändert durch BGBl. II Nr. 57/2012 vom 07.03.2012.

Verordnung der Bundesministerin für Gesundheit und Frauen über den Schutz von Tieren bei der Schlachtung oder Tötung (**Tierschutz-Schlachtverordnung**), **BGBl. II Nr. 488/2004**; zuletzt geändert durch BGBl. II Nr. 31/2006 vom 27.01.2006.

Verordnung der Bundesministerin für Gesundheit, Familie und Jugend über die Kontrolle der Einhaltung von Tierschutzbestimmungen (**Tierschutz-Kontrollverordnung - TSchKV**), **BGBl. II Nr. 492/2004**; zuletzt geändert durch BGBl. II Nr. 220/2010 vom 08.07.2010.

Bundesgesetz zur Überwachung von Zoonosen und Zoonoseerregern (**Zoonosengesetz**), **BGBl. I Nr. 128/2005**.

Bundesgesetz über Sicherheitsanforderungen und weitere Anforderungen an Lebensmittel, Gebrauchsgegenstände und kosmetische Mittel zum Schutz der Verbraucherinnen und Verbraucher (**Lebensmittelsicherheits- und Verbraucherschutzgesetz - LMSVG**), **BGBl. I Nr. 13/2006**; zuletzt geändert durch BGBl. I Nr. 67/2014 vom 11.08.2014.

Verordnung des Bundesministers für Gesundheit über Lebensmittelhygieneanforderungen an Einzelhandelsbetriebe (**Lebensmittelhygiene-Einzelhandelsverordnung**), **BGBl. II Nr. 92/2006**; zuletzt geändert durch BGBl. II Nr. 349/2012 vom 18.10.2012.

Verordnung des Bundesministers für Gesundheit über Hygieneanforderungen bei der Direktvermarktung von Lebensmitteln (**Lebensmittelhygiene-Direktvermarktungsverordnung**), **BGBl. II Nr. 108/2006**; zuletzt geändert durch BGBl. II Nr. 210/2012 vom 21.06.2012.

Verordnung der Bundesministerin für Gesundheit und Frauen über die Schlachttier- und Fleischuntersuchung sowie die Untersuchung von Fischereierzeugnissen (**Fleischuntersuchungsverordnung 2006 - FlUVO**), **BGBl. II Nr. 109/2006**; zuletzt geändert durch BGBl. II Nr. 204/2014 vom 20.08.2014.

Bundesgesetz über den Transport von Tieren und damit zusammenhängenden Vorgängen (**Tiertransportgesetz 2007 - TTG 2007**), **BGBl. I Nr. 54/2007**.

Verordnung des Bundesministers für Gesundheit über die lebensmittelhygienerechtliche Zulassung von Betrieben von Lebensmittelunternehmern (**Lebensmittelhygiene-Zulassungsverordnung**), **BGBl. II Nr. 231/2009**.

Verordnung des Bundesministers für Land- und Forstwirtschaft, Umwelt und Wasserwirtschaft, mit der Bestimmungen zur Durchführung des Futtermittel-gesetzes 1999 erlassen werden (**Futtermittelverordnung 2010**), **BGBl. II Nr. 316/2010**.

Bundesgesetz zur **Durchführung** unmittelbar anwendbarer **unionsrechtlicher Bestimmungen** auf dem Gebiet des **Tierschutzes**, **BGBl. I Nr. 47/2013**; zuletzt geändert BGBl. I Nr. 80/2013 vom 23.05.2013.

2 Lebensmittelproduktion durch landwirtschaftliche Nutztierhaltung

2.1 Grundlagen der Haltung von Nutztieren und deren lebensmittelhygienische Konsequenzen

2.1.1 Einführung

Tierhaltung in stetem Wandel

Das Fachgebiet Tierhaltung ist einem steten Wandel unterworfen durch
- technische Entwicklung
- politische und ökonomische Rahmenbedingungen
- öffentliche Interessen
- klimatische Bedingungen
- verfügbare Ressourcen
- Traditionen
- Intensivierung und Konzentration der Produktion auf bestimmte Regionen
- internationalen Handel und Transport von Tieren und tierischen Produkten
- Aufteilung verschiedener Produktionsabschnitte
- Haltung der Tiere in zunehmend größeren Beständen mit hoher Besatzdichte → ↑Anforderungen an Management und Hygienemaßnahmen
- neue Krankheitsbilder
  - Störungen des Bewegungsapparates infolge Bewegungsarmut und Liegen auf harten Böden
  - Stressanfälligkeit
  - Erkrankungen der Atemwegsorgane
  - verminderte Immunabwehr
  - Verhaltensstörungen

2.1.2 Landwirtschaftliche Produktionssysteme

Definition

Landwirtschaftliche Produktionssysteme umfassen landwirtschaftliche Tierhaltung als Kombination verschiedener Disziplinen mit mehreren Wechselwirkungen

Disziplinen

- Pflanzenbau zur Tierernährung (Getreide, Soja, Hackfrüchte, Gras, Heu, Silage)
- Haltung der Tiere in gleichen oder verschiedenen Betrieben
- Trennung der Produktionsbereiche:
  - Transport und Verarbeitung von Gütern und Produkten erschwert
  - rationellere Produktion im Einzelbetrieb möglich
  - tierhaltender Betrieb muss nicht in mehrere landwirtschaftliche Bereiche investieren

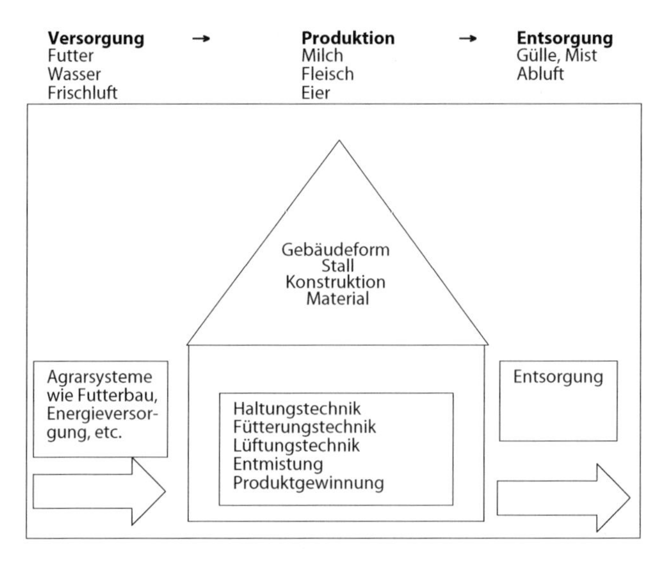

Abbildung 2: Tierhaltung und Verfahrenstechnik (nach Jungbluth, Büscher und Krause, 2005)

Verfahrenstechnik

Verfahrenstechnik

- Tätigkeiten zur Garantie und Optimierung der Versorgung, Produktgewinnung und Entsorgung
- Umsetzung technischer Lösungen
- Managementmaßnahmen
- Arbeitswirtschaft zur Gewinnung qualitativ hochwertiger Produkte

Umweltschutz Regelungen

Regelungen in Bezug auf tierische Produktion

- Bestimmungen wie viele Tiere (angegeben in GVE = Großvieheinheiten) pro ha landwirtschaftliche Nutzfläche (LN) in Abhängigkeit von Bodenqualität, Wasserschutzgebiet und Höhenlage gehalten werden dürfen
- Lagerkapazität und Lagerdauer für Gülle und Mist, um diese Hofdüngemittel nur in Vegetationszeit einsetzen zu müssen
  - ÖPUL-Programm: Österreichisches Programm zur Förderung einer umweltgerechten, extensiven und den natürlichen Lebensraum schützenden Landwirtschaft; biologische Landwirtschaft nur mit Hofdünger (Kreislaufwirtschaft) und betriebseigenen Futtermitteln (Ausnahme: Zukauf unter bestimmten Bedingungen möglich)
- Infektionsrisiko über Gülle und Mist bei Ausbringung und über Boden, Luft und Wasser
- Rückstände aus tierischer Produktion (chemische Stoffe, Medikamente)

2.1.3 Allgemeine Aspekte der Tierhaltung

Haltungssystem Definition

Haltungssystem ist von Menschen geschaffener künstlicher Lebensraum für Tiere; Mensch entscheidet in allen Bereichen über das Tier, die Gruppenzusammensetzung, Fortpflanzung und Nutzung

- Intensivtierhaltung
  Intensivhaltungssysteme = Systeme, in denen überwiegend automatisch betriebene technische Einrichtungen verwendet werden (Art. 1 des Übereinkommens zum Schutz landwirtschaftlicher Nutztiere); in intensiven Haltungssystemen sind die Tiere daher vollständig von der Versorgung durch den Menschen abhängig.
- extensive Systeme (ganzjährige Freilandhaltung, Alpung von Schafen und Jungvieh)
- viele Faktoren biotischer und abiotischer Umwelt (Mensch, Artgenossen, Krankheitserreger, Aufstallung, Stallklima, Futter und Fütterung) wirken auf das Tier im Haltungssystem ein und nehmen Einfluss auf Tiergesundheit, Wohlbefinden und Leistung (➲ Tabelle 14)

Tabelle 14: Umgebungsfaktoren in der Tierhaltung mit Beziehung zu Tiergesundheit, Wohlbefinden und Leistung

Umgebungsfaktoren	Bereiche
Aufstallung	Stallsystem, Technik, Böden, Einstreu, Fütterungssystem, Entmistungssystem
Klima	Temperatur, Luftfeuchtigkeit, Luftgeschwindigkeit, Licht, Staub, Schadgase, Lärm
Management	Mensch, Pflege, Verfahren, Besatzdichte, Tierverkehr, Prophylaxe, Reinigung/Desinfektion
Fütterung	Futter, Fütterungsregime, Futterzusammensetzung, Futterhygiene, Beschäftigung, Wasser
Biologische Umgebung	Artgenossen, andere Tiere, Mikroorganismen, Schadnager, Ungeziefer

Haltungssystem allgemein

Haltungssystem allgemein

- Lebensraum für das Tier
- Arbeitsstätte für den Menschen

Dabei sind zu berücksichtigen:

- Bedürfnisse der Tiere
- arbeitswirtschaftliche Aspekte
- verfahrenstechnische Aspekte
- ökonomische Aspekte

- gesundheitliche Aspekte
  - Staub
  - Allergene
  - Schadgase
  - Verletzungsgefahr durch Einrichtungen

Einteilung

Außenklimastall

Einteilung der Haltungssysteme

1. Außenklimastall („Kaltstall")
- nicht wärmegedämmte Bauhülle
- geringe Baukosten
- natürliche Belüftung
- Mikroklimazonen im Ruhebereich
- Hitzeproblem im Sommer
- Schutz der Wasserleitungen vor Einfrieren im Winter (z.B. Offenfrontstall, Kistenstall, Hüttenhaltung, Kälberiglus)

geschlossener Stall

2. Geschlossener Stall („Warmstall")
- wärmegedämmter Stall
- natürliche oder künstliche Lüftung über Ventilatoren
- energieintensiv
- kostenintensive Bauweise
- eher ausgeglichenes Stallklima
- mehr Staub- und Keimbelastung in der Stallluft

Freilandhaltung

3. Freilandhaltung
- Haltung der Tiere im Freien ohne Stallgebäude
- zum Schutz vor widrigen Witterungsbedingungen lediglich Unterstände
- Hütten oder natürliche Schutzmöglichkeiten wie Wald oder Buschreihen

Anforderung von Seiten des Tieres

Anforderungen an die Haltung von Seiten des Tieres

artgemäßes Verhalten als Grundlage für Gestaltung der Haltungsumwelt:
- Bewegungsmöglichkeit
- Ruheverhalten
- Erkundungsverhalten
- Sozialverhalten, soziopositives wie sozionegatives Verhalten (agonistisches Verhalten wie Aggression)
- Nahrungssuch- und -aufnahmeverhalten
- Geburtsverhalten und Mutter-Kind-Verhalten
- Sexualverhalten
- Komfort- und Ausscheidungsverhalten
- Raumstruktur im Stall (Gliederung in verschiedene Funktionsbereiche wie Ruhebereich, Aktivitätsbereich, Kotbereich, Fressbereich, Geburtsbereich, ...)

Stallklima

Anforderungen an das Stallklima
- Temperatur
- Schadgase und Folgen (NH_3, H_2S, CO_2)
- Licht (Fensterfläche, künstliche Lichtprogramme)
- Luftfeuchtigkeit
- Lüftungsarten (Überdruck, Gleichdruck, Unterdruck; Außenklimastall)
- Stallklimafehler [Überwachung, falsche Dimensionierung Zuluft/Abluft, tote Winkel, keine Siphonierung der Güllekanäle (= fehlender Geruchsverschluss, somit Zurückströmen von Schadgasen aus Güllegrube in Stall, akute H_2S-Vergiftungsgefahr!)]

Bodenbeschaffenheit

Bodenbeschaffenheit
- Anforderungen an die Bewegungs- (trittsicher) und Ruhefläche (trittsicher, weich und wärmegedämmt im Liegebereich)
- Arten von Böden (planbefestigt, teilperforiert, vollperforiert)
- Einstreu (Bedeutung, Vor- und Nachteile)

Fütterung Beschäftigung Tränken

Fütterung, Beschäftigungsmöglichkeit, Tränken
- Fressplatzgestaltung (in Abhängigkeit von der Fütterungsart, *ad libitum* oder rationiert)
- Tränke (Kontrolle, Reinigung)
- Fütterung (Häufigkeit, gemäß Fressrhythmus der Tiere, Menge, Qualität)
- artgemäße Futterzusammensetzung (Struktur)
- Beschäftigung
  - Schwein: Stroh, Hebel- und Nagebalken, Wühlareal, Ablenkungsfütterung mit Raufutter bei Abrufstationen
  - Geflügel: Pick- und Scharrmöglichkeiten
  - Rind: Raufutter, Weidegang, Auslauf

Management/Hygiene

Management, Betriebs- und Tierhygiene
- Gruppenzusammensetzung, Rangordnung beachten
- Neugruppierungen genügend Platz vorsehen
- Abkalbeboxen, Krankenboxen, Quarantänestall im Stallbau berücksichtigen
- Rein-Raus-Verfahren
- Reinigung und Desinfektion
- Pflege, Gesundheitsüberwachung
- Mensch-Tier-Beziehung (MTB), Aufbau einer guten MTB
- Einfluss des Menschen auf die Tiere (Umgang/Stress)

Tiergerechtheit

Beurteilung von Haltungssystemen auf Tiergerechtheit
- Ethologische Parameter
  - Normalverhalten in Dauer, Häufigkeit und Sequenz
  - Bewegungsabläufe
  - Verhaltensänderungen und –störungen
  - Konfliktverhalten

- Physiologische Parameter
  - Atem- und Pulsfrequenz
  - Blutwerte
  - Stresshormone
- Veränderungen am Integument, Klauen, Euter, Gesäuge und Gliedmaßen (haltungsbedingte Schäden und Verletzungen)
- Veterinärmedizinische Befunde (Morbidität, Mortalität) und pathologische Befunde an Schlachtkörpern oder bei Sektionen
- Produktionsleistung (Fruchtbarkeitsparameter, Futterverwertung, Tageszunahmen, Milchmenge); die Leistung ist als Parameter für Wohlbefinden relativ zu sehen, da auch unter nicht tiergerechten Bedingungen hohe Leistungen erzielt werden können
- Veränderungen am Stallsystem (beschädigte Einrichtung, Materialabnutzung, Fellreste oder Blut an der Einrichtung)

Stallbau/Wohlbefinden

Stallbau und Wohlbefinden der Tiere

Wohlbefinden der Nutztiere wird bestimmt durch die Kombination der verschiedenen Faktoren eines Haltungssystems, insbesondere Aufstallung, Fütterung, Management und tägliche Pflege (➲ Tabelle 15).

Tabelle 15: Zwölf Kriterien für Gesundheit und Wohlbefinden (Quelle: Butterworth, 2009)

Principle		Welfare criteria	Examples of potential measures
Good feeding	1	Absence of prolonged hunger	Body condition score
	2	Absence of prolonged thirst	Access to water
Good housing	3	Comfort around resting	Frequencies of different lying positions, standing up and lying down behaviour
	4	Thermal comfort	Panting, shivering
	5	Ease of movement	Slipping or falling, possibility of exercise
Good health	6	Absence of injuries	Clinical scoring of integument, carcass damage, lameness
	7	Absence of disease	Enteric problems, downgrades at slaughter
	8	Absence of pain induced by management procedures	Evidence of routine mutilations such as tail docking and dehorning, stunning effectiveness at slaughter
Appropriate behaviour	9	Expression of social behaviours	Social licking, aggression
	10	Expression of other behaviours	Play, abnormal behaviour
	11	Good human-animal relationship	Approach and/or avoidance tests
	12	Positive emotional state	Novel object test

Dabei ist die Aufstallung
- am wenigsten flexibel für Veränderungen/Verbesserungen → Entscheidungen haben jahrzehntlange Auswirkungen
- den Rahmen vorgebend, an den Management und Pflege angepasst werden müssen
- den maximal erreichbaren Grad des Wohlbefindens bestimmend, auch bei bester sonstiger Praxis →
  - systemimmanente Einschränkungen des Wohlbefindens in bestimmten Aufstallungssystemen (Systemebene)
  - betriebstypische Einschränkung des Wohlbefindens in an sich tiergerechten Aufstallungssystemen möglich durch Fehler in anderen Faktoren, z.B. Management, Pflege (Betriebsebene)

Tiergerechte Haltung/ Wohlbefinden

Tiergerechte Haltung erfordert Berücksichtigung der psychologischen, physiologischen und physischen Bedürfnisse der Tiere, u.a. des Verhaltensrepertoire, das sich im Laufe der Evolution entwickelt hat.
Einschränkungen des Wohlbefindens aus zwei Hauptgründen:
- Tiere können Verhalten, zu dem sie motiviert sind, nicht ausüben (Bsp. Futtersuchverhalten Schwein)
- Umweltherausforderungen können nicht bewältigt werden, da sie nicht den evolvierten Verhaltensmöglichkeiten, physiologischen oder physischen Bedürfnissen entsprechen (Beispiel Sonnenbrand bei Hausschweinen, Sprunggelenksschäden Rind)

Höheres Wohlbefinden verbessert Immunabwehr, Stress erhöht Krankheitsanfälligkeit → Effekte auf Erkrankungen, Arzneimitteleinsatz, Lebensmittelsicherheit (Wohlbefinden ➲ Kapitel 3.1)

Elemente und Aspekte der Aufstallung, die das Wohlbefinden der Tiere wesentlich beeinflussen (➲ Kapitel 2.2.1; ➲ Kapitel 2.3.1; ➲ Kapitel 2.4.1)
- Einzelhaltung – Entzug von Sozialkontakt
- Platzangebot – Besatzdichte
- Anzahl und Verteilung der Ressourcen
- Strukturelemente
- Beschaffenheit der Böden (Spalten- bzw. Lochböden)
- Beschäftigung
- Zugang zu Außenbereichen (Auslauf, Weide)
- Design von Einrichtungen
- Klima

Einzelhaltung (z.B. Kastenstand Sauen, Anbindehaltung Rinder, Einzeliglus Kälber)
- Fixierung oder sehr wenig Platz
- Einschränkungen der meisten Verhaltensweisen (u.a. Fortbewegung, Sozialverhalten)
- häufig reizarme Umgebung

Platzangebot

Platzangebot – Besatzdichte

Drei Hauptaspekte des Platzbedarfes müssen berücksichtigt werden:

- tierartspezifischer Platzbedarf (Berücksichtigung des arteigenen Bewegungsbedürfnisses, z.B. bei Fluchttieren)
- Individueller Platzbedarf, vor allem wichtig für Dimensionen einzeln genutzter Einrichtungen, aber auch in der Gruppe
  - Physischer (statischer) Platzbedarf, Körperdimensionen (z.B. Größe Kastenstand, Größe Liegebox für Liegepositionen)
  - Platz zur Ausübung von Verhalten (dynamischer Platzbedarf), z.B. Platz zum Aufstehen, Abliegen (Kopfschwung u.a.), Spielen
- Sozialer Platzbedarf, beeinflusst von Individualdistanzen zwischen Tieren
  - weniger Platz → mehr agonistisches Verhalten, mehr Aggressionen
  - Gangbreiten, Fressplatzbreiten, Platzangebot pro Tier usw.
- Verteilung des Gesamtplatzangebotes wichtig, oft kein Ausgleich zwischen verschiedenen Bereichen

Ressourcen

Anzahl und Verteilung der Ressourcen

- Fressplätze, Futterautomaten, Liegeplätze, Tränken, Bürsten
- Begrenzte Anzahl → verstärkte Konkurrenz →
  - Aggressionen
  - Bedürfnisbefriedigung für rangniedere erschwert bis unmöglich
  - synchrones Verhalten erschwert bis nicht möglich
- Räumliche Anhäufung von Ressourcen (z.B. Tränken, Futterautomat) erhöht Aggressionen → Verteilung der Ressourcen

Strukturelemente

Strukturelemente

- Physische Barrieren
  - Weniger Aggressionen, Verdrängungen
  - Fressgitter, Fressblenden, Trennwände im Liegebereich, unterschiedliche Ebenen

  z.B. Sichtschutz bieten Rückzugsmöglichkeiten für rangniedere Tiere

Böden

Böden

- Ansprüche an Böden für Aktivität und Liegen teilweise unterschiedlich
- Haltungssysteme ohne Trennung Funktionsbereiche gleicher Boden
- Verfahrenstechnische Aspekte (Entmistung, Sauberkeit, Einstreuhäufigkeit)
- Spaltenboden/planbefestigt
- Eingestreut/einstreulos
- Weichheit, Rutschfestigkeit, Trittsicherheit, Zustand, thermische Isolierung, Oberfläche

Beschäftigung

Beschäftigung

- Intensive Haltungssysteme häufig Mangel an Beschäftigung, v.a. in Bezug auf:
  - Futtersuchverhalten (z.B. Wühlen Schwein)
  - Futteraufnahmeverhalten (Saugen Kalb)
  - → Verhaltensstörungen
- Stroh (Einstreu, Raufen), Raufutter

Außenbereiche

Zugang zu Außenbereichen (Auslauf, Weide)
- Bedürfnis nach Aussenklimareizen (Sonnenbaden, Abregnen, Frischluft, …) erfüllt
- zusätzlicher Platz und Strukturierung des Stalles
- Wahlmöglichkeit
- Weide weitgehend natürliches Verhalten möglich, optimaler Boden

Einrichtungsdesign

Einrichtungsdesign unter Berücksichtigung von Anatomie und Verhalten
Verletzungen vermeiden
Funktionssicherheit
Tränke: Höhe, Wasseroberfläche, Wassernachlauf
Fressplatz: Niveau Futterkrippe, Fressgitterneigung und -form
(z.B. Fressgitterform: Schutz zur Seite, Sicht nach hinten, Einfachheit Verlassen)

Klima

Klima
- Licht
  - ausreichend für Ausübung von Verhalten (Sicherheit, Fortbewegung, soziale Kommunikation, …)
  - Circadianer Rhythmus
- Luftqualität
  - Luftwechselraten
  - Entmistungshäufigkeit
- Temperatur und Sonneneinstrahlung
  - Schutz vor Hitze- und Kältestress

2.1.4 Tierfutter und Lebensmittelhygiene – allgemeine Aspekte

Lebensmittel-/ Futtermittelsicherheit

Lebensmittel- und Futtermittelsicherheit
Der Tierarzt sollte in der Lage sein, die gesamte Kette der landwirtschaftlichen Produktion, von der Umwelt über Pflanze und Tier bis zum fertigen Lebensmittel aus hygienischer Sicht zu überschauen.
Die Gewinnung von Lebensmitteln tierischer Herkunft ist ein komplexer Weg:
- Futtermittelanbau,
- Gewinnung und Lagerung des Futters,
- Fütterung an das Tier,
- Verarbeitung des tierischen Produktes und Vertrieb,
- Zubereitung und Verzehr beim Endverbraucher.

Das Interesse der Verbraucher an der Sicherheit von Lebensmitteln ist hoch, insbesondere nach Skandalen herrschen Zweifel und Unsicherheit. Bei in den letzten Jahren aufgetretenen Lebensmittelskandalen waren häufig kontaminierte Futtermittel die Ursache (BSE, Dioxin, Nitrofen).

Einfluss auf die Qualität

Einfluss von Futtermitteln auf die Qualität von Lebensmitteln

Ungeeignete Einzelfuttermittel/ originäre Futterinhaltsstoffe

Ungeeignete Futtermittel können die Qualität von Lebensmitteln beeinflussen, z.B.

- Eiqualität (Raps, Ackerbohnen, u.a.),
- Milchqualität (Betain in Rüben; Alkaloide in Wicken, Lupinen, Erbsengrünfutter),
- Speckqualität (ungesättigte Fettsäuren) in der Schweinemast.

Überhöhte Nährstoffgehalte

Überhöhte Energiegehalte führen zu

- höherem Fleisch-Fett-Verhältnis (Schlachttierkörperqualität, ➲ Kapitel 9.2.1.2)
- möglicher Verbesserung der sensorischen Fleischqualität [Fütterung von Rindern mit Nährstoffkonzentraten (wie üblich in „feed-lots" in den USA), zeigen bessere Zartheits-, Saftigkeits- und Geschmacksnoten als weidegefütterte Tiere]
- negativen Umwelteffekten (➲ Kapitel 12) durch vermehrten Austrag von z.B. Eiweiß, Phosphor oder Spurenelementen, wie Zink und Kupfer; deswegen durch zulässige Höchstgehalte in Futtermitteln geregelt

Unsachgemäße Verwendung von Futtermitteln

Artfremde Verfütterung kann vor allem die Gesundheit von Tieren gefährden (z.B. Ionophore Substanzen), für Lebensmittel besteht eher geringe Gefahr.

Zusatzstoffe

Überhöhte Gehalte an Zusatzstoffen können zu überhöhten Gehalten in Lebensmitteln führen, z.B.

- Vitamin A (in der Leber von Nutztieren)
- Vitamin E: hohe Gehalte können die Farbe von Rindfleisch positiv, zu niedrige aber die oxidative Fettstabilität in Rind- und Schweinefleisch negativ beeinflussen (➲ Kapitel 9.2.5)

Kontamination mit Erregern

Prionen (BSE), Bakterien (Rotlauf, Paratuberkulose, Salmonellose, *Campylobacter*), evtl. Viren. (➲ Kapitel 8.2).

Mykotoxine

Mit Ausnahme von Aflatoxin, das weltweit eine große Bedeutung besitzt, und Ochratoxin ist die Carry-Over-Rate von Mykotoxinen in Lebensmitteln tierischer Herkunft und damit in die Nahrung des Menschen gering (➲ Kapitel 8.2.4).

Kontaminationen unbelebter Art

Kontamination von Futtermitteln mit Schwermetallen, Radionukliden (Cs, Sr, J), Organochlorverbindungen, Dioxinen, Nitrat führen zu Rückständen in Lebensmitteln, wobei die Carry-Over-Rate in die einzelnen Produkte unterschiedlich ist (➲ Kapitel 8.2.8).

2.1.5 Lebensmittelhygienisch relevante Aspekte der Tierhaltung – allgemein

Obwohl in der gegenwärtigen Produktion die Tiere im Allgemeinen klinisch gesünder sind, gibt es einen Anstieg bei subklinischen Trägern infektiöser Erkrankungen zoonotischer Natur (➲ Kapitel 7).
Wichtige „pre-harvest" Faktoren, die das Risiko des Vorherrschens, Überlebens und der Übertragung von Zoonoseerregern zwischen Tieren und auf den Menschen über Lebensmittel (tierischen Ursprungs) heben, inkludieren:

- **Klimatische Bedingungen/Eignung (Entwurf) des Stalles**
  - bestimmen Stallklima und dadurch Empfänglichkeit des Tieres für Infektionen
- **Tierdichte;** bedenke:
  - ein Trend zu größeren, intensiver bewirtschafteten Herden → steigender Infektionsdruck
- **Futtermittelqualität;** bedenke:
  - lokal produzierte Futtermittel vs. industriell hergestellte Mischfutter: letztere inkludieren Bestandteile, die aus möglicherweise endemischen Zoonoseregionen importiert werden
  - Anwendung von Dekontaminationsbehandlungen an Tierfuttermitteln (z.B. thermische, chemische, physikalische Behandlungen)
- **Düngemittel;** bedenke:
  - Fütterungs- und Unterbringungssysteme beeinflussen Düngerzusammensetzung/Konsistenz, die wiederum das Überleben von Pathogenen bestimmt/Effizienz der Elimination des Pathogenen durch Selbsterhitzung oder durch chemische oder biotechnologische Dekontamination
  - Gebrauch als Düngemittel, wodurch Tierfuttermittel (aber auch pflanzliche Lebensmittel) kontaminiert werden
- **Betriebsmanagement; „Good Farming Practices" (GFP);** bedenke:
  - Stufe der Personalschulung
  - striktes Einhalten von Rein-Raus-Verfahren
- **Reinigung und Desinfektion;** bedenke:
  - spezifische Reinigungs- und Desinfektionsmaßnahmen nach Ausbrüchen von meldepflichtigen Krankheiten
  - präventive Reinigung und Desinfektion, Häufigkeit, Kontrolle der Effektivität

    Anmerkung: Am Bauernhof wird die Effizienz der Reinigung und Desinfektion nicht in erster Linie durch das verwendete Agens limitiert, sondern eher durch das Stallkonzept, die zur Auswahl stehenden technischen Gerätschaften, Techniken, die zur Reinigung und Desinfektion angewendet werden und das Hygienebewusstsein des Betriebspersonals.

Hauptquellen

Hauptquellen und Vektoren für einige Zoonosen (➲ Tabelle 16).

Tabelle 16: Hauptquellen und Vektoren für Zoonosenerreger am Bauernhof. Nach Teufel (1987), in: F.J.M. Smulders (ed.): Elimination of pathogenic organisms from meat and poultry, 79-95, Amsterdam: Elsevier.

Zoonose	**Vektor**	
	Unbelebt	**Belebt**
Salmonellose	Futter, Mist, Wasser	Viehbestand, Mensch, Nager, Vögel, Schädlinge
Tuberkulose	Milch	Viehbestand
Brucellose	Milch, Exkrete	Viehbestand
Campylobakteriose	Mist	Viehbestand, Mensch
Milzbrand	Boden, Futter	
Leptospirose	Wasser, Harn	Viehbestand, Nager
Listeriose	Futter (Silage)	Nager
Q-Fieber	Staub, Exkrete	Viehbestand, Zecken
Yersiniose	Futter, Mist	Viehbestand, Nager
Zystizerkose	Mist, humane Ausscheidungen	Mensch
Toxoplasmose	Mist ?	Viehbestand, Katzen, Nager
Echinokokkose	Schlachtabfälle	Hunde
Sarkosporidiose	Mist ?	Nager, Haustiere, Mensch
Trichinellose	Schlachtabfälle	Viehbestand, Nager

belebte/unbelebte Vektoren

Vektoren für die Verschleppung von Pathogenen können belebt [Mensch, Nagetiere, Vögel (➲ Abbildung 3), Viehbestand, Schädlinge] oder unbelebt (Futter, Wasser, Mist, Boden, Staub, Exkrete, Werkzeuge) sein.

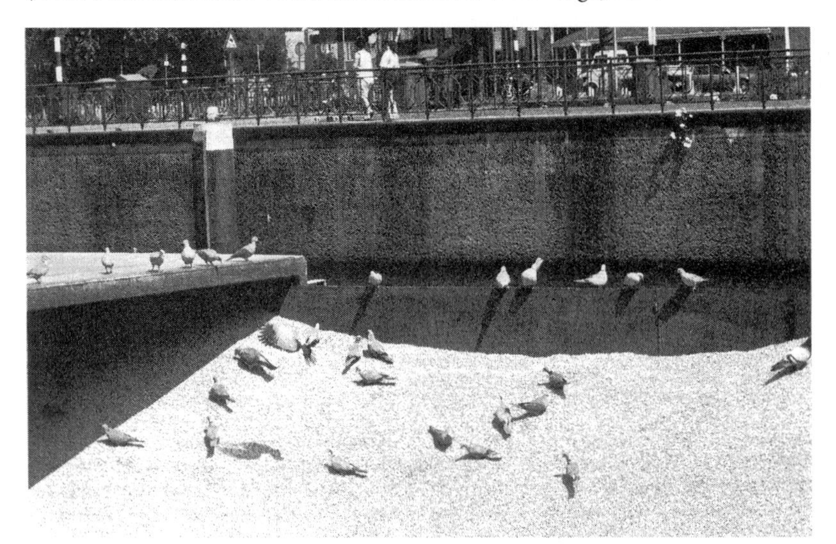

Abbildung 3: Getreide wird beim Verladen auf ein Schiff von Tauben verunreinigt
Quelle: Mossel et al., *1995; Essentials of the Microbiology of Foods. Reproduziert mit freundlicher Genehmigung von John Wiley & Sons, Chichester (UK).*

2.2 Rinderhaltung

2.2.1 Tierschutzrechtliche Mindestanforderungen an die Haltung von Rindern

Rechtsnormen

- Richtlinie 91/629/EWG über Mindestanforderungen für den Schutz von Kälbern
- Richtlinie 98/58/EG über den Schutz landwirtschaftlicher Nutztiere
- Bundesgesetz über den Schutz der Tiere (Tierschutzgesetz - TSchG), BGBl. I Nr. 118/2004
- 1. Tierhaltungsverordnung (Verordnung über die Mindestanforderungen für die Haltung von Pferden und Pferdeartigen, Schweinen, Rindern, Schafen, Ziegen, Schalenwild, Lamas, Kaninchen, Hausgeflügel, Straußen und Nutzfischen), BGBl. II Nr. 485/2004

2.2.2 Grundlagen

Definition Kalb

Kälber sind Rinder bis zu einem Alter von 6 Monaten (➲ RL 91/629/EWG; 1. Tierhaltungsverordnung, Anlage 2; Codex Alimentarius Austriacus, IV. Auflage, Kapitel B 14 Fleisch und Fleischwaren).

Anforderungen

Anforderungen
Je nach Alter und Produktionsrichtung sieht das Tierschutzrecht unterschiedliche Mindestanforderungen an die Haltung von Rindern dar (siehe Anlage 2 zur 1. Tierhaltungsverordnung).

Zu den wichtigsten Anforderungen zählen:

Körpermaße

- Körpermaße
  Berechnungsgrundlage des Platzbedarfes bei der Stallplanung
  - Gewicht
  - Widerristhöhe
  - Schräge Rumpflänge und Gesamtkörperlänge
  - Schulterbreite und Beckenbreite
  - Bewegungsraum bei Aufsteh- und Abliegevorgang (➲ Abbildung 4)

Lokomotion

- Lokomotion
  - dauernde Anbindehaltung ist grundsätzlich verboten, d.h. dass Rinder in Anbindehaltung an mindestens 90 Tagen/Jahr eine geeignete Bewegungsmöglichkeit (Auslauf oder Weidegang) haben müssen (§ 16 Abs. 4 TSchG). Unter bestimmten Voraussetzungen, die in Anlage 2 zur 1. Tierhaltungsverordnung geregelt sind, dürfen Rinder auch dauernd angebunden gehalten werden.
  - Anbindehaltung für Kälber verboten
  - rutschfeste Böden am Standplatz und in Laufgängen bei Laufställen; bei Spaltenböden der Tiergröße angepasste Spaltenweiten

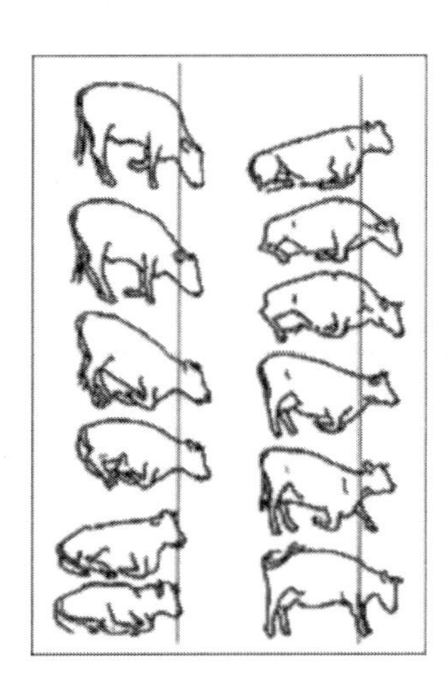

Abbildung 4: Aufsteh- und Abliegevorgang bei Rindern. Beachte den Platzbedarf von ca. 70-90 cm nach vorne und die Reihenfolge des Bewegungsablaufes (nach Kämmer, 1981. Tiergerechte Liegeboxen für Milchvieh. KTBL-Arbeitspapier 58, Kuratorium für Technik und Bauwesen in der Landwirtschaft, Darmstadt).

- auf der Weide fressen Rinder im Vorwärtsschreiten (bis 5 km/Tag), Abfressen nach vorne und seitlich, Vorderkörper beim Weideschritt gesenkt, abwechselnde Entlastung der Gliedmaßen durch Vorwärtsschreiten
- Lokomotion fördert Gesundheit, bessere Durchblutung → Abheilung von Liegeschwielen und Liegewunden an Gelenken
- Tiere im Auslauf: deutlicheres Brunstverhalten, spielerisches Verhalten und Sozialkontakte, Möglichkeit zu Sonnen- oder Regenaufenthalten

Ruheverhalten

- Ruheverhalten
  - Liegeflächen weich und verformbar, trocken, wärmegedämmt, trittsicher und Gliedmaßen schonend gestalten
  - genügend großes Platzangebot, alle Liegepositionen müssen eingenommen werden können, v.a. Ausstrecken der Vorderbeine und kurzdauernde Seitenlagen, sowie Platz zum arttypischen Aufstehen und Abliegen
  - Verhindern von Verschmutzungen

Sozialverhalten

- Sozialverhalten
  - Gruppenhaltung
  - Möglichkeit zur Rangbildung und sozialer Körperpflege
  - im Laufstall Platz für Ausweichmöglichkeiten, keine Sackgassen, Trennung der Funktionsbereiche (Liegen, Fressen, Tränke, Kratzbürste, Kraftfutterstation)
  - Herdenzusammensetzung, Herdenmanagement (Eingliederung neuer Tiere)

Körperpflege

- Körperpflege
  - Rutschsichere Böden → Rinder belecken sich bis an Schwanzwurzel
  - Kratzbürsten im Laufstall
  - soziale Körperpflege
  - Anbindestall → Lecken und soziales Belecken muss möglich sein
  - Ersatz des Körperpflegeverhaltens durch regelmäßiges Viehputzen (verschmutztes Fell → Schädigung Haut und ↑ Risiko Keimverschleppung auf Fleisch bei Schlachtung!)

Futter/Fütterung

Kalb

- Futter und Fütterung
  - Kalb
    - Milchaufnahme an der Mutter (Mutterkuhhaltung) oder Milchtränke und Milchaustauschertränke [Zusammensetzung, Temperatur (körperwarm) und Häufigkeit nach dem natürlichen Saugbedürfnis]
    - ab 2. LW Raufutter verabreichen
    - Futterration muss ausreichend Eisen enthalten, damit durchschnittlicher Hämoglobinwert von mind. 4,5 mmol/l Blut gewährleistet wird

Rind

  - Rind
    - wiederkäuergerechte Futterzusammensetzung (ca. 20.000 Bisse/Tag)
    - mehrere Futtervorlagen pro Tag, Rinder fressen auch nachts
    - Rhythmus der Fress- und Ruhezeiten beachten, meiste Zeit (bis 80%) des Wiederkäuens erfolgt im Liegen
    - Kraftfuttergabe: Tagesration in mehreren kleinen Rationen
    - jederzeit Zugang zu frischem Wasser, Tränkeeinrichtungen für artgemäßes Saufen geeignet, in ausreichender Menge, alle Tiere müssen ungehinderten Zugang haben; Zapfen- und Nuckeltränken nach 1. Tierhaltungsverordnung in Österreich nicht gestattet

2.2.3 Haltungssysteme

Arten

Arten von Haltungssystemen in der Rinderhaltung

- Einzelhaltung
- Gruppenhaltung
- Mutterkuhhaltung und Ammenkuhhaltung (mit Kälberhaltung und Jungvieh)
  - Ammenkuhhaltung: Muttertier, eigenes und fremdes Kalb
  - Mutterkuhhaltung: Kalb bei Mutter → Kühe werden nicht gemolken → nur bei Fleischproduktion möglich
- Milchviehhaltung (Kälber nach Geburt von Mutter getrennt → mit Kuhmilch oder Milchaustauscher aufgezogen
- Jungvieh (Nachzucht) und Mastvieh
- Zuchtstierhaltung

Stallformen

Übersicht Stallformen Rinderhaltung

Warmstall

- Warmstall
  wärmegedämmte Stallhüllen, sinnvoll im Anbindestall (Bewegungsmöglichkeiten stark eingeschränkt); für Laufstall nicht nötig

Außenklimastall (Kaltstall)

- Außenklimastall (Kaltstall)
  keine Wärmedämmung, Temperaturverlauf im Stall folgt Außentemperatur mit nur geringem Temperaturunterschied, gute Lösung für Laufställe, große Unempfindlichkeit der Rinder gegenüber Kälte
  minimaler Wetterschutz (z.B. im Liegebereich) durch Überdachung und Windschutznetze → Tiere sind Klimaeinflüssen teilweise ausgesetzt

Außenhaltung

- Außenhaltung
  Kälberhütten oder Iglus im Freien mit Ausläufen

Außenklimastall (Kalt-) und Außenhaltung stellen gesunde und klimatisch günstige Haltungssysteme für Rinder dar (Bedingung: trockene Liegefläche, genug Futter, Windschutz, gesunde Tiere).

Weitere Differenzierungen der Stallsysteme:
Tabelle 17 gibt einen Überblick über die Einteilung der Nutzung nach Einzelhaltung und Gruppenhaltung:

Tabelle 17: Einteilung der Nutzung nach Einzelhaltung und Gruppenhaltung

Einzelhaltung		**Gruppenhaltung**	
System	**Nutzung für**	**System**	**Nutzung für**
Boxen	Kälber bis 8 Wo; Zuchtstiere; Abkalbung; kranke Tiere	Laufstall	Mutterkühe; Ammenkühe; Kälber; Milchvieh; Jung- und Mastvieh; Zuchtstiere im Wartestall*)
Iglu, Hütten	Kälber;	Iglu, Hütten, Weide	Kälber alle Nutzungen
Anbindehaltung	Mutterkühe; Ammenkühe; Milchvieh; Jung- und Mastvieh; Zuchtstiere	ganzjährige Weidehaltung (mit Unterstand und Zufütterung)	Mutterkuhhaltung bei Robustrassen (z.B. Schott. Hochlandrind)

*Jungstiere in der Eigenleistungsprüfung (bis Resultate über Nachkommen der Erstbesamung vorliegen. Darauf wird über den weiteren Einsatz für die künstliche Besamung entschieden. Boxen und Laufställe können sowohl als Warmställe oder Außenklimaställe ausgeführt werden. Iglus und Hütten sind immer im Außenklimabereich. Anbindeställe sind nur im Warmstall eingerichtet.

Einzelhaltung
Boxen

Einzelhaltung

1. Boxen

- Kälberhaltung
- Einzeltier kann sich bewegen
- Kälber einzeln bis zu 8. LW, ab 9. LW Gruppenhaltung (dabei mind. Sichtkontakt zu Artgenossen → Seitenwände müssen durchbrochen sein, Mindestmaß der Box (➲Anlage 2 zur 1. Tierhaltungsverordnung)

Iglus, Hütten

2. Iglus, Hütten

- gut geeignet, wenn im Stall kein guter Kälberplatz möglich
- nach Geburt und nach Abtrocknen
- Liegeplatz gut eingestreut, trocken und windgeschützt
- ständig zugänglicher Auslauf
- Tiere früh mit gutem Heu und Kraftfutter füttern
- Wasser *ad libitum*
- im Sommer für Schatten sorgen

Anbindehaltung
Definition

3. Anbindehaltung

Die Tiere sind an dem Ort, an dem sie fressen, stehen und liegen angebunden. Mindestabmessungen (➲ Anlage 2 zur 1. Tierhaltungsverordnung)
Problem der Anbindehaltung: Einschränkung der Bewegungsfreiheit; Funktionskreise Ruhen, Fressen, Stehen, Körperpflege und Melken können nicht so getrennt werden, dass es wirklich tiergerecht wäre.
Jede Anbindehaltung sollte mit täglichem Auslauf kombiniert werden. Nach dem TSchG müssen Rinder grundsätzlich an mindestens 90 Tage pro Jahr eine geeignete Bewegungsmöglichkeit haben (➲ Kapitel 2.2.2).

Systeme
Langstand

Systeme in der Anbindehaltung

- Langstand
  - wird heute nicht mehr gebaut → nur noch in Altgebäuden und Almhütten
  - Futterkrippe an der Wand
  - keine deutliche Trennung zw. Liegeplatz und Kotgraben

Mittellangstand

- Mittellangstand
  - Absperrgitter zum Fressbereich
  - hohe Trogwand
  - Standplatzlänge >2 m
  - Standplatzbreite 1,2-1,3 m
  - Anbindung mit Kette und Halsband an Trogmauer
  - fehlender Kopfraum beim Aufstehen und Abliegen → Gefahr Diagonalliegen → Verschmutzung von Läger und Tieren
  - Trog zum Fressen und evtl. zum Stehen bei offenem Absperrgitter genutzt

Kurzstand

- Kurzstand
  - Fressbereich (Futtertrog, Krippe oder Futtertisch) immer frei zugänglich
  - kein Absperrgitter, Raum über Fressbereich muss von Kühen immer genutzt werden können (Fressen, Stehen, Liegen, Aufstehen und Abliegen)
  - Höhe der tiefseitigen Trogwand max. 32 cm
  - Spiel der Anbindung: vor- und rückwärts mind. 60 cm, seitlich mind. 40 cm
  - tiefster Punkt des Troges oder Futtertisches: mind. 10 cm höher als der Standplatz der Kuh
  - Tiefe der Krippe mind. 70 cm
  - Übliche Anbindesysteme: Grabnerkette, Gelenkhalsrahmen, Spreizkette an seitlichen Pfosten
  - Trennbügel zw. Kühen ≤70 cm in Standplatz hineinragen (Verletzungsgefahr für Mensch und Tier)
  - Standplatzlänge 175-200 cm, Standplatzbreite 1,2-1,3 m

Zusatzeinrichtungen

Zusatzeinrichtungen

- Tränkebecken
- elektrischer Kuhtrainer: veranlasst Kuh beim Koten und Harnen einen Schritt zurück an Kotgraben zu gehen → Standplatz bleibt sauber. Aber: >80% elektrischer Schläge werden den Tieren bei Ausübung anderer Verhaltensweisen versetzt (Körperpflege, Strecken, Brunstverhalten, Insektenabwehr)
  - Installation in Um- und Neubauten gemäß Anlage 2 zur 1. Tierhaltungsverordnung verboten
  - in Betrieben, die bereits zum 1.1.2005 bestanden haben, darf der Kuhtrainer max. 1 Tag pro Woche eingeschaltet werden, sofern der Abstand zwischen Bügel und Widerrist mindestens 5 cm beträgt
  - verboten bei Jungvieh, hochträchtigen und kalbenden Kühen sowie bei Stieren

Gruppenhaltung
Laufstall
Einraumlaufstall

Gruppenhaltung

Laufstall

1. Einraumlaufstall:

ohne räumliche Trennung der Funktionsbereiche

Mehrraumlaufstall

2. Mehrraumlaufstall:

räumliche Trennung der Funktionsbereiche, zumindest Liege- und Fressbereich getrennt

Boxenlaufstall

3. Boxenlaufstall (Mehrraumlaufstall):

das Abliegen der Tiere erfolgt in Liegeboxen

Liegeboxen

- **Liegeboxen-Laufstall:** Liegen in Boxen, eine frei zugängliche Liegebox pro Tier notwendig (Grundriss ➲ Abbildung 5; Liegeboxmaße ➲ Abbildung 6)

Fressliegeboxen

- **Fressliegeboxen-Laufstall**: Boxen zum Fressen und Liegen; problematisch, da Anforderungen an Fressplatz anders als an Liegeplatz

Tretmiststall

4. Tretmiststall (Mehrraumlaufstall):

eingestreute, schräge freie Liegefläche

Liegeflächen frei wählbar, werden nicht ausgemistet, sondern lediglich täglich frisch nachgestreut, Mist fließt zum Gang hin ab → Laufgang muss täglich ausgemistet werden

Tretmist weniger Stroh als Tiefstreustall

Tiefstreustall

5. Tiefstreustall (Einraum- oder Mehrraumlaufstall):

eingestreute, ebene freie Liegefläche

Einflächen-Tiefstreustall

- **Einflächen-Tiefstreustall** (Einraum-Tiefstreustall): ganze Fläche eingestreut, Trog an Höhe des wachsenden Mistbettes anpassen, Gefahr der Stallklauenbildung, gut geeignet für Kälber, Verschmutzungsgefahr größer → Tiere befinden sich häufig am Fressgitter

Zweiflächen-Tiefstreustall

- **Zweiflächen-Tiefstreustall** (Zweiraum-Tiefstreustall): für Jung- und Mastvieh und Kühe

Tiefstreu wird 2-3x pro Jahr ausgemistet

Ursachen für eine starke Verschmutzung der Tiere im Tiefstreu- und Tretmiststall:

- Menge an Einstreu nicht ausreichend
- Besatzdichte zu hoch
- Stallklima: zu hohe Temperatur oder Luftfeuchtigkeit
- Durchfall (fütterungsbedingt)

Vollspaltenbodenstall

6. Vollspaltenbodenstall (Einraumlaufstall)

- Steh-, Lauf- und Liegefläche sind perforiert, Anforderungen an Boden sehr unterschiedlich
- Liegekomfort durch Gummimatten; gleiche Perforation wie Spaltenboden

Kühe und Mutterkühe dürfen nicht auf Vollspaltenböden gehalten werden!

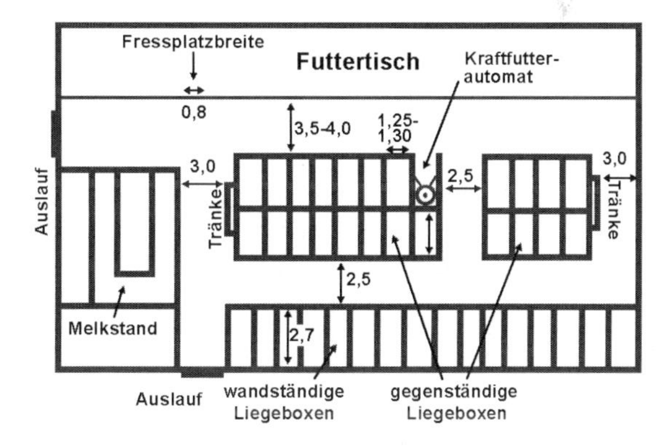

Abbildung 5: Grundriss eines Liegeboxen-Laufstalles (© Christoph Menke; www.tierhaltung.at)

Kälberhaltung
Einzelhaltung

Kälberhaltung (Aufzuchtkälber und Mastkälber)

- Einzelhaltung
  - Einzelboxen
  - Hütten/Iglus
  - Anbindehaltung für Kälber verboten (➲ Richtlinie 91/629/EWG und Anlage 2 zur 1. Tierhaltungsverordnung)

Gruppenhaltung

- Gruppenhaltung
  ab 8 Wochen verpflichtend gemäß Richtlinie 91/629/EWG und Anlage 2 zur 1. Tierhaltungsverordnung
  - Tiefstreustall (Einflächen- bzw. Mehrflächenbuchten)
  - Tretmiststall (wenig geeignet für Kälber)
  - Liegeboxen-Laufstall
  - Gruppeniglus
  - Vollspaltenhaltung (in EU und Österreich erlaubt für Kälber >2 LW)

Bodenbeschaffenheit

- Bodenbeschaffenheit
  - Kälber bis 150 kg → trockene, weiche Liegefläche verpflichtend
  - Kälber unter 2 Wochen → geeignete Einstreu verpflichtend

Fütterung

- Fütterung
  - Vollmilch/Milchaustauscher
  - Eisengabe
  - Raufutter

Tränkevorrichtungen

- Tränkevorrichtungen
  - Kübel mit/ohne Sauger
  - Trog
  - Tränkeautomat
    - *ad libitum*
    - Abrufstation

Besaugen

Problem: gegenseitiges Besaugen, wenn Kälber die Milch zu schnell aufnehmen und Saugbedürfnis nicht befriedigt ist, behalten Verhalten als Jungvieh oder erwachsene Kühe möglicherweise bei

Maßnahmen

Maßnahmen:

- Tränketechnik anpassen: längere Saugzeiten
- ausreichend Energie pro Ration
- nach Trinken Heu und Getreideflocken → Kälber ca. 20 Minuten im Fressgitter fixieren (Zeitspanne, in der sich Saugtrieb abbaut)
- Reizreiche Umgebung: Auslauf und Weide wenn möglich

Mastvieh
Haltungssysteme
Vollspaltenboden

Mastvieh – Haltungssysteme

Mastvieh wird bis ca. 650 kg gemästet (18 Monate alt)

- Vollspaltenboden
  Betonflächenroste, zuweilen mit weicher Gummiauflage, im ganzen Buchtenboden perforiert

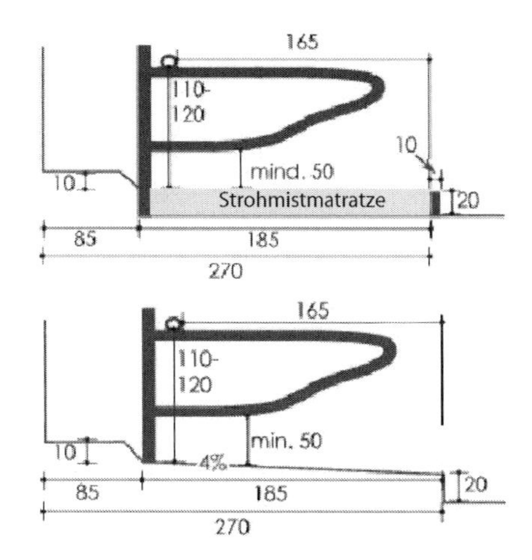

Abbildung 6: Die Liegeboxmaße wandständiger / gegenständiger Box, Empfehlungen für Tiefbox [im Maßstab – Körpergröße] (© Christoph Menke; www.tierhaltung.at)

Kommentar:

Vergleich Wand- zur gegenständigen Liegebox

- *kein enges Zusammenliegen Kopf an Kopf wie in gegenständigen Liegeboxen → mehr Ruhe im Liegebereich*
- *für den Kopfbereich muss genügend Freiraum vorgesehen werden → deutlich höherer Platzbedarf als bei gegenständigen Boxen*
- *Zugluftgefahr bei nicht dichten Außenwänden*

Weitere Empfehlungen

- *Breite der Liegebox mind. 1,2 m lichte Weite (Innenmaß)*
- *Strohmistmatratze grundsätzlich empfehlenswert*
- *Nackenriegel dient dem Sauberhalten der Box → nicht zu weit vorn in der Box stehen*
- *beim Aufstehvorgang kommt es teilweise zum Anschlagen am Nackenriegel → elastischer/ beweglicher Nackenriegel*
- *flexible Steuerungseinrichtungen (elastisch beweglicher Nackenriegel, seitliche Abgrenzungen aus Stoffbändern) → verhindern Anschlagen beim Abliegen und Aufstehen*

Platzbedarf im Vollspaltenbodenstall:

- ≤650 kg 2,7 m^2
- ≥650 kg 3,0 m^2

Problemfälle: ↑ Fälle Schwanzspitzennekrose →

- Besatzdichte reduzieren
- gutes Stallklima
- genügend Raufutter
- Qualität der Böden überprüfen
  - keine zu weiten Spalten: maximal 3,5 cm
  - trittsichere Oberfläche

Tierarzt darf bei Kälbern unter Schmerzausschaltung max. 5 cm der Schwanzspitze entfernen, um dem Problem vorzubeugen, wenn die Managementmaßnahmen nicht helfen.

Tretmiststall
Tiefstreustall
Liegenboxen-Laufstall
Betreuung

- Tretmiststall
- Tiefstreustall (Einflächen-, Zweiflächenbuchten)
- Liegeboxen-Laufstall
- Kontrolle

Alle Tiere in intensiven Haltungssystemen müssen mindestens 1 Mal pro Tag kontrolliert werden (§ 20 Abs. 1 TSchG).

Melkstandformen

2.2.4 Melken, Milchgewinnung, Melkhygiene

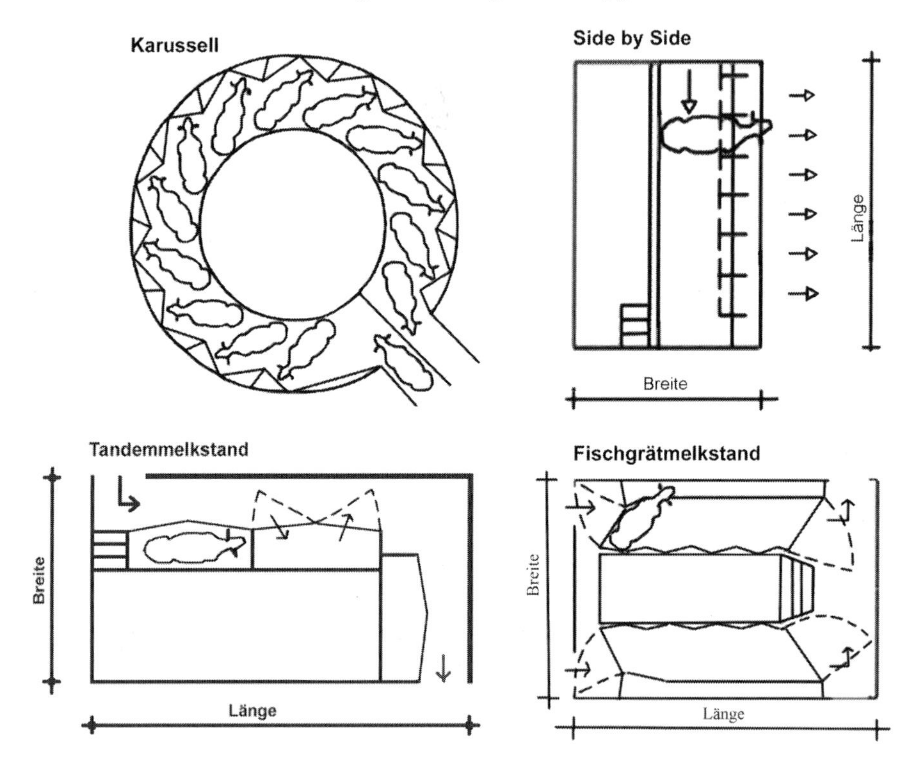

Abbildung 7: Einige Melkstandformen für Kühe im Laufstall (nach Preisbaukasten, FAT, Tänikon, 2005)

Kommentar:

Fischgrätmelkstand: *Kühe sind links und rechts von der Melkgrube fischgrätähnlich fixiert, nur gruppenweises Ein- und Auslassen der Kühe möglich.*

Tandemmelkstand: *Anordnung der Melkboxen um die Melkgrube herum. Die Kühe können individuell die Melkboxen betreten und verlassen. Es gibt sowohl eine elektronische als auch eine nicht elektronische Form. Mehr Durchsatz (Anzahl gemolkene Kühe/Stunde), aber höherer Platzbedarf als Fischgrätmelkstand.*

„Side by side"-Melkstand: *Die Kühe sind im rechten Winkel mit dem Euter zur Melkgrube angeordnet. Ansetzen des Melkzeuges von caudal. CAVE: Verschmutzung des Melkzeuges, deshalb Auffangblech für Kot und Harn über dem Melkzeug. Vorteil: Relativ schneller Wechsel der Gruppe möglich.*

Melkkarussell: *Anordnung der Kühe beim Melken im Kreis. Melkgrube kreisförmig. Das Karussell dreht sich während des Melkzyklus. Automatische Melkzeugabnahme.*

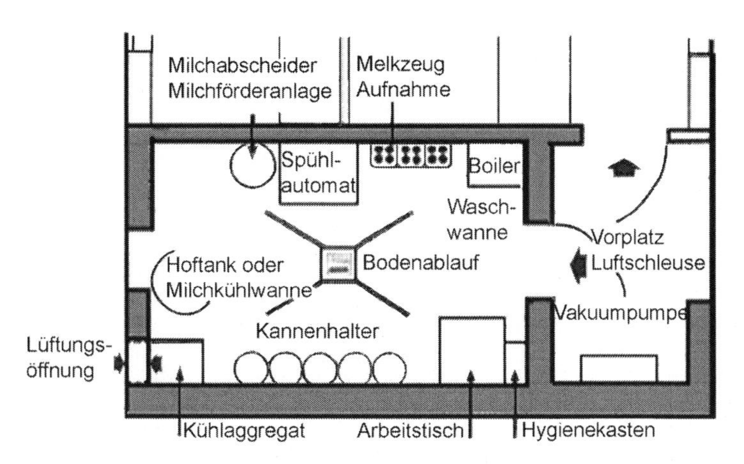

Abbildung 8: Bauschema der Milchkammer (nach Preisbaukasten, FAT, Tänikon, 2005)
Kommentar:
Milchlagerraum vom Technikraum (Vakuumpumpe) getrennt, Milchkammer bietet Platz für Milchtank, Kühler, Spülautomat und Reinigungsmöglichkeiten. Der Raum muss verfliest und gut gelüftet sein.

Melkstände Melkgeräte

Melkstände und Melkgeräte

Betriebshygienische Überlegungen zu einem generellen Bauernhofentwurf beziehen sich an sich auf Erreichen einer strikten Trennung des sauberen vom unsauberen Bereich:

- Stall strikt getrennt vom Melkstand, verbindende Treibgänge leicht zu reinigen und desinfizieren
- Isolierungsstallung für kranke Tiere
- Futterlager entfernt vom Melkstand und sicher vor Schädlingen
- Milchkammer stellt „high risk area“ dar und ist nur zu diesem Zweck zu benutzen
- Optimale Reinigung und Desinfektion der Melkgeräte und -leitungen

weitere wichtige Faktoren

Weitere melkhygienisch wichtige Faktoren

Sachverstand

- Sachverstand des Bauern: „Good Farming Practices“ (GFP)
  - Personalhygiene, strikte Tierspeziestrennung, regelmäßiger Einstreuersatz, Reinigung und Reinigungsfrequenz der Ställe (NB: entwurfbedingt) bestimmt die Wahrscheinlichkeit der Kotverschmutzung von Milchkühen, Korridoren und Treibgängen zum Melkstand
  - Rohfaserreichtum des Futters: bedingt festere Kotkonsistenz und beeinflusst somit die Möglichkeiten der Kotverschmutzung
  - Körperreinheit allgemein (Fell, Schwanz): verringert Prävalenz der Mastitiden und somit Keimzahlen

Gesundheitsstatus

- Gesundheitsstatus der Milchkühe
  - Tiere, die an infektiösen Krankheiten leiden (CAVE: Tuberkulose, Brucellose)
  - Tiere mit Enteritis, Metritis, Mastitis von gesunden Tieren trennen und deren Milch absondern
  - Mastitis-Präventionsprogramme

Melktechnik

- Melktechnik
  - Euter- und Zitzenreinigung vor dem Melken (waschen UND trocknen)
  - Reinigung und Desinfektion der Milchgeräte zwischen Melkzyklen
  - Vormelken/Verwerfen der Vormilch nach Vormilchbeschau (→ weniger somatische Zellen, Beschau unterstützt auch Mastitis-Präventionsprogramme)
  - Vermeiden des Blindmelkens (Mastitisprävention)

Milchlagerungssystem

- Milchlagerungssystem
  - Milchtankkühlung (≤6 °C)
  - Adäquate Reinigung und Desinfektion des Milchtanks

2.2.5 Lebensmittelhygienisch relevante Aspekte der Rinder- und Kälberhaltung

Hygienerisiken und Maßnahmen

Hygienerisiken und Maßnahmen im landwirtschaftlichen Betrieb

Tier

Alter und Fütterung

- Tier
  - Alter und Fütterung
    - junge Tiere instabile Darmflora
    - nach Kolonisierung dauert es 2 Wochen, bevor z.B. Salmonellen allmählich aus dem Kot verschwinden
    - Coliforme im Rektum
      Kalb 10^7-10^{10} kbE/g
      Kuh fast keine

Fell

  - Fellverschmutzung (Fäzes → *Salmonella* spp., *E. coli* → Hauptquelle für Kontamination während Schlachtung)

Stress

  - Stress, z.B. bei
    - ↑ CO_2 und ↑ NH_3 in Stallungen
    - Verladen, Transport, Abladen → „Shedding“

Infektionen

  - Infektionen/Infestationen.
    z.B. ist das Bestimmtheitsmaß[1] (r^2) zwischen Fasziolose und *Salmonella*-Trägertum hoch

[1] Das Bestimmtheitsmaß r^2 definiert die Abhängigkeit zwischen zwei Parametern (x und y). r^2 kann Werte zwischen 0 und 1 annehmen. Je stärker sich r^2 dem Wert 1 annähert, desto stärker ist die Abhängigkeit zwischen x und y (→ x/y-Diagramm: Werte beschreiben eine Gerade). Je näher r^2 bei 0 liegt, desto geringer ist die Abhängigkeit (→ x/y Diagramm: keine lineare Abhängigkeit).

Arzneimittel

- Verabreichung Arzneimittel
  - ▶ jahrelange Verwendung von Antibiotika als Therapeutikum, Prophylaktikum, Wachstumsförderer (seit 2006 verboten) → Folgen:
    - ◆ Antibiotika → empfindliche Keime eliminiert, resistente selektioniert → resistente Serotypen gelangen in Betriebsumwelt (➲ Kapitel 8.2.3.1)
    - ◆ längere fäkale Ausscheidung von Pathogenen

Futtermittel

- ■ Futtermittel
  - angepflanzt (Futterpflanzen, Pflanzenmehl, z.B. Soja usw.) → viele (auch exotische) *Salmonella*-Serotypen, die endemisch werden können
  - Silage → ↓ pH <4,0 → ↓ Listerien, ↓ *Enterobacteriaceae*
  - Pelletierung: Keimreduktion durch „Konditionierung" (= Anwendung von überspanntem Dampf) bei der Pellet-Herstellung; Effektivität der Keimabtötung ist temperaturabhängig
  - Weide
    - ▶ Jahreszeit: progressive Kontamination der Weide
    - ▶ natürliche Düngung der landwirtschaftlichen Nutzfläche (→ Nematodeneier)
    - ▶ ungenügende oberflächliche Trocknung (→ Pathogene überleben)

Wasser

- ■ Wasser
  - Kontamination des Trinkwassers mit Abwässern (extern) und Betriebsefflüenten (betriebsintern)

Umwelt

- ■ Umwelt
  - Exkremente der Nutztiere
    - ▶ Früher: Misthaufen → Selbsterhitzung >70°C
    - ▶ Derzeit immer mehr strohlose Aufstallung:
      - ◆ 65% Dung (kann bis 10^4 *Salmonella*/g enthalten!),
      - ◆ 35% Gülle (hemmt Erhitzung; oft ≤30 °C)

  Maßnahmen:
  - chemische Desinfektion (Kalkmilch; bei akuter Gefahr)
  - Biotechnologie (anaerobe Mesophile)
  - Vorschriften:
    - ▶ Temperatur an 3 aufeinander folgenden Tagen >60 °C, sonst 6 Monate Lagerung
    - ▶ nicht auf landwirtschaftlich genutzte Flächen aufbringen
    - ▶ sofort Umpflügen
    - ▶ kein Abtransport zu anderen Betrieben

Reinigung und Desinfektion

- ■ Reinigung und Desinfektion

  Problematisch insbesondere bei Kälberaufzucht: Mangelhafte Reinigung und Desinfektion (Wände, Eimer etc.) → Fäzes- und Speichelreste → leichte Übertragung und schnelle Kolonisation wegen unreifer Darmflora, z.T. mit antibiotikaresistenten Serotypen.

Maßnahmen:
- Rein-Raus-System mit Reinigung und Desinfektion der Stallungen
- Umwelt sauber → Tier sauber!
- Visuell rein: Keimbelastung 10-100 mal niedriger
- Reinigung und Desinfektion der Tiere? (allenfalls in Abkalbeboxen)

CAVE: Auch bei effektiven Reinigungs- und Desinfektionsmitteln ist Reinigungserfolg abhängig von:
- Entwurf/Konstruktion des Bauernhofes/Stallung
- GFP, Ausbildung/Motivation der Bauern
- richtige Reinigungs- und Desinfektionsvorgehensweise (➲ Kapitel 5.8)

2.3 Schweinehaltung

2.3.1 Tierschutzrechtliche Mindestanforderungen an die Haltung von Schweinen

Rechtsnormen

- Richtlinie 91/630/EWG über Mindestanforderungen für den Schutz von Schweinen
- Richtlinie 98/58/EG über den Schutz landwirtschaftlicher Nutztiere
- Bundesgesetz über den Schutz der Tiere (Tierschutzgesetz – TSchG), BGBl. I Nr. 118/2004
- 1. Tierhaltungsverordnung (Verordnung über die Mindestanforderungen für die Haltung von Pferden und Pferdeartigen, Schweinen, Rindern, Schafen, Ziegen, Schalenwild, Lamas, Kaninchen, Hausgeflügel, Straußen und Nutzfischen), BGBl. II Nr. 485/2004

Tabelle 18 gibt einen Überblick über biologische Eigenschaften der Schweine sowie über Produktionsphasen und deren Dauer in der Schweinehaltung.

2.3.2 Ferkelaufzucht

Absetz- und Aufzuchtferkel

Absetz- und Aufzuchtferkel

Definition Absetzen
Definition Aufzucht

Definition Absetzen: Trennen der Ferkel vom Muttertier
Definition Aufzucht: Ferkel vom Ende der Säugeperiode bis zum Mastbeginn

Absetzen

Absetzen

Zusammenwirken mehrerer Stressoren:
- Trennung von der Muttersau
- Neugruppierungen (wurfweise/gemischt/Klein-/Großgruppen)
- abrupter Entzug der Muttermilch
- Futterumstellung (Starter-Aufzuchtfutter)
- Stallwechsel – Klimawechsel
- oft langer Transport

Tabelle 18: Biologische Eigenschaften sowie Produktionsphasen und deren Dauer in der Schweinehaltung

Biologische Eigenschaften	Produktionsphasen	Dauer
	Geburt	**(2) 4-6 (8) Stunden**
Laktation: biologisch bis 12 Wochen möglich	**Säugezeit**: Säugende Sauen und Saugferkel	4-6 Wochen, im Schnitt 28 Tage
	↓	
	Absetzen: abgesetzte Ferkel 6-8 kg Aufzucht bis 30 kg	Aufzuchtdauer: 6-8 Wochen
	↓	
	Mast 30-110 kg	4-5 Monate
Rausche	**abgesetzte Sauen** (leere Sauen, Decksauen)	Deckzeit: 1-1,5 Wochen
	↓	
Trächtigkeit	**trächtige Sauen** (Wartesauen, Galtsauen)	112-116 Tage
	Jungsauen	erste Geburt ca. 1 Jahr alt
	Eber	Deckfähigkeit 6 Monate alt

Warum?

Warum Absetzen?

- Auslösen des Östrus bei der Sau (Laktationsöstrus?)
- Vermeiden des „Absäugens“ der Sau (Nährzustand ↓)
- Unterschiedliche Ansprüche von Sau und Ferkel (Verhalten, Fütterung, Stallklima – Verfahrenstechnik)

Wann?

Wann Absetzen?

- natürliches Entwöhnen zwischen 9. und 18. LW
- normales Absetzen in der 5.-7. LW (10-12 kg)
- Frühabsetzen mit 28 Tagen (6-8 kg): mit 21 Tagen nur zulässig bei Unterbringung der Ferkel in Ställen, die von den Sauen getrennt sind

Sonderformen

Sonderformen

- partielles Absetzen (nach Gewicht der Ferkel zuerst die schwereren, später die leichten)
- SEW = segregated early weaning (bei Betriebssanierungen)
- mutterlose Aufzucht nach Kolostralphase
- kein Absetzen (im Familienstall)

Folgen

Folgen des Absetzens für Ferkel
- Säugerhythmus (stündlich) → biphasischer Aktivitätsrhythmus nach Absetzen
- fehlende Befriedigung des Saugtriebs → Bauchmassieren, gegenseitiges Besaugen
- Rangordnungsauseinandersetzungen beim Gruppieren (je nach Buchtstruktur, Gruppengröße, Mischungsverhältnis)
- verdauungsphysiologische Umstellung
- verminderte Widerstandskraft → erhöhte Krankheitsanfälligkeit
  - Coli-Enterotoxämie
  - Ödemkrankheit

Anforderungen

Anforderungen an das Haltungssystem

Platzangebot

- Mindestplatzangebot (gem. Anlage 5 zur 1. Tierhaltungsverordnung)
  ↑ mit Wachstum, getrennter Kot- und Liegebereich
  Ferkel bis 30 kg
  in Buchten mit separatem Kotplatz:
  0,25 m^2 Liegefläche bzw. 0,4 m^2 Gesamtbuchtfläche/Tier
  in Buchten mit Vollspaltenböden: 0,3 m^2/Tier

Bodenbeschaffenheit

- Bodenbeschaffenheit
  muss für Ruhe und Aktivität geeignet sein:
  - klauenschonend
  - rutschfest
  - wärmeisoliert
  - gut reinig- und desinfizierbar

  Spaltenweite bei perforiertem Boden
  max. 12 mm Metall- und Kunststoffroste
  max. 13 mm Betonroste

Beschäftigung

- Beschäftigung
  - geeignete Substrate (kau-, verform- und abschluckbar) bzw. Gegenstände müssen angeboten werden
  - Stroh als Einstreu oder über Raufe
  - Nageholz, Wühlerde, etc.
  - Beschäftigungsautomat

  bei Fehlen: Handlung am Ersatzobjekt, Leerlaufhandlungen (Bearbeiten der Aufstallung, gegenseitiges Bewühlen und Besaugen, Schwanzbeißen, Kannibalismus)

Stallklima

- Stallklima
  - Temperaturansprüche
    - anfangs großer Wärmebedarf (28 °C in 4. LW – 18 °C in 10. LW)
    - warme, Zug freie Liegefläche
    - Beheizung des Stalles oder Schaffung geeigneter Mikroklimazonen (Liegekisten, Bodenheizung)
  - ausreichend Tageslicht
  - geringe Schadstoffkonzentration

Fütterung

- Fütterung
  1 Fressplatz/Tier (18 cm) bei rationierter Fütterung
  1 Fressplatz/4 Ferkel bei *ad libitum* Fütterung
  - trocken/breiig/flüssig (selten)
  - *ad libitum*/rationiert/„Mahlzeitenfütterung"
  - automatisiert oder von Hand

Tränke

- Tränke
  - permanent sauberes Wasser *ad libitum*
  - Beckentränken/Nippeltränken
  - höhenverstellbar (wachsende Tiere)
  - frostsicher (Außenklima)

Betreuung

- Kontrolle:
  Alle Tiere in intensiven Haltungssystemen müssen mindestens 1 Mal pro Tag kontrolliert werden (§ 20 Abs. 1 TSchG);
  besonders nach dem Einstallen kann eine häufigere Tierkontrolle erforderlich sein

Aufzuchtferkel

Haltungssysteme für Aufzuchtferkel

geschlossener Stall
1. geschlossener Stall

Außenklimastall
2. Außenklimastall

Freilandhaltung
3. Freilandhaltung

Kombi-Bucht
4. Kombi-Bucht
kombinierte Abferkel- und Aufzuchtbucht: Kastenstand wird nach Absetzen hochgeklappt, Ferkel bleiben in der Abferkelbucht, Sau kommt in Deckzentrum

Flatdeck
5. Flatdeck
unstrukturierte, einstreulose Bucht mit vollperforiertem Boden im geschlossenen, klimatisierten Stall, ursprünglich mehrstöckig, gegenüber Futtergang erhöht

Teilspaltenbucht
6. Teilspaltenbucht
Bucht mit teils planbefestigtem, teils perforiertem Boden im geschlossenen, klimatisierten Stall, mit oder ohne Einstreu im planbefestigten Teil

Kistenstall
7. Kistenstall
geschlossener, nicht beheizter Stall mit Liegekisten (planbefestigter, eingestreuter oder beheizter Boden), planbefestigter Fress- und perforierter Kotbereich

Tiefstreustall
8. Tiefstreustall
Bucht mit Tiefstreubett im nicht beheizten geschlossenen Stall oder Offenfrontstall

Koomans-Bucht
9. Koomans-Bucht
Tiefstreubucht mit Liegekiste im Offenfrontstall

Freilandhaltung
10. Freilandhaltung
Hüttenhaltung im Freiland

Familienhaltung
11. Familienhaltung
kombiniertes, reichhaltig strukturiertes Abferkel-, Aufzucht- und Mastsystem für stabile Familien aus 4 Sauen samt Nachzucht (kein Absetzen)

SEW/MEW

Segregated early weaning (SEW): Frühabsetzen mit standortgetrennter Aufzucht
Medicated early weaning (MEW): Frühabsetzen unter Antibiotikamedikation
- Verfahren für Großbetriebe zur Schaffung von Beständen mit hohem Gesundheitsstatus hinsichtlich bestimmter Krankheiten
- Frühabsetzen mit 14-19 Tagen (noch maternaler Antikörperschutz)
- örtliche Trennung der Aufzuchtferkel von Sauenherde, auch ältere Ferkel und Mastschweine (>3 km), um Infektionsketten zu unterbrechen
- Großgruppen (>500 Tiere) aus Ferkeln von nur 1 Herkunft
- geschlechts- und gewichtsorientierte Gruppen
- Rein-Raus-Verfahren
- Immunisierung der Sauenherde und Antibiotikabehandlung der Ferkel erforderlich

Nachteile

Nachteile:
- sehr kurze Nutzungsdauer der Sauen, hohe Remontierungsrate (50%)
- Verhaltensstörungen der Ferkel (gegenseitiges Besaugen, Kannibalismus) infolge Frühabsetzen und reizarmer Haltung
- Ferkel erkranken häufig an Krankheiten, die üblicherweise wegen hoher Durchseuchung keine Probleme darstellen
- hoher Medikamenteneinsatz notwendig
- energieaufwendig → kostenintensiv
- erfordert sehr viel Know-How

Multiple Site System

„Multiple Site System" – Systemferkelproduktion
ähnlich wie SEW, allerdings Herkunft der Ferkel aus mehreren Betrieben (in NÖ bis zu 80) und Absetzen mit 21 Tagen (vorher ist gesetzlich verboten)

2.3.3 Mastschweinehaltung

Definition Mastschweine

Mastschweine sind weibliche oder männliche kastrierte Schweine im Alter ca. 10. LW bis ca. 24-26. LW
Lebendgewicht ca. 30-110 kg

Anforderungen

Mindestanforderungen

- Gruppenhaltung
- gutes Stallklima
- Tageslicht
- ausreichendes Platzangebot (Liegeplatz, Kot- und Harnplatz, Bewegungsmöglichkeit)
- Beschäftigungsmöglichkeit
- Einstreu oder wärmegedämmte Liegeflächen
- Möglichkeit zur Regulierung der Körpertemperatur
- ausreichendes Platzangebot mit entsprechenden Fress- und Tränkestellen
- geeignete Betreuungs- und Hygienebedingungen
- Platz für erkrankte Tiere (Krankenbuchten!)

Tabelle 19: Platzbedarf

	Schweine 30-60 kg	**Schweine 60-110 kg**
Fressplatzbreite pro Tier	27 cm	33 cm
Zahl der Fressplätze bei Vorratsfütterung	1 pro 4 Tiere	1 pro 4 Tiere
Liegefläche pro Tier in Buchten mit separatem Kotplatz	0,4 m^2	0,6 m^2
Gesamtbuchtenfläche	0,7 m^2	1,0 m^2
Buchten mit Vollspaltenböden	0,5 m^2	0,7 m^2

Betriebsformen

Betriebsformen

Reine Mastbetriebe

- **Reine Mastbetriebe** (Ferkelaufzucht, Gesundheitsrisiko beim Zukauf aus mehreren Zuchtbetrieben)

kontinuierliches Verfahren

  - **kontinuierliches Verfahren**: Neueinstallungen erfolgen nach Ablieferungen zur Schlachtung, die einzelnen Mastbuchten werden unmittelbar wieder belegt, Reinigung und Desinfektion nur erschwert möglich → Gefahr der Verschleppung von Krankheiten, da unterschiedlich alte Tiere im Maststall gehalten werden.
    Vorteil: optimale Ausnützung der Mastplätze, etwas weniger Energieverbrauch für Heizung

Rein-Raus-Verfahren

  - **Rein-Raus-Verfahren**: Anordnung der Mastbuchten in einzeln abgeschlossenen Mastkammern, Belegung des Stalles erst, wenn alle vorherigen Tiere abgeliefert sind → bessere hygienische Bedingungen durch Reinigung und Desinfektion vor jeder Neubelegung
    Nachteil: weniger gute Ausnützung der einzelnen Mastplätze, größerer Energiebedarf für Heizung im Winter, da nur gleichaltrige Ferkel eingestallt werden

Geschlossene Betriebe

  - **Geschlossene Betriebe** (Zucht- und Mastbetrieb zusammen; Ferkel stammen aus eigenem Zuchtbetrieb): meist kontinuierliches Verfahren, Rein-Raus-Verfahren auch möglich.
    Vorteil: guter Gesundheitsstatus kann eher gewährleistet werden

Mastablauf

Mastablauf

Ferkelaufzucht	
↓	
Einstallen	Transportstress, Neugruppierung von Tieren
↓	
Angewöhnung	Futter- und Stallumstellung
↓	
Mastphase	mit zunehmendem Alter: Einengung des Platzes
↓	
Ausstallen, Verladen	Mischen von Tieren, Stressbelastung beim Treiben
↓	
Transport	Transportbelastung
↓	
Schlachtung	Betäubung

Fütterungssysteme

Fütterungssysteme

ad libitum

- *ad libitum* (Vorratsfütterung)
  Futter mehlförmig oder in Pellets vorgelegt in:
  - Futterautomaten (Trockenfutter)
  - Breifutterautomaten (im Futterautomaten zugleich eine Wasserdosierung)

rationierte Fütterung

- rationierte Fütterung
  zwei- oder mehrmalige Fütterung pro Tag und Trog (flüssig oder trocken mit Wasser- oder Molkebeigaben)

Tränke

Tränke

- Schweine müssen jederzeit Wasser aufnehmen können
- Selbsttränken in Form von Becken oder Tränkezapfen (Nippel)
- 1 Tränkestelle pro 12 Tiere

2.3.4 Sauenhaltung

Verhalten

Verhalten

- ausgeprägtes Bedürfnis nach sozialem Kontakt
- fressen und ruhen gemeinsam
- umfangreiches Repertoire an Lautäußerungen
- bilden Rangordnung aus → reduziert dauernde aggressive Auseinandersetzungen und ermöglicht jedem Herdentier die Einordnung in eine bestimmte Position → allen Tieren Zugang zu Ressourcen möglich, wenn Platzangebot und Haltungsform stimmen
- Gruppenhaltung in Kleingruppen

Gruppenhaltung

Gruppenhaltung

- setzt gute Umtriebsplanung in konsequent eingehaltenem Rhythmus voraus (z.B. 3 Wochen)

Kleingruppen

Kleingruppen

- Anzahl der Abferkelbuchten und Plätze in Gruppenbuchten abstimmen, sonst immer wieder Umgruppierungen notwendig
- Gruppenhaltung in stabilen Kleingruppen
  - nur bei großzügigem Platzangebot durchführbar
  - nur bei konsequentem Umtriebsplan mit fixer Anzahl abgesetzter Sauen möglich

Aktivitätsfläche

Aktivitätsfläche

- Bereich, in dem Rangordnungskämpfe stattfinden können
- Gruppenbildungsbucht mit 2,2 m^2/Tier als Aktivitätsfläche → Vermeidung von schweren Verletzungen
- Aktivitätsfläche ≠ Gesamtfläche der Bucht
- nicht dazu gehören: Kastenstände in Fress-Liegebuchten oder Dreiflächenbuchten

Rangordnungskämpfe

Rangordnungskämpfe

- Kämpfe nach 24 Stunden abgeschlossen, besteht aber Möglichkeit der Fütterung: Sauen 2-3 Tage in der Gruppierungsbucht oder Arena lassen, bis alle Rangordnungskämpfe abgeschlossen sind.
- Anzahl der Kämpfe kann durch neuerliche Gruppierung vertrauter Sauen verringert werden
- Bei erstmaliger Umstellung von Einzelhaltung auf Gruppenhaltung sind Rangordnungsauseinandersetzungen am heftigsten → besonders wichtig, Gruppierung sorgfältig vorzunehmen:
  - genügend Platzangebot
  - trittsicherer Boden
  - keine Spaltenböden
  - Einstreu in der Gruppierungsbucht
- Gruppierungen unmittelbar nach Absetzen besser als Tage oder 4 Wochen nach Decken
- Tränken wichtig: Kämpfen macht durstig!

Deckzentrum

Deckzentrum

- Gruppenhaltung
- Fixation nur während Deck- oder Besamungszeit notwendig, trotzdem tägliche Bewegung wichtig
- Angst vor Gesäugeverletzungen durch Bisswunden bei Rangkämpfen bei ausreichendem Platzangebot nicht begründet

Arena

Arena (Gruppierungsbucht oder Gruppierungsplatz)

Ratschläge zum Bau

Ratschläge zum Bau
Bucht, Platz oder Raum, der ausschließlich der Gruppierung dient
nach Etablierung der Rangordnung → Sauen in konventionelles Gruppenhaltungssystem umstallen

Bau

Bau wenn:
- vorhandene Sauenbuchten sehr eng sind
- ungünstige Voraussetzung bezüglich Einrichtung und Rangkämpfen bestehen
- vermehrt Verletzungen auftreten

Ausstattung

Ausstattung
- überdachte Fläche; Sauen sollen bei schlechter Witterung für längere Zeit (1-3 Tage) dort gehalten werden können
- Boden mit Stroh eingestreut oder aus Naturboden; Sauen rutschen auf nicht eingestreuten Flächen bei Rangkämpfen stark

Beschäftigung

Beschäftigung

Erkundung	Wühlen
Nahrungssuche	Beißen
Körperpflege	Nagen
Nestbau	Kauen

Verdauung

Verdauung

- konzentrierte und gut verdauliche Nahrung in kleinen Mengen über längere Zeit am Tag notwendig
- in natürlicher Umgebung Nahrungspartikel verstreut in Bodennähe, auf und im Boden
- Wildschweine und Hausschweine verwenden in seminatürlicher Umgebung viel Zeit zur Nahrungssuche: Zusammenspiel Rüssel, Zunge, Zähne, Geruchs-, Geschmacks- und Gesichtssinn

Verhaltensstörungen

Verhaltensstörungen

Schweine aller Nutzungskategorien leiden in heutigen Haltungsformen unter Reizarmut in sehr eintöniger Umwelt: nur Buchteneinrichtungen und Artgenossen als mögliche Beschäftigungsobjekte; aus arbeitswirtschaftlichen und technischen Gründen (Probleme der Entmistung) keine Verabreichung von Einstreu, Stroh, Gras oder Heu. Fütterung der Sauen häufig nur noch einmal pro Tag mit Kraftfutter → Fressdauer wenige Minuten → Verhaltensstörungen (Leerkauen, Stangenbeißen und Zungenrollen) → Ausdruck von Hunger und Mangel an Beschäftigung (Beschäftigungsmöglichkeiten ➲ Tabelle 20).
Ferkel und Mastschweine zusätzlich Schwanz- und Ohrenbeißen bzw. gegenseitiges Benagen an anderen Körperteilen.
Verhaltensstörungen können noch durch weitere Stressfaktoren wie zu hohe Besatzdichte, schlechte Stallklimabedingungen, sowie Hygiene- und Fütterungsfehler verstärkt werden.

EU-Richtlinie

Daher sieht die Richtlinie 91/630/EWG über Mindestanforderungen für den Schutz von Schweinen vor, dass Sauen genügend Rohfaser und alle Schweine Stroh, Heu oder ähnliches langfaseriges Material zur Beschäftigung erhalten müssen. Das Material muss Wühlen, Beißen, Kauen und Fressen ermöglichen.

Tabelle 20: Möglichkeiten zur Beschäftigung

Nutzungskategorie	Sicherstellen der Beschäftigung durch
Saugferkel	a) Wühlerde b) Einstreu (Langstroh, Strohhäcksel, entstaubte Hobelspänen) tgl. 1x im Liegebereich der Ferkel, bodendeckend
Abgesetzte Ferkel (bis 30 kg)	a) Raufen mit Stroh, Heu *ad libitum*, oder b) Langstroh oder Heu, oder c) Einstreu von Stroh, Strohhäcksel oder entstaubten Hobelspänen, tgl. 1x bodendeckend, oder d) Pressstrohwürfel in Vorratsbehältern, oder e) Weichholz, beweglich an der Wand angebracht
Mastschweine und Zuchtremonten (Schweine 30-110kg oder bis zum ersten Abferkeln)	a) Raufen mit Stroh, Heu *ad libitum*, oder b) Langstroh, Heu, Gras oder Ganzpflanzensilage (Mais, Gras) oder c) Einstreu von Stroh, Strohhäcksel oder entstaubten Hobelspänen, tgl. 1x bodendeckend, oder d) Pressstrohwürfel, oder e) Weichholz, beweglich an der Wand angebracht
Säugende, leere und tragende Sauen sowie Eber	a) Raufen mit Stroh, Heu *ad libitum*, oder b) Einstreu (Stroh) bodendeckend 1x tgl. frisch, oder c) Raufutter (Stroh, Heu, Gras, Maispflanzen, Ganzpflanzensilage, Gras- oder Heuwürfel, mind. 1 kg pro Tier und Tag; Verabreichung in den Trog oder auf die Bodenfläche) d) bei säugenden Sauen ist Langstroh als Einstreu zum Nestbauverhalten nötig

Wichtig ist, dass Raufutter und Beschäftigungsmaterial in guter Qualität verabreicht wird.
Ketten, Gummireifen, Bälle oder Material, an dem nicht gewühlt werden kann oder das nicht fressbar ist, sind **nicht** geeignet!

Raufen

Raufen: Gitterabstand
2,5-3,5 cm bei abgesetzten Ferkeln und Mastschweinen
5-7 cm bei Sauen

Tragende Sauen

Tragende Sauen

Aufstallsysteme

Aufstallsysteme
Für tragende Sauen gibt es eine Vielzahl von Haltungsformen. Um einen besseren Überblick zu bekommen, werden diese in Tabellenform dargestellt:

Säugende Sauen
Ferkel
Normalverhalten
Platzangebot

Säugende Sauen und Ferkel

Normalverhalten von Sau und Ferkel
Benötigen ausreichend Platz für:
- Bewegung
- Ruhen
- ungehindertes Aufstehen und Abliegen
- Säugen
- Trennung von Kot- und Liegeplatz
- Nestbauverhalten

Sauen achten beim Abliegen auf ihre Ferkel, um dem Erdrücken vorzubeugen. Bei engen Platzverhältnissen oder bei rutschigen Böden ist dieses Verhalten eingeschränkt. Es kommt häufiger zu Erdrückungen.

Nestbauverhalten

Nestbauverhalten
angeborenes Verhaltensbedürfnis: Geburtsvorbereitung, Sauen ruhiger während der Geburt
fehlendes Einstreumaterial führt zu Verhaltensstörungen und Mangel an Beschäftigung → Stangenbeißen, Weben bzw. Rütteln an Stangen und Trog und stereotypes Wühlen → Verletzungen!

Trennung Kot- und Liegeplatz

Trennung von Kot- und Liegeplatz
Bei ausreichendem Platzangebot trennen Sauen und Ferkel den Kot- und Liegeplatz. Im Kastenstand nicht möglich → ↑ Verschmutzung des Gesäuges → ↑ Mastitisfälle
Prophylaxe: Liegefläche im Kastenstand perforiert; verschiedene Rostmaterialien und Art des Einbaues führen häufig zu schweren Gelenks- und Klauenschäden bei Sauen und Ferkeln und zu Zitzenverletzungen bei den Sauen!

Tabelle 21: Überblick über die Haltungssysteme für tragende Sauen

<table>
<tr><td colspan="3">Einzelhaltung
nach der Art der Fixierung am Standplatz</td></tr>
<tr><td colspan="2">Holzwand oder Metallrohre</td><td rowspan="2">Anbindehaltung verboten!</td></tr>
<tr><td>Bucht – Tier kann sich umdrehen</td><td>Kastenstand – Tier kann sich nicht umdrehen</td></tr>
</table>

<table>
<tr><td colspan="7">Gruppenhaltung</td></tr>
<tr><td>Tierzahl</td><td colspan="3">Kleingruppe (<8 Sauen)</td><td colspan="3">Großgruppe (>8 Sauen)</td></tr>
<tr><td>Strukturierung der Bucht in Aktivitäts-, Kot- und Liegebereich</td><td colspan="2">Einflächen-Bucht</td><td colspan="2">Zweiflächen-Bucht</td><td colspan="2">Dreiflächen-Bucht</td></tr>
<tr><td>Fressplatzgestaltung</td><td>durchgehender Trog mit/ohne Schulter-blenden</td><td colspan="2">Einzelfressstände – verschließbar/nicht verschließbar</td><td colspan="2">Abruffütterung</td><td>Bodenfütterung</td></tr>
<tr><td rowspan="3">Fütterungsart</td><td colspan="3">Futterbeschaffenheit fest</td><td colspan="3">Futterbeschaffenheit flüssig</td></tr>
<tr><td colspan="3" rowspan="2">Zuteilung per Hand</td><td colspan="3">Zuteilung auf einmal</td></tr>
<tr><td colspan="2">alles auf einmal</td><td>Trippel-/Riesel-fütterung/ Biofix</td></tr>
<tr><td>Bodenbeschaffenheit</td><td colspan="3">teilperforiert</td><td colspan="3">planbefestigt</td></tr>
<tr><td>Einstreumenge</td><td colspan="2">einstreulos</td><td colspan="2">Einstreu</td><td colspan="2">Tiefstreu</td></tr>
<tr><td>Auslaufmöglichkeit</td><td>keine</td><td colspan="2">befestigter Vorplatz</td><td colspan="2">Weidegang</td><td>Freiland</td></tr>
</table>

Säugeverhalten

Säugeverhalten

durchschnittlich 1 Mahl pro Stunde, von Sau selbst oder von Ferkeln ausgelöst wichtig ist guter Zugang zum Gesäuge der Sau und Kolostrumaufnahme in ersten Minuten nach Geburt

Kastenstand

Kastenstand in Abferkelbuchten

Fixierung der Sauen im Käfig bringt wesentliche Vorteile für Tierhalter:

- akzeptable Erdrückungsverluste
- platzsparende Bauweise
- Arbeitsaufwand gering: ↓ Entmistungsaufwand

Alle Vorteile gehen zu Lasten der Sauen → durch Käfig maximale Einschränkung im Verhalten:
- Fortbewegung und Umdrehen unmöglich
- adäquater Nestbau unmöglich
- Trennung von Kot- und Liegeplatz unmöglich
- Kontakt zu Ferkeln eingeschränkt

Abferkelbucht
Sauenkäfig
Freiraum

Funktionsbereiche einer Abferkelbucht – Anforderungen und Beurteilung
- Sauenkäfig (Kastenstand)
  - wenig Behinderung beim Stehen, Liegen, Säugen, Koten, Harnen, Aufstehen und Abliegen, vorne und seitlich genügend Freiraum? Kopfbewegung durch Trog behindert? Kein Anschlagen und Hinfallen!
  - keine käfigbedingten Verletzungen! Druckschäden und Verletzungen an Rücken, Schultergräte und Gliedmaßen
  - Verstellbarkeit des Kastenstandes in Höhe, Länge, Breite und Neigung ist Grundvoraussetzung für Anpassung an Größe der Sauen! Bei jedem Einstellen Kastenstände individuell an Sauen anpassen!
  - Bereich um Sauenkäfig soll ruhiges und verletzungsfreies Säugen ermöglichen → spitze Winkel bei Diagonalaufstallung und Engpässe für Ferkel vermeiden

Käfigabmessungen

  - Käfigabmessungen
    - Länge ab hinterer Trogkante ≥190 cm
    - Achsmaß (lichte Weite) ≥65 cm
    - Breite für Sau in Seitenlage ≥75 cm (vertikale, nach außen gekröpfte Abweiser)
    - über dem Rücken ≥15 cm frei; lichte Höhe 110 cm

Trogabmessungen

  - Trogabmessungen
    - Trogunterseite rund
    - Bodenfreiheit bei erhöhtem Trog ≥15 cm beim tiefsten Trogpunkt
    - Höhe des unteren Längsrohres 40 cm
    - keine vorstehenden Spitzen, Zinkbrauen und Gräten → vor erstem Einstallen Oberflächen überprüfen, wenn nötig abschleifen

Boden
Liegebereich Sau

- Boden
  - Liegefläche muss eben, trocken sauber und rutschfest sein: wichtige Prophylaxe → ↓ MMA-Komplex (Mastitis Metritis Agalaktie) und ↓ Zitzenverletzungen

    Sauen und Ferkel regelmäßig auf Verletzungen an Zitzen, Gelenken, Schulter und Klauen kontrollieren; bei gehäuften Verletzungen der Ferkel an Karpal- und Sprunggelenken Bodenqualität verbessern (inkl. Ferkelnest)

    Rutschfestigkeit beim Abliegen und Aufstehen der Sauen beurteilen; bei rutschigen Böden lassen sich Sauen fallen und bleiben dann länger liegen
  - Boden wärmegedämmt oder nur geringe Wärmeableitung; Einstreu verbessert Liegekomfort

- plane Fußung muss möglich sein: planbefestigte wie perforierte Böden dürfen nicht zu Schäden an Gelenken und Klauen führen! Spaltenweite max. 9 mm
- Roste genau verlegen. NB: keine Niveauunterschiede und scharfe Kanten → Boden unter Kastenstand stufenlos und mind. 50 % geschlossen, schadhafte Rostelemente auswechseln
- Drainage geschlossener Liegeflächen durch Spaltenelemente im Trogbereich und unter Hinterhand sicherstellen → größere planbefestigte Flächen mit Gefälle versehen
- bodendeckende Einstreu → ↑ Qualität Liegefläche

Ferkelnest

- Ferkelnest
  - abgegrenzte Mikroklimazone und lebensnotwendiger Rückzugsbereich → Schutz vor Auskühlen und Erdrückung darf in keiner Abferkelbucht fehlen!
  - muss schnell und ohne Hindernisse erreichbar sein → Lampe zur Erleichterung
  - muss warm und zugluftfrei sein, weil hoher Wärmebedarf (32 °C bei Geburt bis 25°C beim Absetzen) → Bodenheizung, Wärmelampen oder Heizdeckel, Einstreu verbessert Wärmeisolierung
  - Liegefläche bis zum Absetzen muss ausreichend groß, sauber und trocken sein (ca. 0,05 m^2 pro Ferkel)
  - Optimal geschlossenes Ferkelnest: geschlossene Wände, Abdeckung und breiter offener Eingangsseite mit Streifenvorhang → für Betreuer gut einsehbar und erreichbar, Beobachtung des Liegeverhaltens ermöglicht die Qualität des Ferkelnestes zu beurteilen! Geschlossenes Ferkelnest erlaubt die Raumtemperatur im Stall zu senken, was für die Sau angenehmer ist!
    - gut, wenn alle Ferkel im Nest in entspannter Seitenlage nebeneinander liegen und Platz haben
    - schlecht, wenn Haufenlagerungen im oder außerhalb des Nestes und nasse, verschmutzte Liegeflächen bzw. Zugluft vorherrschen
    - schlecht bei Liegen am Rand oder außerhalb des Nestes → Ferkelnest zu warm

Fütterung

- Fütterung
  - Optimale Versorgung; achten auf: keine Behinderung durch Gestänge im Kopfbereich, ungünstige Trogformen oder falsch eingerichtete Tränken → Scheuerstellen, Schwielen oder Verletzungen im Kopfbereich der Sau
  - Tröge vor jeder Mahlzeit reinigen; Kipptröge oder Tröge mit Ausgussloch gut geeignet
  - frühzeitige Festfutteraufnahme für Ferkel wichtig → Futter in Schalen anbieten, für Ferkel gut erreichbar, müssen leicht sauber zu halten und gut zu bedienen sein, tgl. Überprüfen der Ferkelfressplätze, hygienischer Zustand des Futters

Tränke

- Tränke
  - ausreichenden Durchfluss (➲ Tabelle 22)
  - Tränken mit freier Wasseroberfläche (Trogtränke mit Trogfluter, Beckentränke) für Schweine besser geeignet als Nippel- oder Sprühtränken; Sauberkeit und Funktion von Trögen und Tränken täglich überprüfen
  - Suchverhalten der Ferkel nach Wasser → Harntrinken bei Ferkeln; Sau oder Ferkel verweigern Aufnahme von Trockenfutter infolge Wassermangels

Tabelle 22: Wasserbedarf und Wasserdurchfluss

Tierkategorie	Wasserbedarf (l/Tier/Tag)	Wasserdurchfluss (l/min)
Sau säugend	15,0 + 1,5/Ferkel	2,0-3,0
Saugferkel	0,3-0,7	0,3-0,4
Absetzferkel	0,5-2,5	0,4-0,6

Stallklima

- Stallklima

  Wichtige Stallklimaparameter: Stalltemperatur, Luftfeuchtigkeit, Luftgeschwindigkeit im Tierbereich, Staubgehalt und Schadgase
  - Stalllufttemperatur für Gesundheit und Wohlbefinden wesentlich, Temperaturansprüche unterschiedlich:
    - Sau: Optimum bei 18 °C
    - Ferkel im Ruhebereich: je nach Alter 32-25 °C, viele Abferkelställe mit zu hoher Raumtemperatur betrieben! →
    - Raumtemperatur ständig messen (Minimum-Maximum-Thermometer)

    Verhalten von Sau und Ferkel überprüfen: Liegeverhalten, Verschmutzung der Tiere durch Liegen im Kotbereich bei hoher Stalltemperatur, Hecheln, Haufenlagerung der Ferkel bei zu tiefer Stalltemperatur, Liegen um die Sau herum bei zu tiefer Stalltemperatur.
  - große jahreszeitliche oder tägliche Temperaturschwankungen sowie Zugluft vermeiden → Raumtemperatur ständig messen
  - Lüftungsanlagen richtig dimensionieren → im Tierbereich Thermofühler anbringen und Lüftungsanlagen und Temperaturfühler regelmäßig überprüfen und anpassen
  - zu hohen Staubgehalt und Schadgasanteil vermeiden → regelmäßig überprüfen, wenn nötig:
    - Lüftungsrate erhöhen
    - Managementfehler beheben (ungenügendes Ausmisten oder erhöhter Futterstaub infolge Fütterungstechnik)
    - zu trockene Luft → Luftbefeuchtung
  - Zwangslüftungen mit Alarmanlage und geeigneten Ersatzsystemen

Schlussfolgerung

Schlussfolgerung
Abferkelbuchten mit Kastenstand stellen grundsätzlich keine tiergerechte Haltung dar, da die Sauen in ihrer Bewegungsfreiheit massiv eingeschränkt sind und den Sauen und Ferkeln jegliche Beschäftigungsmöglichkeit fehlt. Um trotzdem mit Erfolg Ferkel aufziehen zu können, muss auf viele Details in der Ausführung der Aufstallung und im Management geachtet werden. Neue Aufstallungsformen für die Sau mit freier Bewegungs- und Nestbaumöglichkeit verbessern die Tiergerechtheit wesentlich. Die Beachtung der Anforderungen an Sau und Ferkel sind aber auch hier zu berücksichtigen.

2.3.5 Lebensmittelhygienisch relevante Aspekte der Schweinehaltung

Einleitung

Einleitung
Kontamination von Schweinefleisch und Schweinefleischprodukten mit pathogenen Keimen stellt ein hohes Risiko für die Gesundheit des Menschen dar, weil ein einzelner unentdeckter Keim in der Lebensmittelkette durch Reproduktion bei vielen Personen Lebensmittelvergiftungen verursachen kann.

wichtigste Erreger

wichtigste Erreger im Schweinefleischbereich
Salmonella spp., *Campylobacter* spp., *Yersinia enterocolitica* und *Listeria monocytogenes* (➲ Kapitel 8.2.3).
Hygienemaßnahmen werden am Beispiel von *Salmonella* spp. dargestellt. Für andere Krankheitserreger gelten im Prinzip ähnliche Hygienemaßnahmen, auch wenn sich die Gewichtung einzelner Bekämpfungsmaßnahmen deutlich unterscheiden kann.

Mastbetrieb

Mastbetrieb

Salmonella *spp.*

***Salmonella* spp. in Schweinemastbetrieben**
5-10 Serotypen dominieren: *S.* Typhimurium (am häufigsten), *S.* Enteritidis, *S.* Newington, *S.* Worthington, *S.* Agona, *S.* Dublin und *S.* Newport. Exotische Serotypen (z.B. *S.* Mbandaka) können über Futtermittel eingeschleppt werden. Die Eliminierung der Salmonellen aus dem Stallbereich ist aufwändig und kostspielig. Methoden wie Rein-Raus-Verfahren und verbesserte Hygienemaßnahmen sind vor allem dann nicht effektiv genug, wenn Schweine in ihrer Herde immer wieder mit subklinisch infizierten Tieren zusammentreffen.

Übertragung

Übertragungsweg
Fäkal-orale Infektion

Faktoren in Infektionsgeschehen/ -ausbreitung

Wichtige Faktoren in Infektionsgeschehen und Infektionsausbreitung von Salmonellen im landwirtschaftlichen Betrieb:

Tiere

- Neu angekaufte, Salmonella-positive Tiere (→ „juvenile infections"; verantwortlich für ≈ 10% der Fälle)

Futter

- Futter. 2 Keime pro Gramm können ausreichen (verantwortlich für 15–30% der Fälle)
  - Ökosystem von nicht pelletiertem Futter
    Bemerke: Obwohl in pelletiertem Futter schlechtere Wachstumsbedingungen für Salmonella *spp. herrschen und somit ein besserer Schutz vor Kontamination als durch nicht pelletiertes Futter gegeben sein sollte, scheint sich bei Schweinen das Risiko einer Infektion mit Salmonellen trotzdem zu erhöhen. Die Ursachen sind möglicherweise in der Konsistenz des Darminhaltes zu suchen. Die Fütterung von Pellets fördert eine Phasentrennung. In dem vermehrt entstehenden flüssigen Medium wird die Vermehrung der Salmonellen begünstigt. Der pH-Wert im Magen bei Tieren mit Pelletfütterung ist höher, wodurch eine Inaktivierung von Salmonellen nicht ausreichend gegeben ist.*
  - niedriger pH-Wert von Wasser und Futter (organische Säuren und Fermentation) → Reduktion von *Salmonella* spp.

Zukauf

- Je mehr Tiere aus verschiedenen Betrieben in einer Mastherde vereint werden, desto höher ist das Risiko der Infektion und Übertragung.

Umwelt

- Umweltbelastung:
  - Abwässer
  - Überregionale Transporte
  - Intensive Tierhaltung nivelliert geographische Unterschiede! (in den Niederlanden z.B. schon 2/3 infiziert! Meist mit eigener „Hausflora" von *Salmonella* spp.; 5-30% scheiden zu Mastende mehrere 1000 Mio. Salmonellen/g Kot aus; in Kot, Tonsillen und Mesenteriallymphknoten von Schlachttieren sind nur mehr einige 100/g zu finden)
  - Verschiedene Tiergattungen in einem Betrieb → Kreuzkontamination

Fäzes

- Ausscheiden mit den Fäzes:
  - „Shedding" aus dem Lymphknoten in Stresssituationen:

Stress	→ ↑ Katecholamine	→	↓ Magensäure
		→	↑ Darmperistaltik
	→ ↑ Cortikosteroide	→	↓ Makrophagenaktivität
		→	↓ Leukozytenaktivität
		→	↓ Plasmazellaktivität

  - Einfluss Alter, Immunstatus, Darmflorazusammensetzung, usw.

Ausbreitung im Betrieb

Ausbreitung im Betrieb

- von Stallabteil zu Stallabteil (eingeschränkt)
- über Vektoren
  - Mensch, Nagetiere, Insekten, Hunde, Katzen, andere Nutztiere, Vögel, Werkzeuge → zu verhindern durch GFP
  - Aerogener Übertragungsweg (Staub, Aerosol)
  - via Futter/Stroh → gleichzeitiges Auftreten im ganzen Stall

Maßnahmen

Strategien zur Bekämpfung

- GFP
- optimale Futtermittelqualität: z.B. Pelletierung (s.o.) → Pasteurisationseffekt, fermentierte Futtermittel, Einsatz von Probiotika (➲ Übungen Tierernährung; ➲ Supplemente in der Tierernährung)

SPF

- in Dänemark: SPF (Specified Pathogen Free) Herden schaffen = Reservoire reduzieren.
  - „Rote“ Bestände = für Tierzuchtziele
  - „Blaue“ Bestände = für Mastschweine

Schaffung SPF-Herden

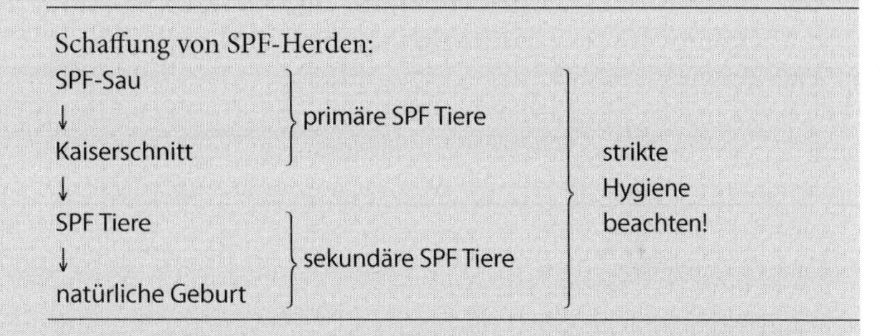

Schaffung von SPF-Herden:
SPF-Sau
Kaiserschnitt
primäre SPF Tiere
SPF Tiere
natürliche Geburt
sekundäre SPF Tiere
strikte Hygiene beachten!

Spektrum

Dänische SPF-Bestände sind frei von z.B.

- enzootischer Pleuropneumonie (*Mycoplasma hyopneumoniae*)
- kontagiöser Pleuropneumonie (*Actinobacillus pleuropneumoniae*)
- Rhinitis atrophicans (*Pasteurella/Bordetella*)
- Schweinedysenterie (*Serpulina hyodysenteriae*)
- Aujeszky´scher Krankheit (Herpesvirus)
- Räude (*Sarcoptes scabiei*)
- Läusen (*Haematopinus suis*)

Probleme in dänischen SPF-Beständen

- Reinfektionen, zumeist (≈ 80%) mit *Mycoplasma* → SPF-MS (SPF-*Mycoplasma*-sick) Bestände
- ≈ 65% *Campylobacter*-positiv (konventionell ≈ 77%)

SPF bedeutet nicht, dass Infektionen mit *Salmonella, Yersinia, Toxoplasma* etc. unmöglich sind!

2.4 Geflügelhaltung

Einteilung

Einteilung
- Hühner
  - Legehennen
  - Masthühner (Broiler)
- Puten
- andere Spezies (Enten, Gänse)

2.4.1 Tierschutzrechtliche Mindestanforderungen an die Haltung von Geflügel

Rechtsnormen

- Richtlinie 99/74/EWG zur Festlegung der Mindestanforderungen zum Schutz von Legehennen
- Richtlinie 2007/43/EG mit Mindestvorschriften zum Schutz von Masthühnern
- Richtlinie 98/58/EG über den Schutz landwirtschaftlicher Nutztiere
- Bundesgesetz über den Schutz der Tiere (Tierschutzgesetz – TSchG), BGBl. I Nr. 118/2004
- 1. Tierhaltungsverordnung (Verordnung über die Mindestanforderungen für die Haltung von Pferden und Pferdeartigen, Schweinen, Rindern, Schafen, Ziegen, Schalenwild, Lamas, Kaninchen, Hausgeflügel, Straußen und Nutzfischen), BGBl. II Nr. 485/2004

1. TierhaltungsVO

1. Tierhaltungsverordnung
Allgemeine Bestimmungen über Geltungsbereich, Betreuungspersonen und Eingriffe sowie Mindestanforderungen in Anlage 6

Junghennenaufzucht

Spezielle Bestimmungen für die Aufzucht von Junghennen
Daneben gibt es Bestimmungen zu den Einrichtungen und der Besatzdichte bei der Käfigaufzucht (➲ Tabelle 23).

Tabelle 23: Besatzdichteschema für die Aufzucht in Alternativsystemen

Alter	Nutzbare Fläche	
	Alternativsysteme	Alternativsysteme mit Sitzstangen*
6-10 Wochen	24 Tiere/m^2	28 Tiere/m^2
>10 Wochen	12 Tiere/m^2	14 Tiere/m^2

* erhöhte Sitzstangen: 7 cm/Tier

Legehennen Zuchttiere
Käfighaltung
Besatzdichte

- Spezielle Bestimmungen für Legehennen und Zuchttiere
- NB: Die Käfighaltung von Zuchttieren ist nicht geregelt!
- Besatzdichte in ausgestalteten Käfigen (zulässig bis 1.1.2020):
  - 750 cm^2/Tier, davon mindestens 600 cm^2 nutzbare Fläche
  - 2.000 cm^2/Käfig (➲ Kapitel 2.4.2)

Einrichtungen

- Einrichtungen in Käfigen
  - Troglänge: 10 cm oder 12 cm (ausgestaltete Käfige)
  - Rinnentränke: durchgehend
  - Nippeltränken: 1/15 Tiere, mind. 2 pro Käfig
  - Sitzstangen: 15 cm/Tier (ausgestaltete Käfige)
  - Nester, Fläche zum Scharren und Picken (ausgestaltete Käfige)
- Haltung von Legehennen und Zuchttieren in Alternativsystemen

Tabelle 24: Mindestplatzangebot für Legehennen und Zuchttiere

Alternativhaltungssystem mit	**nutzbare Fläche**
einer nutzbaren Ebene	1 m^2/7 Tiere
zusätzlich erhöhten Sitzstangen	1 m^2/7,5 Tiere
zusätzlich erhöhte Fütterungen **oder** Außenscharrraum	1 m^2/8 Tiere
zusätzlich erhöhte Fütterungen **und** Außenscharrraum	1 m^2/9 Tiere
mehreren nutzbaren Ebenen	1 m^2/9 Tiere

Tabelle 25: Alternativsysteme (seit 1.1.2007)

Stalleinrichtung		**Mindestausmaß/ Mindestanzahl**
Fütterung	Fressplatzlänge am Trog oder Band	10 cm/Tier
	Futterrinne am Rundautomaten	4 cm/Tier
Tränken	Tränkrinnenseite	2,5 cm/Tier
	Tränkrinne an der Rundtränke	1,5 cm/Tier
	Trinknippel, Tränknäpfe	1/10 Tiere
Sitzstangenlänge		20 cm/Tier
Einzelnest		1/7 Tiere
Gruppennest		1 m^2/120 Tiere

Masttiere

- Spezielle Bestimmungen für Masthühner und Puten

Tabelle 26: Mindestplatzangebot für Masthühner und Puten (Anlage 6 zur 1. Tierhaltungsverordnung)

in Bodenhaltung			
	Masthühner		1 m²/30 kg
	Truthühner		1 m²/40 kg
in Bodenhaltung mit Auslauf			
	Masthühner	Stallfläche	1 m²/30 kg
		Auslauffläche	2 m²/Tier
	Truthühner	Stallfläche	1 m²/40 kg
		Auslauffläche	10 m²/Tier

Haltung ohne Einstreu in Österreich verboten!

Tabelle 27: Einrichtungen in Ställen für Masthühner (Anlage 6 zur 1. Tierhaltungsverordnung)

Bodenhaltung		
Fütterungseinrichtungen		
	Fressplatzlänge am Trog oder Band bei mechanischer Fütterung	3 cm/Tier
	Futterrinne am Rundautomaten	1,5 cm/Tier
Tränkeeinrichtungen		
	Trinknippel	1/15 Tiere (2/Einheit)
	Tränkrinnenseite	2,5 cm/Tier
	Tränkrinnen an der Rundtränke	1,5 cm/Tier

Masttiere

- Spezielle Bestimmungen für Enten und Gänse

Tabelle 28: Mindestplatzangebot für Enten und Gänse (Anlage 6 zur 1. Tierhaltungsverordnung)

Mastgeflügelart	**Höchstbesatz (Stall)**	**Auslauffläche (je Tier)**
Gänse	15 kg/m²	10 m²
Enten	25 kg/m²	2 m²

Die Haltung von Gänsen und Enten ohne Auslauf ist unzulässig. Im Stall ist die Haltung ohne Einstreu verboten. Stallanlagen für Gänse und Enten sind mit einer Bade- oder Duschmöglichkeit auszustatten.

2.4.2 Legehennen

Hybridzucht

Hybridzucht
Stammform **Bankivahuhn** (*Gallus gallus L.*) mit mehreren Unterarten; Verbreitung von Vorbergen des Himalaya (Nordpakistan) über China, Südostasien bis Indonesien
Lebensraum: trockene sowie feuchte Wälder bis etwa 1.100 m Höhe; heute meist Sekundärwälder, Primärwälder werden scheinbar gemieden; Bambusregenwald mit Gruppen kleiner Laubbäume und Sträucher. Bankivahühner halten sich bevorzugt am Waldrand auf.
In Österreich:

- meist braune Hennen (z.B. Lohmann braun, Lohmann Tradition)
- weiße Hennen [meist Lohmann selected Leghorn (LSL)]

Tabelle 29: Gewichtsvergleiche verschiedener Rassen

	Henne	**Hahn**
Bankivahuhn	um 700 g	um 1.000 g
Legehybride	1.700-2.200 g	2.200-3.500 g
Masthelterntiere	ca. 3.500-4.000 g	ca. 4.500-5.000 g

Verhalten von Hühnern und Ansprüche an die Haltung

Lebensraum

Allgemeine biologische Anforderungen an den Lebensraum

- Ursprünglicher Lebensraum gut strukturiert
- Sehvermögen:
  - unterschiedliche Lichtintensitäten
  - ausreichend Licht
  - Zugang zu Tageslicht
- Geruchssinn: Stallklima
- Geschmacksinn: Futter
- Hörsinn: Lärm
- Tastsinn: Schnabelspitze intakt

Nahrungsverhalten

Nahrung und Nahrungsaufnahmeverhalten

Nahrungsaufnahme in Gruppen; Nahrungssuche und Aufnahme nehmen Großteil der Tagesaktivitäten ein; Nahrungsspektrum: Pflanzenteile, Samen, Knospen, Früchte, Invertebrata, Vertebrata (Amphibien, Reptilien, Kleinsäuger), Aas
daher wichtig:

- Flächen zur Futtersuche
- Substrat zum Scharren und Picken
- ausreichende Fressplätze

Trinkverhalten

Trinkverhalten

Hühner schöpfen Wasser von Wasseroberflächen
offene Tränkeeinrichtungen wie Rundtränken oder Cups werden bevorzugt, Gebrauch von Nippeltränken muss erlernt werden!

Sozialverhalten

Sozialverhalten

kleine Gruppen

- Hühner leben natürlicherweise in kleinen Gruppen (bis 60 Tiere)
  - territorial
  - Rangordnung
  - Verhaltenssynchronizität

große Gruppen

- heute in Alternativhaltung Großgruppen (mehrere 1.000 Tiere)
  - geringe Aggressivität (Schwarmverhalten ohne Rangordnung)
  - Hähne verringern die Aggressivität weiter
  - Raumstruktur wichtig

Tabelle 30: Beispiel Freilandhaltung – Einfluss der Gruppengröße auf die Auslaufnutzung

	Bereich 0 - 100 m		**Bereich 100 - 225 m**	
	% von gesamt	**% der Hennen im Auslauf**	**% von gesamt**	**% der Hennen im Auslauf**
250 Hennen	36,4	96,2	1,3	3,8
500 Hennen	31,4	90,0	3,6	10,0
1000 Hennen	19,5	86,0	3,2	14,0

Nester/Eiablage

Nester und Eiablage

Anforderungen an Nester:

- abgesondert, aber gut zugänglich
- jene mit Einstreu werden bevorzugt
- abgedunkelt

Bankivahuhn: Nest in Mulde am Boden, sehr wenig Nestmaterial, Gelege aus 5-10 Eiern; NB: Legehybriden legen 260-320 Eier pro Jahr!

Aufzucht

Aufzucht
Nestflüchter, meiste Verhaltensweisen (Fortbewegung, Nahrungsaufnahme und Trinken, Komfortverhalten, ...) innerhalb von zwei Wochen ausgebildet
In der Praxis: Aufzucht am Aufzuchtbetrieb ohne Elterntier
Struktur wichtig: Küken müssen in Systemen aufgezogen werden, die dem späteren System im Legebetrieb entsprechen

Fortbewegung

Fortbewegung
Hühner verbringen bis zu ⅔ des Tages im Gehen; Fliegen nur im Ausnahmefall!

Ruheverhalten

Ruheverhalten
erhöhte oder geschützte ruhige Orte → erhöhte Sitzstangen

Komfortverhalten

Komfortverhalten/Anforderungen
- Gefiederpflege: ruhige, möglichst erhöhte Orte notwendig
- Strecken, Flügelschlagen: ausreichend Platz schaffen
- Staubbaden: Staubbadeplätze einrichten
- Sonnenbaden

Tagesrhythmus

Tagesrhythmus (➲ Abbildung 9; ➲ Abbildung 10)
diurnaler Rhythmus mit Hauptaktivitätszeiten am Morgen und am Nachmittag

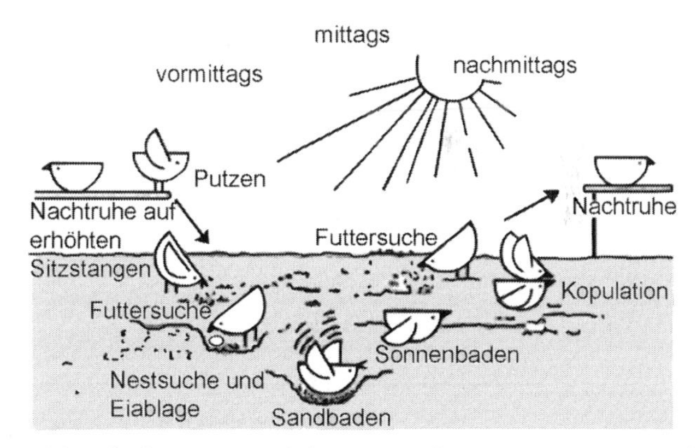

Abbildung 9: Tagesrhythmus (Aus: Fölsch, D.W., Hoffmann, R., BAT: Artgemäße Hühnerhaltung, Bad Dürkheim: SÖL, 1999)

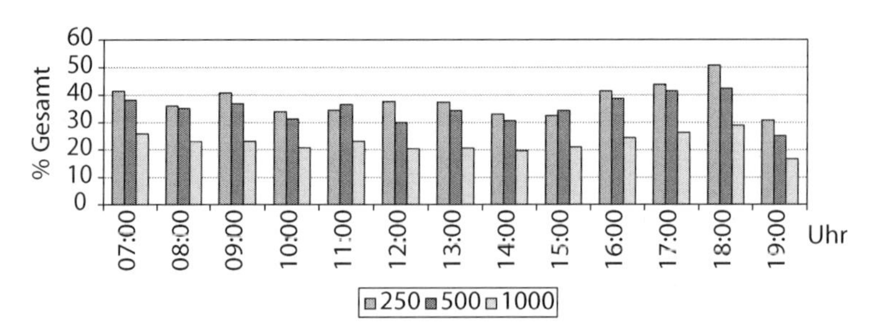

Abbildung 10: Beispiel Freilandhaltung – Auslaufnutzung bei unterschiedlicher Gruppengröße im Tagesverlauf
Bemerke, dass unterschiedliche Gruppengrößen (250, 500, 1.000 Hennen) eine unterschiedliche Nutzung des Auslaufes im Tagesverlauf zeigen. Bei geringerer Belegdichte ist der natürliche diurnale Rhythmus deutlicher.

Stall

Funktionskreise und Funktionsbereiche im Stall

Tabelle 31: Funktionskreise, Verhalten, Funktionsbereiche im Stall (modifiziert nach Fölsch u. Hörning, 1994)

Funktionskreise	Verhalten	Funktionsbereiche im Stall
Nahrungsaufnahmeverhalten	Scharren, Zurücktreten, Picken, Zupfen, Zerren	Legemehl, Körner, Grit, Muschelschalen, Einstreu, Grobfutter, Grünauslauf
Fortbewegungsverhalten	Gehen, Laufen, Fliegen, Flattern, Springen	Raumangebot (3. Dimension, Besatzdichte)
Ruheverhalten	Stehen, Liegen, Dösen Schlafen	Sitzstangen, Ebenen, Schatten, Rückzugsmöglichkeiten
Körperpflegeverhalten Komfortverhalten	Putzen, Fußstrecken, Flügelstrecken, Flügelheben, Flügelschlagen, Sandbaden, Sonnenbaden, Axiales Körperschütteln	Sitzstangen (Rückzugsmöglichkeiten), Staubbad, Grünauslauf, Einstreu
Soziale Interaktionen	Soziales Picken, Hacken, Jagen, Kämpfen, Sich-Ducken, Ausweichen	Raumangebot (3. Dimension, Besatzdichte), Sitzstangen (Rückzugsmöglichkeiten)
Fortpflanzungsverhalten	Treiben, Walzern, Treten, sich ducken	Hähne und Hennen
Nestverhalten	Nestinspektion, Liegen in der Nestmulde, Nesteln, Scharren, Eiablage, Eiunterrollen, Brüten	Eingestreute Nester, Nestanflugstangen bzw. Roste

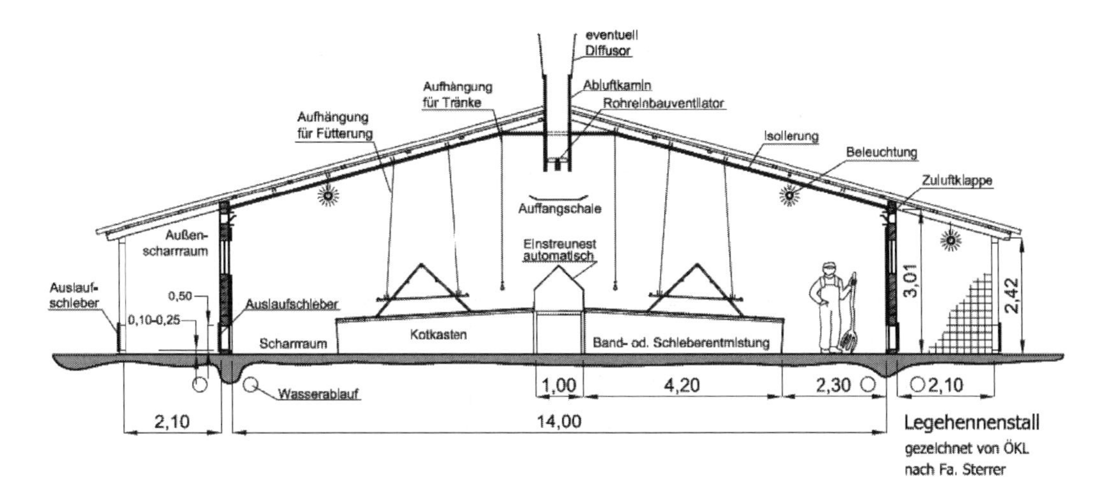

Abbildung 11: Freilandstall mit klassischem einetagigem System (Bodenhaltung) und Außenscharrraum (Zeichnung: D. Brandl, Österreichisches Kuratorium für Landtechnik und Landentwicklung, Wien (ÖKL) nach Fa. Sterrer); Stall mit einetagigem System ohne Freilandauslauf würde bis auf die Auslaufschieber gleich aussehen (Eiervermarktung als Bodenhaltung)

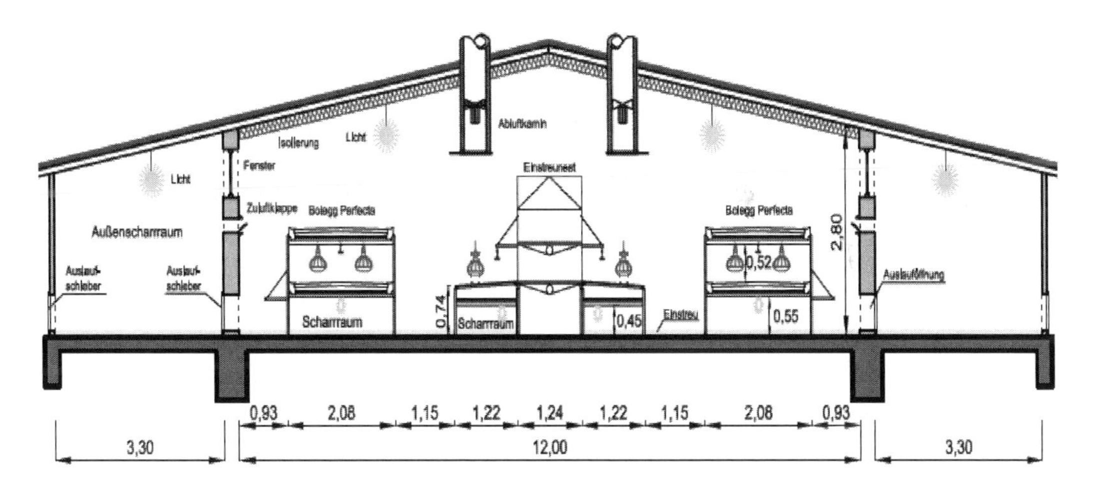

Abbildung 12: Freilandstall mit mehretagigem System (Voliere) der Fa. Vencomatic (Bollegg Perfekta) und Außenscharraum (Zeichnung: D. Brandl, Österreichisches Kuratorium für Landtechnik und Landentwicklung, Wien (ÖKL) nach Fa. Janker); Volierenstall ohne Freilandauslauf würde bis auf die Auslaufschieber gleich aussehen (Eiervermarktung als Bodenhaltung). Die Voliere kann statt der Rundtröge auch mit Längströgen (z.B. Kettenfütterung) ausgestattet werden.

Federpicken
Kannibalismus

Federpicken und Kannibalismus

Ursachen:

- Genetik
- Fütterung
- Aufzucht
- Haltung im Legebetrieb

Federpicken und Kannibalismus werden multifaktoriell verursacht!

Haltungssysteme

Haltungssysteme bei Legehennen

Grundsätzlich wird bei den Haltungssystemen für Legehennen zwischen Käfigsystemen und sog. Alternativsystemen (Boden-, Volieren- und Freilandhaltung) unterschieden:

Käfigsysteme:

- konventionelle Käfige
- ausgestaltete Käfige

Alternativsysteme:

- einetagiges System (sog. Bodenhaltung)
- mehretagiges System (sog. Volierenhaltung)
- ein- oder mehretagiges System mit Zugang zu einem Auslauf im Freien (sog. Freilandhaltung)

TSchG

Bestimmungen gem. § 18 Tierschutzgesetz

- Verbot konventioneller Käfige seit 1.1.2009
- Verbot ausgestalteter Käfige ab 1.1.2020 (Neubau seit 1.1.2005 verboten)
- Die Zulassung neuer Haltungssysteme, die zwar über die Anforderungen an ausgestaltete Käfige gemäß Art. 6 Richtlinie 1999/74/EG hinausgehen, aber nicht den Anforderungen an Alternativsysteme gemäß Art. 4 der genannten Richtlinie entsprechen, dürfen nur dann in Verkehr gebracht werden, wenn die Fachstelle für tiergerechte Tierhaltung und Tierschutz (§ 18 Abs. 6 TSchG) durch ein Gutachten bestätigt, dass das neue Haltungssystem eine Verbesserung im Vergleich zu bestehenden Haltungssystemen darstellt.

Weitere Anforderungen:

- Verbot von elektrischen Steuerungseinrichtungen
- Gebot von Ersatzvorrichtungen für Lüftungsanlagen und Alarmvorrichtungen
- Verbot von Eingriffen (Ausnahmen: Schnabelkürzen von Küken von Legehennen/Puten und Zehenkürzen bei Zuchthähnen)

Ausgestaltete Käfige

Ausgestaltete Käfige

Mindestfläche:

- 750 cm^2/Tier, davon mindestens 600 cm^2 nutzbare Fläche
- 2.000 cm^2/Käfig

Stalleinrichtungen bzw. Ausstattungselemente:
- Fressplatz (Trog oder Band,: Mindestlänge 12 cm/Tier
- Tränken (Nippel oder Näpfe): 1/15 Tiere, mindestens aber 2/ Käfig
- Sitzstangen: Länge mindestens 15 cm/Tier
- Nest: mindestens 1/Käfig
- geeignetes Material zum Scharren und Picken
- Scharrfläche: Vorrichtungen zum Kürzen der Krallen

Vermarktung

Eier werden als **Käfigeier** vermarktet
NB: Die Haltung von Legehennen in konventionellen Käfigen ist EU-weit seit 1.1.2012 verboten!

Bodenhaltung
Ausstattung

Einetagige Haltungssysteme (sog. Bodenhaltung)
- Kotgrube meist ⅔ der Stallbreite (z.T. automatische Entmistung), Scharrraum mit Einstreu
- Futterlängströge (Kettenfütterung) oder Rundtröge
- Nippel-/Cup- oder Rundtränken
- Nester (Gruppen/Einzelnester) mit/ohne Einstreu, manuelle oder automatische Abnahme
- Sitzstangen

Vorteile

- **Vorteile:**
  - Großteil des arteigenen Verhaltensinventars kann gezeigt werden
  - Tiere können einander ausweichen
  - höhere Knochenfestigkeit
  - leichtere Überwachung, Tageslicht möglich

Nachteile

- **Nachteile**:
  - keine strikte Trennung von Tier und Kot (Parasiten, Krankheiten)
  - verlegte Eier
  - höhere Produktionskosten (geringe Besatzdichte) und schwierigeres Management
  - höhere Staubbelastung
  - z.T. sehr geringe Lichtintensitäten

Weiterentwicklung

- **Weiterentwicklung**:
  erhöhte Fütterungs- und Tränkeeinrichtungen, Außenscharrraum

Vermarktung

Eier werden als **Bodenhaltungseier** vermarktet

Volierenhaltung
Ausstattung

Mehretagige Haltungssysteme (sog. Volierenhaltung)
- mehrere übereinander liegende Etagen mit Gittern/Rosten und darunter liegenden Kotbändern
- Scharrraum mit Einstreu
- Futterlängströge (Kettenfütterung) oder Rundtröge
- Nippel-/Cup- oder Rundtränken
- Nester (Gruppen/Einzelnester) mit/ohne Einstreu, manuelle oder automatische Abnahme
- Sitzstangen

Vorteile

- **Vorteile**:
  - Großteil des arteigenen Verhaltensinventars kann gezeigt werden (Scharrraum zur Futtersuche und zum Staubbaden, Sitzstangen, Nester)
  - Tiere können einander sehr gut ausweichen
  - höhere Knochenfestigkeit
  - Tageslicht möglich
  - relativ kostengünstige Produktion

Nachteile

- **Nachteile**:
  - keine strikte Trennung von Tier und Kot (Parasiten, Krankheiten)
  - verlegte Eier
  - schwierigeres Management
  - höhere Staubbelastung
  - z.T. sehr geringe Lichtintensitäten

Weiterentwicklung

- **Weiterentwicklung**:
  zusätzlicher Außenscharrraum

Vermarktung

Eier werden als **Bodenhaltungseier** vermarktet

Freilandhaltung

Freilandhaltung
Einetagiges oder mehretagiges System im Stall und zusätzlich **Zugang zum Grünauslauf**

Vorteile

- **Vorteile**:
  - praktisch das gesamte Verhaltensinventars kann gezeigt werden (Auslauf zur Futtersuche und zum Staubbaden, Sonnenbaden, Sitzstangen, Nester)
  - Futterergänzung
  - Tiere können einander sehr gut ausweichen
  - höhere Knochenfestigkeit
  - Tageslicht und Außenklima

Nachteile

- **Nachteile**:
  - größere Möglichkeiten zur Übertragung von Krankheiten und Parasiten, Stickstoffeintrag in den Auslauf
  - verlegte Eier
  - schwierigeres Management und evtl. Überwachung
  - höhere Staubbelastung
  - Verluste durch Predatoren (Fuchs, Greifvögel)
  - hohe Produktionskosten

Weiterentwicklung

- Weiterentwicklung:
  zusätzlicher Außenscharrraum

Vermarktung

Eier werden als **Freilandeier** vermarktet

Zusammenfassung

Zusammenfassung
Als tiergerechtestes System kann die Freilandhaltung angesehen werden. Die Käfighaltung erfüllt die Ansprüche der Legehennen nicht. Ausgestaltete Käfige lassen trotz zusätzlicher Einrichtungen nur einen Teil des arteigenen Verhaltensinventars zu. Alternative Haltungssysteme erfordern grundsätzlich mehr Know-how des Halters und stellen erhöhte Managementanforderungen.

2.4.3 Masthühner

Hühnermast

Hühnermast

Rassen

- Hybridhühner [z.B. Ross 308, Cobb 500; ISA (bio), Ausgangslinien sind Geschäftsgeheimnis; oft Sussex-Hampshire-Kreuzungen].

Mastverfahren

- Produktionstechniken
  - Vertragsmast (konventionelle Mast):
    enge Bindung der Mast an die Schlachtbetriebe. Bodenhaltung bei Besatzdichten von 30 Tieren je m^2 (im Ausland bis 45 kg/m^2); Endgewicht von 1800 g bis 2400 g in 35-42 Tagen (je nachdem ob Brathähnchen oder Teileproduktion). Futteraufwand 1:1,6 bis 1:1,75 kg, sehr schnell wachsende Hybriden.
  - Alternative Junghühnermast (biologische Landwirtschaft):
    langsameres Wachstum, günstigeres Fleisch-Knochen-Verhältnis → „Qualitätsgeflügelfleisch" für Spitzengastronomie und kritische Konsumenten. Schlachtgewicht von ca. 1700 g in 60-65 Tagen.

  Masthühner werden in Bodenhaltung mit Tiefstreu gehalten!

Einrichtung

- Einrichtung
  - Einstreu (meist Hobelspäne oder Stroh)
  - Fütterung (Rund- oder Längströge)
  - Tränken (Nippel- oder Rundtränken)
  - Heizung (Raumheizung oder Gasstrahler)
  - Lüftungsanlagen (Ventilatoren)

  In der biologischen Landwirtschaft werden Masthühner zusätzlich mit Außenscharrraum und Zugang zu einem Auslauf (4 m^2/Tier) gehalten. Die Besatzdichte ist mit max. 21 kg/m^2 deutlich niedriger.

Tierschutzprobleme

Masthühner in konventioneller Haltung
- Beinprobleme
- Ballengeschwüre
- Aszites
- plötzlicher Herztod

2.4.4 Puten

Putenmast

Putenmast

Rassen

- Rassen
  Hybridrassen, in Österreich meist Hybriden der Firma B.U.T (B.U.T 9 oder Big 6) oder Hybrid (Converter), selten Bronze Puten der Fa. Kelly (Bio)

Mastverfahren

- Produktionstechnik
  Mast in geschlossenen Stallungen oder in sogenannten Lousianastallungen (seitliche Hallenwände z.T. aus Maschendraht mit Jalousien → Temperaturregulation, Belüftung).

Produktionsschema

- Produktionsschema (Hybridtiere)
  Elterntierhaltung (Bodenhaltung)
  Mastbetriebe

Mastendgewicht

  - Mastendgewicht weiblicher Tiere → 9 kg mit ca. 14-16 Wochen erreicht
  - Mastendgewicht männlicher Tiere → 18-20 kg mit ca. 20-22 Wochen erreicht

  Puten werden in Bodenhaltung mit Tiefstreu gehalten!

Einrichtung

- Einrichtung (➲ Kapitel 2.4.2)

Tierschutzprobleme

Größere Probleme in konventioneller Haltung
- Beinprobleme
- Kannibalismus
- Aggressionen
- plötzlicher Herztod

2.4.5 Sonstige Spezies (Enten, Gänse)

Entenmast

Entenmast

Rassen

- Rassen
  In Österreich meist Pekingenten, selten Moschus- (Barbarie-)enten

Mastverfahren

- Produktionstechnik
  Kombinierte Stall-Weidehaltung, meist Haltung in Biobetrieben, Mastdauer 8 Wochen bei Pekingenten, 12-14 Wochen bei Moschusenten

Tierschutzprobleme

Zugang zu Wasser mit ausreichender Tiefe (zum Ausspülen der Nasenlöcher, Futterseihen und Baden) ohne, dass es zu starker Verschmutzung des Wassers kommt
Bei Moschusenten kann Federpicken auftreten.

Gänsemast

Gänsemast

Rassen

- Rassen
  - Schwere Rassen (Endgewicht 5-7 bis 12 kg)
  - In Österreich mittelschwere und leichte Rassen (Endgewicht 4-7 kg)

Mastverfahren

- Produktionstechniken in Österreich
  - Wirtschaftsmast mit Weide
    Aufzucht im Stall (6 Wochen), danach Zugang zu bewachsenem Auslauf (10 m^2 pro Tier), Gesamtdauer 20 Wochen, Mastendgewicht 6,5-7,5 kg, Hauptfutter Getreide
  - Weidemast (meist Bioproduktion)
    Aufzucht im Stall (6 Wochen), danach Mast auf der Weide (100 m^2 pro Tier); Gesamtdauer 26 bis 28 Wochen, Mastendgewicht 5,0-6,0 kg, Hauptfutter Gras → besserer Geschmack des Fleisches

Tierschutzprobleme

Zugang zu Wasser mit ausreichender Tiefe (zum Ausspülen der Nasenlöcher, Futterseihen und Baden) ohne dass es zu starker Verschmutzung des Wassers kommt
Unterstände bei reiner Weidehaltung.

Betreuung

Kontrolle:
Alle Tiere in intensiven Haltungssystemen müssen mindestens 1 Mal pro Tag kontrolliert werden (§ 20 Abs. 1 TSchG).

2.4.6 Lebensmittelhygienisch relevante Aspekte der Geflügelhaltung

Produktionslinien

Produktionslinien von Eiern und Hühnerfleisch

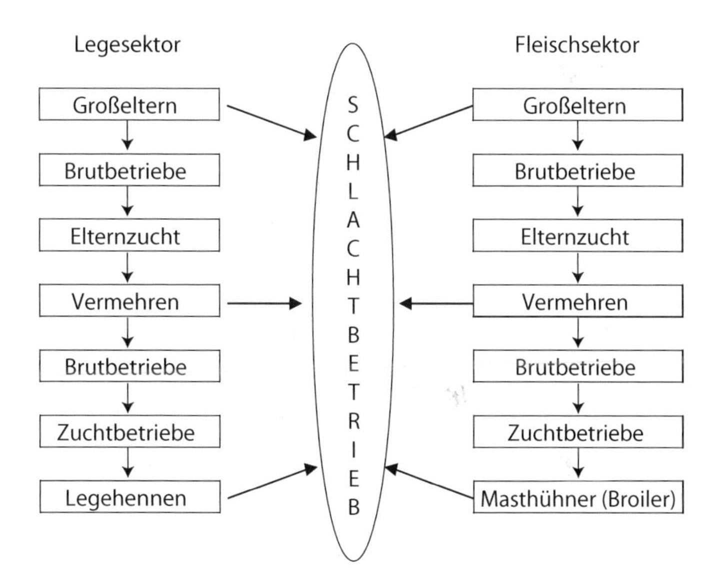

2.4.6.1 Geflügelfleischproduktion – Hygienerisiken und -maßnahmen

Kritische Hygienebereiche und Hygienekontrollpunkte (➲ Tabelle 40).

Epidemiologie

Hygienemaßnahmen werden am Beispiel von *Salmonella* spp. dargestellt. Zwar sind *Campylobacter*-Infektionen in vielen europäischen Ländern inzwischen häufiger als *Salmonella*-Infektionen, die Epidemiologie von *Campylobacter* ist jedoch unzureichend geklärt:

- keine vertikale Transmission: Küken, Trinkwasser, Einstreu, Insekten, sonstige Vektoren können ausgeschlossen werden. Der Übertragungsweg ist zum größten Teil ungeklärt (➲ Kapitel 7 Symptomlose Träger).
- Kontaminationsgrad besonders hoch während des Sommers, im Spätherbst/Winter ist *Campylobacter* fast nicht zu isolieren!

Salmonella

Beispiel *Salmonella*

Infektionsdruck

Infektionsdruck ist gewaltig! Ursachen sind:
- Intensivierung der Produktion (industriemäßige Produktionsweise):
  - Zahl der Vögel in wenigen Jahrzehnten mehr als verdoppelt.
  - Tieralter bei Schlachtung immer niedriger:
    - 1965: 10-11 Wochen
    - 1985: 7-8 Wochen
    - 1997: 6-7 Wochen
    - ab 2007: 5-6 Wochen

  Bemerke: Bestrebungen gehen aber eher wieder in Richtung Schlachtalter von 7 Wochen, Gründe sind Nachhaltigkeit und verbesserte Fleischqualität
- Stallungen verbessert (Isolierung, Ventilation) → verbesserte Wachstumsbedingungen für mesophile Keime (z.B. Salmonellen)

	1965	1985	ab 2007
Temperatur (°C)	14–18	18-21	14-18
Luftfeuchtigkeit (%)	>70	70	60-70

Kükenproduktion

Kükenproduktion

Hygienerisiken

Hygienerisiken
- Kontamination der Elterntiere bei der Stallhaltung (s.u.)
- Kontamination der Küken beim Schlupf durch die Eischale
  - Kontamination der Eischale durch infizierte Elterntiere. Infektionsdruck abhängig von:
    - Schalendicke/Porengröße (Infektion via Poren; speziell bei dünnen, „unreifen" oder beschädigten Schalen)
    - Temperaturunterschiede bevor Eier gesammelt werden (abhängig vom Nesttyp und -management)
    - Ernährungszustand/Gesundheit der Elterntiere
    - Invasionsvermögen des *Salmonella*-Serotyps
    - Managementmaßnahmen

Maßnahmen

Maßnahmen:
- Desinfektion Bruteier (Formalin, Hitze)

  Aber:
  - nur effektiv, wenn *Salmonella* noch nicht penetriert (<1 Tag)
  - effektives Desinfektionsverfahren → 10-50% ↓ Schlupfrate!!! → in der Praxis nicht sinnvoll
- künstlich Bebrütung der Eier in Brutmaschine
  - Brutmaschine: 0,001-0,002% der Eier infiziert
  - natürliches Brüten: 0,05-0,1% infiziert

Geflügelmast

Geflügelmast

Hygienerisiken

Hygienerisiken

- Reinigung und Desinfektion
  „Recycling" von Pathogenen selbst mit Reinigung/Desinfektion schwer zu vermeiden (➲ Tabelle 32 und Tabelle 33)
  „Lege artis" Desinfektion umfasst:
  1. Reinigung der Stallabteilungen (Rein-Raus-System!)
  2. wenn vorher Salmonellen: Stallungen für 14 Tage leer lassen, sonst 7 Tage
  3. 10-15 mg Formaldehyd/m^2 48 h bevor neue Tiere eintreffen
- Transport
  erheblicher Einfluss auf die physische Kondition der Küken (Stress)
- Futter
  Tiermehle, pflanzliche Mehle → Pelletierung usw.
- Vektoren
  Mensch, Vögel (manchmal dieselben Serotypen!)
- Zootechnische Risikofaktoren (→ Tierresistenz gegen Krankheiten!)
  - heterogene Bestände
  - schlechte physische Kondition
  - Umgebungstemperatur v.a. nach dem Eintreffen (<25 °C)
  - Stallungsdichte (<23/m^2)
  - Qualität/Quantität der Einstreu
  - Motivation/Ausbildung des Personals (→ Hygiene!)
  - Stallung
    Entwurf (Breite 13,5-15 m), Isolierung (Materialien)

Tabelle 32: Effekt der „lege artis" durchgeführten im Vergleich zur schlampig durchgeführten Reinigung und Desinfektion (Lahellec et al., 1987)

	Gesamtzahl untersucht		*Salmonella* positiv			
			Anzahl		%	
	Bestände	Proben*	Bestände	Proben*	Bestände	Proben*
'lege artis'	180	2288	34	50	18,9	2,2
schlampig	59	649	34	115	57,6	17,7

*Wände, Trinkwasser und Futterbecken

Tabelle 33: Nutzen der Reinigung und Desinfektion hinsichtlich der Produktionseffektivität (Drouin und Toux, 1986)

Reinigung und Desinfektion	Bestände	tägliche Gewichtszunahme (Gw) [g]	Futterkonversion (Fc)	Mortalität (M) [%]	Produktions index Gw(100-M)/10 Fc
schlecht	16	38,4	2,07	5,1	17,5
durchschnittlich	26	36,7	1,99	2,9	17,9
gut	17	39,1	1,98	4,2	18,9

Maßnahmen

Maßnahmen

- Strikte Einhaltung von Hygieneregeln in allen Bereichen
- präventiver Eingriff in die Intestinalflora: Verabreichung von Bakterienkulturen (Einzel- und Mischkulturen) → sollen mikrobielle Bilanz im Caecum verbessern.

Probiotika

- Probiotika
  Einzel- oder Mischkulturen definierter Bakterienstämme. Sollen positiven Gesundheitseffekt haben durch Verbesserung des intestinalen mikrobiellen Gleichgewicht. NB: Effekt ist fraglich!
  Verwendete Keimarten: z.B. *Bacillus* spp., *Saccharomyces cerevisiae*, *Bifidobacterium* spp., *Lactobacillus* spp., *Enterococcus* spp. → bei täglicher Anwendung ↓ Häufigkeit von *Campylobacter* im Caecum (90% → 40%)

Competitive exclusion

- „Competitive Exclusion"-Technik (CE)
  Nicht-definierte Mischkulturen, gewonnen aus Darmflora adulter, salmonellenfreier Tiere, werden an Küken verabreicht (➲ Abbildung 13) → signifikant ↓ Salmonellen in Beständen und infizierten Vögeln (➲ Tabelle 34). Derartige Mischkulturen („Nurmi Cultures") im Handel (z.B. Broilact® in Finnland).
  CAVE: „Competitive exclusion" nicht immer so erfolgreich! Ursachen unklar. Folgende Möglichkeiten:
  - Abhängigkeit vom *Salmonella*-Serotyp!
  - Stress: Küken <2 Wochen sind empfindlich (↑ oder ↓ Temperatur, Futter-, Wasseraufnahme)
  - CE-Kulturen nicht ausreichend kolonisiert
  - GFP: von infizierten Vögeln 10^7-10^8 kbE/g ausgeschieden!

Kombinationen

- Kombination Antibiotika – CE-Kulturen
  Bei älteren *Salmonella*-infizierten Vögeln erst Antibiotika (↓ oder eliminieren Pathogene), dann CE-Kulturen (kolonisieren Darm), dann in desinfizierte Stallungen → 3 Monate *Salmonella* frei
  Enrofloxacin® soll angeblich effektiv sein
  CAVE: Resistenzentwicklung bei humanen *Campylobacter*-Isolaten wird auf Anwendung von Gyrase-Hemmern in der Geflügelwirtschaft zurückgeführt! (➲ Abbildung 14)

Tabelle 34: Effekt der „competitive exclusion"-Technik in einem S. livingstone *infizierten Betrieb; Zahlen beziehen sich auf positive bzw ins Gesamt untersuchte Bestände*

	CE behandelt		**Kontrolle**	
	***Salmonella* positiv**	**Gesamt**	***Salmonella* positiv**	**Gesamt**
Risikoreiche Stallung	0	7	31	34
weniger risikoreiche Stallung	0	13	15	22

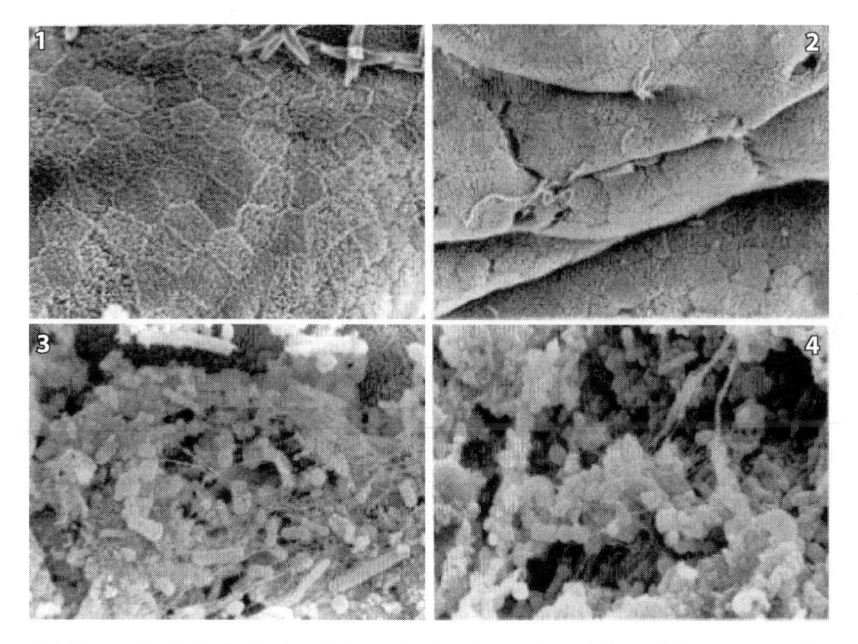

Abbildung 13: Bild 1. Native Caecum-Schleimhaut eines 1-Tages-Kükens (Vergrößerung: 3000 ×); Bild 2. Caecum-Schleimhaut eines 1-Tages-Kükens nach Inokulation mit einer Salmonella-Reinkultur (Vergrößerung: 3000 ×); Bild 3. Caecum-Schleimhaut eines 1-Tages-Kükens nach Inokulation mit der Darmflora eines adulten Tieres (→ 'competitive exclusion technik') (Vergrößerung: 5400 ×); Bild 4. Caecum-Schleimhaut eines 37 Tage alten Huhnes nach natürlicher Besiedlung (Vergrößerung: 5400 ×). Nach F. Humbert und G. Salvat, 1997. Mit freundlicher Genehmigung des „Office International des Épizooties", 1997)

Bemerke: Nach 1 Tag (➲ Abbildung 13, Bild 3) hat eine ähnliche Kolonisation stattgefunden wie normalerweise nach 37 Tagen (➲ Bild 4)

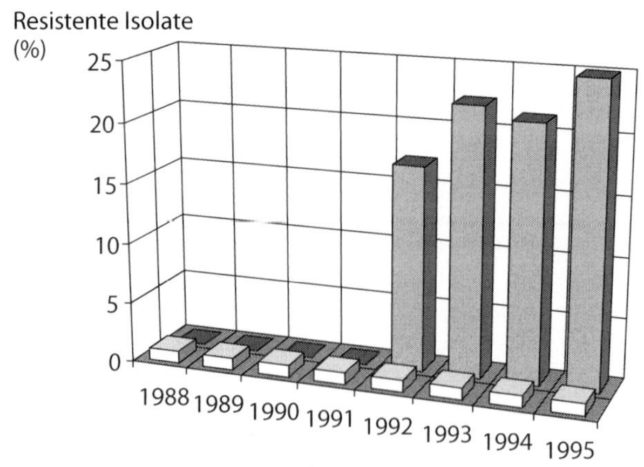

Abbildung 14: Resistenzentwicklung bei humanen Campylobacter-*Isolaten (Feierl* et al., *1996)*

2.4.6.2 Konsumeiproduktion – Vermarktung und Hygienerisiken

Definitionen

Definitionen

Eier sind

- Farmgeflügeleier in der Schale, ausgenommen angeschlagene Eier, bebrütete Eier und gekochte Eier, die zum unmittelbaren menschlichen Verzehr oder zur Herstellung von Eiprodukten geeignet sind [gemäß VO (EG) Nr. 853/2004];
- Eier in der Schale, ausgenommen angeschlagene, bebrütete oder gekochte Eier, von Hühnern der Gattung *Gallus gallus*, die zum unmittelbaren Verzehr oder zur Herstellung von Eiprodukten geeignet sind [gemäß VO (EG) Nr. 589/2008];

Rechtsnormen

Europäische Union:

- VO (EG) Nr. 852/2004 über Lebensmittelhygiene
- VO (EG) Nr. 853/2004 mit spezifischen Hygienevorschriften für Lebensmittel tierischen Ursprungs
- VO (EG) Nr. 1234/2007 über eine gemeinsame Organisation der Agrarmärkte und mit Sondervorschriften für bestimmte landwirtschaftliche Erzeugnisse (Verordnung über die einheitliche GMO)
- VO (EU) Nr. 1308/2013 über eine gemeinsame Marktorganisation für landwirtschaftliche Erzeugnisse
- Verordnung (EG) Nr. 589/2008 mit Durchführungsbestimmungen zur Verordnung (EG) Nr. 1234/2007 hinsichtlich der Vermarktungsnormen für Eier;

Österreich::

- Bundesgesetz über die Einstufung und Kennzeichnung landwirtschaftlicher Erzeugnisse für Zwecke der Vermarktung (Vermarktungsnormengesetz – VNG), BGBl. I Nr. 68/2007
- Verordnung des Bundesministers für Land- und Forstwirtschaft, Umwelt und Wasserwirtschaft über Vermarktungsnormen für Eier, BGBl. II Nr. 365/2009

Querschnitt durch ein Hühnerei

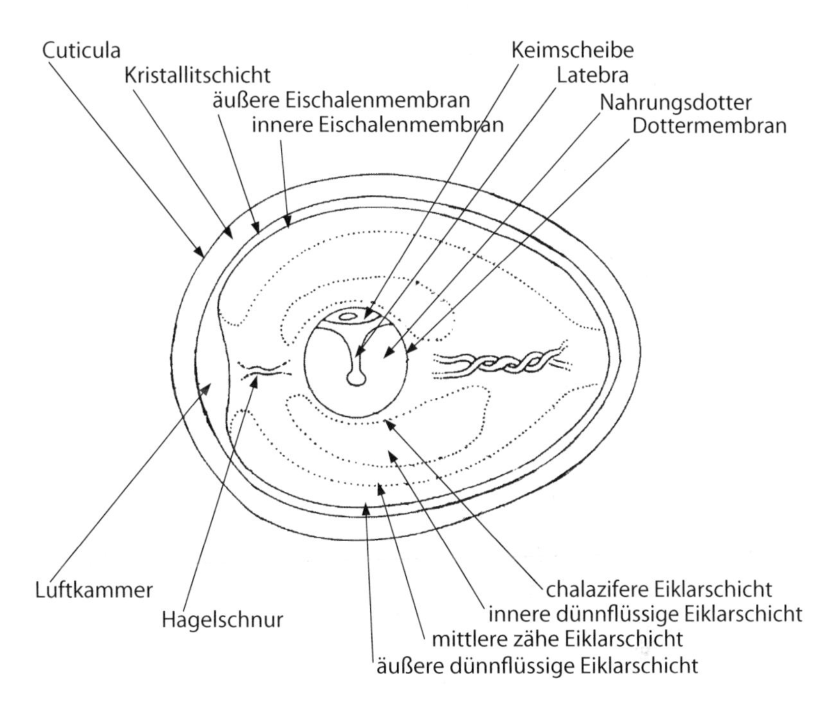

Abbildung 15: Schematische Darstellung eines Hühnereies

Qualitätssicherung

Qualitätssicherung

Die Qualität von Hühnereiern wird durch die Haltung, Fütterung und Gesundheit der Hühner, sowie das Stallklima und die Bedingungen bei Transport und Lagerung der Eier beeinflusst.

Qualitätsmängel (s.u.) treten v.a. durch falsche Fütterung, Hygienemängel, unsachgemäße Behandlung und lange Lagerung der Eier auf.
Dem Zustand entsprechend teilt man Eier nach Güteklassen ein oder nimmt sie erforderlichenfalls zur Gänze aus der Vermarktung.

Güteklassen/ Qualitätsmerkmale

Güteklassen und Qualitätsmerkmale

- Klasse A
  - Schale und Cuticula: sauber, unbeschädigt, normale Form;
  - Luftkammer: Höhe ≤6 mm, unbeweglich;
  - Dotter: beim Durchleuchten nur schattenhaft und ohne deutliche
  - Umrisslinie sichtbar; beim Drehen des Eis nicht wesentlich von zentraler Lage abweichend;
  - Eiklar: klar, durchsichtig;
  - Keim: nicht sichtbar entwickelt;
  - fremde Ein- und Auflagerungen: nicht zulässig;
  - Fremdgeruch: nicht zulässig.

  NB. Güteklasse A Eier dürfen nicht gewaschen noch anderweitig gereinigt werden! → Verletzung Cuticula und Kristallitschicht → Schale wird durchlässig für Mikroorganismen → GFP, GHP, GMP!
- Klasse B: Eier, die der Klasse A nicht (mehr) entsprechen, aber dennoch als Lebensmittel geeignet sind → Verarbeitung (Erhitzungsschritt)
  - Schmutz, Feuchtigkeit;
  - Knickeier: verletzte Kalkschale, jedoch intakte Schalenhaut;
  - Lichtsprungeier: feine Risse in der Kalkschale, bei Durchleuchtung sichtbar, Schalenhaut intakt
  - Luftkammer >6 mm
  - Deformierungen und Kalkauflagerungen auf der Schale
- Industrieeier sind nicht für den Verzehr geeignet → Verwendung nur in Nicht-Nahrungsmittelindustrie
  - angeschlagene Eier (Brucheier): Beschädigungen an Schale und Membranen, die das Innere des Eies freigeben;
  - Fließ- oder Windeier: Eier ohne oder mit unzureichend ausgebildeter Kalkschale
  - Verfärbungen von Dotter oder Eiklar
  - Bluteier
  - Verdorbene, mit Pilzen befallene Eier
  - Geruchs- und Geschmacksabweichungen

Kennzeichnung/ Erzeugercode

In den Ländern der EU unterliegt die Kennzeichnung von Eiern den Vorschriften der Europäischen Vermarktungsnormen nach der VO (EG) Nr. 589/2008 → *Erzeugercode auf jedem Ei der Klasse A → Rückverfolgbarkeit*
z.B. 0 AT 1234567
zusammengesetzt aus:

- Code für das Haltungssystem (0 = Ökologische Erzeugung, 1 = Freilandhaltung, 2 = Bodenhaltung, 3 = ausgestaltete Käfige)
- Ländercode (z.B. AT für Österreich)
- Kennnummer des Erzeugerbetriebs (LFBIS-Nummer, 7 stellig)

Die Bedeutung des Erzeugercodes wird auf oder in der Verpackung erläutert.

Verpackung/ Kennzeichnung

Verpackung und Kennzeichnung innerhalb von 10 Tagen und Verkauf maximal 21 Tage nach Legedatum.

NB: Die Worte „Extra“ oder „Extra frisch“ dürfen bei Eiern der Klasse A mit einer Luftkammerhöhe ≤4 mm und bis zum 9. Tag nach dem Legedatum als zusätzliche Qualitätsangabe auf Verpackungen verwendet werden.

Gewichtsklassen

Gewichtsklassen für Eier der Klasse A

Klasse	Bezeichnung	Gewicht
XL	sehr groß	≥73 g
L	groß	≥63 g, <73 g
M	mittel	≥53 g, <63 g
S	Klein	<53 g

Auch verschiedene Gewichtsklassen in derselben Packung möglich, Angabe auf Verpackung von Mindestnettogewicht der Eier in g und Hinweis (z.B. „Eier verschiedener Größe“) notwendig

Qualitätsmängel

Qualitätsmängel

Alterungserscheinungen

Alterungserscheinungen durch

- Verdunsten von Wasser
  → Gewichtsabnahme, Vergrößerung der Luftkammer. Abhängig von Temperatur, Luftgeschwindigkeit, relativer Luftfeuchtigkeit, Dicke und Porenzahl der Eischale
- Entquellungsvorgänge am Eiklar (Entquellung Proteine, Enzymwirkung)
  → Verflüssigung Eiklar, Dotter wird beweglich und nähert sich der Schalenwand. Abhängig von Temperatur
- Osmotische Prozesse Dotter-Eiklar
  Dotter nimmt Flüssigkeit aus Eiklar auf, Dotterhaut wird gedehnt und verliert an Elastizität → Verhältnis Dotterhöhe/Dotterdurchmesser verschiebt sich, Dotter wird flacher

Beschädigungen/ Morphologische Schäden

Beschädigungen und morphologische Schäden

Manche Eier genügen bereits unmittelbar nach dem Legeakt nicht den nötigen Qualitätskriterien (z.B. Geruchs- und Farbabweichungen durch falsche Fütterung der Hennen, Kalkschale nicht oder nur unvollständig ausgebildet, ...). Weiters können Eier nach dem Legen beschädigt oder verschmutzt werden, wenn im Legebetrieb mangelnde Hygiene herrscht und unsachgemäß mit den Eiern umgegangen wird.

Mikrobielle Belastung

Mikrobielle Belastung

Salmonella

Legefrische Eier sind im Inneren fast immer keimfrei. Selten kommt es über eine Infektion im Legeapparat der Henne noch vor der Schalenbildung zu sog. primärer Kontamination;
Salmonella: Hauptquelle für ernährungsbedingte Erkrankungen durch Konsumeier (v.a. *Salmonella* Enteritidis, weniger *Salmonella* Typhimurium). Infektion des Menschen über das Ei abhängig von Lagertemperatur, Alter und Kontaminationsgrad der Eier.

Primäre Kontamination

1. Hauptinfektionsquelle sind intern kontaminierte Eier

- Infektion der Vögel
  - aerogen
  - oral (geringere Bedeutung, selbst bei sehr hoher Futterkontamination nur ein geringes Infektionsausmaß)
- Weg der Salmonellen ins Ei
  Salmonellen gelangen bereits während der Eientwicklung via Eileiter (Stress beeinträchtigt Eileiterschleimhaut) in Eiweiß und Eidotter

Vermehrungbedingungen

- Vermehrungsbedingungen im Eiweiß
  ungünstig, Salmonellen vermehren sich nicht, vor allem durch hohen pH 9 (➲ Abbildung 16) und Proteine mit z.T. stark antimikrobieller Wirkung:
  - Conalbumin (Ovotransferrin): bildet Komplex mit Eisen, Kupfer und Zink → Metallionen für MO nicht mehr zu metabolisieren
  - Ovomucoid: koaguliert nicht bei Erhitzung, hemmt das proteolytische Enzym Trypsin
  - Lysozym: lysiert Mucopeptide von Bakterienzellwänden (Wirkung v.a. gegen Gram-positive Keime).
  - Avidin: bindet Biotin → Biotin für MO nicht mehr zu metabolisieren
- Vermehrungsbedingungen im Eidotter
  günstig, v.a. bei längerer Lagerdauer und höherer Temperatur wird Dottermembran abgebaut, Salmonellen gelangen in den Dotter, hier günstiger pH-Wert 6,8.

Sekundäre Kontamination

2. Kontamination über die Eischale

- während des Legeaktes in der Kloake
- außerhalb in kontaminierter Umgebung

Die Eischale ist im Allgemeinen nicht keimfrei. Das unbeschädigte Hühnerei ist für sekundäre Kontamination des Eiinneren aber nicht sehr anfällig → hoher Anteil auch nach langer Lagerung ohne mikrobiellen Befall

Schutzmechanismen

Zwei Barrieren für das Eindringen von Keimen (➲ Abbildung 15):

- äußere Barriere
  - Cuticula (Eioberhäutchen): Schutz vor Eindringen von Mikroorganismen und Austrocknung des Eies
  - Kristallitschicht (eigentliche Eischale): zu etwa 90% aus Calciumcarbonat; von 1.000en Poren durchbrochen; Poren mit Proteinfasergeflecht gefüllt → Eindringen von MO erschwert

  CAVE: Cuticula und Kristallitschicht werden durch Feuchtigkeit und mechanische Einflüsse beschädigt, Poren werden zugänglich für Mikroorganismen → kaum Desinfektionsmöglichkeiten; nur kurz vor der Eiverarbeitung ist Waschen in der EU erlaubt, wobei die Temperatur von Wasser und Ei ähnlich sein sollte (10-14 °C), weil zu kaltes Wasser mit den Bakterien schnell ins Innere eindringt.
- innere Barriere
  - äußere und innere Schalenmembran: Proteinfasergeflecht; trennen sich am stumpfen Pol und bilden Luftkammer

pH-Verlauf im Albumin

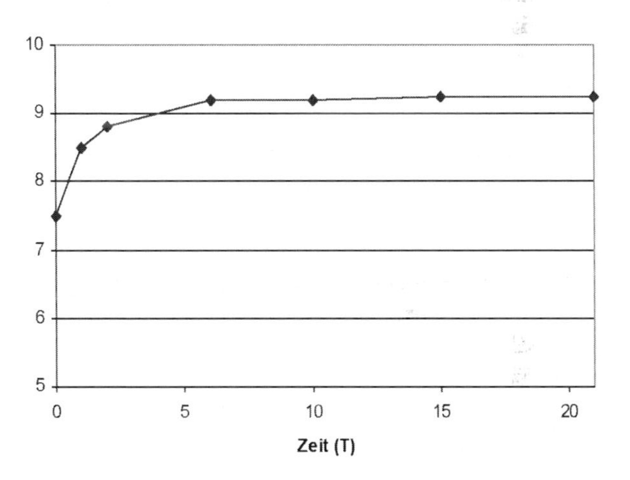

Abbildung 16: pH – Änderungen im Albumin von Konsumeiern während 3 wöchiger Lagerung (modifiziert nach Cogan, 2002)

Weiterführende Literatur:

Benson, G.J. and E. Rolling (Eds.) (2004). The well-being of farm animals challenges and solutions. Blackwell Scientific Publishing, 365 pp.

Buncic, S., J.D. Collins, F.J.M. Smulders und P. Colin (2009). Biological food safety in relation to animal welfare. In: Smulders, F.J.M. und B. Algers (Eds.). Food safety assurance and veterinary public health. Vol.5, Welfare of production animals: assessment and management of risks. Wageningen Academic Publishers, p. 485-532.

Butterworth, A. (2009). Animal welfare indicators and their use in society. In: F.J.M. Smulders and B. Algers (Eds.) Food Safety Assurance and Veterinary Public Health, Vol. 5. Welfare of production animals: assessment and management of risks. Wageningen Academic Publishers, p. 371-389.)

Jungbluth, T., W. Büscher und M. Krause (2005). Technik Tierhaltung. Verlag Eugen Ulmer Stuttgart, 1. Auflage, 304 pp.

Kamphues, J. (Hrsg.) (2014). Supplemente der Tierernährung: Für Studium und Praxis. 12. Auflage. Verlag Sadlau. 536 pp.

Methling, W. und J. Unselm (Hrsg.) (2002). Umwelt- und tiergerechte Haltung von Nutz-, Heim- und Begleittieren. Verlag Parey Bei Mvs., 734 pp.

Moss, R. (Ed.) (1992). Livestock health. Longman veterinary health series. Group UK limited.

Richter, T. (Hrsg.) (2006). Krankheitsursache Haltung. Beurteilung von Nutztierstallungen. Ein tierärztlicher Leitfaden. Verlage Enke, 255 pp.

Smulders, F.J.M. (Ed.) (1987). Elimination of pathogenic organisms from meat and poultry. Amsterdam: Elsevier. 389 pp.

Smulders, F.J.M. and J.D. Collins (Eds.) (2002). Food safety assurance and veterinary public health. Vol.1. Food safety assurance in the pre-harvest phase. Wageningen Academic Publishers, 395 pp.

Waiblinger, S. (2009). Animal Welfare and Housing. In: Smulders, F.J.M und B. Algers (Eds.). Food safety assurance and veterinary public health. Vol. 5. Welfare of production animals: assessment and management of risks. Wageningen Academic Publishers, p. 79-111.

EU-Rechtsakte und österreichische Bundesgesetze

Auflistung der in Kapitel 2 angeführten EU-Rechtsakte und österreichischen Bundesgesetze in Langtiteln und mit dem Datum der letzten Änderung (Stand Februar 2015):

EU-Rechtsakte:

Verordnung (EG) Nr. 852/2004 des Europäischen Parlaments und des Rates vom 29. April 2004 über Lebensmittelhygiene, ABl. L 139 vom 30.4.2004, p. 1-54; zuletzt geändert durch Verordnung (EG) Nr. 219/2009 des Europäischen Parlaments und des Rates vom 11. März 2009, ABl. L 87 vom 31.3.2009, S. 109-154.

Verordnung (EG) Nr. 853/2004 des Europäischen Parlaments und des Rates vom 29. April 2004 mit spezifischen Hygienevorschriften für Lebensmittel tierischen Ursprungs, ABl. L 139 vom 30.4.2004, S. 55-205; zuletzt geändert durch Verordnung (EU) Nr. 1137/2014 der Kommission vom 27. Oktober 2014, ABl. L 307 vom 28.10.2014, S. 28-29.

Verordnung (EG) Nr. 1234/2007 des Rates vom 22. Oktober 2007 über eine gemeinsame Organisation der Agrarmärkte und mit Sondervorschriften für bestimmte landwirtschaftliche Erzeugnisse (Verordnung über die einheitliche GMO), ABl. L 299 vom 16.11.2007, S. 1-149; zuletzt geändert durch Verordnung (EU) Nr. 517/2013 des Rates vom 13. Mai 2013, ABl. L 158 vom 10.6.2013, S. 1-71.

Verordnung (EG) Nr. 589/2008 der Kommission vom 23. Juni 2008 mit Durchführungsbestimmungen zur Verordnung (EG) Nr. 1234/2007 des Rates hinsichtlich der Vermarktungsnormen für Eier, ABl. L 163 vom 24.6.2008, S. 6-23; zuletzt geändert durch Verordnung (EU) Nr. 519/2013 der Kommission vom 21. Februar 2013, ABl. L 158 vom 10.6.2013, S. 74-171.

Verordnung (EU) Nr. 1308/2013 des Europäischen Parlaments und des Rates vom 17. Dezember 2013 über eine gemeinsame Marktorganisation für landwirtschaftliche Erzeugnisse und zur Aufhebung der Verordnungen (EWG) Nr. 922/72, (EWG) Nr. 234/79, (EG) Nr. 1037/2001 und (EG) Nr. 1234/2007, ABl. L 347 vom 20.12.2013, S. 671-854; zuletzt geändert durch Verordnung (EU) Nr. 1310/2013 des Europäischen Parlaments und des Rates vom 17. Dezember 2013, ABl. L 347 vom 20.12.2013, S. 865-883.

Richtlinie 91/629/EWG des Rates vom 19. November 1991 über Mindestanforderungen für den Schutz von Kälbern, ABl. L 340 vom 11.12.1991, S. 28-32; zuletzt geändert durch Verordnung (EG) Nr. 806/2003 des Rates vom 14. April, ABl. L 122 vom 16.5.2003, S. 1-35.

Richtlinie 91/630/EWG des Rates vom 19. November 1991 über Mindestanforderungen für den Schutz von Schweinen, ABl. L 340 vom 11.12.1991, S. 33-38; zuletzt geändert durch Verordnung (EG) Nr. 806/2003 des Rates vom 14. April, ABl. L 122 vom 16.5.2003, S. 1-35.

Richtlinie 98/58/EG des Rates vom 20. Juli 1998 über den Schutz landwirtschaftlicher Nutztiere, ABl. L 221 vom 8.8.1998, S. 23-27; zuletzt geändert durch Verordnung (EG) Nr. 806/2003 des Rates vom 14. April 2003, ABl. L 122 vom 16.5.2003, S. 1-35.

Richtlinie 1999/74/EG des Rates vom 19. Juli 1999 zur Festlegung von Mindestanforderungen zum Schutz von Legehennen, ABl. L 203 vom 3.8.1999, S. 53-57; zuletzt geändert durch Richtlinie 2013/20/EU des Rates vom 13. Mai 2013, ABl. L 158 vom 10.6.2013, S. 234-239.

Richtlinie 2007/43/EG des Rates vom 28. Juni 2007 mit Mindestvorschriften zum Schutz von Masthühnern, ABl. L 182 vom 12.7.2007, S. 19-28.

Bundesgesetze:

Bundesgesetz über den Schutz der Tiere (**Tierschutzgesetz – TSchG**), **BGBl. I Nr. 118/2004**; zuletzt geändert durch BGBl. I Nr. 80/2013 vom 23.05.2013.

Verordnung der Bundesministerin für Gesundheit und Frauen über die Mindestanforderungen für die Haltung von Pferden und Pferdeartigen, Schweinen, Rindern, Schafen, Ziegen, Schalenwild, Lamas, Kaninchen, Hausgeflügel, Straußen und Nutzfischen (**1. Tierhaltungsverordnung**), **BGBl. II Nr. 485/2004**; zuletzt geändert durch BGBl. II Nr. 61/2012 vom 09.03.2012.

Bundesgesetz über die Einstufung und Kennzeichnung landwirtschaftlicher Erzeugnisse für Zwecke der Vermarktung (**Vermarktungsnormengesetz – VNG**), **BGBl. I Nr. 68/2007**; zuletzt geändert durch BGBl. I Nr. 189/2013 vom 14.08.2013.

Verordnung des Bundesministers für Land- und Forstwirtschaft, Umwelt und Wasserwirtschaft über **Vermarktungsnormen für Eier**, **BGBl. II Nr. 365/2009**.

3 Transport von Nutztieren

3.1 Transportrecht und allgemeine Überlegungen

Rechtsnormen

Rechtsgrundlagen

Den Transport von Tieren regelt im Wesentlichen die Verordnung (EG) Nr. 1/2005 über den Schutz von Tieren beim Transport. Diese wird in Österreich durch das Bundesgesetz über den Transport von Tieren und damit zusammenhängenden Vorgängen (Tiertransportgesetz 2007 - TTG 2007), BGBl. I Nr. 54/2007, ergänzt. Dieses Gesetz enthält u.a. Durchführungsbestimmungen für die Zulassung von Transportunternehmen und Transportmitteln und die Kontrolle sowie die Strafbestimmungen (➲ Kapitel 1.2.4).

Geltungsbereich/ Zielsetzung

Geltungsbereich und Zielsetzung

Die VO (EG) Nr. 1/2005 und das TTG 2007 gelten für Transporte lebender Wirbeltiere innerhalb der EU, sofern diese in Verbindung mit einer wirtschaftlichen Tätigkeit durchgeführt werden. Durch das Tiertransportrecht sollen die Tiere vor Verletzungen und unnötigen Leiden verschont werden.
Der Begriff „Beförderung" umfasst den gesamten Transportvorgang vom Versand- zum Bestimmungsort, einschließlich des Entladens, Unterbringens und Verladens an Zwischenstationen. Alle an den einzelnen Abschnitten der Beförderung („Transportkette") beteiligten Personen tragen Verantwortung für das Wohlergehen der Tiere.

Grundsatzbestimmungen

Grundsätze des Tiertransportrechts

- **Transportfähigkeit**: Es dürfen nur transportfähige Tiere befördert werden (➲ Kapitel 3.2).
- Transportdauer:
  - **Kurzstreckentransporte**: ≤8 h (gerechnet ab Beladung des ersten Tieres);
    Anforderungen: betriebsbezogene Zulassung als Transportunternehmer und personenbezogener Befähigungsnachweis bei Transportstrecken ab 65 km
  - **Langstreckentransporte**: >8 h, zusätzliche Anforderungen an die Ausstattung der Transportmittel sowie an Planung und Dokumentation (s.u.)
- **Ruhezeiten und Tränkung**: tierartspezifische Regelungen (z.B. Rinder: 14 h Transport - 1 h Ruhezeit mit Tränke - 14 h Transport; Schweine: 24 Stunden Transport bei ständigem Zugang zu Trinkwasser)
- **Maximale Ladedichte/Mindestplatzangebot**: tierartspezifische Anforderungen (s.u.)
- **Zulassung**: Transportunternehmen und Transportmittel müssen zugelassen werden

- zusätzliche Anforderungen für Langstreckentransporte (Dauer >8 h):
  - Befähigungsnachweis für Fahrer und Betreuer
  - Spezialfahrzeugen (mit Tränkesystemen und Ventilatoren ausgestattet)
  - Zulassungsnachweis für Transportmittel
  - Einsatz eines Satellitennavigationssystems
  - Fahrtenbuch
  - Notfallpläne

Allgemeine Überlegungen

Wichtige Faktoren:

1. Aspekte des Wohlbefindens
2. Futter und Wasser
3. Be- und Entladungsvorgänge
4. Ladedichte
5. Mikroklima
6. Umgang mit Tieren – Transport und Wartestall

Wohlfbefinden

Wohlbefinden (allgemein)

Definition

Definition

Wohlbefinden = "Zustand körperlicher und seelischer Harmonie des Tieres in sich und mit der Umwelt voraus" (Lorz und Metzger, 2008)

Transport und damit verbundene Handhabung haben einige Effekte, die dem Wohlbefinden abträglich sein können:

1. psychologische Faktoren
2. physiologische Faktoren
3. physische Faktoren
4. Umweltfaktoren

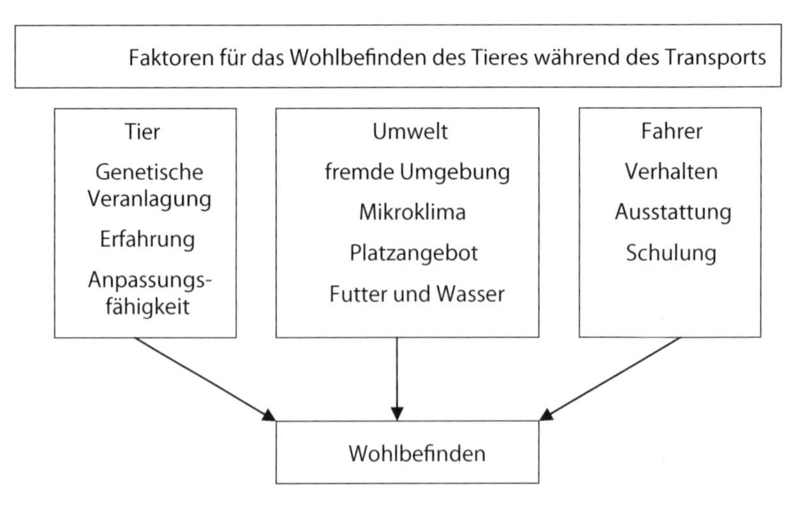

Abbildung 17: Faktoren für das Wohlbefinden des Tieres während des Transports (nach Lambooij et al., 1999)

Normale Beobachtung: Gewichtsverlust (Exkretion, Verdunstung, respiratorischer Austausch)
Indikatoren für eingeschränktes Wohlbefinden: physiologische, verhaltensbezogene, immunologische Reaktionen

Stress

- **Transportstress** → Reaktionen des Hypophysen-Nebennierensystems: Glucocorticoide und des Sympathikus-Nebennierenmarksystems: Katecholamine

  Konsequenzen:
  1. Verhaltens(über)reaktionen auf normale Stressoren
  2. klinische Abweichungen vom Normalzustand (Herzfrequenz ↑, Atemfrequenz ↑)
  3. Erschöpfung (führt möglicherweise zu Mobilisation von Muskelglykogen und Fett)
  4. Tod

Ungefähre Todesraten während des Transports in %:	
Rind	etwa 0,01
Schaf	0,3-1,7
Schwein	0,1-0,2
Geflügel	0,4-1,3

Verletzungen/Blutergüsse

- Ursachen für Verletzungen und Blutergüsse
  - traumatischer Kontakt mit Treibgängen,
  - Transportabteilungen und Käfigen,
  - Rangkämpfe,
  - Bespringen.
- **Ketose, Dehydratation** (nach längerer Zeit des Futter- und Wasserentzugs)
- **Krankheiten** „Shipping fever" (= Lungenpasteurellose bei Rindern), Porzines Stresssyndrom (➲ Kapitel 9.2.6.1).

Vorgänge beim Be- und Entladen

Futterentzug/Tränken

1. Futterentzug und Tränken
Tiere sollten für den Transport in guter Verfassung sein
- kein Futterentzug bei Rindern, Schafen, Pferden
- Futterentzug bei Schweinen/Geflügel (➲ Kapitel 3.4; ➲ Kapitel 3.5)
- kein Wasserentzug (weder vor noch während des Transports)

Beladen

2. Beladen
Beladen und Umgruppieren der Tiere → Rangkämpfe
Korrekter Umgang mit den Tieren wird angeordnet:
- Tiere in Ruhe beladen
- Hindernisse im Beladungsbereich vermeiden
- Anzahl der anzufahrenden Betriebe möglichst gering halten

- richtige Ladedichte ist einzuhalten (speziesabhängiges Mindestplatzangebot (➲ VO (EG) Nr. 1/2005 Anhang I Kapitel VIII)
- Futter- und Wasserversorgung gewährleisten
- Vorsichtige Fahrweise, bevorzugt auf Autobahnen oder größeren Straßen

Ladedichte

3. Ladedichte
- Tiere müssen in natürlicher Position stehen oder liegen können
- ausreichender Abstand zwischen Fahrzeugdach und Kopf der Tiere (Ventilation!)
- mögliche Ladedichte ist abhängig vom Platzangebot für Ausgleichsbewegungen während der Fahrmanöver (Dominoeffekt)

Mikroklima

4. Mikroklima
- speziesabhängige Reaktionen auf das Wetter:
  z.B. bei Schweinen und Geflügel: zu heiß Todesrate ↑
  bei Schafen: zu kalt Kortisol ↑
- unbeeinflussbare Mikroklimabereiche innerhalb des Fahrzeugs

Umgang mit Tieren

5. Umgang mit den Tieren im Entladebereich und Wartestall
Zu berücksichtigen bei der Entladung sind:
- vorsichtiges und unverzügliches Entladen (Thermoregulation des Tieres im Fahrzeug kritisch)
- Ausstattung der Laderampen/Hebebühnen
- Bodenbeschaffenheit (Vermeidung von glatten Böden)
- starke Farb- und Lichtwechsel vermeiden
- Tierstau vermeiden

Treiben

6. Wichtige Überlegungen während des Treibens und im Wartestall
- Erholungszeit ist spezies- und wetterabhängig
- Besprühen der Tiere (wetterabhängig) hat auch hygienische Bedeutung (➲ Kapitel 5.3; ➲ Kapitel 5.4;➲ Kapitel 5.5)

Belastungsformen

Belastungsformen beim Transport

Motorisch

- Motorische Belastung (Muskelarbeit)
  - Zurücklegen von Treibwegen
  - Ausbalancieren auf fahrenden Transportfahrzeugen
  - kämpferische Auseinandersetzungen
  - Befreiungsversuche aus beengenden Situationen (z.B. bei übereinander liegenden Tieren)

  Folge: ↑ Energie- und ↑ Sauerstoffverbrauch → ↑ Durchblutung und ↑ Körpertemperatur → ↑ Beanspruchung Herz-/Kreislaufsystem

Psychisch/emotional

- Psychische/emotionale Belastungen
  - Angst vor unbekannten Situationen (Austrieb aus Mastbucht oder Transportfahrzeug)

- Zusammentreffen mit unbekannten Artgenossen
- rohe Behandlung
- Lärm

Folgen: „Fright-Fight-Flight-Reaktionen“ (↑ Katecholaminfreisetzung → ↑ Herzaktivität, ↑ Energiefreistellung aus Reserven, ↑ Durchblutung Muskulatur, ↓ Durchblutung Haut → ↑ Beanspruchung Herz-/Kreislaufsystem, Körpertemperatur)

Wärmehaushalt

- Belastungen des Wärmehaushalts
  - Kälte, Zugluft → Unruhe, Kältezittern, ↑ Energieverbrauch
  - Hitze, Schwüle → ↑ Kreislaufaktivität zur Wärmeabgabe (Schwein besitzt nur wenige Schweißdrüsen, Wärme durch Leitung bei hoher Belegdichte nicht abzuführen), ↑ Körpertemperatur

  Folgen: ↑ psychische Belastung (s.o.)

Mechanisch

- Mechanische Belastungen
  - Schwachstellen Verlade-/Transporteinrichtungen
  - rohe Behandlung durch Personal
  - Rangkämpfe

  Folgen: Verletzungen, Wunden → Schmerzen → ↑ psychische Belastung, Schäden am Schlachtkörper

Wasserhaushalt

- Belastungen des Wasserhaushalts
  unzureichende Wasserversorgung → Dehydratation
  Folgen: ↓ Wärmeabfuhr, Bluteindickung bis Nierenversagen und Schock

Verdauungstätigkeit

- Belastungen durch die Verdauungstätigkeit
  - Transport nach umfangreicher Futteraufnahme
    Folgen: ↑ Blutfülle in Verdauungsorganen → ↑ Kreislaufaktivität zur gleichzeitigen Durchblutung von Muskulatur (← motorische Aktivität) und Haut (← Wärmeabgabe); mechanische Behinderung von Atmung und Herztätigkeit; Vagusreizung → reflektorische Verengung Herzkranzgefäße
  - zu lange Nüchterungszeit
    Folgen: ↑ psychische Belastung, ↓ Körpersubstanz, Entspeicherung von Glykogenreserven

Einzelbelastungen summieren sich und besitzen Auswirkungen auf

- Wohlbefinden und Gesundheitszustand der Tiere (Tierschutz)
- Fleischqualität (PSE, DFD; ➲ Kapitel 9.2.6.1)

Transportbestimmungen

Transportbestimmungen (➲ Kapitel 1.2.4)

3.2 Maßnahmen zur Verringerung von Transportschäden

Tierproduktion

Tierproduktion

- Selektion geeigneter Mastrassen (tierzüchterische Maßnahmen) → ↓ Stressempfindlichkeit bei Rassen, die nicht einseitig auf Muskelmasse ausgerichtet sind (v.a. relevant bei Schweinen; ➲ Kapitel 9.2.6.1)
- Bewegung während Mast ermöglichen

Vorbereitung

Transportvorbereitung

- Nüchterungsdauer (Schwein: 12-18 h; Geflügel: 6-8 h empfohlen), Trinkwasseraufnahme bis zur Verladung gewährleisten
- günstig: Bereitstellungsbucht in der Nähe vom Stallausgang zur Nüchterung und Kennzeichnung (CAVE: keine unbekannten Tiere zusammenbringen)
- Transportfähigkeit der Tiere beurteilen → verletzte Tiere und Tiere mit physiologischen Schwächen oder pathologischen Zuständen gelten grundsätzlich als nicht transportfähig (➲ VO (EG) Nr. 1/2005 Anhang I Kapitel I). In Zweifelsfällen Tierarzt hinzuziehen (➲ Durchführungserlass 7/Version 7 für die Durchführung der Schlachttier- und Fleischuntersuchung; https://www.verbrauchergesundheit.gv.at/be-_verarbeitung/schlachttier_und_fleischuntersuchung__hygienekontrollen/DE1V6.html).
- Geflügel: Tiere werden im Stall gefangen und in Kunststoff- oder Metallkäfige (z.B. Puten) verbracht.

Transport
Treiben, Auf- und Abladen

Treiben, Auf- und Abladen

- geeignete Tageszeit wählen (Hitze, Schwüle → Morgenstunden)
- Treiben
  - Zeit lassen! Tierverhalten überwiegend instinktgesteuert → Zeit notwendig, um sich in neuen Situationen zurechtzufinden
  - Gummipatschen als Treibhilfen. Elektrotreibstab nur in Ausnahmefällen und nur bei ausgewachsenen Rindern und ausgewachsenen Schweinen, die jede Fortbewegung verweigern und ausreichend Platz haben, um nach vorne auszuweichen
  - Rutschfester, einheitlich beschaffener Boden, evtl. mit etwas Einstreu „entschärfen"
  - helle, schattenfreie Beleuchtung
  - Richtungsänderungen bogenförmig oder in Winkeln >90° (sonst fehlender Sichtkontakt zu vorausgehenden Tieren).
  - Treibgänge genügend breit (Überholen regt zum Mitlaufen an)
  - Schwein:
    - Treibgänge seitlich undurchsichtig begrenzen (mind. 80 cm)
    - gruppenweise Treiben (bis 30 Tiere)
  - Rind:
    - Herdentrieb und Fluchtverhalten nutzen [Eindringen von schräg hinten in Fluchtzone der Tiere → Bewegung nach vorn; aber: Fluchtzone kann fast völlig fehlen, wenn Tiere (z.B. Milchkühe) an Kontakt zum Menschen gewöhnt sind]
- Laderampe: ↑ Winkel → linear ↑ Herzfrequenz → möglichst Hebebühne verwenden
- Ladedichte (➲ VO (EG) Nr. 1/2005)
- Entladen unmittelbar nach Fahrtende (sonst ↑ Herzfrequenz ← soziale Interaktionen, eingeschränkte Thermoregulation)

Transportmittel

Transportmittel
Diese müssen derart konstruiert, gebaut und in Stand gehalten bzw. so verwendet werden, dass den Tieren Verletzungen und Leiden erspart werden und ihre Sicherheit gewährleistet ist.

Transport

Transport
- ruhiger Fahrstil (Kurven langsam durchfahren, behutsames Wegfahren, Beschleunigen und Bremsen)
- schlecht ausgebaute Straßen meiden
- Tierkontrolle alle 2 bis 3 h

Aufklärung/Schulung

Aufklärung und Schulung des beteiligten Personals
- Tierhalter/Transporteur/Schlachtbetrieb

3.3 Transport von Rindern und Kälbern

Hygienemaßnahmen

Hygienemaßnahmen:
- Reinigung und Desinfektion der Transportmittel und Warteställe
- Stressfaktoren minimieren (z.B. Futterentzug, intermittierende Fütterung)
- Waschen der Tiere
  - Wasser → ↓ Keimgehalt um ca. 0,7 Zehnerpotenzen
  - 500 ppm Chlor → ↓ Keimgehalt um 1 Zehnerpotenz

  NB: Waschen der Tiere bewirkt kaum mehr als eine gleichmäßige Verteilung der Bakterien im Fell → nur bei stark verschmutzten Tieren durchführen
- Warteställe sauber halten (➲ Abbildung 18); CAVE: Kot verschmutztes Fell mögliche Ursache für Kontamination der Wände → *Salmonella* spp., *E. coli*

Anforderungen

Anforderungen an Transporte (➲ Kapitel 3.1)

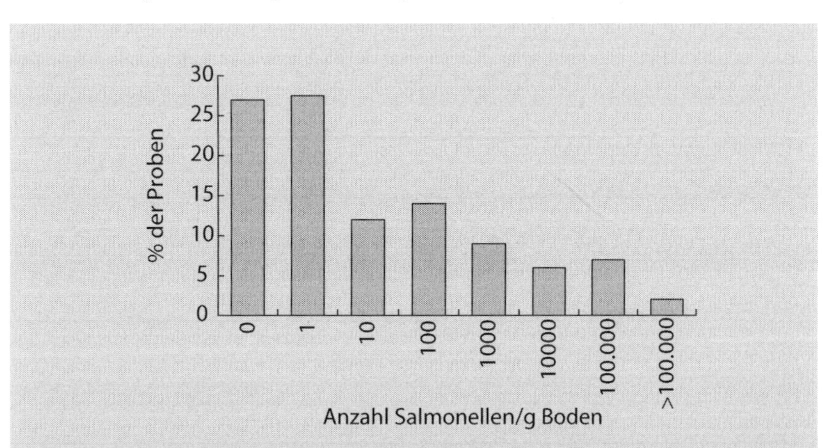

Abbildung 18: Salmonellen im Boden von Viehverkaufsstellen und Warteställen. Nach Grau (1987), in: F. J. M. Smulders (Ed.): Elimination of pathogenic organisms from meat and poultry, 221-233, Amsterdam: Elsevier

3.4 Transport von Schweinen

Hygienerisiken

Hygienerisiken

- „Shedding" durch Stress (Bewegung Fahrzeug, Zusammenstellung Tiergruppen, Rangordnungskämpfe, Temperaturunterschiede, Lärm, Luftfeuchtigkeit, Schadstoffe und Infektionserreger)
  - ↑ Übertragungsrate → Passage im Darmtrakt für Bakterien erleichtert
  - ↑ freie Endotoxinkonzentration im Plasma → ↑ Organkontamination
    CAVE: Futterentzug verursacht auch Stress! Aber: ↓ Darminhalt → ↓ Kontaminationsrisiko bei der Schlachtung
  - Kreuzkontamination durch Transportmittel (selbst nach gründlicher Reinigung und Desinfektion möglich, da Oberflächen *Salmonella*-positiv bleiben können!)

Bedeutung

Bedeutung

- stressbedingt erhöht sich die Streuung von Vektoren, gleichzeitig werden die Tiere empfänglicher für Infektionen
- akuter Stress führt zu ↓ Sekretion Magensäure und ↑ Darmmotilität → ↑ pH-Wert → ↑ Risiko *Salmonella* spp. übersteht Passage

  Bemerke: Bis zu 20% der Salmonellen werden während des Transports übertragen, 75% aller Transporte können in der Praxis Kreuzkontaminationen mit Salmonellen verursachen.

Anforderungen

Anforderungen an Transporte (➲ Kapitel 3.1)

3.5 Transport von Geflügel

Einfangen

Einfangen

Einfangen nachts. Vorgang stark personalabhängig: ↓ Motivation, ↓ Sachverstand → Stress, Knochenbrüche

Verbringen der Tiere in Kisten (160 cm2/kg), bei warmem Wetter 10 % weniger.

Verladen und Transport

Verladen und Transport

„Containertransport" → von den Seiten einladen (Lkw wird in Betrieb gefahren)
≤8 Kisten übereinander (→ Ventilation gewährleisten!)
Lkw vorne und oben dicht (Seitenwände im Winter abgedeckt) → Wärme, relative Luftfeuchte → Stress (Thermoregulation Vögel abhängig von respiratorischer Verdampfung: Wärmepolypnoe > 150 Atemzüge/min!). Folgen:

Shedding infizierter Tiere
↓ Resistenz gesunder Tiere } → ↑ Kontamination

Maßnahmen

Vorbeugemaßnahmen:
- vor Sonnenlicht schützen
- Lkw klimatisieren
- Fahren bis unmittelbar vor dem Abladen
- Reinigung und Desinfektion Transportmittel (Käfige, Kisten, Transportfahrzeuge)

Achtung: kein (!) Waschen der lebenden Tiere (Vögel trocknen schlecht → ↑ Kontaminationsrate bei Schlachtung)

NB: Jede präventive Maßnahme während der Produktion am landwirtschaftlichen Betrieb wird bei Transportstress, unzureichender Reinigung und Desinfektion der Transportmittel oder Nichteinhaltung von GMP-Maßnahmen während des Transportes zunichte gemacht!

Anforderungen

Anforderungen an Transporte (➲ Kapitel 3.1)

Weiterführende Literatur:

Burger, H. (1995). Schlachttiertransporte in der Europäischen Union. Verlag: Europaakademie der VAB, 30.

Dörflinger, M. (2007). Das österreichische Tiertransportgesetz. Mit EU-Bestimmungen, Wien: Manz'sche Verlags- und Universitätsbuchhandlung (Edition Juridica).

Fischer, K. (1995). Schlachttiertransport. Auswirkungen, Schwachstellen, Maßnahmen. Fleischwirtschaft 75, 790-796.

Grandin, T. (Ed.) (1993). Livestock handling and transport. CAB Int., Oxon: England.

Hartung, J. und A.C. Springorum (2009). Animal welfare and transport. In: Smulders, F.J.M. und B. Algers (Eds.). Food safety assurance and veterinary public health. Vol. 5, Welfare of production animals: assessment and management of risks, Wageningen Academic Publishers, p. 149-168.

Lambooij, B., D.M. Broom, G. von Mickwitz and A. Schütte (1999). The welfare of farm animals during transport. In: F.J.M. Smulders (Ed.). Veterinary aspects of meat production, processing and inspection. An update recent developments in Europe. ECCEAMST, p. 113-128.

Lorz, A. und E. Metzger (2008). [Dt.] Tierschutzgesetz. Kommentar. Verlag C.H. Beck.

Randl, H. (2003). Der Schutz von Tieren beim Transport. Nomos-Verlagsgesellschaft, 241 pp.

EU-Rechtsakte und österreichische Bundesgesetze

Auflistung der in Kapitel 3 angeführten EU-Verordnung und des angegebenen österreichischen Bundesgesetzes in Langtiteln und mit dem Datum der letzten Änderung (Stand Februar 2015):

Verordnung (EG) Nr. 1/2005 des Rates vom 22. Dezember 2004 über den Schutz von Tieren beim Transport und damit zusammenhängenden Vorgängen sowie zur Änderung der Richtlinien 64/432/EWG und 93/119/EG und der Verordnung (EG) Nr. 1255/97, ABl. L 3 vom 5.1.2005, S. 1-44.

Bundesgesetz über den Transport von Tieren und damit zusammenhängenden Vorgängen (**Tiertransportgesetz 2007-TTG 2007**), **BGBl. I Nr. 54/2007**.

4 Technologie der Fleischgewinnung und -bearbeitung

Primäre Aufgaben amtlicher Tierarzt

Primäre Aufgaben des amtlichen Tierarztes (➲ VO (EG) Nr. 854/2004)
Gemäß den allgemeinen Bestimmungen des Anhangs I Abschnitt I Kapitel II und den besonderen Bestimmungen des Anhangs I Abschnitt IV führt der amtliche Tierarzt in Schlachthöfen, Wildbearbeitungs- und Zerlegungsbetrieben, die frisches Fleisch in Verkehr bringen, Inspektionen vor allem in Bezug auf Folgendes durch:

a. Informationen zur Lebensmittelkette;
b. Schlachttieruntersuchung;
c. Wohlbefinden der Tiere;
d. Fleischuntersuchung;
e. spezifiziertes Risikomaterial und andere tierische Nebenprodukte;
f. Labortests.

Bemerke: Für die Anwendung von einheitlichen Maßnahmen an allen österreichischen Schlachthöfen hat das BMG einen Durchführungserlass 1/Version 7 für die Durchführung der Schlachttier- und Fleischuntersuchung bei als Haustieren gehaltenen Huftieren herausgegeben (https://www.verbrauchergesundheit.gv.at/be-_verarbeitung/schlachttier_und_fleischuntersuchung__hygienekontrollen/DE1V6.html)

Angesichts der oben genannten Aufgaben ist es wichtig, dass der amtliche Tierarzt eine tiefgreifende Kenntnis der Schlachtverfahren und damit verbundenen Verarbeitungstechnologien hat, um die Kontaminationswege der verschiedenen krankheits-und verderbserregenden Mikroorganismen verstehen zu können, die über angelieferte Tiere eingeführt und in der Schlachthofumgebung verteilt werden können.

Kapitel 4 führt den Leser in die Schlachtprozesse der wichtigsten fleischproduzierenden Tierarten ein. Im darauf folgenden Kapitel 5 sind die Folgen für die hygienische Beschaffenheit von Lebensmitteln tierischen Ursprungs hervorgehoben.
Damit die zukünftigen amtlichen Tierärzte die assoziierten Risiken erfolgreich managen können, ist es natürlich notwendig, sie nicht nur mit den hier beschriebenen Themen, sondern auch mit den damit verbundenen praktischen Tätigkeiten vertraut zu machen, was im Zuge unserer „Übungen aus Fleischuntersuchung" in Kleingruppen erreicht wird.

Definitionen
Schlachtung

Definitionen

Das Schlachten ist das Töten eines Tieres durch Blutentzug und nachfolgendes Ausweiden zum Zweck der Fleischgewinnung (LMSVG § 3 Z 19).

Notschlachtung

Notschlachtung: Schlachtung eines Tieres aufgrund eines Unfalls (LMSVG § 3 Z 20).

Schlachttieruntersuchung

Schlachttieruntersuchung (Details ➲ Verordnung (EG) Nr. 854/2004, FlUVO 2006, LMSVG sowie Übungsunterlagen zur Schlachttier- und Fleischuntersuchung)

Der amtliche Tierarzt hat vor der Schlachtung die Tiere einer Schlachttieruntersuchung zu unterziehen.
Mit der Schlachttieruntersuchung ist insbesondere festzustellen, ob bei dem der Inspektion unterzogenen Tier Anzeichen dafür vorliegen, dass
a. gegen die Tierschutzvorschriften verstoßen wurde
oder
b. das Tier sich in einem Zustand befindet, der die Gesundheit von Mensch oder Tier beeinträchtigen kann, wobei besonderes Augenmerk auf Zoonosen und Krankheiten zu richten ist, die Gegenstand tierseuchenrechtlicher Vorschriften der Europäischen Union sind.

Schlachtsysteme

4.1 Schlachtsysteme

Stationäres System (Windensystem)

4.1.1 Stationäres System

Alle Arbeiten finden an ein und derselben Stelle im Schlachtraum statt.
Beispiel Rind: Betäubung, Entblutung, Vorenthäutung im Liegen, anschließend werden Schlachtkörper mit einer Winde aufgehängt (Enthäutung, Ausweidung, Spaltung).
Anwendung: in Kleinbetrieben mit Einzelschlachtungen (z.B. Metzgerei)
Nachteil: Besondere Hygienevorkehrungen erforderlich, da „reine" und „unreine" Bereiche nicht getrennt.
Anmerkung: Beim Schwein ist aufgrund der notwendigen Brühung und Entborstung ein Ortswechsel unumgänglich.

Phasenschlachtsystem

4.1.2 Phasenschlachtung

Schlachtung wird in Phasen unterteilt, die an unterschiedlichen Stellen in der Schlachthalle bearbeitet werden. Manueller Transport der Tierkörper von einer Stelle zur anderen.

Mehrphasen

- Mehrphasensystem/Schragenschlachtung (Rind)
  - Phase 1: Betäubung, Anketten und Aufhängen, Entbluten, Kopf abnehmen
  - Phase 2: Schlachtkörper auf fahrbaren Schragen legen (➲ Abbildung 19), Abtrennung Gliedmaßenenden, Vorenthäuten von Beinen, Brust, Bauch, Brustbein spalten, Bauchschnitt
  - Phase 3: Schlachtkörper wieder aufhängen, fertig enthäuten, Bauch- und Brustorgane entfernen

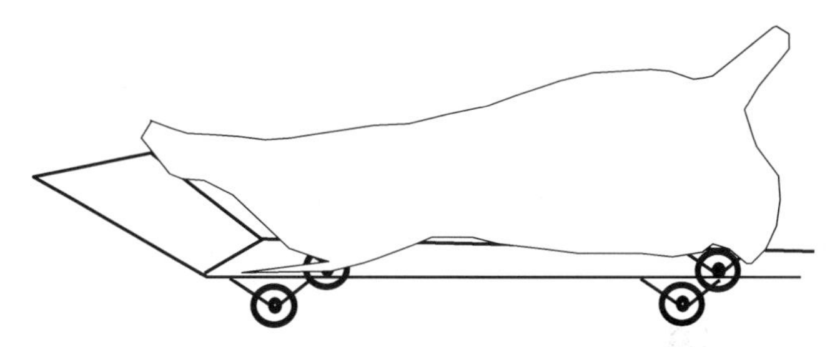

Abbildung 19: Fahrbarer Schragen zum Transport für Rinderschlachttierkörper

Schlachtstraßen

- Schlachtstraßensystem
  ausschließlich hängender Tierkörper, Bearbeitung durch unterschiedliches Personal an verschiedenen Stellen der Schlachthalle.
  Nachteil: Hoher Personalaufwand, bedingt z.T. durch strenge Hygienebestimmungen

Fließband

4.1.3 Fließbandsystem

Automatisierte Fortbewegung der Schlachtkörper (kontinuierlich während Entblutung, in zeitgerechten Abschnitten bei nachfolgenden Arbeitsschritten). Personal stationär. Hoher Maschinierungsgrad, insbesondere bei Geflügel (Schlachtzahlen >5000 Tiere/h möglich!).

Anmerkung: Videofilm zur Technologie und Hygiene der Schlachtung (➲ Video und Vorlesung).

4.2 Phasen der Fleischgewinnung

Phasen der Fleischgewinnung

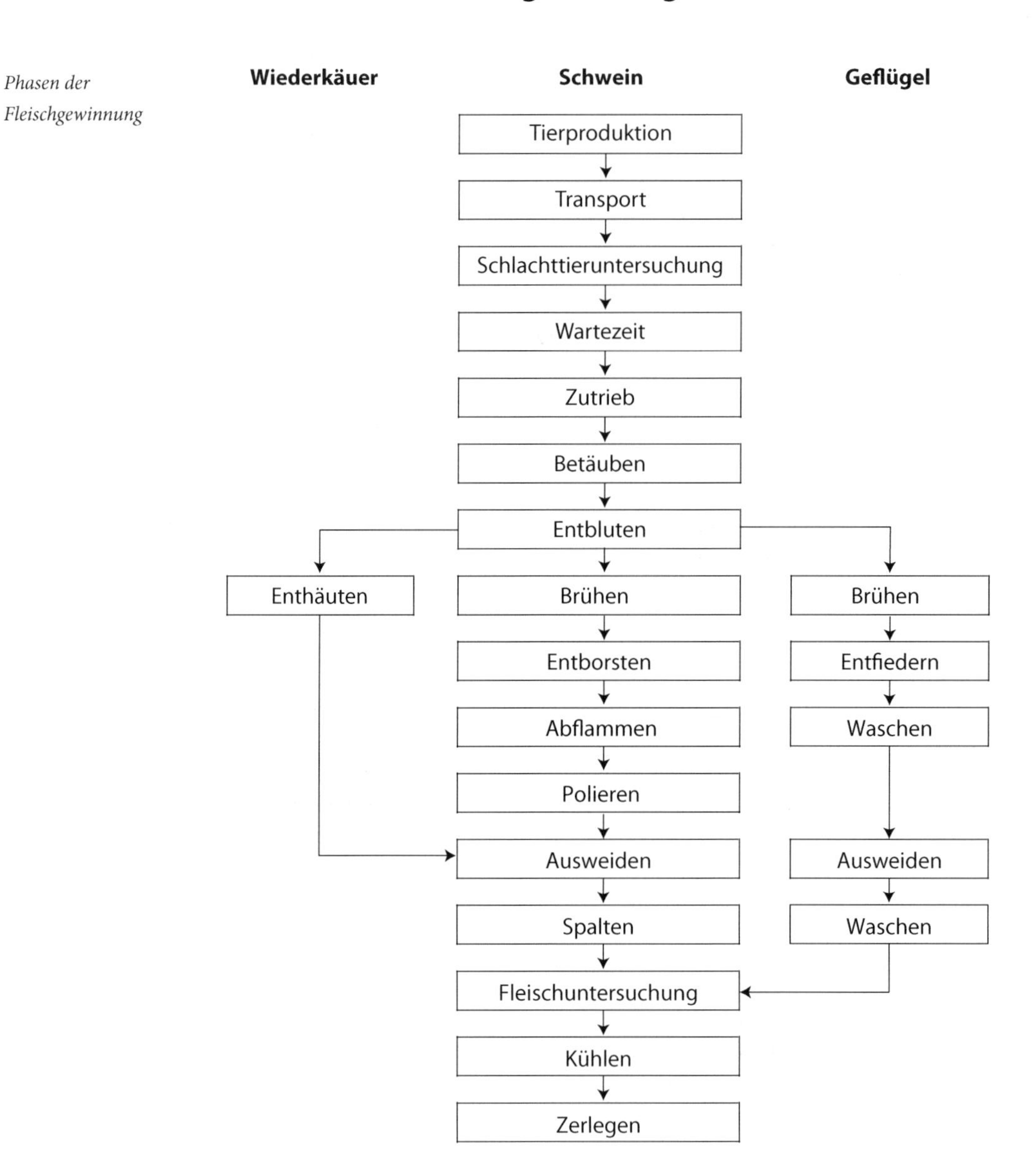

4.2.1 Schlachttieruntersuchung (ante mortem *Untersuchung)*

Untersuchungspflicht

Untersuchungspflicht (➲ LMSVG, VO (EG) Nr. 854/2004)
vor der Schlachtung (= Schlachttieruntersuchung) u.a. für Rind, Schwein, Schaf, Ziege, Einhufer

- deren Fleisch zum Genuss für Menschen verwendet werden soll.

Ziele

Ziele der Schlachttieruntersuchung

- Feststellen von Abweichungen, die am toten Tier schwer feststellbar sind (z.B. Ermüdung, Fieber, Tetanus, neurologische Symptome)
- Kontamination der Schlachtlinie mit human- bzw. tierpathogenen Keimen vermeiden → räumliche/zeitliche Absonderung kranker oder krankheitsverdächtiger Tiere
- Feststellung der Einhaltung von Transportbestimmungen
- Entscheidung, ob einfache oder weitergehende Fleischuntersuchung (z.B. BU) notwendig ist

Durchführung (➲ Übungsunterlagen Schlachttier- und Fleischuntersuchung)

4.2.2 Wartezeit und Zutrieb

Wartezeit

Wartezeit
Aufstallung am Schlachthof arbeitsorganisatorisch oft unumgänglich

Schwein

Schweine
Ausruhen Schlachttiere (2 bis 4 h) → Stabilisierung Kreislauf, Stoffwechsel, Temperaturhaushalt → Verbesserung Fleischqualität

- Wartezeit <2 h → Vorkommen PSE (➲ Kapitel 9.2.6)
- Wartezeit >4 h → Erkundungsverhalten, Rangkämpfe → DFD Vorkommen (➲ Kapitel 9.2.6)

Während der Wartezeit: Duschen/Berieseln von Schlachtschweinen mit Sprühanlagen. Vorteile:

- ↓ Körpertemperatur
- ↓ Stress
- ↓ Rangkämpfe
- Reinigung der Tiere (↓ Kreuzkontamination)
- ↓ Körpergeruch → ↓ Geruchsbelastung der Umwelt (➲ Kapitel 12)
- Körperoberfläche nass → Stromleitfähigkeit (➲ Kapitel 4.2.3)

Rind

Rinder

- Kühe: Wartezeit bis 24 h möglich
- Jungbullen, Ochsen: Aufspringen und Rangkämpfe beginnen unmittelbar → Vorkommen DFD (➲ Kapitel 9.2.6) →
  - Separieren (Einzelbuchten, anbinden) oder
  - in Mastgruppen mit bereits geklärter Rangordnung belassen oder
  - keine Wartezeit

Zutrieb

Zutrieb der Tiere zur Betäubung

Manuell

Manueller Zutrieb

- Treiben (➲ Kapitel 3)
- Treibkorridor

Stauungen vermeiden (wichtig insbesondere in Betrieben mit hoher Schlachtkapazität) → Treibgänge stufenweise verengen, nicht konisch zulaufen lassen.

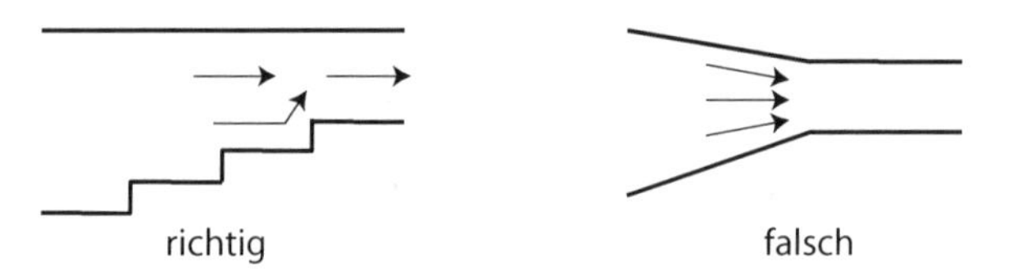

Maschinell

Automatisierte Zufuhr zur Betäubung

- Schwein: angewendet i.d.R. nach manuellem Zutrieb in Kombination mit automatischen Betäubungseinrichtungen (➲ Kapitel 4.2.3).
  - Transportbänder
  - Restrainer
  - Piglift

Aufhängen

- Geflügel: Manuelles Entleeren der Transportkäfige → Einhängen der Tiere in das Transportband (→ häufig Blutungen, Knochenbrüche). Transportkäfige reinigen und desinfizieren.

4.2.3 Betäubung

Geschichte

Geschichte

Betäubungsmethoden waren schon im frühen Mittelalter bekannt (Betäubungsschlag mit Axt, Hammer, Keule). Dennoch wurde bis ca. 1900 überwiegend ohne Betäubung geschlachtet. Industrialisierung → Schlachttierbewegungen mussten während Schlachtung und Herrichtung eingeschränkt werden (Arbeitsschutz, Ergonomie). Heute wird die Betäubung zumeist als Tierschutzmaßnahme definiert.

Ziel

Ziele der Betäubung

- Tier:
  - unmittelbare Empfindungslosigkeit
  - Wahrnehmungslosigkeit
- Personal:
  - Arbeitsschutz (↓ Tierbewegungen)

Rechtsgrundlage

Rechtsgrundlage

Betäubung ist vorgeschrieben: „Tiere sind so zu betäuben, dass sie schnell und unter Vermeidung von Schmerzen oder Leiden in einen bis zum Tod anhaltenden Zustand der Empfindungs- und Wahrnehmungslosigkeit versetzt werden" (VO (EG) Nr. 1099/2009, TSG, Tierschutz-SchlachtVO)

Vorgehen

Vorgehen

- Bewegungsfreiheit Tier einschränken (→ gezielte Applikation Betäubungsmethode)
- Ausreichende und korrekte Anwendung Betäubungsmethode (← Personal ist gut auszubilden und ständig zu überprüfen)
- Betäubung unterliegt tierärztlicher Kontrolle

Betäubungssysteme

Betäubungssysteme

Mechanisch

Mechanisch

Bolzenschuss

Tierart

- Bolzenschuss
  - Tierart: Einhufer, Rind, Kalb, kleine Wdk., Schwein: wegen Schädeldicke, insbesondere bei Sauen und Zuchtebern, weniger geeignet → nur bei Hausschlachtungen

Prinzip

- Prinzip: Schuss- oder Schlagbolzen (∅ ca. 1 cm; Länge und Schwere abhängig von Gewicht der Köpfe bzw. Tiere ← Widerstand) wird bis zu 8 cm tief ins Gehirn getrieben. Der Bolzen wird anschließend durch eine Feder wieder in die Ausgangslage zurückgebracht.

Ansatzstelle

- Positionierung Rind: Schnittpunkt von zwei Linien, jeweils von der Mitte des Hornansatzes zur Mitte des gegenüberliegenden Auges. Ansatzstelle innerhalb eines Kreises von 5 cm um den Schnittpunkt (➲ Abbildung 20), günstig 1-2 cm paramedian.
  NB: Der Genickschuss verursacht erst nach 20 s Bewusstlosigkeit und ist deshalb nicht gestattet! Es ist insbesondere untersagt, Rinder in den Hinterkopf zu schießen (➲ Tierschutz-SchlachtVO Anhang C II Z 1 lit. a).

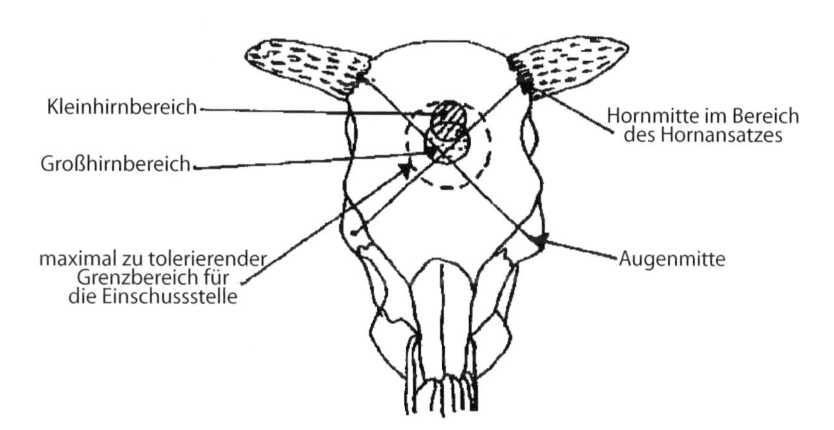

Abbildung 20: Positionierung des Bolzenschussapparates am Rinderschädel (nach Ilgert)

Elektrisch
Elektroden
Tierart

Elektrisch

- Betäubungsmethode: Zange, Restrainer, Wasserbad
  - Tierart:
    - Elektroden: Schwein (Zange, Restrainer), Kaninchen; Strom wäre auch für Rinder möglich und wird immer öfter auch für „Halal" (➲ Kapitel 4.2.4) akzeptiert
    - Wasserbad Geflügel

Prinzip

  - Prinzip: Elektrischer Strom → massive Depolarisierung Nervenzellen → Nervenzellen unkoordiniert und erhöht aktiviert → epileptiformer Anfall.
  - Epileptiformer Anfall bei Schweinen (Dauer: 45–65 s) wird charakterisiert durch
    - Bewusstlosigkeit
    - Tonische Krämpfe
    - Klonische Krämpfe
    - Paralyse-Stadium (≤1 min) vor Rückkehr des Bewusstseins

    Hirnfunktion muss unmittelbar (in <1 s) und dauerhaft ausgeschaltet werden! Herzstillstand (Fibrillation) allein führt erst nach einigen Sekunden zum Hirnfunktionsverlust!

Ansatzstelle

  - Positionierung der Elektroden bei Schweinen
    Strom muss entlang des kürzesten Weges ins Hirn eindringen → darf nicht durch verlängertes Rückenmark (oder noch weiter caudal) fließen
    - Elektrozange: Ohrbasis (CAVE: Verschmutzung/Rost → mangelhafte Wirkung)
    - Elektrischer Betäubungsautomat mit automatischer Zuführung zur Betäubung („Restrainer", „Piglift", Transportbänder): Ohrbasis und Herz → Atriumfibrillation innerhalb 2 s.
      Zu beachten:
      - Stromdurchgang → akustisches/optisches Signal
      - Kalibrierung notwendig (Lebendgewicht schwankt!)
      - Brandmale hinter den Ohren → Verschmutzung Elektroden
      - bei Schweinen: durch herkömmliche Restrainer mehr Knochenbrüche als bei CO_2

Wasserbad

    - Wasserbadbetäubung bei Geflügel
    - Besonders zu beachten ist, dass der korrekte Abstand zwischen Conveyer und Wasserbad eingehalten wird, da die Tiere andernfalls ihren Hals einziehen können und dadurch möglicherweise nicht betäubt werden.

Stromstärke

    - Stromstärke (➲ Tierschutz-SchlachtVO Anhang C , VO (EG) Nr. 1099/2009)
      Bemerke: Frequenzbedingte Schlachttierbewegungen während des Entblutens: Schweine rudern mit den Beinen („free struggling") oder bei Geflügel Flügelschlagen („wing flapping") → raschere ↓ pH aber ↓ Blutungen

Inhalation
Tierart
Prinzip

Inhalation

- v.a. bei Schweinen verwendet, seltener bei Geflügel
  - Prinzip: Inhalationsnarkose [Narkosestadien (➲ Vorlesungen Pharmakologie, Chirurgie) mit narkotischem Gas (i.d.R. CO_2)]
    Wirkungen CO_2 Schwein:
    - ▸ narkotisch
    - ▸ schleimhautirritierend

Anwendung

  - Anwendung: CO_2 schwerer als Luft → verbleibt in Bodenvertiefungen → Fallen- oder Gondelsystem.
  - Ablauf:
    - ▸ Rasches Eintauchen/gute Beleuchtung
    - ▸ Einwirkung für 2-2,5 min in 70-80%iger CO_2-Konzentration. (Details: Tierschutz-SchlachtVO)
      CAVE:
      - ◆ Gondeln dürfen nicht überfüllt sein (→ Zutriebssystem!)
      - ◆ Messung Gaskonzentration in Nasenhöhe der Tiere, nicht am Boden der Grube! Warneinrichtung beim Unterschreiten der Konzentration
      - ◆ Innerhalb der ersten 10-15 s Angst und Atemnot (Exzitation → heftiger Widerstand der Tiere)

Vorteile

  - Vorteile gegenüber elektrischer Betäubung:
    - ▸ Tiere leichter und sicherer zu handhaben
    - ▸ visueller Eindruck ↓ ekelerregend
    - ▸ ↓ Frequenz der Knochenbrüche
    - ▸ ↓ Blutungen als bei elektrischer Betäubung
    - ▸ Ausbluten im Liegen möglich → Ergonomie

NB: Bei Geflügel wird Inhalationsbetäubung z.B. mit Edelgasen wie Argon manchmal auch verwendet

4.2.4 Rituelle Schlachtung (Schächten)

Rituelle Schlachtungen ohne vorausgehende Betäubung der Schlachttiere auf Grund zwingender religiöser Gebote oder Verbote einer gesetzlich anerkannten Religionsgemeinschaft

Tierschutz

Tierschutz

- Schaf, Ziege: Blutversorgung Gehirn überwiegend von Ästen (*Aa. occipitales, Aa. maxillares*) der *Aa. carotides* → beim Schächtschnitt eröffnet
- Rind: Blutversorgung Gehirn gleichmäßig von Ästen (*Aa. occipitales, Aa. maxillares*) der *Aa. carotides* (→ beim Schächtschnitt eröffnet) und anastomotische Äste (*Aa. basilares*) der dorsal in den *Forr. transversaria* der Wirbel verlaufenden *Aa. vertebrales* (→ beim Schächtschnitt nicht eröffnet)

Bemerke: Die Zeitspanne bis zum endgültigen Verlust der Empfindungs- und Wahrnehmungsfähigkeit (Bewusstlosigkeit) kann stark variieren, nämlich von wenigen Sekunden bis zu >1 Minute.

Religionsfreiheit

Religionsfreiheit

Schächten nach jüdischem und muslimischem Ritus ist - da es sich um staatlich anerkannte Religionsgemeinschaften handelt - Teil der verfassungsmäßig garantierten Freiheit der Religionsausübung und stellt keinen Verstoß gegen §222 StGB dar (Feststellung des OGH vom 28.3.1996).
Das österreichische Tierschutzgesetz (§32 Abs.3-5) berücksichtigt und regelt rituelle Schlachtungen ohne vorausgehende Betäubung der Schlachttiere.

Einhaltung der Verordnung über den Schutz von Tieren zum Zeitpunkt der Tötung, VO (EG) Nr. 1099/2009, unter Achtung des in Artikel 10 der Charter der Grundrechte der Europäischen Union verankerten Rechts auf Religionsfreiheit → Ausnahme von der Verpflichtung zur Betäubung von Tieren vor der Schlachtung wird aufrechterhalten, Mitgliedstaaten jedoch ein gewisses Maß an Subsidiarität gewährt.

Rechtslage

Rechtslage

Unterschiedliche Gewichtung von Religionsfreiheit und Tierschutz führt zu abweichendem Vorgehen in verschiedenen Ländern.
Österreich: Bestimmungen zu rituellen Schlachtungen TSchG und Tierschutz-SchlachtVO

Voraussetzungen

- Bewilligung durch die Behörde
- nur in einer dafür eingerichteten und von der Behörde dafür zugelassenen Schlachtanlage
- ausschließlich in Anwesenheit einer mit der Schlachttier- und Fleischuntersuchung beauftragten Person (amtlicher Tierarzt)

Bei rituellen Schlachtungen ist folgendes zu beachten:

- Durchführung des Schnittes durch Personen mit notwendigen Kenntnissen und Fähigkeiten (Zertifikat einer gesetzlich anerkannten Religionsgemeinschaft)
- Fixierung der Schlachttiere ohne unnötige Beunruhigung auch unter Zuhilfenahme einer entsprechenden Vorrichtung → gestreckte Kopf-Hals-Haltung damit Schächtschnitt ermöglicht wird, Wunde muss offen bleiben.
- Vor dem Schnitt zur Eröffnung der Blutgefäße hat die Person, welche die unmittelbar anschließende Betäubung durchführt, die entsprechende Position zur Durchführung der Betäubung einzunehmen
- Der Schnitt zur Eröffnung der Blutgefäße im Halsbereich ist unmittelbar nach Abschluss der Ruhigstellung zügig und unter Verwendung eines Edelstahlmessers durchzuführen, das

- sauber, nicht zugespitzt,
- mindestens zweimal so lang ist wie der Hals des zu tötenden Tieres,
- unmittelbar vor dem Schnitt auf seine Glätte und Schärfe zu überprüfen ist.

Halsschlagadern dürfen nicht gedehnt werden!
- Betäubung muss unmittelbar nach dem Eröffnen der Blutgefäße wirksam werden

Mit der weiteren Manipulation (z.B. Hochziehen, Auswurf aus einer Fixiereinrichtung), sowie der Bearbeitung des Schlachtkörpers darf erst nach Beendigung des Ausblutens, frühestens jedoch 5 Minuten nach dem Schächtschnitt begonnen werden.

Schechita

Schlachten nach jüdischem Ritus („Schechita")

שחט šacḥaṭ = „schlachten"

Grundlage

Grundlage
Torah, Talmud, Schulchan Aruch (für das Judentum verbindliches Gesetzeswerk)

Schlachttiere

Schlachttiere
Rind, Schaf, Ziege

Bemerke: Nur Tiere, die wiederkäuen und gespaltene Hufe haben, sind zum Verzehr erlaubt, verboten sind z.B. Schwein, Kaninchen, Pferd

Fixieren

Fixieren Schlachttiere
Rückenlage mit gestreckter Kopf-Hals-Haltung; Seitenlage bei streng orthodoxen Juden nicht möglich. Dafür verwendete Geräte:
- Weinberg-Apparat (Drehung um 180°)
- North British Box (Drehung um 90°)
- Elisabethscher Apparat (Cincinnati oder ASPCA pen; keine Drehung)

Auswirkung der Verwendung dieser Geräte auf Blutparameter ➲ Tabelle 35.

Tabelle 35: Hämatokrit- und Cortisolwerte von geschächteten und mittels Bolzenschuss betäubten Rindern

Methode	Hämatokrit (l/l)	Cortisol (nmol/l)
Kontrolle (Bolzenschuss)	0,44	124,8
Weinberg	0,47	259,6
Cincinnati	0,41	143,2

Entbluten

Entblutung
Genaue Vorschriften

- Schlachter („Schochet"): speziell ausgebildet, jährliche Überprüfung vom Rabbinat,
  Vor Beginn der Arbeit spricht der Schochet einmal einen Segensspruch über die Schechita, die Schlachtung.
  Bemerke: ein Schlachtbetrieb, der koscheres Fleisch vermarkten möchte, braucht dazu einen Schochet
- Schnittführung: mit einem einzigen schnellen Schnitt Durchtrennung Luftröhre, Speiseröhre und Halsschlagadern bis zur Wirbelsäule
- Messer:
  - mindestens so lang wie Halsbreite
  - rasiermesserscharf
  - keine Scharten → Überprüfung der Schneide vor und nach dem Schlachten
  - während des Schneidens immer sichtbar (Wolle!)
  - während des Schneidens kein Druck auf die Klinge

  Bemerke: Jede Unterbrechung oder jeder Fehler macht das Fleisch „nicht koscher" oder „treif".

Bedika

Schlachttier- und Fleischuntersuchung (בדיקה Bedika „Kontrolle")

Der Untersuchungsgang nach jüdischem Ritus besteht aus:

- Beurteilung Gesundheitszustand des lebenden Tieres
- Untersuchung innere Organe:
  - Lungen:
    - Durchtasten in der Brusthöhle (Nachweis von Verwachsungen mit Brustwand)
    - Herausnehmen, achten auf Verfärbungen, Verwachsungen, Leckage (→ überprüft durch Aufblasen)
  - Bauchorgane:
    - Lageveränderungen, Verfärbungen, Intaktsein

  Beurteilungsmöglichkeiten nach ritueller Untersuchung (jeweils für den ganzen Tierkörper geltend):
- „*koscher*": für Juden essbares Fleisch.
- „*nicht koscher*" oder „*treif*": nicht geeignetes Fleisch.

Bemerke: Bestimmte Fette und die Hüftsehne werden nicht verzehrt, Gefäßreichtum des Muskels ist nicht erwünscht (Hinterviertel zu gefäßreich → ab 12. Rippe gelangt Fleisch in den normalen Handel!).

Achtung: auch ist die amtliche Schlachttier- und Fleischuntersuchung immer durchzuführen!

Verarbeitung

Das Fleisch wird bei der Verarbeitung mit grobkörnigem Salz („Koschersalz") bestreut, um das restliche Blut zu entziehen.

Halal-Schlachtung

Schlachten nach muslemischem Ritus („Halal")

حلال halal = „das Zugelassene"

Grundlage

Grundlage
Koran

Schlachttiere

Schlachttiere
in erster Linie Schaf und Ziege, im gewerblichen Vertrieb mittlerweile auch Rind oder Kalb
Bemerke: erlaubt sind alle pflanzenfressenden Tiere, die im Koran nicht direkt verboten werden, also Rinder, Schafe, Ziegen, Pferde, Kaninchen, Hasen, etc.
verboten sind z.B. Schwein, Esel, Maultiere und Maulesel

Fixieren Schlachttiere
- Kopf des Tieres muss während der Schlachtung nach Mekka gewandt sein
- keine speziellen Anforderungen bezüglich räumlicher Position der Tiere → alle Geräte (Weinberg, North British Box, Cincinnati; s.o.) einsetzbar
- elektrische Betäubung vor dem Schächten anerkannt

Entbluten

Entblutung
Anforderungen
- Schlachter: jeder Mann, der geistig gesund und Moslem ist, der Name Allahs muss während Durchschneidens der Kehle angerufen werden
- Bemerke: ein Schlachtbetrieb der halal-Fleisch vermarkten möchte, braucht dazu einen muslimischen Schlachter
- geschlachtete Tiere und Schlachtmesser dürfen für die anstehenden Schlachttiere nicht sichtbar sein
- Durchtrennung Luftröhre, Speiseröhre und Halsschlagadern mit einem schnellen kontinuierlichen Schnitt, nur sehr kurze Unterbrechung des Schnittes ist erlaubt, das Tier darf auf keinen Fall leiden, sonst ist das Fleisch „*haram*".
- Messer muss geeignet, sehr scharf, ohne Beschädigungen sein und wird bei jeder Schlachtung überprüft.
- Tier muss gut entbluten

Schlachttier- und Fleischuntersuchung

Schlachttier- und Fleischuntersuchung
Der Untersuchungsgang nach muslimischem Ritus besteht aus:
- Untersuchung lebendes Tier (Tier muss gesund sein)
- Untersuchung Schlachtkörper ohne innere Organe
- Beurteilung nach ritueller Untersuchung:
- „*halal*": für Moslems essbares, zugelassenes Fleisch.
- „*haram*": nicht zugelassenes Fleisch.

Achtung: auch ist die amtliche Schlachttier- und Fleischuntersuchung immer durchzuführen!

Verarbeitung

Das Fleisch wird nicht noch einmal besonders behandelt, das ganze Tier kann verarbeitet werden.

Anmerkung: Manche Leute glauben, dass es kaum Unterschiede zwischen koscheren und halal-Lebensmitteln gibt. Die wichtigsten Abweichungen Lebensmittel tierischer Herkunft betreffend sind in der folgenden Tabelle 36 angeführt.

Tabelle 36 Unterschiede von koscheren und halal-Lebensmitteln tierischer Herkunft

	Koscher	**Halal**
Fleisch	• nur von Tieren, die koscher sind: Rind, Schaf, Ziege, Huhn, Pute, Ente, Gans, etc. • nicht koscher sind: Schwein, Kaninchen, Pferd	• nur von Tieren, die halal sind: Rind, Schaf, Ziege, Pferd, Kaninchen, Hasen, Huhn, Pute, Gans, Enten, Straußenvögel, etc. • haram sind: Schwein, Esel, Maultiere und -esel
Milch	Von koscheren Tieren erlaubt milchige und fleischige Lebensmittel dürfen nicht vermischt oder zusammen verzehrt werden → Wartezeiten und getrenntes Geschirr • mehrstündige Wartezeit (3-6 Stunden) nach Verzehr von Fleisch, bis wieder Milchspeisen verzehrt werden dürfen • ½ Stunde Wartezeit nach dem Genuss von Milchspeisen, bis wieder Fleisch gegessen werden darf	Von halal Tieren erlaubt keine Einschränkungen
Käse	Je nach zur Gerinnung der Milch verwendeten Labs unterschiedlich: • mit mikrobiologischem Lab koscher • mit tierischem Lab nur von manchen als koscher angesehen	Je nach zur Gerinnung der Milch verwendeten Labs unterschiedlich: • mit mikrobiologischem Lab halal • mit tierischem Lab nicht von allen muslimischen Religionsgruppen als halal angesehen
Eier	Von koscheren Tieren (z.B. Huhn) Verzehr erlaubt. Aufgeschlagenes rohes Ei darf im Inneren keine Blutspuren enthalten, sonst „nicht koscher".	Verzehr uneingeschränkt erlaubt
Fische und Meerestiere	nur Fische mit Flossen und Schuppen sind erlaubt. Fische ohne Schuppen, wie z.B. Haifische, Aal, Wels oder Stör, auch Pangasius, sind nicht erlaubt. Meeresfrüchte, Krebse, etc. sind generell verboten.	Verzehr erlaubt
Blut	Verzehr verboten	Verzehr verboten

4.2.5 Entblutung

Prinzip

Prinzip
Eröffnung Blutbahn → Blutentzug → O_2-Mangel im Gehirn → Bewusstlosigkeit innerhalb 8-10 s.
Zu beachten: Muskelaktivität hält noch einige Zeit an:
- kräftige Muskelkontraktionen
- Kontraktionen des Herzmuskels (auch bei O_2-Mangel! → vorteilhaft beim Entbluten)

Zeit

Zeitpunkt
- Zeitpunkt: Unmittelbar nach der Betäubung. Höchstdauer zwischen Betäubung und Entblutungsschnitt (Tierschutz-SchlachtVO):
  - Bolzenschuss

Rind	60 s
Schaf, Ziege (Hinterkopf)	15 s
andere Tiere oder andere Schusspositionen	20 s
  - Elektrobetäubung bei warmblütigen Tieren: 10 s

Entbluteposition

Position
- hängend (vertikal): am weitesten verbreitet (Rind, Schwein, Geflügel)
- liegend (horizontal): ergonomischer (kein Bücken beim Entblutestich. Ausblutungsgrad gleich wie bei vertikaler Entblutung (← Herztätigkeit treibt Blut aus Körper)

Schnittführung

Entbluteschnitt
- Schwein: Bruststich (Einstich im unteren Halsteil, Querbewegung Messer zur Eröffnung der *Vena cava cranialis* und *Arteria carotis communis*. Blutmenge ≈ 3,5 l Blut pro Schlachtschwein.
- Rind:
  - Rind: Brust-/Halsschnitt *A. carotis* durchschnitten (cave: Schlund!)
  - Kalb: Halsschnitt (cave: *Thymus*!)
- Geflügel: Eröffnung *V. jugularis* an der Seite des Nackens (CAVE: Schlund, Luftröhre). Mögliche Fehler:
  - Vene nicht genug geöffnet → keine oder unvollständige Ausblutung → roter Rücken, blaue Brust(-muskulatur)
  - *Fehler* Schlund/Luftröhre durchschnitten → Kröpfe bleiben beim Kopfzieher (➲ Kapitel 4.2.10), Schlundteile beim Ausweiden zurück.
  - Schnitt zu tief → Enthauptung → Kröpfe können nicht mehr entfernt werden

Blutauffangsystem

Blutauffangsystem
- offenes System: Entbluten in Blutgasse (Entblutebahn) → Kontamination nicht zu vermeiden → Blut „untauglich" (➲ VO (EG) Nr. 853/2004 Anhang III Abschnitt I Kapitel II Ziffer 2 lit c) i) und lit d) und Kapitel IV Z. 7; ➲ VO (EG) Nr. 854/2004 Anhang I Abschnitt II Kapitel V Z. 1 lit. t)

- geschlossenes System: Verwendung Hohlstechmesser (➲ Abbildung 21) und Abfluss Blut über Schlauch/Rohrleitung mit oder ohne Vakuum in rostfreie Behälter mit Trinatriumcitrat (Fibrisol®) → Gerinnungshemmung → Verwertung zum Genuss für Menschen nur, wenn alle Schweine, von denen das gesammelte Blut stammt, tauglich sind.

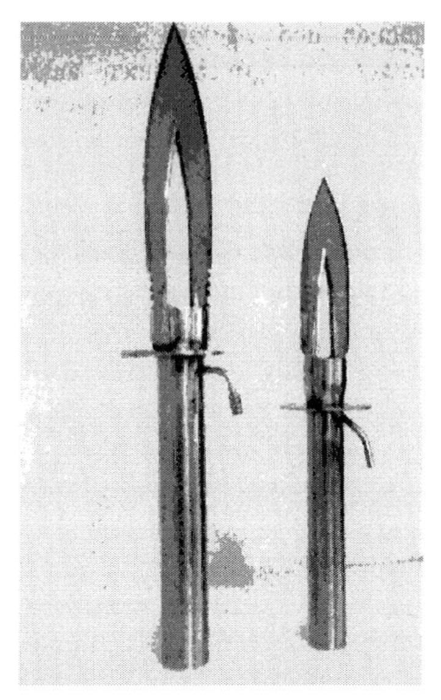

Abbildung 21: Hohlstechmesser für Rinder (links) und Schweine (rechts) (BEMEG-Industrieplanung GmbH, Hamburg)

4.2.6 Enthäuten

Schlachtung Rind

Rinderschlachtung

Tierkörper vorbereiten

Tierkörper vorbereiten

- Hörner absetzen (pneumatische Zange)
- Vorderbeine: Gliedmaßenenden im Carpalbereich absetzen (Messer oder pneumatische Zange)
- Kopf
  - abtrennen (pneumatische Zange und Messer)→ separat enthäuten
    Anmerkung: z.T. wird der Kopf erst nach maschineller Enthäutung des Tierkörpers abgesetzt.
  - Kalb: Abtrennen → enthäuten oder brühen
- Hinterbein: nacheinander Gliedmaßenenden im Metatarsalbereich entfernen und umhängen (Haken hinter Achillessehne)

Enthäuten

Enthäuten

- Vorenthäuten (manuell)
  - Gliedmaßen
  - Brustbereich
  - Bauchbereich
- gegebenenfalls Euter entfernen
  - alle abnormalen
  - alle laktierenden
  - nicht die juvenilen Euter!
- Enthäuten
  - Manuell: in Rückenlage auf Schragen (➲ Abbildung 19)
  - Maschinell: Haut angekettet, Ketten maschinell nach oben oder unten gezogen (Hautabzug von 2 Arbeitern überwacht → kontrolliertes Abreißen von Fett und Hautmuskulatur)

Schlachtung Schwein

Schweineschlachtung

Schweine werden in Westeuropa üblicherweise gebrüht und entborstet (➲ Kapitel 4.2.7; ➲ Kapitel 4.2.8)

Crouponieren

Da Schweinsleder relativ wertvoll ist (z.B. in der Schuhindustrie), werden Schweine mitunter auch enthäutet („Crouponierung") zur Gewinnung der Rückenhaut.

4.2.7 Brühen

Schlachtung Schwein

Schweineschlachtung

Vorbereitung

Vorbereitung

- Duschen, Vorputzen (in größeren Betrieben manchmal üblich) → ↓ Oberflächenkeimgehalt Schlachtkörper → ↓ Keimbelastung Brühwasser

Brühen

Brühen

Prinzip

- Prinzip: Borsten in *Corium/Subcutis* (Lederhaut, Unterhautfett- und -bindegewebe) verankert, verlaufen im *Corium* in innerer und äußerer epithelialer Wurzelscheide (➲ Vorlesung Histologie). Brühung → Schrumpfung des *Corium*-Bindegewebes → Zerreißen Wurzelscheide → Borsten und *Epidermis* leicht zu entfernen

Temperatur/Zeit

- Temperatur/Zeit-Kombination
  Notwendige Temperatur/Zeit-Kombination ist jahreszeitabhängig
  - Sommerborsten → leicht zu entfernen
    60-62 °C 4 min
    59 °C 5 min
    58 °C 6 min

  - Winterborsten → schwieriger zu entfernen
  - Herbstborsten → am schwierigsten zu entfernen
    60-62 °C 6 min

  CAVE: Brühwasser >62 °C bzw. Brühzeit >6 min → „Verbrühung“ der Schwarte (leimige/klebrige Oberfläche)

Brühsysteme

- Brühsysteme

Kesselbrühung

  - Brühen im Brühkessel
    0,4-1,4 m³ Brühwasser (ca. 60 °C)/Schwein, mindestens täglich erneuert. Nachteile:
    - Zunehmende Keimbelastung im Laufe des Schlachttages
    - Brühwasserlungen → Lungen untauglich
    - innere Kontamination Schlachtkörper über Stichwunde

Sprühbrühung

  - Sprühbrühverfahren
    Wasser (ca. 75 °C) via Sprühdüsen auf Tierkörper gesprüht → Brühen der Tierkörperoberfläche (ca. 60 °C) → abtropfendes Brühwasser wird filtriert und wiederverwendet (Energieersparnis). Nachteile:
    - Verstopfung Sprühdüsen
    - Brühwasser dringt in After ein

Kondensationsbrühung

  - Kondensationsbrühung
    gezielte Zirkulation von mit Dampf und Wasser befeuchteter Luft → Kondensation auf kälterer Tierkörperoberfläche → Brüheffekt

Schlachtung Geflügel

Geflügelschlachtung

Brühen

Brühen

System

- System: Mehrmalige Brühung in 3 Kompartimenten im Gegenstromprinzip → ↓ Verschmutzungsgrad (➲ Kapitel 5).

Temperatur/Zeit

- Temperatur/Zeit-Kombination
  Abhängig von der Vermarktungsform (➲ Kapitel 5.5.1):
  - Frischgeflügel („soft scald“): 3,5-4 min 52 °C
  - Gefriergeflügel („hard scald“): 2,5 min 60 °C

4.2.8 Entborsten/Rupfen

Schlachtung Schwein

Schweineschlachtung

Entborsten

Entborstung

2 Phasen

- Entborstungsmaschine mit Gummischlägern auf rotierenden Walzen → Abtragung *Epidermis* mit Borsten → Tierkörper abgeworfen auf Nachbearbeitungstisch („Kratztisch“)
- Manuelle Entfernung der Borsten an schlecht zugänglichen Stellen (Kopf, Extremitäten, Schenkelinnenseite), ggf. Entfernung Klauenschuhe

Zum Teil werden kombinierte Brüh- und Entborstungsmaschinen oder Entborstungsmaschinen mit integrierter Abflammeinrichtung eingesetzt.

Schlachtung Geflügel

Geflügelschlachtung

Rupfen

Entfiedern (Rupfen)
Rupfmaschine mit je 12 Gummischlägern auf 2 oder 3 Zylindern (abhängig von Schlachtkörpergröße)

Waschen

Waschen
Sprühwaschung → Entfernung Federreste, Vorbeugen Keimanheftung nach fäkaler Kontamination (➲ Kapitel 5).

4.2.9 Abflammen, Putzen/Polieren

Schlachtung Schwein

Schweineschlachtung

Aufhängen

Aufhängen
Schnitt hinter Beugesehnen der Hinterbeine → Haken anbringen → Schlachtkörper mit Elevator an Rohrbahn hängen

Abflammen
Prinzip

Abflammen
- Prinzip: Offene Flamme →
    - Verkohlen/Absengen zurückgebliebener Haare (Aber: Haarwurzeln bleiben zurück → Kühlung → Verdampfung des Wassers aus dem *Corium* → Haarwurzeln wieder fühlbar (= „Durchwachsen" der Haare)
    - ↓ Keimbelastung um mehrere Zehnerpotenzen → keimarme Tierkörperoberfläche

Systeme

- Abflammsysteme
    - Sengofen (2 Halbzylinder verkleidet mit thermoresistentem keramischem Material). Gebräuchlich in DK, NL.
        - ca. 1500 °C, 10 s
        - Schlachtkörper abhängig von Zielsetzung ± schwarz versengt
    - Flammofen (4 Reihen von Gasbrennern)
        - ca. 700-800 °C, 10 s.
        - nur geringe Versengung der Schlachtkörper

Putzen/Polieren
Prinzip

Putzen (Polieren)
- Prinzip: Mechanische Entfernung verkohlter Haare und versengter Hautschichten nach dem Abflammen durch Bürsten, Gummischläger oder Metallkratzer

Systeme

- Poliersysteme
    - nach dem Sengofen: Schwarzkratzmaschine („blackscraper") → versengte Tierkörperoberfläche mit Metallkratzer abgeschabt

- nach dem Flammofen: Peitschenmaschine → verkohlte Haarreste von Tierkörperoberfläche mit Gummipeitschen bzw. -schlägern und Wasser entfernt

Anschließend können noch – v.a. in großen Betrieben – Putz- und Poliergeräte mit Bürsten, die Extremitäten und Kopf nachputzen, eingesetzt werden. In kleineren Betrieben v.a. manuelles Nachputzen.

4.2.10 Ausweiden

NB: Die vom Tierkörper abgetrennten Organe oder Tierkörperteile müssen bis zum Ende der Fleischuntersuchung eindeutig dem Schlachtkörper zugeordnet werden können → Synchronisierung Schlachtband und Tassen-Conveyersystem bzw. Innereienband erforderlich.

Schlachtung Schwein

Schweineschlachtung

- Augen entfernen
- Innere knorpelige Anteile des äußeren Gehörganges entfernen
- Penis und Hoden lösen
- After (ggf. mit Vulva) mit Kreisschnitt umschneiden, Gummiring oder Plastiksäckchen aufsetzen (➲ Kapitel 5)
- „Aufschlossen": medianer Hautschnitt, Beckenknochen (= Schlossknochen) in *Symphysis pelvis* durchtrennen
- Bauchschnitt bis Brustbein erweitern
- Gekröseansatz durchschneiden
- Speiseröhre magenseitig durchtrennen
- Becken- und Baucheingeweide entnehmen. Milz wird i.d.R. aufgehängt. NB: Nieren nicht entfernen, nur aus Bindegewebekapsel lösen. Leber wird zusammen mit den Brustorganen entnommen.
- Brustbein spalten
- Zwerchfell mit Kreisschnitt ablösen. NB: Zwerchfellpfeiler zurücklassen → Trichinenprobe (➲ Übungsunterlagen Schlachttier- und Fleischuntersuchung)
- „Geschlinge" (= Zunge, Kehlkopf, Speiseröhre, Luftröhre, Lunge, Herz, Leber) im Zusammenhang entnehmen
- „Stichfleisch" entfernen (kontaminierte Teile um die Stichwunde). Geschieht i.d.R. nach Spaltung (➲ Kapitel 4.2.11)

Schlachtung Rind

Rinderschlachtung

- „Rodding": Abtrennung Ösophagus vom umliegenden Gewebe und Verschluss vor *Cardia*
- Aufschlossen, Umschneiden und Umschließen/Umhüllen des Enddarms
- Brustbein durchsägen/durchhacken
- Bauchschnitt

- Bauchorgane (außer Nieren) entfernen und synchron mitführen (Vormägen, Magen, Darm → spezielle Tassen; Leber, Milz → hängend)
- Brustorgane entfernen (hängend an parallel mit gleicher Geschwindigkeit laufendem „Innereien"-Band)

Schlachtung Geflügel

Geflügelschlachtung
- Kopfziehen: Kopf, Schlund und Luftröhre vom Tierkörper trennen → Trennung Kopf von Lungen und Kropf → Ausweiden erleichtert
- Fersenschneiden: Fersen mit rotierenden Messern entfernen
- Umhängen auf „Bratfertiglinie" (automatisch)
- Hals prellen: Hals von Rückenwirbeln trennen und teilweise aus der Haut schieben (Haut zerreißt nicht). NB: Hals bleibt am Schlachtkörper → Fleischuntersuchung!
- Ausweiden: Kloakenschnitt, automatische Entnahme Eingeweide (löffelartige Werkzeuge)
- Waschen
- Weiterbearbeitung Organe: u.a. Trennung Gallenblase von Leber, Muskelmagen von Drüsemagen

4.2.11 Spalten

Längsspaltung verpflichtend für Tierkörper von
- Einhufern
- Rindern >6 Monate
- Schweine >4 Wochen

Schlachtung Rind

Rinderschlachtung
Wirbelsäule spalten (Band-, Kreissägen, Hacken). NB: Zur Verhinderung der Verschleppung von BSE-Risikomaterial werden derzeit Alternativen zur Spaltung untersucht, z.B.
- Paramediane Parallelschnitte → Wirbelkanal nicht eröffnet. Nachteil: geringere Formstabilität bei Eintritt der Totenstarre → Abweichung von der gewohnten Tierkörperform → schlechtere Vermarktungschancen
- Zylindrische Umschneidung Wirbelsäule (s.o.)
- Absaugen Rückenmark vor Spaltung → Abtrennen Kopf nötig → mögliche Verschleppung Risikomaterial

Schlachtung Schwein

Schweineschlachtung
Spalten aller Schlachttierkörper von Schweinen >4 Wochen. Ausnahme (➲ VO (EG) Nr. 854/2004 Anhang I Abschnitt I Kapitel 2 lit. D Z 3)

4.2.12 Fleischuntersuchung (post mortem Untersuchung)

Untersuchungspflicht

Untersuchungspflicht (➲ LMSVG; VO (EG) Nr. 854/2004)

- nach der Schlachtung (= Fleischuntersuchung) u.a. für Rind, Schwein, Schaf, Ziege, Einhufer,
  - deren Fleisch zum Genuss für Menschen verwendet werden soll.
- auf Trichinellen (= Trichinenuntersuchung): für alle Tiere, die Träger von Trichinen sein können (insbesondere Schwein, Pferd) (➲ VO (EG) Nr. 2075/2005)
- Ausnahmen von Untersuchungspflicht bei Schlachtungen für Eigenbedarf des Tierhalters (➲ LMSVG §53 Abs. 3; Tierseuchen-Untersuchungspflicht-VO)

Ziele

Ziel der Fleischuntersuchung

- Schutz des Menschen vor Gesundheitsschäden
- Schutz der Tierbestände vor Tierseuchen

Ausführende Organe, Durchführung (➲ Übungsunterlagen Schlachttier- und Fleischuntersuchung; VO (EG) Nr. 854/2004; FlUVO 2006; LMSVG)

4.2.13 Schlachttierkörperkühlung

(➲ Haltbarmachung Kapitel 8; Lebensmitteltechnologie Kapitel 10)

Prinzip

Prinzip

Wärmeentzug durch Temperaturgefälle → Haltbarkeitsverlängerung durch

- Verzögerung mikrobiellen Wachstums
- Hemmung fleischeigener enzymatischer Reaktionen
- Verzögerung chemischer Verderbsprozesse

Temperaturen

Temperaturen (➲ VO (EG) Nr. 853/2004 Anh.III Abschn. I-IV jeweils Kap. Lagerung und Beförderung; Warmtransport ➲ VO (EG) Nr. 853/2004 Anh. III Abschn. I Kap. VII)

- Tierkörper Rind, Schwein, Pferd, Ziege, Schaf: Innentemperatur ≤7 °C nach unverzüglicher Kühlung
- Nebenprodukte der Schlachtung Rind, Schwein, Pferd, Ziege, Schaf (➲ Kapitel 4.2.14.3): Innentemperatur ≤3 °C nach unverzüglicher Kühlung
- Schlachtkörper Geflügel: Innentemperatur ≤4 °C

Kühlmethoden

Rind, Schwein

Geflügel

Kühlmethoden

- Rinder- und Schweineschlachtung (➲ Kapitel 5.3.2; ➲ Kapitel 5.4.2)
- Geflügelschlachtung (➲ Kapitel 5.5.2)

4.2.14 Fleischbearbeitung

4.2.14.1 Definitionen

Schlachtkörper

- Schlachtkörper: Körper eines Tieres nach dem Schlachten und Zurichten („dressing") (➲ VO (EG) Nr. 853/2004 Anhang I)

Schlachtnebenprodukte

- Nebenprodukte der Schlachtung: anderes frisches Fleisch (➲ Kapitel 9.2) als frisches Schlachtkörperfleisch, einschließlich Eingeweide und Blut (➲ VO (EG) Nr. 853/2004)

Schlachtausbeute

$$\text{Schlachtausbeute (\%)} = \frac{\text{Gewicht Schlachtkörper}}{\text{Gewicht Schlachttier}} \times 100$$

Die Schlachtausbeute („dressing percentage") variiert von etwa 60% Rind bis 80% Schwein, Pute (➲ Tabelle 37).

Tabelle 37: Schlachtausbeute verschiedener Tierarten (➲ Kapitel 1 Annexe)

Tierart	Schlachtausbeute [%]	Anmerkung
Kalb	50-60	(Graskälber – Mastkälber)
Rind	42-65	(abhängig von Alter, Geschlecht, Ausmästungsgrad, Laktationsstadium, etc.)
Lamm	40-50	
Schaf	40-54	
Schwein	77-81	
Kaninchen	53-60	
Masthuhn	73-74	
Pute	80-81	

4.2.14.2 Schlachttierkörper – Zerlegen/Entbeinen

Definitionen

Definitionen

Zerlegen

- Zerlegen: Zerteilen des Schlachttierkörpers in transportable Stücke, Konsum- oder Verarbeitungsfleisch.

Entbeinen

- Entbeinen: Abtrennen des Muskelfleisches vom Knochen.

Durchschnittlich 20% des ausgeweideten Schlachtkörpers sind Knochen. Bei Kühen/Kälbern 20–35%, abhängig vom Fleischanteil. Schlachtausbeuten verschiedener Tierarten (➲ Tabelle 37)

Stufen

Stufen der Zerlegung (in Österreich)

- Längsspaltung (➲ Kapitel 4.2.11)
- Grobzerlegung → Unterteilung Schlachtkörper in transportable Stücke

Schlachtbetriebe dürfen Schlachtkörper von als Haustiere gehaltenen Huftieren in max. 3 Teile pro Hälfte zerteilen → Rind und schwere Kälber werden für Kühllagerung, Transport oder Vermarktung größtenteils geviertelt.
Weitere Zerteilung in Zerlegebetrieben (➲ VO (EG) Nr. 853/2004 Anhang III Abschnitt I Kapitel V Z 1)

- Feinzerlegung → Unterteilung grobzerlegter Teilstücke in vermarktungs- oder verarbeitungsgerechte Fleischteile (z.B. Kotelett, Schnitzel, ...)

Schnittführung

Schnittführung
International, national und sogar regional unterschiedliche Schnittführungen für Zerlegung und Entbeinung der Schlachttierkörper → Vergleiche zwischen Fleischteilstücken und Teilstücknomenklatur schwierig → bei Bedarf Atlanten heranziehen (➲ http://www.fleisch-teilstuecke.at/teilstuecke/)

abhängig von

Schnittführung abhängig von:

- Anatomischen Gegebenheiten
- Form der Vermarktung bzw. Verwendungszweck (→ Konsumentenpräferenzen)
- technischer Ausstattung der Betriebe

Rind
Grobzerlegung

Rinderschlachttierkörper (➲ Codex Kap. B 14, A. Fleisch)

- Grobzerlegung
  Hälften → Zerteilung in Viertel. Trennschnitt im rechten Winkel zur Wirbelsäule zwischen der 6. und 7. Rippe
  - Hinterviertel → Zerteilung in (➲ Abbildung 22)
    - Bauchwand (Platte)
    - Englischer (= Rücken, 7. Brust- bis 6. Lendenwirbel)
      - Rostbraten (7.-13. Rippe)
      - Beiried
      - Psoasmuskulatur (Lungenbraten, Filet)
    - Knöpfel (Hinterextremität)

    } Pistole (Englischer bis Knöpfel)
  - Vorderviertel → Zerteilung in (➲ Abbildung 23)
    - Schulter
    - Schild (Spitz)
    - Hals
    - Hinteres Ausgelöstes
    - Brust
- Feinzerlegung in ladenfertige Teilstücke anschließend an die Grobzerlegung.

Teilstück-Nomenklatur Rind

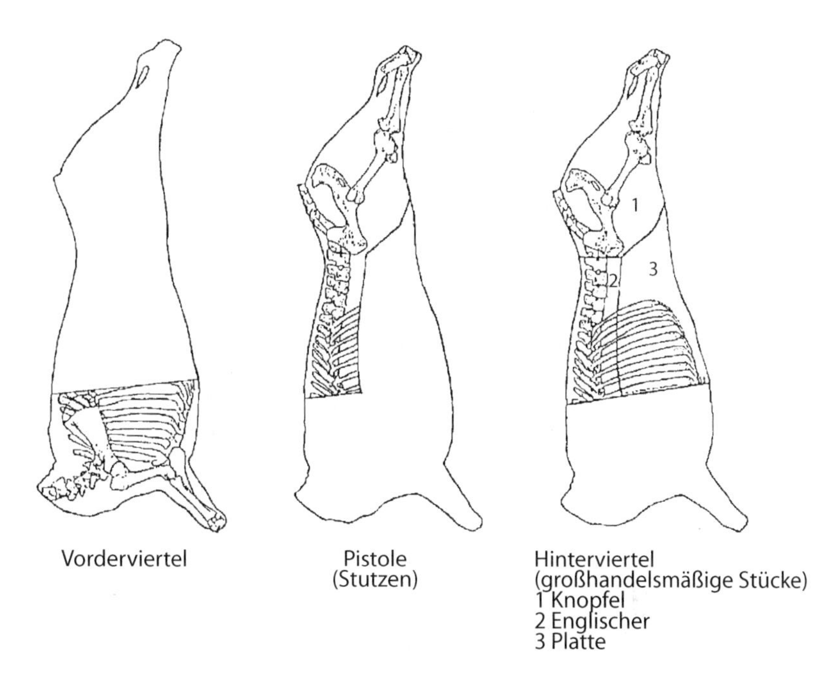

Abbildung 22: Schematische Darstellung der großhandelsmäßigen Teilstücke des Rindes (Codex Alimentarius Austriacus, 2005)

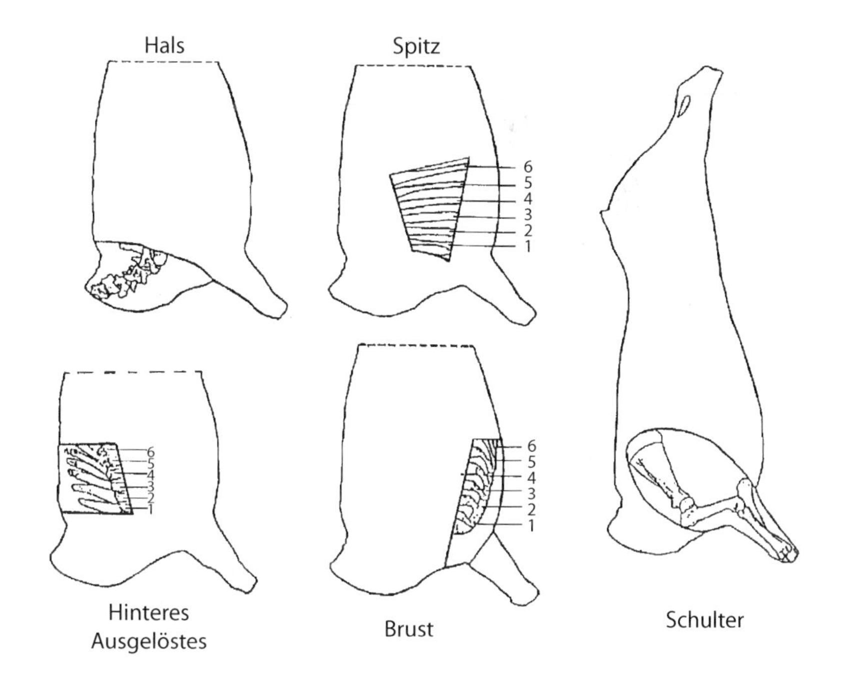

Abbildung 23: Schematische Darstellung der großhandelsmäßigen Teilstücke des Vorderviertels beim Rind (Codex Alimentarius Austriacus, 2005)

Schwein

Schweineschlachttierkörper (➲ Codex Kap. B 14, A. Fleisch)

- Grobzerlegung

  Hälften → Zerteilung in (➲ Abbildung 24;➲ Abbildung 25)
  - Kopf mit Göderl (Abtrennung Kopf zwischen Hinterhauptsbein und 1. Halswirbel)
  - Schlögel (Hinterextremität: Fettgewebe entlang *M. quadriceps femoris* (→ Nuss) durchschneiden, Wirbelsäule durchtrennen zwischen 5./6. Lendenwirbel oder 7. Lenden-/1. Kreuzbeinwirbel
  - Schulter

  Trennschnitt ca. 2 cm ventral des 6. Halswirbelkörpers ansetzen und im Abstand von ca. 10 cm nahezu parallel zur Wirbelsäule im Brust- und Lendenbereich verlängern. Teilstück anschließend zerteilen in
  - Brust
  - Bauch
  - Kamm (Schopfbraten)
  - Karree

Teilstück-Nomenklatur Schwein

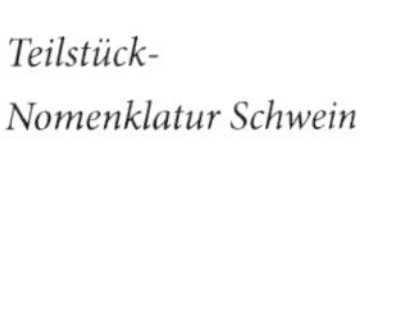

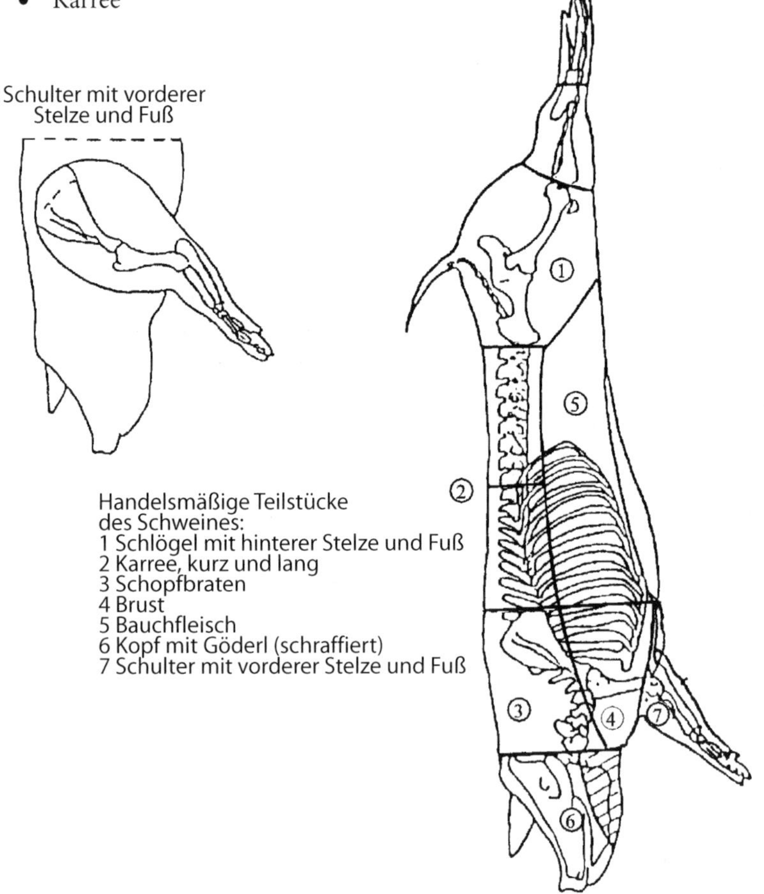

Abbildung 24: Schematische Darstellung der handelsmäßigen Teilstücke des Schweines (Codex Alimentarius Austriacus, 2005)

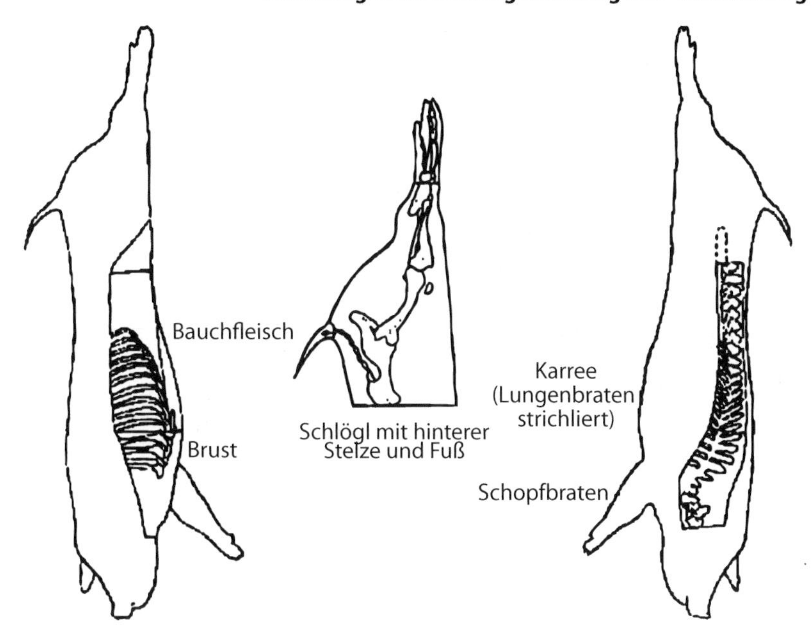

Abbildung 25: Schematische Darstellung der handelsmäßigen Teilstücke des Schweines (Codex Alimentarius Austriacus, 2005)

4.2.14.3 Schlachtnebenprodukte und Schlachtabfälle

Verwertung genussuntaugliches Fleisch

Verwertung von genussuntauglichem Fleisch und Schlachtabfällen
Wegen des großen Umfangs kann hier nur ein kurzer Hinweis auf Rechtsquellen gegeben werden:
Genussuntaugliches Fleisch und tierische Nebenprodukte, die nicht für den menschlichen Verzehr vorgesehen sind, sind unter Einhaltung der Bestimmungen des Tiermaterialiengesetzes, BGBl. I Nr. 141/2003, und der VO (EG) Nr. 1069/2009 zu beseitigen bzw. zu verwenden (LMSVG; FlUVO 2006).
Genussuntaugliche Schlachtkörper, Nebenprodukte der Schlachtung oder Eingeweide, die Schlachtabfälle sowie die tauglichen, aber nicht für den menschlichen Verzehr bestimmten Teile sind bis zur Abholung in gekennzeichneten geeigneten Behältern unter Verschluss kühl zu verwahren. Ganze, als genussuntauglich gekennzeichnete Tierkörper, dürfen auch in anderer Weise, jedenfalls aber abgesondert von Lebensmitteln und unter Verschluss verwahrt werden. Die Stoffe sind nach Kategorien im Sinne der VO (EG) Nr. 1069/2009 voneinander getrennt zu sammeln, zu lagern und unschädlich zu beseitigen.

Spezifiziertes Risikomaterial

In der VO (EG) Nr. 1069/2009 (Hygienevorschriften für nicht zum menschlichen Verzehr bestimmte tierische Nebenprodukte) werden 3 Kategorien genannt:

- Kategorie 1 (z.B. spezifiziertes Risikomaterial)
- Kategorie 2 (z.B. Gülle, Magen-Darminhalt)
- Kategorie 3 (z.B. Schlachtkörperteile, genusstauglich, aber aus kommerziellen Gründen nicht zum menschlichen Genuss verwendet)

Weitere Handhabung je nach Kategorie.
Spezifiertes Risikomaterial: (➲ VO (EG) Nr. 999/2001 Anhang V)
(abhängig z.B. von Tierart, Alter des Tieres, Statusklasse des Gebietes)

LMSVG §60

LMSVG §60 – Entsorgung von nicht zum menschlichen Genuss geeignetem Material

§60 Für die Behandlung oder Beseitigung von Lebensmitteln tierischer Herkunft, die für den menschlichen Verzehr nicht oder nicht mehr geeignet oder bestimmt sind, sowie für nicht zum menschlichen Verzehr bestimmte tierische Nebenprodukte, die bei der Schlachtung und bei der Bearbeitung von Fleisch anfallen, gelten die Vorschriften des Tiermaterialiengesetzes, BGBl. I Nr. 141/2003, sowie die VO (EG) Nr. 1069/2009.

FlUVO 2006

Fleischuntersuchungsverordnung 2006

Verwertung von genussuntauglichem Fleisch und Schlachtabfällen

§17

(1) Genussuntaugliches Fleisch und tierische Nebenprodukte, die nicht für den menschlichen Verzehr vorgesehen sind, sind vom Verfügungsberechtigten oder auf dessen Veranlassung unter Einhaltung der Bestimmungen des Tiermaterialiengesetzes, BGBl. I Nr. 141/2003, und der Verordnung (EG) Nr. 1069/2009 zu beseitigen beziehungsweise zu verwenden.

(2) Werden Schlachtkörper, Nebenprodukte der Schlachtung oder Eingeweide als genussuntauglich beurteilt, so hat das Fleischuntersuchungsorgan die jeweiligen Mengen gemäß § 8 in die Aufzeichnungen einzutragen. Hierbei hat eine Mengenaufstellung nach Kategorien im Sinne der Verordnung (EG) Nr. 1069/2009 zu erfolgen.

(3) Der amtliche Tierarzt hat die ordnungsgemäße Beseitigung der Abfälle durch stichprobenweise Überprüfung der Übernahmebestätigungen und der Begleitscheine zu kontrollieren.

(4) Die als genussuntauglich befundenen Schlachtkörper, Nebenprodukte der Schlachtung oder Eingeweide, die Schlachtabfälle sowie die zwar tauglichen aber nicht für den menschlichen Verzehr bestimmten Teile sind bis zur Abholung in gekennzeichneten geeigneten Behältern unter Verschluss kühl zu verwahren. Ganze, als genussuntauglich gekennzeichnete Tierkörper, dürfen auch in anderer Weise – jedenfalls aber abgesondert von Lebensmitteln und unter Verschluss – verwahrt werden. Die Stoffe sind nach Kategorien im Sinne der VO (EG) Nr. 1069/2009 voneinander getrennt zu sammeln, zu lagern und unschädlich zu beseitigen.

(5) Der befugte Abnehmer hat jede erfolgte Übernahme schriftlich zu bestätigen. Diese Übernahmebestätigungen sind vom abgebenden Betrieb mindestens bis zum Ablauf des folgenden Kalenderjahres aufzubewahren und der Behörde auf Verlangen zur Einsicht vorzulegen. Enthält das abzuliefernde Material Tierseuchenerreger oder auf den Menschen übertragbare Erreger, so hat der amtliche Tierarzt nachweislich (zum Beispiel durch Kennzeichnung des betreffenden Behältnisses mit einem Warnhinweis) auf diesen Umstand aufmerksam zu machen.

Weiterführende Literatur:

Anil, H. und B. Lambooij (2009). Stunning and slaughter methods. In: Smulders, F.J.M. und Algers, B. (Eds.). Food safety assurance and veterinary public health. Vol. 5, Welfare of production animals: assessment and management of risks. Wageningen Academic Publishers, pp. 169-190.

Bucher, M. und P. Scheibl (2014). Animal Welfare – Stunning and Bleeding. In: Ninios, T., Lundén, J., Korkeala, H. und Fredriksson-Ahomaa, M. (Eds.). Meat inspection and control in the slaughterhouse, Wiley Blackwell, pp. 47-71.

Bundesanstalt für Fleischforschung (1996). Schlachttechnologie Workshop, Kulmbach 08.05.-09.05.1996; Kulmbach: Eigenverlag BAFF.

Cook, C.J., C. Devine and D. Blackmore (1999). Preslaughter stunning: assuring humaneness of slaughter. In: F.J.M. Smulders (Ed.). Veterinary aspects of meat production, processing and inspection. An update recent developments in Europe. ECCEAMST, Utrecht, die Niederlande. 129-145.

Cubillo, M.B. (1992). Mehrsprachiges Glossar der Metzgereiprodukte. Communidad de Madrid. Camara de comercio e industria de Madrid.

Den Reijer, M.W.H. (1995). Production control and plant logistics. ECCEAMST, Utrecht, die Niederlande.

Österreichisches Lebensmittelbuch (Codex Alimentarius Austriacus, 2005). IV. Auflage, Kapitel B14 – Fleisch und Fleischwaren, https://www.verbrauchergesundheit.gv.at/lebensmittel/buch/codex/kapitel.html.

Paulsen, P., U. Hagen, F.J.M. Smulders und H.E. König (2001). Zur Bolzenschussbetäubung von Rindern und Schweinen: anatomische Überlegungen. Wien. Tierärztl. Mschr. 88, 210-218.

Puolanne, E. und Ertbjerg, P. (2014). The Slaughter Process. In: Ninios, T., Lundén, J., Korkeala, H. und Fredriksson-Ahomaa, M. (Eds.). Meat inspection and control in the slaughterhouse, Wiley Blackwell, pp. 29-45.

EU-Rechtsakte und österreichische Bundesgesetze

Auflistung der in Kapitel 4 angeführten EU-Rechtsakte und österreichischen Bundesgesetze in Langtiteln und mit dem Datum der letzten Änderung (Stand Februar 2015):

EU-Rechtsakte:

Verordnung (EG) Nr. 999/2001 des Europäischen Parlaments und des Rates vom 22. Mai 2001 mit Vorschriften zur Verhütung, Kontrolle und Tilgung bestimmter transmissibler spongiformer Enzephalopathien, ABl. L 147 vom 31.5.2001, S. 1-40; zuletzt geändert durch Verordnung (EU) Nr. 1148/2014 der Kommission vom 28. Oktober 2014, ABl. L 308 vom 29.10.2014, S. 66-79.

Verordnung (EG) Nr. 853/2004 des Europäischen Parlaments und des Rates vom 29. April 2004 mit spezifischen Hygienevorschriften für Lebensmittel tierischen Ursprungs, ABl. L 139 vom 30.4.2004, S. 55-205; zuletzt geändert durch Verordnung (EU) Nr. 1137/2014 der Kommission vom 27. Oktober 2014, ABl. L 307 vom 28.10.2014, S. 28-29.

Verordnung (EG) Nr. 854/2004 des Europäischen Parlaments und des Rates vom 29. April 2004 mit besonderen Verfahrensvorschriften für die amtliche Überwachung von zum menschlichen Verzehr bestimmten Erzeugnissen tierischen Ursprungs, ABl. L 139 vom 30.4.2004, S. 206-320; zuletzt geändert durch Verordnung (EU) Nr. 633/2014 der Kommission vom 13. Juni 2014, ABl. L 175 vom 14.6.2014, S. 6-8.

Verordnung (EG) Nr. 2075/2005 der Kommission vom 5. Dezember 2005 mit spezifischen Vorschriften für die amtlichen Fleischuntersuchungen auf Trichinen, ABl. L 338 vom 22.12.2005, S. 60-82; zuletzt geändert durch Durchführungsverordnung (EU) Nr. 1114/2014 der Kommission vom 21. Oktober 2014, ABl. L 302 vom 22.10.2014, S. 46-50.

Verordnung (EG) Nr. 1069/2009 des Europäischen Parlaments und des Rates vom 21. Oktober 2009 mit Hygienevorschriften für nicht für den menschlichen Verzehr bestimmte tierische Nebenprodukte und zur Aufhebung der Verordnung (EG) Nr. 1774/2002 (Verordnung über tierische Nebenprodukte), ABl. L 300 vom 14.11.2009, S. 1-33; zuletzt geändert durch Verordnung (EU) Nr. 1385/2013 des Rates vom 17. Dezember 2013, ABl. L 354 vom 28.12.2013, S. 86-89.

Verordnung (EG) Nr. 1099/2009 des Rates vom 24. September 2009 über den Schutz von Tieren zum Zeitpunkt der Tötung, ABl. L 303 vom 18.11.2009, S. 1-30.

Bundesgesetze:

Bundesgesetz über den Schutz der Tiere (**Tierschutzgesetz – TSchG**), **BGBl. I Nr. 118/2004**; zuletzt geändert durch BGBl. I Nr. 80/2013 vom 23.05.2013.

Verordnung der Bundesministerin für Gesundheit und Frauen über den Schutz von Tieren bei der Schlachtung oder Tötung (**Tierschutz-Schlachtverordnung**), **BGBl. II Nr. 488/2004**; zuletzt geändert durch BGBl. II Nr. 31/2006 vom 27.01.2006.

Verordnung der Bundesministerin für Gesundheit, Familie und Jugend über die Untersuchungspflicht von bestimmten Tieren, die ausschließlich zum Eigenbedarf geschlachtet werden (**Tierseuchen-Untersuchungspflicht-Verordnung**), **BGBl. II Nr. 90/2007**; zuletzt geändert durch BGBl. II Nr. 129/2012 vom 12.04.2012.

Bundesgesetz über Sicherheitsanforderungen und weitere Anforderungen an Lebensmittel, Gebrauchsgegenstände und kosmetische Mittel zum Schutz der Verbraucherinnen und Verbraucher (**Lebensmittelsicherheits- und Verbraucherschutzgesetz – LMSVG**), **BGBl. I Nr. 13/2006**, zuletzt geändert durch BGBl. I Nr. 67/2014.

Verordnung der Bundesministerin für Gesundheit und Frauen über die Schlachttier- und Fleischuntersuchung sowie die Untersuchung von Fischereierzeugnissen (**Fleischuntersuchungsverordnung 2006 – FlUVO**), **BGBl. II Nr. 109/2006**; zuletzt geändert durch BGBl. II Nr. 204/2014 vom 20.08.2014.

5 Hygiene bei der Be- und Verarbeitung von Lebensmitteln tierischer Herkunft

5.1 Einführung

Hygiene

Hygiene (griech. ὑγιεινός = der Gesundheit förderlich; Ὑγεία – Hygeia = Göttin der Gesundheit, Tochter des Asklepios – Gott der Heilkunst)
Wissensgebiet über die Bedingungen und Maßnahmen, die die menschliche Gesundheit fördern und erhalten („a field of knowledge of conditions and measures that promote and maintain human health"; WHO). Zoonoseerreger bei Nutztieren (➲ Tabelle 38)
„Lebensmittehygiene" befasst sich also mit Prinzipien zur Produktion von Lebensmitteln, die gesundheitlich sicher und unbedenklich sind.

Kontamination

Kontamination
Verunreinigung von Räumen, Gegenständen, Lebensmitteln, Medikamenten, Mikroorganismen-Reinkulturen, Luft, Wasser und Boden durch andersartige, oft schädigende Stoffe (biologische, chemische oder physikalische Stoffe; ➲ Kapitel 8.2)

Bakterien und deren Sporen, Hefen und Schimmelpilze sind häufige Kontaminanten in Lebensmitteln. Sie können durch Rohstoffe oder durch unreine Bereiche in den Räumlichkeiten von lebensmittelverarbeitenden Betrieben auf die Produkte übertragen werden.

Generell besteht ein möglicher Eintrag von Mikroorganismen durch Erde, Wasser, Luft und Pflanzenmaterial in die lebensmittelverarbeitende Umgebung und potentiell auf das Lebensmittel (➲ Abbildung 26).

5.1.1 Ziel von Hygienemaßnahmen

Hygieneanforderung

Verhinderung der Kontamination (→ Verhinderung der Übertragung pathogener Mikroorganismen, Verzögerung mikrobiellen Verderbs). Sekundäre Maßnahmen zur Verminderung einer vorhandenen Kontamination (z.B. Erhitzung; ➲ Kapitel 8.4.2.4) verändern oft die Struktur des Lebensmittels → z.B. im Frischfleischbereich kaum einsetzbar!

Tabelle 38: Bedeutung von Zoonoseerregern bei Geflügel, Rindern, Kälbern, Schafen, Ziegen, Schweinen und Pferden für die tierische und menschliche Gesundheit.

				Gefährdung des Menschen durch		
Zoonose	**Prävalenz Tier**	**Relevanz (Tiergesundheit)**	**Feststellbarkeit (*post mortem*)**	**Kontakt (Aerosole etc.) bei der Schlachtung**	**Verzehr von rohen Lebensmitteln**	**Risikozunahme in der Lebensmittelkette**
Campylobakteriose	Gflg, Rd, Sw/K, Sf, Zg	-/+	-	(+)	+	+
Salmonellose	K/Gflg, Rd, K, Sw, kl. Wdk	+++/+	(+)/-	+	+	+
Verocytoxin produzierende *Escherichia coli* (VTEC)*	K, Rd, kl. Wdk	-	-	(+)	+	+
Listeriose	Rd/kl. Wdk	+/++	-	(+)	+	+
Q-Fieber	Rd/kl. Wdk	+	-	+	+	-
Brucellose	Rd, Sw/kl. Wdk	+/+++	(+)	+	+	-
Trichinellose*	Sw, Pfd	-	+	-	+	-
Tuberkulose*	Rd, Sw	+++	+	+	-	+
Yersiniose	Sw	-	-	(+)	+	+
Milzbrand	Rd, kl. Wdk	+++	+	+	-	-
West-Nile Virus	Pfd	-	+	-	-	-
Leptospirose	Rd, Sw	+	-	+	-	-
Zystizerkose	Rd	-	+	-	+	-
Toxoplasmose	Rd, Sw	-	-	-	+	-
Echinokokkose	Rd, Sw, Sf	-	+	-	-	-
Sarkosporidiose	Rd, Sw, Sf	-	(+)	-	+	-

Gflg: Geflügel; Rd: Rind; K: Kalb; Sw: Schwein; kl. Wdk: kleine Wiederkäuer (Sf: Schaf, Zg: Ziege); Pfd: Pferd

Nach Teufel (1987), in: F.J.M. Smulders (ed.): Elimination of pathogenic organisms from meat and poultry, 79-95, Amsterdam: Elsevier

*Transmission auch durch Wildtiere (Wildschwein, Wildwiederkäuer, Bison, Dachse) oder den Verzehr von Wildbret möglich

5.1.2 Basisprinzip

Basisprinzip

Hygiene in der Lebensmittelproduktionskette ist unteilbar: Sie beginnt bei der Tierproduktion und endet beim Verzehr („from stable to table"; „from conception to consumption"; „from farm to fork"; „from embryo to fricandeau") → longitudinale Betrachtungsweise:

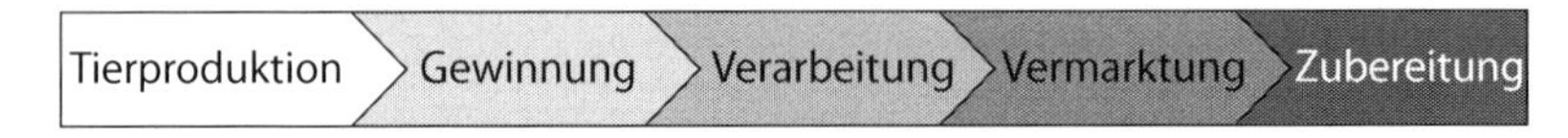

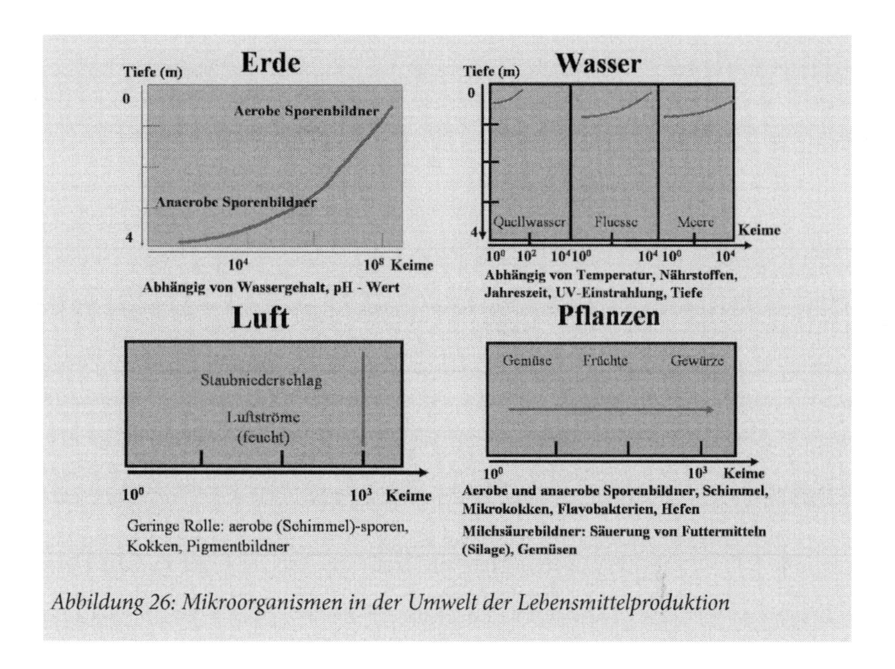

Abbildung 26: Mikroorganismen in der Umwelt der Lebensmittelproduktion

GHP/GMP (Gute Hygienepraxis/Good Manufacturing Practice): Verfahrensweisen, die zu einem Produkt mit den Eigenschaften gesundheitliche Sicherheit, Rechtskonformität und Qualität führen. Weitere Systeme wie HACCP, FMEA u.a. (➲ Kapitel 11.4) bauen auf GHP-Richtlinien auf.

5.2 Allgemeine Hygienemaßnahmen

5.2.1 Kontaminationsquellen

Kontaminationsquellen

Als Quellen der Kontamination kommen in Betracht:
- „Rohstoff", z.B. Mikroorganismenflora des Schlachttieres (Haut, Gastro-Intestinaltrakt, ...), ist verantwortlich. Verantwortlich für den größten Teil der mikrobiellen Kontaminanten.
- Mensch, z.B. Haut- und Schleimhautflora, Darmflora
- Umgebung, z.B. Flora von Arbeitsgeräten, Kontaktflächen, Luft etc.

5.2.2 Kontaminationswege

Kontaminationswege

Verteilung der Keimflora aus den Kontaminationsquellen erfolgt via:
- Mensch ← Vektor für die Rohstoff- und/oder Umgebungsflora
- Umgebung (Arbeitsgeräte, Kontaktflächen, Luft) ← Vektor für die Rohstoff- und/oder Humanflora

Zusammenfassung Kontaminationsquellen und -wege (➲ Abbildung 27).

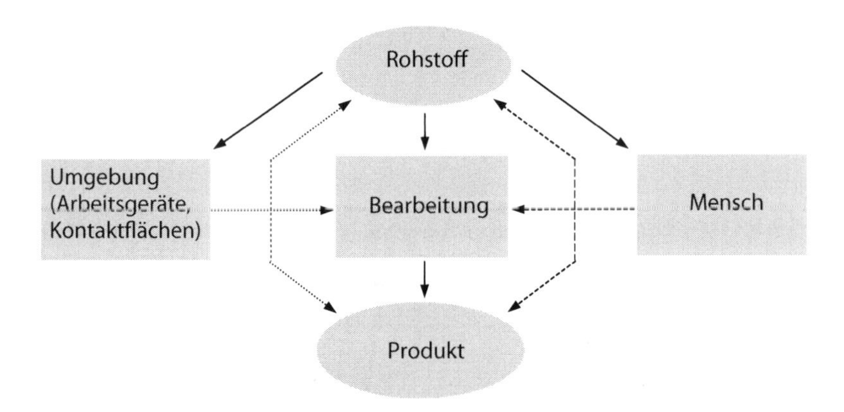

Abbildung 27: Kontaminationsquellen und -wege bei der Lebensmittelproduktion

5.2.3 Kontaminationsarten bei Lebensmitteln tierischer Herkunft

Kontamination in LM tierischer Herkunft kann über zwei Wege stattfinden:

Hämatogener Weg

- Hämatogener Weg: Eutergewebe genauso wie die Muskulatur sind normalerweise steril, in Einzelfällen sind Tiefenkeimgehalte möglich durch:
  - Primäre (endogene) Kontamination
    Keimbesiedlung *intra vitam* (Infektionen; geschwächte Immunabwehr → Bakteriämie; Stress → Durchbrechen Darmschranke → Muskulatur, Euter)
  - Sekundäre, agonale Kontamination
    Keimbesiedlung zum Zeitpunkt des Todes (Eröffnung Blutbahn → Keimverteilung durch noch schlagendes Herz; Invasion durch Darmschleimhaut)

Exogener Weg

- Exogener Weg (extrinsische Kontamination)
  - Kontamination der Milch während des Melkens
  - Kontamination der Milch/des Fleisches in der Verarbeitungsphase

5.2.4 Risikostellen in der Lebensmittelproduktion

Kontaminationsrisiko

Einteilung der Prozessstufen nach Kontaminationsrisiko:

- Stellen mit geringerem Kontaminationsrisiko („minor risk area")
- Stellen mit hohem Kontaminationsrisiko („major risk area")

Hygienekontrollpunkt

Einflussnahme mit Hygienemaßnahmen (➲ Kapitel 11):

- Stellen, an denen durch Beachtung von Hygienemaßnahmen das Kontaminationsrisiko vollständig beherrscht werden kann: CCP 1 [kritische (Hygiene-)Kontrollpunkt]

- Stellen, an denen durch Beachtung von Hygienemaßnahmen das Kontaminationsrisiko teilweise beherrscht werden kann: CCP 2

Bemerke: Die Bezeichnungen 1 und 2 bei CCP wurden von der ICMSF vorgeschlagen und z.B. in den USA so gehandhabt. Die Codex Alimentarius Commission (CAC) unterlässt diese Unterscheidung, obwohl sie aber dabei hilfreich wäre, ein trügerisches Sicherheitsgefühl bei der Beherrschung eines CCP2 zu verhindern. Sie könnte jedoch auch (völlig ungerechtfertigt) dazu führen, dass das Personal den CCP2 und dessen Beherrschung als weniger wichtig betrachtet, als die eines CCP1. Außerdem gibt es laut vielen Experten in der Bearbeitungsphase de facto sowieso ***nur*** *CCP2 [z.B. ist Kühlung kein völliger Schutz gegen psychrotrophe Pathogene (➲ Kühlung Kapitel 8.4.2)]*

5.2.4.1 Risikostellen in der Milchproduktion

Bei der Rohmilchproduktion wurden von ICMSF die in der Tabelle 39 aufgelisteten Hygienerisiken und kritischen Kontrollpunkte identifiziert.

Durch Pasteurisierung werden die Gefahren zum größten Teil eliminiert (➲ Kapitel 8 Tabelle 63).
Obwohl pasteurisierte Milch in der Regel ein mikrobiologisch einwandfreies Substrat für die Herstellung von Milchprodukten ist, können Rekontaminationen während der Verarbeitung zu Verderb und bei einigen Produkten sogar zur Gesundheitsgefährdung des Konsumenten führen. In Tabelle 40 sind Milchprodukte mit deren wichtigsten Rekontaminationsquellen enthalten.

Tabelle 39: Hygienerisiken bei der Rohmilchproduktion (ICMSF, 1988)

	Hygienerisiko	**Art von CCP**
Tierhaltung	hohes Risiko	CCP (2) teilweise beherrschbar
Melken	hohes Risiko	CCP (2) teilweise beherrschbar
Kühlung und Transport		CCP (2) teilweise beherrschbar

Tabelle 40: Rekontaminationsquellen unterschiedlicher Milchprodukte

	Rekontaminante
Trinkmilch	Coliforme
Sterilmilch	Sporen, Proteasen
ungezuckerte Kondensmilch	Sporen, Proteasen
gezuckerte Kondensmilch	osmophile Keime, Schimmel, Hefen
UHT Milch	aerobe Sporen
Milchpulver	Schimmel (Hygroskopie!), Staphylokokken
Buttermilch	Schimmel, Hefen, Coliforme, Bazillen
Joghurt	Schimmel, Hefen, Coliforme
Butter, Frischkäse	* Hefen
Weichkäse, Schnittkäse, Schmelzkäse	Coliforme, Sporenbildner, Pathogene

* Butterfehler: meistens eine Summe von physikalisch-chemischen und mikrobiellen Faktoren

5.2.4.2 Risikostellen in der Fleischproduktion

Risikostellen und deren Beherrschung in der Fleischproduktionskette (➲ Tabelle 41)

5.2.5 Hygienebereiche

Hygienebereiche

Nach dem Wirkort der Hygienemaßnahmen unterscheidet man verschiedene Hygienebereiche:

Betriebshygiene

- Betriebshygiene:
  - Betriebsstruktur
    - geeigneter Grundriss [z.B. keine Kreuzungsstellen Rohmaterial/ Produkt; Toiletten räumlich abgetrennt; Trennung reine/unreine Arbeitsbereiche; Trennung „Warm"-Räume (Autoklaven, Kochkessel, Räucheranlagen) und „Kalt"-Räume (Kühl-, Gefrier-, gekühlte Arbeitsräume)]
    - geeignete Räumlichkeiten (allseits umschlossen, ausreichende Größe, etc.)
    - geeignete Ausstattung (z.B. Waschgelegenheiten, Beleuchtung, Ventilation, nur notwendige Arbeitsgeräte)
  - Raumhygiene [wasserundurchlässige Oberflächen (Wände, Decken, Fußböden), Häufigkeit von Reinigung und Desinfektion, Abfallentsorgungskonzept, Schädlingsbekämpfung, baulicher Zustand (Putz/ Anstrich intakt, keine Hohlräume etc.)]
  - Gerätehygiene: hygienisches Design → keine Schmutzansammlung, nicht rostend, gut zu reinigen und desinfizieren, riss-/spaltenfrei, ... (➲ Kapitel 10.4.2.1.)

Tabelle 41: Hygienerisiken und Kritische Kontrollpunkte von der Tierproduktion bis zum Fleischtransport (ICMSF, 1988)*

Spezies			Hygiene-risiko	Art von CCP
Wiederkäuer, Pferd	**Schwein**	**Geflügel**		
Tierproduktion	Tierproduktion	Tierproduktion	●	CCP (2) **
Transport	Transport	Transport	❍	
Ausruhphase	Ausruhphase	Ausruhphase	❍	
Betäubung / Entblutung	Betäubung / Entblutung	Betäubung / Entblutung		
	Brühen	Brühen		CCP (2)
Enthäuten			●	CCP (2)
	Entborsten	Entfiedern	●	
		Waschen		CCP (2)
	Sengen			CCP (1)
	Putzen		●	
Ausweiden	Ausweiden	Ausweiden	●	CCP (2)
Waschen		Waschen		
Kühlen	Kühlen	Kühlen		CCP (1)
(Transport)	(Transport)		❍	CCP (2)
Zerlegen und Entbeinen	Zerlegen und Entbeinen		❍	CCP (2)
Verpackung	Verpackung	Verpackung		
Transport	Transport	Transport		

Hygienerisiko: ● = hohes Risiko; ❍ = mittleres Risiko
Art CCP: 1 = vollständig beherrschbar; 2 = teilweise beherrschbar
*Diese aus Vorgaben des International Committee on the Microbiological Specification for Foods (ICMSF) zusammengesetzte Tabelle ist eine grobe Simplifizierung und bezieht sich auf allgemeine (mikrobielle) Hygienerisiken. Eigentlich sind solche Aufstellungen für jede Gefahr separat zu erstellen (➲ Kapitel 11).
**Die mikrobiellen Hygienerisiken im *ante mortem* Bereich sind groß und nicht leicht beherrschbar. Beispiel *E. coli* EHEC (➲ Kapitel 8.2.3.8)

- kommt auf Bauernhöfen vor
- kann dort lange persistieren, obwohl nicht notwendigerweise beim gleichen Tier
- Vorkommen ist jahreszeitabhängig
- wird auch aus der Bauernhofumwelt (z.B. Wasser) isoliert

Dies kompliziert die 1:1 Umsetzung des HACCP-Konzeptes (➲ Kapitel 11) während der Tierproduktion. Trotzdem können Bauern über „herd health management"-Ansätze einiges erreichen. HACCP auf Bauernhofebene ist somit „work in progress" (z.B. wie zu verifizieren und auditieren? wirtschaftliche Überlegungen?). Schließlich nur effektiv, wenn alle betroffenen Sektoren ähnliche Bestrebungen verfolgen.

Personalhygiene

- Personalhygiene (Körperpflege, Bekleidung, Essen/Trinken, Gesundheitszustand, ...)

Arbeitshygiene

- Arbeits-/Prozesshygiene (Reinigung und Desinfektion der Werkzeuge, kein Kontakt zwischen kontaminierten Oberflächen und Produkt, Aufrechterhaltung der Kühlkette, Vermeidung von Spritzwasser etc.)

5.3 Hygiene bei der Rind- und Kalbfleischproduktion

5.3.1 Schlachtung

Enthäuten

Hygienerisiken

Enthäuten

- Hygienerisiken:
  Tiere, die in den Schlachtprozess eintreten, tragen *Salmonella*, *E. coli* O157:H7 und eine Anzahl anderer unerwünschter Keime mit sich (Fell, Darm → primäres Reservoir für enteropathogene Infektionen beim Menschen durch Konsum von Rindfleisch und Rindfleischprodukten).
  Am stärksten kontaminiert sind Klauen, Unterfüße, Sternalbereich. Keimgehalt wird bei der Enthäutung u.a. übertragen auf
  - Hände
  - Messer
  - Wetzstahl (Streicher)
  - Schürzen → sind im unreinen Bereich hochkontaminiert!

Maßnahmen

- Hygienemaßnahmen:
  - unreinen und reinen Bereich trennen (➲ VO (EG) Nr. 853/2004 Anhang III)
  - Kontakt mit dem Fell vermeiden
  - Messerdesinfektion nach jedem Schlachtkörper (82 °C, 10 s; → für ausreichende Verweildauer im Sterilbecken sind 2 Messer notwendig)

Ausweiden

Hygienerisiken

Ausweiden

- Hygienerisiken:
  - distales Durchtrennen Schlund (am Pansenansatz) → Kontamination Tierkörper mit Panseninhalt (kann bei Kälbern bis zu 10^3 *Campylobacter*/ml enthalten; *Salmonella* spp. und *E. coli* O157:H7 im Pansen unter normalen Bedingungen nicht vermehrungsfähig. Aber: Nahrungskarenz des Tieres vor Schlachtung → ↓ flüchtige Fettsäuren → ↑ Keimwachstum)
  - Umschneiden Anus → Kontamination Tierkörper mit Fäzes
  - Entnahme Eingeweide → Fehlschnitte → Kontamination mit Darminhalt

Maßnahmen

- Hygienemaßnahmen:
  - Schlund → Rodding (➲ Kapitel 4.2.10)
  - Anus → in Plastiksäckchen „verpacken“
  - Speiseröhre, Mägen, Därme → im Ganzen entnehmen (Schlachttechnik)

Waschen Tierkörper

Waschen der Tierkörper während der Schlachtung?
Waschen trägt zur Verbreitung von Pathogenen bei → in vielen Ländern ist das Waschen erst unmittelbar vor der Kühlung erlaubt → ↓ a_w-Wert wichtig für Kühlprozess → Waschen des Tierkörpers reduziert a_w-Wert-Senkung, trägt zu höheren Feuchtigkeitsgehalten an und um Schlachtkörper bei → *Salmonella* spp. und andere pathogene Erreger überleben und wachsen mit größerer Wahrscheinlichkeit!
Oberflächliche Verschmutzungen mit gereinigtem und desinfiziertem (!) Messer abtragen

Fleischuntersuchung
Hygienerisiken

Fleischuntersuchung
- Hygienerisiken:
  - Palpation → Kreuzkontamination
  - Inzision → Kreuzkontamination (Salmonellen, *E. coli* usw.)
    NB: auf 14% der Messer von Fleischuntersuchern wurden durchschnittlich 58 Salmonellen/Klinge gefunden

Maßnahmen

- Hygienemaßnahmen:
  - häufige Reinigung und Desinfektion von Händen und Werkzeugen; Hände und Werkzeuge sind nach jedem Tierkörper zu reinigen, Werkzeuge zu desinfizieren

5.3.2 Kühlen und Entbeinen

Kühlung
Hygienerisiken

Kühlung (➲ Kapitel 4.2.13)
- Hygienerisiken (➲ Tabelle 41):
  Kein vollständig effektiver Prozess in Kontrolle von Pathogenen auf Schlachttierkörpern; z.B. bei *Salmonella* spp. → 6,5% auf Schlachtkörper vor der Kühlung → nach 24 h ↓ Anzahl, wird aber nicht eliminiert → ↑ Keimwachstum auf 7,7% nach der Kühlung:
  - Rekontamination durch Kreuzkontamination (Zirkulation der Kühlluft durch kontaminierte Belüftungsrohre, Personal be- und entlädt Kühlraum mit ungewaschenen Händen)
  - Abkühlrate des Schlachttierkörpers abhängig von Gewicht und Fettschicht
    - ▸ dickere Teile beinhalten mehr Wärme bei nicht unbedingt größerer Oberfläche → langsamere Abkühlung; dicke Fettschicht wirkt als Isolator

Maßnahmen

- Hygienemaßnahmen:
  - je schneller die Abkühlrate, desto besser wird der Prozess beherrscht (→ Abtrocknung); Problem: dicke, voluminöse Partien der Schlachtkörper (s.o.)
  - Oberflächenabtrocknung, z.B. „Trockenkühlung" → Reduktion von *Campylobacter*. ABER: Gewichtsverluste!
  - kein Kontakt der Schlachtkörper untereinander (Kontakt → keine Luftströmung → keine Abtrocknung, hohe Temperaturen)

Während 18-24 h wird der Prozess mikrobiologisch am besten beherrscht; nach 24 h beginnt das Wachstum psychrotropher Keime

Zerlegen/Entbeinen
Hygienerisiko

Zerlegen und Entbeinen (➲ Kapitel 4.2.14.2)

- Hygienerisiko:
  - Kreuzkontaminationen durch ungenügend gereinigte Arbeitsflächen und Geräte

Maßnahmen

- Hygienemaßnahmen:
  - Reinigung und Desinfektion, einschließlich Abtrocknen der Oberflächen
  - Während der Zerlegung:
    - Schneidunterlagen regelmäßig wenden bzw. austauschen
    - für glatte Oberflächen sorgen

  Zerlegeraumtemperatur ≤ 12 °C oder ein alternatives System mit gleicher Wirkung, um Nebenprodukte der Schlachtung auf max. 3 °C bzw. anderes Fleisch auf max. 7 °C zu halten (Zerlegeraumtemperaturen ➲ VO (EG) Nr. 853/2004 Anhang III).

  Bemerke: Wichtig ist, dass die Fleischtemperatur stimmt, die Temperatur des Zerlegeraumes ist nur ein möglicher Weg dazu.

Beispiel: Wachstumsrate von Salmonellen im Zerlegeraum
10 °C: Verdopplung in 8 h
15 °C: Verdopplung in 3 h
20 °C: Verdreifachung in 2 h

5.4 Hygiene bei der Schweinefleischproduktion

5.4.1 Schlachtung

Schlachtung

Prozessstufen, Hygienerisiken und Hygienekontrollpunkte bei der Schweineschlachtung (➲ Tabelle 41)

Wartestall
Hygienerisiken

Wartestall

- Hygienerisiken:
  - Wartezeit 2-4 Stunden: Risikofaktor für Kontamination → Reinigung und Desinfektion des Stalles kein ausreichender Schutz vor Kontamination → erhebliche Reduzierung des *Salmonella*-Vorkommens auf 10%, aber keine Elimination!
  - Kreuzkontaminationen führen zur signifikanten Zunahme an *Salmonella*-positiven Tieren bei der Schlachtung! Problem vor allem Kontamination von Tieren aus ursprünglich *Salmonella*-freien Beständen → Reinigung und Desinfektion ohne gleichzeitige Trennung *Salmonella*-positiver und *Salmonella*-freier Tiere nicht ausreichend zur Kontaminationsverhütung!

Maßnahmen

- Anforderungen (➲ VO (EG) Nr. 853/2004 Anhang III)
  - ausreichend groß (↓ Kreuzkontamination zwischen Tieren)
  - hygienisch einwandfrei (→ sauber → ↓ Kreuzkontamination)
  - Anlagen zum Tränken, falls erforderlich Anlagen zum Füttern
  - separate Räume für kranke bzw. krankheitsverdächtige Tiere

Brühen

Brühen

Hygienerisiken

- Hygienerisiken:
  Haut → hohe mikrobielle Kontamination, eventuell auch mit pathogenen Keimen (z.B. Enterobakteriaceen) → Verschmutzung Brühwasser nimmt im Verlauf des Schlachttages erheblich zu → eventuell Kreuzkontamination

Maßnahmen

- Hygienemaßnahmen:
  - Brühwassertemperatur >60 °C [Aber: ≤62 °C (➲ Kapitel 4.2.7)]
  - ausreichende Erneuerung von Brühwasser
  - Optimierung Brühtechnik (➲ Kapitel 4.2.7)

Ohne steuernde Maßnahmen in der Folge schlechtere mikrobiologische Beschaffenheit

Entborsten

Entborsten

Hygienerisiken

- Hygienerisiken:
  feuchtwarmes Milieu (Brühwasser- und Borstenreste) → optimale Bedingungen für Keimvermehrung → ↑ Keimbelastung v.a. auf den zuerst bearbeiteten Tieren, wenn Reinigung und Desinfektion unzureichend

Maßnahmen

- Hygienemaßnahmen:
  gründliche Reinigung und Desinfektion

Abflammen

Abflammen

Hygienerisiken

- Hygienerisiken: keine

Maßnahmen

- Hygienemaßnahmen:
  Hitzeeinwirkung → ↓↓ Oberflächenkeimgehalt. Aber: viele Kontaminationsmöglichkeiten auf nachfolgenden Prozessstufen.

Putzen

Putzen (Nachbearbeitung, Polieren)

Hygienerisiken

- Hygienerisiken:
  Rekontaminationsgefahr → ↑ (bis ↑↑) Oberflächenkeimgehalt

Maßnahmen

- Hygienemaßnahmen:
  Optimale Technologie einsetzen (z.B. selbstreinigende Maschinen), ausführliche Reinigung und Desinfektion.

Ausweiden

Ausweiden

Hygienerisiken

- Hygienerisiken:
  90% der mit Enterobakteriaceen kontaminierten Schlachttierkörper durch fehlerhafte Techniken und schlechte Hygiene während Eviszeration verursacht; Gefahr der Kontamination des Schlachtkörpers mit Darminhalt durch:

- Öffnung des Rektums und Kontakt mit Schlachttierkörper
- Zerreißen oder irrtümliches Anschneiden des Darmkonvolutes
- Tonsillen, Pharynx Kontamination mit *Salmonella* → durch Transport und Wartestall bzw. Regurgitieren von Mageninhalt oder durch Brühwasser

Maßnahmen

- Hygienemaßnahmen:
  - Anus in Plastiksäckchen „verpacken“
  - Reinigung und Desinfektion Messer, Hände usw.
  - Motivation des Personals
  - Ausstattung des Betriebes

5.4.2 Kühlen (➲ Kapitel 8.4.2.2)

Hygienerisiken

- Hygienerisiken:
  - zu hohe Temperatur, zu langsame Kühlung
  - Taubildung auf Fleischoberfläche oder mangelnde Abtrocknung → ↑ Feuchtigkeit → ↑ Keimwachstum

Maßnahmen

- Hygienemaßnahmen:
  - Steuerung Temperatur, Luftzirkulation und relativer Luftfeuchtigkeit → schnelle Kühlung, Oberflächenabtrocknung → ↓ Keimwachstum (die meisten Pathogenen wachsen bei Temperaturen <5 °C nicht mehr, *Campylobacter* ist z.B. gegen Austrocknung sehr empfindlich) → bei richtiger Anwendung lässt sich Hygienestatus beherrschen.
    Aber: Gewichtsverlust und Oberflächenaustrocknung der Tierkörper

Transport

Transport

Hygienerisiken

- Hygienerisiken:
  - Unterbrechung der Kühlkette → Taubildung, Erwärmung; (s.o.)
  - Kontamination

Maßnahmen

- Hygienemaßnahmen:
  - Kühlkette weder innerhalb (z.B. Transport zur Zerlegung) noch außerhalb des Betriebes unterbrechen. Kühlaggregate der Transportfahrzeuge oft nur zum Halten der Kühltemperatur, nicht zum Herunterkühlen von >7 °C temperierten Fleisches geeignet.
  - Reinigung und Desinfektion der Transportfahrzeuge

Zerlegen

Zerlegen und Entbeinen (➲ Kapitel 4.2.14.2)

5.5 Hygiene bei der Geflügelfleischproduktion

5.5.1 Schlachtung

Bakterielle Haftungsmechanismus

Kontamination bzw. Haftung der Bakterien bestimmt von
- „Retention": zurückgebliebene Bakterien in Flüssigkeitsfilm
- „Entrapment" (Fangen): schlachtkörper- bzw. gewebebedingt
- „Adsorption": physikalische Anziehungskräfte
- „Adhäsion":
  - unspezifisch
  - spezifisch (Polymer- und Fimbrienbildung)

danach bakterielles Wachstum

Problembereiche am Schlachttierkörper

Problembereiche am Schlachttierkörper:
- Halshautlappen
- allgemein: freiliegendes Bindegewebe

Gründe:
- Veränderung der Hautstruktur durch Wasseraufnahme/Quellung → weitere Hautkanäle werden freigelegt → stärkeres „Einfangen" von Keimen
- *Salmonella* zeigt spezifische Haftung am Bindegewebe → Halshautlappen ist nicht zu dekontaminieren → Entfernen ist eigentlich die einzige Methode!

Brühen

Brühen

Haut ist rau und gefaltet
- „hard scald" (60 °C, 2,5 min) → *Epidermis* abgelöst → braune Verfärbungen → Anwendung nur für Gefrierfleisch
- „soft scald" (52 °C, 3,5-4 min) → *Epidermis* noch fest mit *Dermis* verbunden → trotz Beschädigung besserer Schutz vor bakteriellem Wachstum (*Staphylococcus*)

Keimbelastung des Brühwassers:

hard scald:	Gesamtkeimzahl:	10^4 kbE/ml
	Enterobacteriaceae:	10^2 kbE/ml
soft scald:	Gesamtkeimzahl:	10^6 kbE/ml
	Enterobacteriaceae:	10^4 kbE/ml

Brühen → ↓ Keimgehalt auf der Tierkörperoberfläche um 3×10^2 bis 10^3 kbE/cm^2 (hard scalding). *Salmonella* überlebt nur <56 °C)

Waschen

Waschen
Sprühen: einer fäkalen Kontamination des Schlachtkörpers kann durch eine Serie von Sprühbehandlungen vorgebeugt werden (→ abspülen, bevor es zur Anhaftung kommt)
NB: Brühen/Rupfen → glatte, weniger hydrophobe Oberfläche mit mehr Kanälen → ↑ „Retention" und „Entrapment" → Abschirmung der Keime
Maßnahmen:
- Sprühen vor dem Brühen (↓ Kontaminationsgrad)
- Gegenstrombrühung, 2-Kammerbrühung
- Sprühen nach dem Brühen → ↓ Keimzahl um 1 log kbE/cm^2
- Sprühen nach dem Ausweiden

5.5.2 Kühlen

Geflügel
Luftkühlung

Geflügelschlachtung
- Luftkühlung:
  Kühlen von Geflügelschlachtkörpern im Kaltluftstrom, ohne Wasserzusatz. 1-12 Stunden, abhängig von Temperatur, relativer Luftfeuchtigkeit, Luftgeschwindigkeit, usw.

Luft-Sprühkühlung

- Luft-Sprühkühlung:
  Kühlen von Geflügelschlachtkörpern im Kaltluftstrom, der zur Erhöhung der Kühlleistung und zur Erhaltung einer gewissen Oberflächenfeuchtigkeit mit Wassernebel durchsetzt wird.

Tauchkühlung

- Tauchkühlung:
  Kühlen von Geflügelschlachtkörpern durch Eintauchen in Behälter mit Eiswasser oder Wasser. Aus hygienischen Gründen nur noch unter bestimmten Auflagen zulässig (Gefrierware). Generell Verwendung mehrerer Behälter und/oder Gegenstromprinzip → Tierkörper tauchen in Wasser mit sich vermindernder Kontamination.
  Kühlverfahren mit Wasser können das Gewicht um ≈ 4,5 % erhöhen.

Tauchkühlung H2

Bei Tauchkühlung von Schlachtkörpern gilt Folgendes: (➲ VO (EG) Nr. 853/2004 Anhang III Abschnitt II Kapitel IV Schlachthygiene)
a. Unter Berücksichtigung von Parametern wie Schlachtkörpergewicht, Wassertemperatur, Menge und Richtung des Wasserflusses und Kühlzeit müssen alle erforderlichen Vorkehrungen getroffen werden, um eine Kontamination der Schlachtkörper zu vermeiden;
b. alle Teile der Anlage müssen, wann immer dies erforderlich ist, mindestens jedoch einmal am Tag, vollständig entleert, gereinigt und desinfiziert werden.

5.6 Verpackung (➲ Kapitel 8.4.11)

5.7 Betriebshygiene

Rechtsgrundlage

Die primäre Verantwortung für die Einhaltung der Hygienevorschriften liegt beim Lebensmittelunternehmer (➲ VO (EG) Nr. 852/2004 Art. 3; ➲ VO (EG) Nr. 853/2004 Art. 3; ➲ Kapitel 1.2.6).
Der amtliche Tierarzt hat in Schlacht-, Zerlegungs- und Wildbearbeitungsbetrieben Kontrollen durchzuführen (➲ LMSVG §54; ➲ VO (EG) Nr. 854/2004).
Durchführung ➲ Übungsunterlagen Schlachttier- und Fleischuntersuchung

5.8 Reinigung und Desinfektion

5.8.1 Grundsätzliches

Ziel

Reinigung und Desinfektion → Produktverschmutzung verhindern (= unerwünschte Substanzen/Lebewesen von den Produkten fernhalten)
Zu erreichen durch:
- Abspülen aller Lebensmittelreste
- Keimfreimachung der lebensmittelberührten Oberflächen

Aufgabe Fleischuntersuchungstierarzt und bestandsbetreuender Tierarzt

Fleischuntersuchungstierarzt und bestandsbetreuender Tierarzt (Milchviehbetrieb) soll Reinigungs- und Desinfektionserfolg nicht nur kontrollieren, sondern auch Beratung in Reinigungs- und Desinfektionsfragen vornehmen können!

Zusammensetzung Schmutz

Anorganischer Schmutz:
- Kalk
- Eisenoxide (Rost schützt Mikroorganismen)

Organischer Schmutz:
- Fette
- Eiweiße
- Kohlenhydrate

} Nährboden für Bakterien → ↑ Wachstum

Herkunft Schmutz

In Lebensmittelbetrieben stammt der Schmutz von vorhergehenden
- Produktionstagen
- Produktionsvorgängen
- Produktionsbetrieben (Rohmaterial)

Warum Schmutz vermeiden

Vermeidung von Schmutzansammlungen aus:
- biologischen Gründen:
  Schmutz = ↓ Nährstoffgrundlage für Bakterien = ↓ „Hausflora". Hausflora besteht aus persistierenden Keimen → häufig weniger empfindlich oder sogar resistent ggü. Desinfektionsmitteln.

- technischen Gründen:
  Verschleiß der Betriebseinrichtung (Maschinen, Arbeitsgeräte, bauliche Strukturen)
- sicherheitstechnischen Gründen:
  Personalsicherheit gewährleisten → ↓ rutschfeste Böden usw.
- wirtschaftlichen Gründen:
  Kontamination mit Schmierfett, Kondenswasser etc. → untaugliche Produkte

5.8.2 Praktisches Vorgehen

Wann vornehmen

Reinigungs- und Desinfektionsmaßnahmen
- möglichst präventiv → Schmutzanhäufungen vorbeugen (→ beeinflusst Gestaltung des Produktionsprozesses)
- IQC[2] heißt: kontinuierliche Reinigung und Desinfektion! [➲ Expertisenverzeichnis (Desinfektionsmittel, Wirkstoffe, ...) der ÖGHMP; http://oeghmp.at/expertisen/]

Vorgehen

Allgemeines Vorgehen:
NB: **Reinigung und Desinfektion = zwei separate Vorgänge!!!** Werden aber meist in einem Arbeitsgang kombiniert (= Desinfektionsreinigen) → CAVE: ↓ Effizienz gegenüber getrenntem Vorgehen!

Medizinischer Bereich
- Medizinischer Bereich (Tierseuchenfall, Hospitäler): erst desinfizieren, dann reinigen (zuerst infektiöses Material unschädlich machen → ↓ Ansteckungsgefahr). Verwendung sehr aggressiver Desinfektionsmittel

Fleischwirtschaft
- Fleischwirtschaft: erst reinigen, dann desinfizieren (anwendbare Desinfektionsmittel werden oft durch organisches Material inaktiviert) → ↓ Kontamination der Produkte mit Mikroorganismen (überwiegend Verderbsflora). Wegen Rückstandsbildung nicht alle Desinfektionsmittel einsetzbar.

Milchwirtschaft
- Milchwirtschaft: heute i.d.R. Edelstahloberflächen. Reinigen meist per Hand oder CIP (cleaning in place).
  Um alle milchführenden Teile einer Anlage zu reinigen, ist es notwendig ausreichende Turbulenz des Wassers bzw. der Reinigungslösung zu erzeugen.
  Bsp. Zirkulationsreinigung-Melkanlage:
  Vorreinigung mit Wasser (max. 40 °C) zur Entfernung der Milchreste (nicht heiß, sonst koagulieren Milchproteine und lagern sich als Biofilme an der Leitung an), gefolgt von einer heißen Spülung mit Lauge oder Säure (55-60 °C). Nachspülen mit kaltem, klarem Trinkwasser, um Reinigungs- und Desinfektionsmittelreste zu entfernen. Alle Mittel müssen oberflächenneutral sein.

[2] IQC = Integrated Quality Control (➲ Kapitel 11)

Zulassung Desinfektionsmittel

Desinfektionsmaßnahmen = lebensmittelrechtlich vorgeschrieben. Aber: keine offizielle Zulassung von Desinfektionsmitteln → Orientierung an deutschen und österreichischen Listen[3] geprüfter Desinfektionsmittel (freiwillige Registrierung für Hersteller)
Exporte: einschlägige Gesetzgebung der Importländer beachten (z.B. USA: „Food Additives Regulations", „List of chemical components" = Positivliste zugelassener Reinigungs- und Desinfektionsmittel)

Stufen Reinigung und Desinfektion Fleischwirtschaft

Wichtige Stufen der Reinigung und Desinfektion:

1. Vorreinigung
   Grobe Verschmutzungen entfernen (Besen, Wischer, etc.)
2. Hauptreinigung
   - Vorspülen:
     mechanische Reinigung: Räume, Maschinen, Apparaturen, Werkzeuge mit Wasser → „besensauber" (fest anhaftende Verschmutzungen bleiben zurück)
   - Reinigen:
     fest anhaftende Verschmutzungen beseitigen
     - mechanisch unter Druck (Flachstrahlsprüher 60 bar)
     - alkalische/neutrale Reinigungsmittel (Schaum, flüssig)
     - periodisch: saure Reinigungsmittel, um Kalk-/Eisenablagerungen zu entfernen
3. Nachspülen mit Trinkwasser
4. Desinfektion
   Desinfektionsmittel aufbringen, einwirken lassen
5. Spülen mit Trinkwasser
   CAVE: Rückstände → Korrosion!
6. Trocknen
   wichtig v.a. im Zerlegebereich

Milchwirtschaft

Methoden der Oberflächenreinigung in der Milchwirtschaft

- Handreinigung mit Bürsten
- Waschautomaten
- CIP-Methode: zur Reinigung von geschlossenen Systemen (1,5 m/sec)
- Niederdruckspülung (< 6,8 bar Druck und hoher Wasser/Chemikalienbelastung)
- Hochdruckreinigung (bis 68 bar Druck und niedriger Wasser/Chemikalienbelastung)
- Reinigung durch Einschäumen

[3] **Deutsche Gesellschaft für Hygiene und Mikrobiologie (DGHM)**: Liste nach Richtlinien für Prüfung chemischer Desinfektionsmittel geprüften und von DGHM als wirksam befundenen Desinfektionsverfahren (Bereich: Händedesinfektion, Flächendesinfektion im Hospitalbereich). **Deutsche Veterinärmedizinische Gesellschaft (DVG)**: Liste nach Richtlinien DVG geprüften und als wirksam befundenen Desinfektionsmittel für Lebensmittelbereich (Handelspräparate) (Bereich: Lebensmittel tierischer Herkunft, einschließlich Großküchen). **Österreichische Gesellschaft für Hygiene, Mikrobiologie und Präventivmedizin (ÖGHMP)**: Expertisenverzeichnis (Desinfektionsmittel, Wirkstoffe, ...); http://oeghmp.at/expertisen/.

5.8.3 Reinigung

Reinigung substratabhängig

Vorgehen bei der Reinigung ist substratabhängig:

- Fette: vorseifen, oberflächenaktive Stoffe (Detergentien), anwärmen
- Eiweiße: wenn angetrocknet: einweichen, Detergentien (alkalische Stoffe), nicht zu heiß (Hitzekoagulation)
- Kohlenhydrate: auflösen
- Mineralsalze: auflösen (Säuren)
- Eisenoxid: auflösen (Säuren)

Teilschritte der Reinigung

Teilschritte der Reinigung:

1. Trennung Schmutz von Oberfläche (abhängig von Oberfläche, Schmutzart, Reinigungsmittel)
2. Dispergieren (lösen Schmutz in Reinigungsflüssigkeit)
3. Erneuter Ablagerung vorbeugen → Schmutz in Reinigungsflüssigkeit stabilisieren (Detergentien direkt im Reinigungsmittel oder als hinzugefügte Komponente)
4. Entfernen von Schmutz und Reinigungsmittel

Reinigungsmitteltypen

Hauptgruppen von Reinigungsmitteln

- Alkalische Reinigungsmittel
  - Eiweiße → dispergieren
  - Fette → verseifen

  CAVE: Korrosive Wirkung auf Metalle
- Neutrale Reinigungsmittel
  stark oberflächenaktiv (hydrophobe und hydrophile Gruppen dringen zwischen Schmutz und Oberfläche → Trennung → Schmutz als Micellen in Lösung

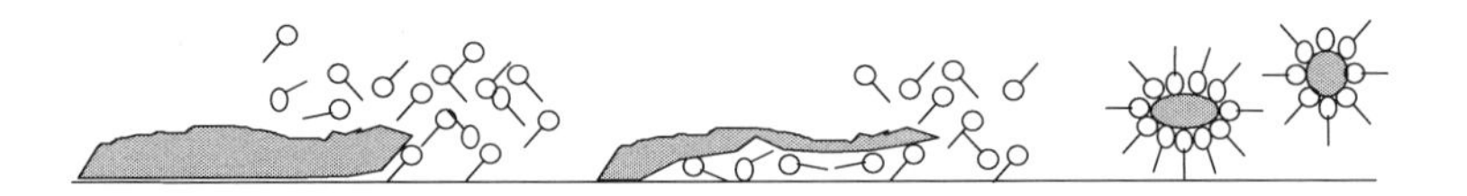

- Saure Reinigungsmittel
  Periodische Anwendung → Entfernen von Wasserhärte- (Ca/Mg) und Eisenablagerungen. CAVE: stark korrosiv → nur in Kombination mit Korrosionshemmstoffen anwendbar

5.8.4 Desinfektion

Ziel Desinfektion

Inaktivierung von Mikroorganismen durch Struktur- oder Stoffwechselveränderung. Pathogene und nicht pathogene (Verderbs-) Flora soll erfasst werden.

Physikalische Methoden

Physikalische Methoden der Entkeimung:
- Trockene Hitze (z.B. Laborglaswaren, saubere Oberflächen, > 70 °C)
- Heißwasserdesinfektion: z.B. 82 °C für Messer, 77 °C für Melkanlage. NB: nur effektiv nach Reinigung und genügend langer Einwirkzeit (mindestens 2 min)!
- Dampfdesinfektion: Aufwärmzeit kürzer als bei Heißwasser. Nachteil: Schwadenbildung. Vorteil: keine Rückstände, z.B. für Tanks in der Milchwirtschaft und schwer zu reinigende Teile (Einwirkzeit!).

Koagulierung des Eiweißes der Mikroorganismen:
- Elektromagnetische Strahlung (UV-/γ-Strahlung) → Desinfektion für Einwegartikel; in der Fleischindustrie kaum angewendet
- Ultraschall (Reinigung und) Desinfektion; z.B. geeignet für Zerlegehandschuhe

Chemische Methoden

Chemische Methoden der Entkeimung:

Seuchengefahr
- bei Ansteckungs- bzw. Seuchengefahr in landwirtschaftlichen Betrieben: z.B. Kreolin, Lysol, Formaldehyd, usw.

Transportmittel
- für Transportmittel: Natronlauge 1%, Natriumcarbonat 5% in 80 °C heißem Wasser

Verwendete Mittel
- Verwendete Mittel:

Laugen
  - Laugen (z.B. Natronlauge):
    → Eiweißkoagulation, Hydrolyse viraler Nukleinsäure, Verseifen Zellwandfette und -lipoide.
    NB: dissoziertes Molekül = toxisch

Säure
  - Säuren:
    → Eiweißkoagulation, Säureamide und Ester von Eiweißen abgetrennt.
    NB: undissoziertes Molekül = toxisch

Chlorfreisetzende Mittel
  - Chlorfreisetzende Mittel:
    Chlorlösungen (saures Milieu), Hypochloritlösung (alkalisches Milieu)

    Schematische Darstellung:

$Cl_2 + H_2O$ pH <2	↔	HOCl + HCl pH 2 – 7,5	↔	$H^+ + OCl^- + Cl^-$ pH 7,5 – 10

    NB: nie chlorhaltige und saure Mittel kombinieren (Cl_2↑)
    - ► Chlorhaltige Mittel → oxidierbare Gruppen (z.B. Sulfhydrylgruppen) der Glucoseoxidation
    - ► HOCl und OCl^- + Stickstoff → Chloramine (wirken länger, aber langsamer als Chlor oder Hypochlorit).

Jodhaltige Mittel
  - Jodhaltige Mittel:
    → Oxidation Sulfhydrylgruppen, ↑ Wirkung von Säuren (z.B. Phosphorsäure).

Peroxide

- Peroxide (z.B. H_2O_2):
  → Oxidation Sulfhydrylgruppen. Vorteil H_2O_2: keine Rückstände
  ($2\,H_2O_2 \rightarrow 2\,H_2O + O_2$)

Quats/Biguanide

- Quartäre Ammoniumverbindungen („Quats" oder QAV) und Biguanide:
  → Störung der Zellwandsemipermeabilität, Störung Kohlenhydratstoffwechsel, Ablösen von Zellmaterial
  NB: pH-Bereich 2 - 11,5; ↓ Effekt in hartem Wasser (→ Bakteriostase)
  Gegen grampositive Keime wirken bereits relativ niedrige Konzentrationen, während gramnegative Bakterien und Pilze höhere Konzentrationen erforderlich machen. Die Wirksamkeit gegen behüllte Viren ist gut.
  Nachteil: Ablagerung auf Oberflächen; klebende Rückstände (Verseifungseffekt) können sich auf Oberflächen bilden

Amphotenside

- Amphotenside („Ampholytseifen"):
  Oberflächenaktive Verbindungen mit amphoterem Charakter (saure und basische Gruppen am Molekül)
  → Zellwandladung und -permeabilität verändert, Beschädigung intrazellulärer Strukturen und Zellkerne
  NB: pH-Optimum zwischen pH 5 und pH 9

Phenole

- Phenole:
  nur zugelassen für Sanitätsräume und Tierunterkünfte
  Veränderung Zellwandpermeabilität → Verlust essentieller Zellbestandteile

Alkohole

- Alkohole:
  niedrige Konzentration: mikrobiostatisch, hohe Konzentration: mikrobizid (Lipolyse Zellmembran)

Formalin

- Formalin:
  Begasen von Räumen (Erhitzung → Formaldehyd = Dampfform)
  NB: Schneller Wirkungseintritt während der Begasung, anhaltende Wirkungsdauer, sehr effektiv (sogar Sporen!)
  NB: Manchmal alle 2-4 Wochen Desinfektionsmittelwechsel → Prävention der Anpassung und Selektion von Mikroorganismen („Hausflora").

Anmerkung: Reinigung und Desinfektion im Milch- und Fleischbereich werden trotz der unterschiedlichen Produkte (v.a. Unterschiede im Aggregatzustand) aufgrund der ähnlichen Vorgangsweise und eingesetzten Substanzen gemeinsam behandelt. Unterschiede in der praktischen Durchführung ergeben sich zwangsläufig durch die Verschiedenheit der zu reinigenden und desinfizierenden technischen Ausstattung (Messer, Schneideflächen, Tankoberflächen, Rohrleitungen, ...). CAVE: Es ist nicht unüblich, dass Reinigung und Desinfektion von darauf spezialisierten Firmen durchgeführt werden, was aber nicht bedeutet, dass die Verantwortung des Unternehmens für die sachgerechte Durchführung auf diese Firmen übertragen wird.

5.8.5 Auswahl der richtigen Mittel

Auswahlkriterien

Auswahlkriterien für Reinigungs- und Desinfektionsmittel:

- Verschmutzungsart (s.o.)
- Korrosivität
  - Aluminium, Zink: sehr empfindlich ggü. Säuren und Laugen
  - Rostfreier Stahl: säure- und alkaliresistent (gute Nachspülung vorausgesetzt)
    CAVE: es gibt unterschiedliche Qualitäten bei rostfreiem Stahl, nicht alle sind korrosionsbeständig!
- Härteablagerungen des Wassers
  Verdünnungsmittel „Wasser“ soll geringen Härtegrad haben (d.h. wenig Ca, Mg)
  0-8 °D (Deutsche Härte) = weich
  8-12 °D (Deutsche Härte) = durchschnittlich
  >12 °D (Deutsche Härte) = hart
- Schaumbildung
  Mittel darf in geschlossenen Systemen nicht schäumen (Aber: Schaumreinigung an Oberflächen, an denen Schaumbildung sinnvoll ist!)
- Toxizität
- Biologische Abbaubarkeit
- Konzentration:
  Überdosierung: Ablösbarkeit ↓, Korrosivität ↑; Unterdosierung: Resistenzbildung (Anpassung Mikroorganismen)
- Gebrauchstemperatur:
  - >50 °C → Eiweißkoagulation → Ansetzen → Reinigung
  - >80 °C → Wasserhärteablagerungen (Ca/Mg)
- Einwirkungszeit

5.8.6 Effizienz der Reinigung und Desinfektion

Einflussfaktoren auf die Effektivität von R&D

- Wahl der Methode abhängig vom Entwurf der zu reinigenden und desinfizierenden Geräte, z.B. Putz- und Poliermaschinen in der Schweineschlachtung, sind nicht völlig zu reinigen und zu desinfizieren. Hierfür reichen auch CIP-Ansätze nicht aus → Persistieren einer „Hausflora“, die die Schlachtkörperoberfläche dauernd kontaminiert.

- Wahl der Mittel abhängig von
  - Oberflächencharakter und Verschmutzung
  - Konzentration von Reinigungs- und Desinfektionsmittel
  - Temperatur
  - Einwirkungszeit
  - Mechanischer Effekt
- Motivation und Ausbildung des Personals (→ spezialisierte Reinigungs- und Desinfektionsfirmen). CAVE: Produktionsbetrieb bleibt für Reinigungserfolg verantwortlich!

5.8.7 Kontrolle der Reinigung und Desinfektion

Kontrolle R&D-Erfolg

Kontrollen der Reinigung und Desinfektion:
- visuell
  Kontrolle der Reinigung; CAVE: optisch saubere Oberflächen können bakteriell hoch kontaminiert sein!
- bakteriologisch
  Hygienemonitoring:
  - Direkte Methoden:
    - Abklatsche
      Kontrolle der Desinfektion; RODAC-Platten, Agar-Würste nach Ten Cate. NB: die bakteriologische Untersuchung visuell verschmutzter Oberflächen ist sinnlos!
    - Tupfer
    - Spülproben
  - Indirekte Methoden: ATP-Biolumineszenzmessung

Biofilme

5.8.8 Spezielle Problematik der Biofilmbildung

Definition

Definition
Gemeinschaft von Mikroorganismen, die an eine solide Oberfläche gebunden sind.

Entstehung

Entstehung
Nach einer unspezifischen, reversiblen Adsorption an die Oberfläche: Anlagerung in einer irreversiblen spezifischen Form → Formation von hauptsächlich heterogenen, komplexen Kolonien.
Biofilme können während und nach der Verarbeitung zu einem lebensmittelhygienischen Problem werden.
Anheftung begünstigt durch Einschlüsse von Mikroorganismen in kollagenem Gewebe (insbesondere bei Enthaarungs- und Entfederungsprozeduren) und an

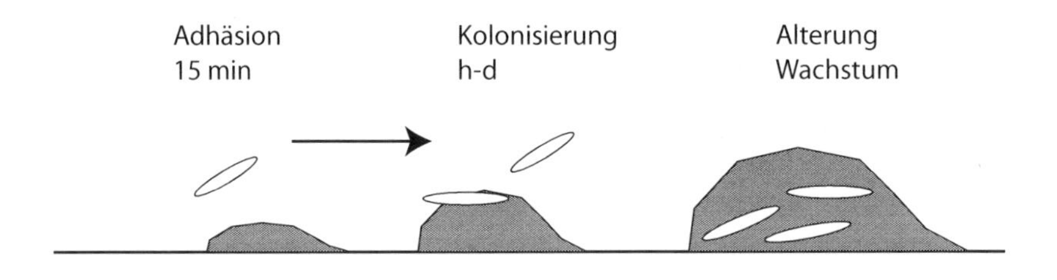

Abbildung 28: Entstehung von Biofilmen

rauen Oberflächen. Konditionierung von Oberflächen → Substratfilme ändern Ladungen und freie Energie an Oberflächen und können so mikrobielle Anheftungen beeinflussen.

Warum problematisch

Problematisch weil,
- 90% der mikrobiellen Biomasse
- viele Mikroorganismen seit vielen Jahrmillionen in Biofilmen organisiert
- sie sich sehr rasch formieren (innerhalb von 10-15 min)
- resistent gegen Reinigung und Desinfektionsmittel
- widerstandsfähig gegen Erhitzung → Problem bei Wärmeaustauschern (Pasteurisierung)
- Exopolysaccharide schwierig zu eliminieren

Hygienemaßnahmen

Hygienemaßnahmen
von Anfang an richtige Hygiene, Reinigung und Desinfektion, Verwendung von Chemikalien (Furanone, Surfactine)

Weiterführende Literatur:

Baker, C.G.J. (2013). Hygienic Design of Food-Processing Equipment. Springer New York, pp 79-118.

Brennan, J.G. und A.S. Grandison (Eds.) (2012). Food processing handbook. John Wiley & Sons.

Bridier, A., P. Sanchez-Vizuete, M. Guilbaud, J.C. Piard, M. Naïtali and R. Briandet (2014). Biofilm-associated persistence of food-borne pathogens. Food Microbiology.

Burt, S.A. und F. Bauer (Eds.) (1995). New challenges in meat hygiene: Specific problems in cleaning and desinfection. Utrecht: ECCEAMST Foundation.

Genigeorgis, C.A. (2004). Reducing the role of contact materials in the contamination of foods of animal origin. In: F.J.M. Smulders and J.D. Collins (Eds.): Food safety assurance and veterinary public health. Safety assurance during food processing, Vol. 2, Wageningen Academic Publishers, Wageningen. 279-305.

Gerba, C.P. (2014). Quaternary Ammonium Biocides: Efficacy in Application. Applied and environmental microbiology, AEM-02633.

Holah, J. und H. Lelieveld (Eds.) (2011). Hygienic design of food factories. Elsevier, pp. 824.

Lelieveld, H., J. Holah und D. Napper (Eds.) (2014). Hygiene in food processing: principles and practice. Elsevier, pp. 640.

Mostert, M.A., G.J. Curiel und U.R.D. Vlaardingen (2014). Hygienic design of food processing equipment. Hygiene in Food Processing. Principles and Practice, 91.

Smulders, F.J.M. (Ed.) (1987). Elimination of pathogenic organisms from meat and poultry. Amsterdam: Elsevier, 389 pp.

Smulders, F.J.M. and J.D. Collins (Eds.) (2004). Food safety assurance and veterinary public health, Vol. 2: Food safety assurance during food processing. Wageningen Academic Publishers, Wageningen, NL, 442 pp.

Wirtanen, G. und S. Salo (2014). Cleaning and Disinfection. In: Ninios, T., Lundén, J., Korkeala, H. und Fredriksson-Ahomaa, M. (Eds.). Meat inspection and control in the slaughterhouse, Wiley Blackwell, pp. 453-471.

EU-Rechtsakte und österreichische Bundesgesetze

Auflistung der in Kapitel 5 angeführten EU-Rechtsakte und österreichischen Bundesgesetze in Langtiteln und mit dem Datum der letzten Änderung (Stand Februar 2015):

EU-Rechtsakte:

Verordnung (EG) Nr. 852/2004 des Europäischen Parlaments und des Rates vom 29. April 2004 über Lebensmittelhygiene, ABl. L 139 vom 30.4.2004, p. 1-54; zuletzt geändert durch Verordnung (EG) Nr. 219/2009 des Europäischen Parlaments und des Rates vom 11. März 2009, ABl. L 87 vom 31.3.2009, S. 109-154.

Verordnung (EG) Nr. 853/2004 des Europäischen Parlaments und des Rates vom 29. April 2004 mit spezifischen Hygienevorschriften für Lebensmittel tierischen Ursprungs, ABl. L 139 vom 30.4.2004, S. 55-205; zuletzt geändert durch Verordnung (EU) Nr. 1137/2014 der Kommission vom 27. Oktober 2014, ABl. L 307 vom 28.10.2014, S. 28-29.

Verordnung (EG) Nr. 854/2004 des Europäischen Parlaments und des Rates vom 29. April 2004 mit besonderen Verfahrensvorschriften für die amtliche Überwachung von zum menschlichen Verzehr bestimmten Erzeugnissen tierischen Ursprungs, ABl. L 139 vom 30.4.2004, S. 206-320; zuletzt geändert durch Verordnung (EU) Nr. 633/2014 der Kommission vom 13. Juni 2014, ABl. L 175 vom 14.6.2014, S. 6-8.

Bundesgesetz:

Bundesgesetz über Sicherheitsanforderungen und weitere Anforderungen an Lebensmittel, Gebrauchsgegenstände und kosmetische Mittel zum Schutz der Verbraucherinnen und Verbraucher (**Lebensmittelsicherheits- und Verbraucherschutzgesetz – LMSVG**), **BGBl. I Nr. 13/2006**, zuletzt geändert durch BGBl. I Nr. 67/2014.

6 Weitere (spezies)spezifische Lebensmittel tierischer Herkunft

6A Wildfleisch

6A.1 Allgemeines

Definition Wild

Definition „Wild"
Unter „Wild" ist sowohl „freilebendes Wild" als auch „Farmwild" zu verstehen. (➲ Definitionen Kapitel 6A.2.1).

Wildtierarten

Zum Verzehr geeignete Wildtierarten
- Wildhuftiere (Wildtiere mit Hornschuh = „Schalen")
  - Schwarzwild (Wildschwein)
  - Wildwiederkäuer (z.B. Rot-, Dam-, Sika-, Elch-, Gams-, Stein-, Reh-, Muffelwild)
- Bären, Dachse
- Kleinwild
  - Haarwild (z.B. Feldhase, Wildkaninchen, Murmeltier)
  - Federwild (z.B. Fasan, Rebhuhn, Birkhuhn, Steinhuhn, Schnepfe, Auerhuhn, Wachtel, Wildente, Wildgans, Wildtaube, etc.)

Bedeutung von Wildfleisch

Bedeutung von Wildfleisch
Bedeutung hat sich stark gewandelt: Ehemals wesentliche Quelle tierischen Eiweißes. Durch ↑ Ackerland, ↓ Waldbestand → ↓ Wildertrag, ↓ Wildverbrauch → heute geringer Anteil am Gesamtfleischverzehr (ca. 1%), Wertschätzung als hochwertiges Naturprodukt.

IGH/Im- und Export

Österreichische Wildernte (➲ Kapitel 1, Tabelle 9) z.T. in andere EU Länder gehandelt oder exportiert. Einfuhr von Wildbret und Zuchtwildfleisch vor allem aus Ungarn, Nordeuropa, Australien, Neuseeland und Argentinien.
Eingeführt werden vor allem:
- Rot-, Dam-, Schwarz- und Rehwild
- Hasen, Kaninchen, Federwild (Fasane, Rebhühner, Schnepfen)

Rechtsnormen
EU-Recht

Rechtsnormen

- EU Verordnungsrecht (für im EU Raum verkehrsfähige Lebensmittel), insbesondere:
  - VO (EG) Nr. 853/2004 (spezifische Hygienevorschriften; „Erstuntersuchung") Anhang III Abschnitt III (Farmwild), Abschnitt IV (Wild aus freier Wildbahn)
  - VO (EG) Nr. 854/2004 (amtliche Kontrolle) Anhang I Abschnitt IV Kapitel VII (Farmwild) Kapitel VIII (Wild aus freier Wildbahn)
  - VO (EG) Nr. 2075/2005 (Trichinellenuntersuchung)

Österreichisches Recht

- Ergänzendes österreichisches Recht
  - LMSVG, BGBl. I Nr. 13/2006
  - zusätzlich für im EU-Raum verkehrsfähige Lebensmittel:
    - ▸ Fleischuntersuchungsverordnung 2006 (FlUVO), BGBl. II Nr. 109/2006
  - zusätzlich für Direktabgabe an Letztverbraucher und an örtliche Einzelhandelsunternehmen, die direkt an Letztverbraucher abgeben:
    - ▸ Lebensmittelhygiene-Direktvermarktungsverordnung, BGBl. I Nr. 108/2006 (frisches Fleisch)
    - ▸ Lebensmittelhygiene-Einzelhandelsverordnung, BGBl. II Nr. 92/2006 (Fleischerzeugnisse)

6A.2 Produktion

6A.2.1 „Tierproduktion"

Wild aus freier Wildbahn

Wild aus freier Wildbahn

Definition: Frei lebende Huf- und Hasentiere (= Hasen, Kaninchen, Nagetiere) sowie andere Landsäugetiere, die für den menschlichen Verzehr gejagt werden und nach dem geltenden Recht des betreffenden Mitgliedstaats als Wild gelten, einschließlich Säugetiere, die in einem geschlossenen Gehege unter ähnlichen Bedingungen leben wie frei lebendes Wild (z.B. Jagdgatter), und frei lebende Vogelarten, die für den menschlichen Verzehr gejagt werden (➲ VO (EG) Nr. 853/2004 Anh. I).

Hege

- Wildtierhege
  Mehr oder weniger intensives Management durch Revierbesitzer (Winterfütterung, Kontrolle Raubtierbestand, Landschaftspflege, ...). Gewinnung durch Jagd.

Jagdsaison

- Jagdsaison
  Landesrecht → unterschiedlich in Österreich, ggf. besondere Regelungen in einzelnen Bezirken, auch nach Tierarten, Geschlecht und Altersklasse unterschiedlich.

Farmwild

Farmwild
Definition: Zuchtlaufvögel (z.B. Strauß) und Landsäugetiere (außer Rind, Schwein, Schaf, Ziege, als Haustiere gehaltene Einhufer) aus Zuchtbetrieben (➲ VO (EG) Nr. 853/2004 Anh. I).

- Vorteile
  - bietet einheitlichere Qualität als Wild aus freier Wildbahn,
  - 12 Monate pro Jahr verfügbar,
  - Produktionskette komplett rückverfolgbar,
  - bessere hygienische Verarbeitungsbedingungen.

Haltungsformen

- Haltungsformen
  - extensiv: In Umzäunung gehalten, kaum bzw. nicht betreut, durch Schuss erlegt.
  - semiintensiv: In Umzäunung gehalten, anthelmintische Behandlungen, evtl. therapeutische Maßnahmen, Aufzucht der Nachkommenschaft, Schlachtung an Ort und Stelle durch Kugel- oder Bolzenschuss mit nachfolgender Entblutung. Unverzüglicher Transport zu Schlachthof (bei Transportdauer >2 h → Kühlung, sofern erforderlich), Eviszeration und Herrichtung im Wildbearbeitungsbetrieb (➲ VO (EG) Nr. 853/2004 Anh. III Abschn. III).
  - intensiv: Wie semiintensiv, aber Lebendtransport zum Schlachthof → Schlachtung wie kleine Wiederkäuer. Nachteil: Tiere können stark gestresst werden (DFD-Fleisch); Tierschutzfragen.

6A.2.2 Gewinnung und Bearbeitung

Gewinnung

Jagd

Fleischgewinnung durch (➲ Abbildung 29)

- **Jagd** (← Wild aus freier Wildbahn, extensiv gehaltenes Zuchtwild)
  - hauptsächlich mit Schusswaffen (Einzel-, Mehrfachgeschosse).
  - mit anderen Methoden (Bogenschießen, Fallenstellen, Fang mit Netzen, Falknerei, Hatz mit Hundemeute), geringe Bedeutung, z.T. verboten (Jagdrecht, Tierschutzaspekte).

  Tod durch Schock (neurogen, kardiogen, hypovolämisch → unmittelbarer Tod) oder letale Organschädigungen (Traumen → evtl. innere Blutungen, postmortale Läsionen → fleischhygienerechtliche Beurteilung kann erschwert oder verhindert sein).

Arten der Jagd

  - **Arten der Jagd**
    - ▸ Jagd durch Einzeljäger (überwiegende Art in Österreich außer für Kleinwild):
      Ansitz auf bestimmtes Tier bzw. Pirsch → Tier steht bei Schuss still → bessere Schussplatzierung → keine oder kurze Fluchtstrecke, schneller Todeseintritt.
      Tier unmittelbar ausgeweidet. Transport zu hygienisch vorteilhaftem Ort.

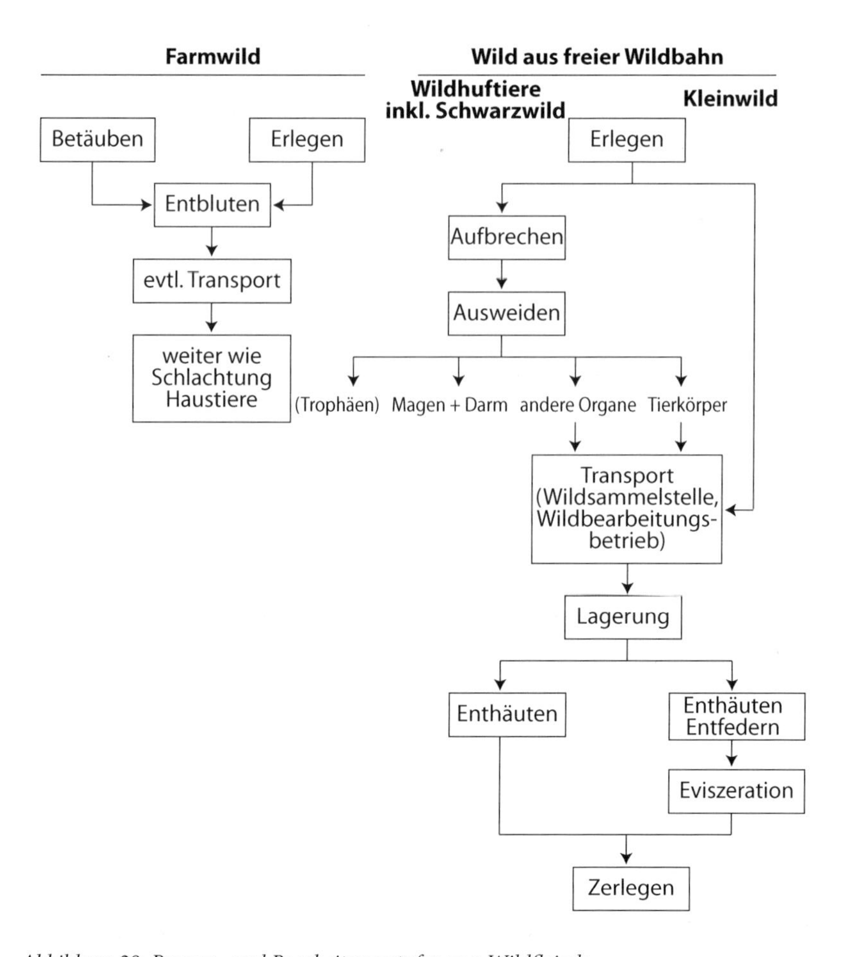

Abbildung 29: Prozess- und Bearbeitungsstufen von Wildfleisch

- ▸ Bewegungsjagd (bevorzugt z.B. in Frankreich, Spanien): Schussplatzierung evtl. weniger zufrieden stellend, da Tier beim Schuss in Bewegung. Tiere erst am Ende der Jagd/des Triebes oder am Ende des Tages ausgeweidet, evtl. nur wenig Zeit/Personal für das Ausweiden einer größeren Anzahl Tiere → hygienisch unvorteilhaft. Hygieneprobleme jedoch zumeist gering, da solche Jagden im Herbst/Winter (← geringere Temperaturen).

Ausweiden

- **Ausnehmen, Ausweiden** (➲ VO (EG) Nr. 853/2004 Anh. III Abschn. IV). i.d.R. vor Ort (ausgenommen Farmwild), unüblich bei Kleinwild.
  - ▸ Brustorgane, Leber, Milz, Nieren beim Tierkörper: Fleischuntersuchung
  - ▸ Magen-Darm-Trakt untersuchen, wenn unauffällig: vergraben
  - ▸ Kopf: ggf. Dekapitation (darf als Trophäe behalten werden, für Fleischuntersuchung nicht verfügbar).

■ **Schlachtung** (Farm aus semiintensiver/intensiver Haltung) wie schlachtbare Haustiere (kleine Wiederkäuer) (➲ Kapitel 4.2)

Transport

Transport
Transport zu Wildsammelstelle oder Wildbearbeitungsbetrieb

Lagerung

Lagerung
in kühler (ggf. Tiefkühlung), trockener, schädlingsfreier Umgebung → Reifung. Verbesserung von Zartheit, Geschmack und Textur des Wildfleisches durch Lagerung

- Kleinwild: ungerupft/nicht enthäutet, unausgeweidet oder enthäutet und ausgeweidet
- große Wildtiere: nicht enthäutet („in der Decke")

Zerlegung

Zerlegung (➲ Kapitel 4.2.14.2)

6A.2.3 Vermarktung

Vermarktungsstufen

Vermarktungsstufen für Fleisch von frei lebendem Wild:

- **Stufe 1:** privater häuslicher Bedarf (Wild zum Eigenverzehr im Haushalt; ggf. Einladung von Freunden)
- **Stufe 2:** Abgabe (entgeltlich oder unentgeltlich) binnen 7 Tagen nach Erlegung an
  - den Letztverbraucher,
  - örtliche Einzelhandelsunternehmen, die Lebensmittel direkt an den Endverbraucher abgeben, das sind:
    - gewerbliche Letztverkäufer (z.B. Fleischhauer),
    - Gastgewerbebetriebe.
  - Lebensmittelhygiene-Direktvermarktungsverordnung anzuwenden
- **Stufe 3:** Abgabe an Wiederverkäufer (Großhandel, Wildbrethandel), anzuwenden: VO (EG) Nr. 853/2004, VO (EG) Nr. 854/2004, FlUVO 2006

Vermaktung von Farmwild:

- wie landwirtschaftliche Nutztiere

6A.3 Schlachttier- und Fleischuntersuchung

Schlachttier- und Fleischuntersuchung

Unterschiede in der Fleischproduktion (➲ Kapitel 2) → unterschiedlicher Umfang der Schlachttier- und Fleischuntersuchung (➲ Abbildung 30; ➲ Abbildung 31) für Farmwild und Wild aus freier Wildbahn.

- Berücksichtigung der Gewinnung:
  Erlegen von Tieren kann zu massiver Besiedlung des Wildbrets mit Mikroorganismen führen. Schlachtung in Schlachtbetrieb ist ungleich hygienischer →
  - Farmwild muss Bedingungen des Abschn. III des Anh. III der VO (EG) Nr. 853/2004 erfüllen
  - Wild aus freier Wildbahn muss Bedingungen des Abschn. IV des Anh. III der VO (EG) Nr. 853/2004 erfüllen.

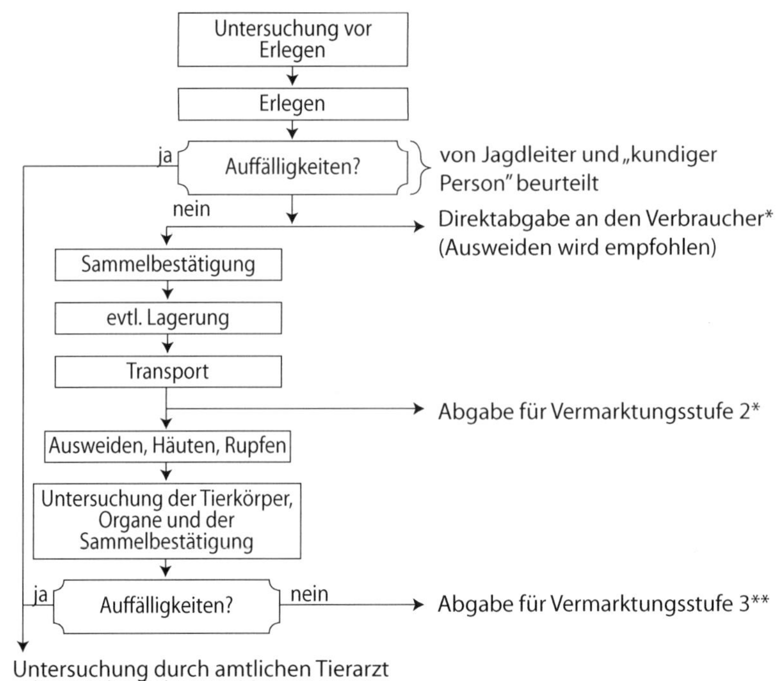

Abbildung 30: Schlachttier- und Fleischuntersuchung für Wild aus freier Wildbahn – Kleinwild

- Berücksichtigung der Vermarktungsstufe:
  Behandlung, Lagerung und Verarbeitung von Wild in industriellem Maßstab → Kreuzkontaminationsrisiko, weite Verbreitung potentiell gesundheitsschädlicher Produkte → Veterinärüberwachung nötig → je weiträumiger vermarktet, desto strenger die Anforderungen.

6A.3.1 Schlachttieruntersuchung

Lebenduntersuchung Wild aus freier Wildbahn

Wild aus freier Wildbahn
„Lebenduntersuchung" vor dem Erlegen durch Jäger (➲ VO (EG) Nr. 853/2004 Anh. III Abschn. IV ; Auffälligkeiten ➲ VO (EG) Nr. 854/2004 Anh.1 Abschn. IV Kap. VII A Abs. 3)

Farmwild

Farmwild
Schlachttieruntersuchung wie für schlachtbare Haustiere durch Tierarzt (➲ VO (EG) Nr. 854/2004 Anh. I Abschn. IV Kap. VII)

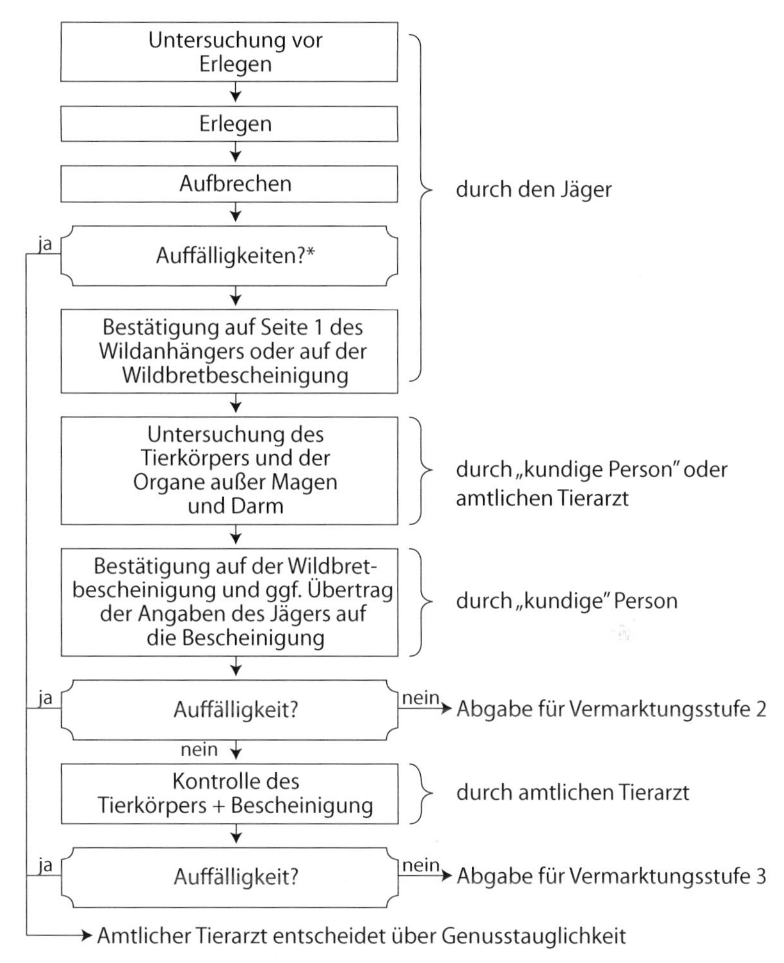

Abbildung 31: Schlachttier- und Fleischuntersuchung für Wild aus freier Wildbahn – Großwild

Fleischuntersuchung

6A.3.2 Fleischuntersuchung

Wild aus freier Wildbahn

Wild aus freier Wildbahn

Untersuchungspflicht

- Untersuchungspflicht besteht für:
  - alle Tiere mit Auffälligkeiten bei der Untersuchung vor dem Erlegen oder beim Ausweiden → Untersuchung durch amtlichen Tierarzt!
  - Wild für die Vermarktungsstufen 2 und 3

Vermarktungsstufe 1

- Vermarktungsstufe 1 („privater häuslicher Bedarf/Verbrauch“) ist von der Fleischuntersuchung ausgenommen.

Vermarktungsstufe 2

- Untersuchungen für Vermarktungsstufe 2, Abgabe an örtliche Einzelhandelsunternehmen
  - Jäger:
    - Untersuchung beim Ausweiden (➲ VO (EG) Nr. 853/2004 Anh. III Abschn. IV; Lebensmittelhygiene-Direktvermarktungsverordnung).
    - Jäger teilt kundiger Person Beobachtungen mit [schriftlich, dann z.B. in Form der Seite 1 des Wildbretanhängers alter Art (➲ Abbildung 32 oben) am Tierkörper zu befestigen].
  - kundige Person oder amtlicher Tierarzt:
    Empfehlung Untersuchung binnen 36 h; gilt für frische, nicht tiefgekühlte, nicht gehäutete, ganze Tierkörper von Wildhuftieren:
    - Untersuchung Tierkörperoberflächen, eröffnete Leibeshöhle, Innereien außer Magen-Darm-Trakt.
    - Bescheinigung der Unbedenklichkeit auf Wildbretbescheinigung (➲ Abbildung 32 unten), dabei ggf. Übertrag der Angaben zur Beurteilung durch den Jäger.

1 **Bestätigung: Gesamteindruck, Verhalten, Magen, Gedärme**
Verordnung der EU (EG) Nr. 853/2004

Wildart

Tag und Zeit des Erlegens | Ort des Erlegens

Bitte ankreuzen: ☐ keine Auffälligkeiten, kein Verdacht auf Umweltkontamination – **Geeignet!**

☐ Auffälligkeiten – **Zum amtlichen Tierarzt!**

Anmerkungen zu den Auffälligkeiten

Name des Jägers

Unterschrift des Jägers

Bescheinigung Wildkörper und Eingeweide (Innereien)
Gemäß Verordnung (EG) Nr. 853/2004, Anhang III, Abschnitt IV sowie Lebensmittelhygiene-Direktvermarktungsverordnung

Nr. A 000000

Wildart: REH
Tag und Zeit des Erlegens: 01.12.2012, 9.00 Gemeindenummer/PLZ des Erlegungsortes: 30201/3100
Bitte ankreuzen: ☒ keine Auffälligkeiten, kein Verdacht auf Umweltkontamination – **Geeignet!**

Tag und Zeit der Untersuchung: 01.12.2012, 10.00 Uhr
Gemeindenummer/PLZ und Ort der Untersuchung: 30201 /3100
☒ keine Bedenken gegen das Fleisch – **Geeignet!**
☐ Bedenken gegen das Fleisch – **Zum amtlichen Tierarzt!**
Anmerkungen zu den Auffälligkeiten und Bedenken:

Name und Nr. der kundigen Person (in Großbuchstaben): MAX MUSTERMANN
N-00-H-000; = ERLEGER
Unterschrift der kundigen Person: Max Mustermann

St. Dr. Lager-Nr. 700 – printcom. Drucksortenverlag

Abbildung 32: Untersuchungsdokumentation für Wild aus freier Wildbahn; oben: Wildfleischanhänger für Dokumentation der Angaben des Erlegers, unten: Bescheinigung der kundigen Person, die ggf. Dokumentation des Jägers überträgt.

  - ▸ Kundige Person füllt Bescheinigung[4] aus, befestigt diese am Tierkörper, bewahrt die Durchschläge der Bescheinigungen auf (gebundener Block) und führt eine Liste über die Untersuchungen (Summen je Tierart und festgestellte Abweichungen); als Jahresmeldung an die Bezirksverwaltungsbehörde
- Empfänger (➲ Vermarktungsstufe 2) muss Bescheinigung bis zum Ablauf des folgenden Kalenderjahres aufbewahren.

- Untersuchungen für Vermarktungsstufe 2, Abgabe an Letztverbraucher: wie oben, Ausstellung einer Bescheinigung verpflichtend

Vermarktungsstufe 3

- Untersuchungen für Vermarktungsstufe 3
  - Jäger: ➲ Vermarktungsstufe 2
  - kundige Person oder amtlicher Tierarzt ➲ Vermarktungsstufe 2
  - amtlicher Tierarzt [evtl. auch als amtliche Tierärzte beauftragte Tierärzte; ggf. Mitwirkung amtlicher Fachassistenten] (➲ VO (EG) Nr. 854/2004 Anh. I Abschn. IV Kap. VIII):
    - ▸ Zurichtung der Tierkörper von Wildwiederkäuern für die Untersuchung wie kleine Wiederkäuer,
    - ▸ Wildbescheinigungsanhänger kontrollieren,
    - ▸ Untersuchung Tierkörper, -teile. Bei Kleinwild auch Organe, evtl. nur stichprobenweise Untersuchung.
    - ▸ Tauglichkeitskennzeichnung durch ovalen Stempel.

amtlicher Tierarzt

- Amtlicher Tierarzt (bzw. als amtlicher Tierarzt beauftragter Tierarzt) muss hinzugezogen werden,
  - wenn Auffälligkeiten bei der „Schlachttieruntersuchung", bei der Ausweidung, auf den Stufen 2 oder 3 festgestellt werden. Die Beurteilung erfolgt nach VO (EG) Nr. 854/2004 und FlUVO 2006.
  - für die Untersuchung auf Trichinellen bei Schwarzwild, Bär, Dachs. Vor Inverkehrbringen Untersuchung mit Verdauungsmethode (➲ VO (EG) Nr. 2075/2005). Ausnahme: Für Stufen 1 und 2 ist Trichinellenuntersuchung mit der Kompressoriummethode durch ausgebildete Jäger noch in manchen Bundesländern zulässig (NÖ und Wien). Kennzeichnung mit Stempel:

trichinenfrei, Bundesländerkürzel, Nummer des Untersuchers

Farmwild

Farmwild (➲ VO (EG) Nr. 852/2004; ➲ VO (EG) Nr. 853/2004; ➲ VO (EG) Nr. 854/2004; ➲ FlUVO 2006)
Fleischuntersuchung wie für kleine Wiederkäuer gemäß FlUVO 2006 durch amtlichen Tierarzt (➲ Kapitel 4.2.12).

[4] diese Vorgangsweise ist bei dem vom BMG bereitgestellten Muster einzuhalten; einige Bundesländer haben Bescheinigungen eingeführt, auf denen oben der Erleger und unten die kundige Person ihre Dokumentationen vornehmen. Die Bescheinigungen sind jedenfalls fortlaufend nummeriert und die den kundigen Personen zugeteilten Nummernbereiche der Behörde bekannt.

6A.4 Hygiene

6A.4.1 Hygiene der Gewinnung

Wild aus freier Wildbahn

Wild aus freier Wildbahn
Bemerke: Hygienisches Vorgehen beim Ausweiden, Bedenklichkeitskriterien und Krankheiten werden ausführlich behandelt in Winkelmayer et al., *2013, 2014 (➲ weiterführende Literatur).*

Lebendes Tier

- Anforderungen an das lebende Tier
  - das Tier muss gesund sein
  - das Tier darf nicht gehetzt werden, besonders wenn schon verletzt (Hatz → ↓ Glycogen → ↑ End-pH → ↑ proteolytische Flora)

Erlegen

- Anforderungen an das Erlegen (= Kompromiss zwischen minimaler Fleischzerstörung/-verschmutzung und schnellem Todeseintritt).
  Vom Jäger hängt es ab, ob der Wert des Wildbrets erhalten bleibt. Mikrobielle Kontaminationen insbesondere durch
  - schlecht platzierte Schüsse, z.B. Weichschüsse → Verletzung Darm → Darminhalt in Körperhöhle,
  - langes Nachsuchen → verlängerter Zeitraum bis zur Ausweidung,
  - überlebte Schussverletzungen, die nicht ausheilen (→ Abszesse, schlechter Ernährungszustand).

Ausweiden

- Anforderungen an das Ausweiden
  - unverzügliches Aufbrechen (Empfehlung: bis 3 h nach dem Erlegen), keimhaltige Organe möglichst rasch entfernen,
  - unsauberes oder verspätetes Aufbrechen → ↑ mikrobielle Kontaminationen.

Transport

- Anforderungen an Transport
  - Erlegte Stücke ehestmöglich transportieren und kühlen (➲ VO (EG) Nr. 853/2004 Anh. III Kap. IV).
    NB: Die Jagd ist heutzutage oft eine Freizeitbeschäftigung. Die Tiere werden am Wochenende weitab von Be-/Verarbeitungsbetrieben erlegt → Kühlräume in Reviernähe nötig.
  - Transportfahrzeuge hygienisch einwandfrei (➲ Kapitel 3).
  - Transport nur hängend (außer bis zur Wildsammelstelle).

Farmwild

Farmwild ähnlich wie bei landwirtschafltichen Nutztieren (➲ Kapitel 5)

6A.4.2 Hygiene bei der Bearbeitung und Lagerung

Farmwild

Farmwild
VO (EG) Nr. 853/2004 Anhang III Abschnitt I bzw. II

Wild aus freier Wildbahn

Wild aus freier Wildbahn
VO (EG) Nr. 853/2004 Anhang III Abschnitt I Kapitel V bzw. Abschnitt II Kapitel V

Beide Wildarten

Beide Wildarten

- getrennte Räumlichkeiten für Annahme und Lagerung von nicht enthäutetem, in Herkunftsbetrieb geschlachtetem Farmwild und Tierkörpern von Wild aus freier Wildbahn, weiters:
  - Haar- und Federwild nicht gleichzeitig im selben Raum zerlegen
  - örtlich bzw. zeitlich getrennte Aufarbeitung von Tierkörpern mit Auffälligkeiten

Lagerung

- Lagerung:
  - ungehäutete Wildhuftiere: <7 d zwischen -1 und 7 °C.
  - unausgenommenes und ungehäutetes/ungerupftes Kleinwild: <7 d zwischen -1 und 4 °C.
  - tiefgekühltes Fleisch ≤-12 °C.

Eigenkontrollen

Eigenkontrollen

Betriebsinhaber hat Hygienekontrollen (inkl. mikrobiologische Untersuchungen) und Personalschulungen

- durchzuführen bzw. zu veranlassen.
- Datum, Art, Umfang und Ergebnisse aufzuzeichnen (dokumentieren).
- den Behörden auf Verlangen nachzuweisen.

6A.5 Qualität

6A.5.1 Ernährungsphysiologische Merkmale

Ernährungsphysiologische Qualitätsmerkmale

Ernährungsphysiologische Qualitätsmerkmale (Nährwerte ➲ Kapitel 9.2.3)

- höherer Eiweißgehalt als landwirtschaftliche Nutztiere. Eiweiß besitzt besonders hohe biologische Wertigkeit.
- geringerer Fettanteil als landwirtschaftliche Nutztiere (→ Spicken mit Speck bei der Zubereitung → ↑ Saftigkeit, ↑ Geschmack)

6A.5.2 Sensorische Merkmale

Wildbret (= Wildfleisch) unterschiedlicher Tierarten unterscheidet sich untereinander, aber auch von Fleisch schlachtbarer Haustiere.

Aussehen

Aussehen

- unmittelbar nach Erlegen zunächst helle, glasige Muskulatur
- nach Reifung dunkelrote bis rotbraune Farbe (z.T. durch bessere Kapillarisierung, höheren Myoglobingehalt, ggf. geringen Ausblutungsgrad).

Aroma

Aroma
- unmittelbar nach Erlegen: fader, wenig typischer Geschmack
- nach Reifung: für jede Wildart typisch (Aromabildung beeinflusst von Nahrung, Jahreszeit und Geschlechtszyklus).
  Die meisten Wildarten müssen länger abhängen, damit das Fleisch zum vollen Geschmack ausreift. Lange Reifungsdauer → Entwicklung „*Haut goût*" des Wildes (= eigentlich bewusst herbeigeführter Verderb) → muss durch entsprechende Garzeiten oder durch Beizen eingedämmt werden.

Textur

Textur
- feinfaserige Struktur
- Konsistenz
  - unmittelbar nach Erlegen gummiartig (← feinfaserige Struktur ➲ Kapitel 9.2.2).
  - nach Reifung: hoher pH → hohes Wasserbindungsvermögen → wirkt zunächst relativ trocken (➲ Kapitel 9.2.5).
- Zartheit: nach Reifung zarter als Fleisch der Haustiere (← feinfaserige Struktur ➲ Kapitel 9.2.2).

6A.5.3 Hygienisch-toxikologische Merkmale

Mikroorganismen, Parasiten

Mikroorganismen, Parasiten
Zahlreiche parasitäre und infektiöse Erkrankungen sind vom Wild auf Mensch und Haustierpopulation übertragbar (➲ Tabelle 42)
- Wildtiere in Gesundheitsüberwachungsprogramme einbeziehen → modifizierte Schlachttier- und Fleischuntersuchung.
- Erkrankungen des Menschen nach dem Genuss von Wildfleisch i.d.R. selten. Aber: Wildschweinfleisch kann eine Quelle für Trichinellose darstellen (➲ EFSA Zoonosenberichte).

Rückstände

Rückstände und Kontaminanten:
- Rückstände (➲ Kapitel 8.2.8)
  - Wild aus freier Wildbahn darf nicht mit Medikamenten behandelt werden (Erlass des BMG), Rückstände daher nicht zu erwarten.
  - Pestizidrückstände abhängig vom Lebensraum.
- Kontaminanten (➲ Kapitel 8.2.8)
  - Blei als geschoßbedingter Kontaminant, zumindest in schusswundennahem Gewebe [Bewertungen des dt. Bundesinstituts für Risikobewertung (BfR)]
  - Radionuklide gegenwärtig wenig problematisch (← Tschernobyl; Studien der AGES)

Tabelle 42: Wichtige Erkrankungen bei Wildtieren (ergänzt nach Davis und Anderson, 1971; Dedek und Steineck, 1994) (➲ Kapitel 8)

Infektiöse Ursachen	Erreger	Anzeigepflicht	Zoonose
Viral			
Schweinepest	Toga-/Pesti	+	-
afrikan. Sweinepest	Asfi	+	-
Tollwut	Rhabdo	+	+
Aujeszkysche Krankheit	Porcines Herpes 1	+	-
Myxomatose	Leporipox	-	-
Rabbit hemorrhagic disease (RHD)	Calici	-	-
Geflügelpest	Ortho-/Paramyxo	+	-
FSME	Flavi	+	
Bakteriell			
Aktinomykose	*Actinomyces bovis*	-	-
Brucellose	*Brucella abortus, B. melitensis, B. suis*	+	+
Tuberkulose	*Mycobacterium bovis, M. caprae, M. avium*	+	+
Pseudotuberkulose	*Yersinia pseudotub., Corynebact. pseudotub.*	+	-
Tularämie	*Francisella tularensis*	-	+
Listeriose	*Listeria monocytogenes*	-	+
Milzbrand	*Bacillus anthracis*	+	+
Staphylokokkose	*Staphylococcus aureus*	-	+
Salmonellose	*Salmonella* spp.	-	+
Pasteurellose	*Pasteurella multocida*		
Gemsenblindheit	*Moraxella bovis, Rickettsia conjunctivae, Mycoplasma*	-	-
Campylobacteriose	*Campylobacter jejuni, C. coli, C. laridis*	+	
Leptospirose	*Leptospira interrogans*	+	
Borreliose	*Borellia burgdorferi*	+	
Chlamydiose	*Chlamydia psittaci*	+	+
Parasitär			
Dassellarvenbefall		-	-
Onchocerkose (Hirsch)		-	-
Nasen- und Rachenbremsen		-	-
Lungenwürmer		-	-
Leberegel		-	-
Kokzidiose		-	-
Zystizerkose	*(Cysticercus tenuicollis) Taenia hydatigena, (Cysticercus bovis) Taenia saginata, (Cysticercus cellulosae), T. solium, Cysticercus cervi*	-	-
Zoenurose	*Coenurus cerebralis*	-	-

Tabelle 42: Fortsetzung.

Infektiöse Ursachen	Erreger	Anzeigepflicht	Zoonose
Parasitär (Fortsetzung)			
Echinokokkose	*(Echinococcus hydatidosus), E. granulosus (E. alveolaris), E. multilocularis*	-	+
Trichinellose	*Trichinella spiralis, T. pseudospiralis, T. britovi, ggf. nativa*	-	+
larvale Alariose	*Alaria alata* Mesozerkarien	-	?
Sarkosporidien	*Isospora* spp.	-	+
Toxoplasmose	*Toxoplasma gondii*	-	+
Magen-/Darmrundwürmer		-	-
Nicht infektiöse Ursachen			
Vergiftungen			
Neoplasien			

Weiterführende Literatur:

Bandick, N. und C. Ring (1996). Wildbret als Nahrungsmittel. Fleischwirtschaft 76, 888-896.

Dedek, J. und T. Steineck (1994). Wildhygiene. Jena: Gustav Fischer.

Deutz, U. und A. Deutz (2011). Wildkrankheiten > Hundekrankheiten > Zoonosen: Erkennen, vermeiden, (be)handeln. Stocker Leopold Verlag, 264 pp.

Laaksonen, S. and P. Paulsen (2015). Hunting hygiene. Wageningen Academic Publishers, 304 pp..

Paulsen, P., A. Bauer, M. Vodnansky, R. Winkelmayer and F.J.M. Smulders (2011) (Hrsg.). Game meat hygiene in focus: Microbiology, epidemiology, risk analysis and quality assurance. Wageningen Academic Publishers, 351 pp.

Paulsen, P., A. Bauer and F.J.M. Smulders (2014) (Hrsg.). Trends in game meat hygiene: From forest to fork. Wageningen Academic Publishers, 399 pp.

Winkelmayer, R., P. Paulsen, P. Lebersorger und H.-F. Zedka (2013). Wildbret - Hygiene. Das Buch zur guten Hygienepraxis bei Wild. 5. Aufl.. Zentralstelle Österreichischer Landesjagdverbände, 256 pp.

Winkelmayer, R., P. Paulsen, P. Lebersorger und H.-F. Zedka (2014). Wildbret Direktvermarktung. Hygiene - Zerwirken - Gesetze - Vermarktung. 3. Aufl.. Zentralstelle Österreichischer Landesjagdverbände, 192 pp.

Weiterführende Websites:

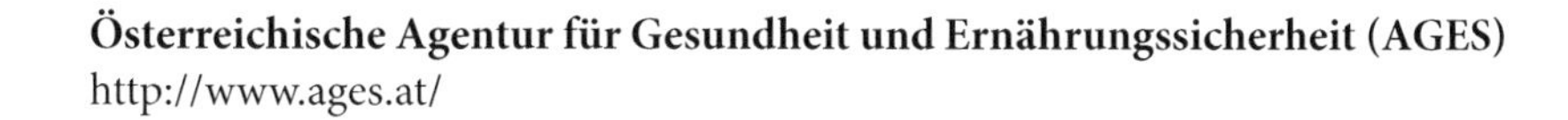

Österreichische Agentur für Gesundheit und Ernährungssicherheit (AGES)
http://www.ages.at/

Europäische Behörde für Lebensmittelsicherheit (EFSA)
http://www.efsa.europa.eu/de/

Bundesamt für Risikobewertung (BfR)
http://www.bfr.bund.de/de/start.html

EU-Rechtsakte und österreichische Bundesgesetze

Auflistung der in Kapitel 6A angeführten EU-Rechtsakte und österreichischen Bundesgesetze in Langtiteln und mit dem Datum der letzten Änderung (Stand Februar 2015):

EU-Rechtsakte:

Verordnung (EG) Nr. 852/2004 des Europäischen Parlaments und des Rates vom 29. April 2004 über Lebensmittelhygiene, ABl. L 139 vom 30.4.2004, p. 1-54; zuletzt geändert durch Verordnung (EG) Nr. 219/2009 des Europäischen Parlaments und des Rates vom 11. März 2009, ABl. L 87 vom 31.3.2009, S. 109-154.

Verordnung (EG) Nr. 853/2004 des Europäischen Parlaments und des Rates vom 29. April 2004 mit spezifischen Hygienevorschriften für Lebensmittel tierischen Ursprungs, ABl. L 139 vom 30.4.2004, S. 55-205; zuletzt geändert durch Verordnung (EU) Nr. 1137/2014 der Kommission vom 27. Oktober 2014, ABl. L 307 vom 28.10.2014, S. 28-29.

Verordnung (EG) Nr. 854/2004 des Europäischen Parlaments und des Rates vom 29. April 2004 mit besonderen Verfahrensvorschriften für die amtliche Überwachung von zum menschlichen Verzehr bestimmten Erzeugnissen tierischen Ursprungs, ABl. L 139 vom 30.4.2004, S. 206-320; zuletzt geändert durch Verordnung (EU) Nr. 633/2014 der Kommission vom 13. Juni 2014, ABl. L 175 vom 14.6.2014, S. 6-8.

Verordnung (EG) Nr. 2075/2005 der Kommission vom 5. Dezember 2005 mit spezifischen Vorschriften für die amtlichen Fleischuntersuchungen auf Trichinen, ABl. L 338 vom 22.12.2005, S. 60-82; zuletzt geändert durch Durchführungsverordnung (EU) Nr. 1114/2014 der Kommission vom 21. Oktober 2014, ABl. L 302 vom 22.10.2014, S. 46-50.

Bundesgesetze:

Bundesgesetz über Sicherheitsanforderungen und weitere Anforderungen an Lebensmittel, Gebrauchsgegenstände und kosmetische Mittel zum Schutz der Verbraucherinnen und Verbraucher (**Lebensmittelsicherheits- und Verbraucherschutzgesetz – LMSVG**), **BGBl. I Nr. 13/2006**; zuletzt geändert durch BGBl. I Nr. 67/2014 vom 11.08.2014.

BGBl. II Nr. 92/2006 Verordnung des Bundesministers für Gesundheit über Lebensmittelhygieneanforderungen an Einzelhandelsbetriebe (**Lebensmittelhygiene-Einzelhandelsverordnung**), **BGBl. II Nr. 92/2006**; zuletzt geändert durch BGBl. II Nr. 349/2012 vom 18.10.2012.

Verordnung des Bundesministers für Gesundheit über Hygieneanforderungen bei der Direktvermarktung von Lebensmitteln (**Lebensmittelhygiene-Direktvermarktungsverordnung**), **BGBl. II Nr. 108/2006**; zuletzt geändert durch BGBl. II Nr. 210/2012 vom 21.06.2012.

Verordnung der Bundesministerin für Gesundheit und Frauen über die Schlachttier- und Fleischuntersuchung sowie die Untersuchung von Fischereierzeugnissen (**Fleischuntersuchungsverordnung 2006 – FlUVO**), **BGBl. II Nr. 109/2006**; zuletzt geändert durch BGBl. II Nr. 204/2014 vom 20.08.2014.

6B Fischereierzeugnisse

6B.1 Allgemeines

Fischereierzeugnisse

Fischereierzeugnisse
Fischereierzeugnisse sind alle frei lebenden oder von Menschen gehaltenen Meerestiere oder Süßwassertiere [außer lebenden Muscheln, lebenden Stachelhäutern, lebenden Manteltieren und lebenden Meeresschnecken sowie allen Säugetieren, Reptilien und Fröschen] einschließlich aller essbaren Formen und Teile dieser Tiere sowie aller aus ihnen gewonnenen essbaren Erzeugnisse [➲ VO (EG) Nr. 853/2004 Anhang I (3.1)].

Fische

- **Fische** (*Pisces*)
  Wechselwarme, im Wasser lebende, durch Kiemen atmende Wirbeltiere. Extremitäten zu Flossen umgebildet. Klassen Knorpelfische (*Chondrichthyes*) und Knochenfische (*Osteichthyes*). Ca. 25.000 Arten in Süß- und Meeresgewässern.

Krustentiere

- **Krustentiere/Krebstiere** (*Crustacea*)
  Arthropoden (Wirbellose mit Außenskelett), Kiemenatmung, Chitinpanzer mit Kalkeinlagerungen, segmentierter Körper, 1 Extremitätenpaar pro Segment, z.B. Hummer, Garnelen.

Weichtiere

- **Weichtiere** (*Mollusca*)
  Wirbellose Cephalopoden (Kopffüßer) und Muscheln
  - Tintenfische: Körper spindelförmig, mit Saugnäpfen besetzte Fangarme
  - Muscheln: Wirbellose in Kalkschale

Überwachung

Überwachung
Jede Partie von Fischereierzeugnissen muss bei der Anlandung oder Entnahme aus dem Teich, spätestens vor dem ersten Verkauf, einem Aufsichtsorgan zur amtlichen Untersuchung bereitgestellt und von diesem auf Genusstauglichkeit überprüft werden (➲ FlUVO 2006 §22).

EU-Website

EU-Website
http://ec.europa.eu/fisheries/index_de.htm

6B.2 Produktion

6B.2.1 Primärproduktion

Gemeinsame Fischereipolitik ist Steuerungsinstrument für Fischerei und Aquakultur in Europa (➲VO (EU) Nr. 1380/2013)
Bewirtschaftung von Fischbeständen

- Vorschriften über den Zugang zu Gewässern → Überprüfung, welche Schiffe Zugang zu welchen Gewässern und Gebieten haben
- Kontrolle des Fischereiaufwands → Begrenzung der Fangkapazität und des Einsatzes von Schiffen
- Technische Maßnahmen → Regeln für das zu verwendende Fanggerät und für Orte und Zeiträume der Fangaktivitäten

Fischerei

Fang

Fang der Fischereierzeugnisse in ihrer natürlichen Umgebung. Haltung dient lediglich dazu, die Tiere am Leben zu halten, und nicht zur Größen- oder Gewichtszunahme.

Zusammensetzung Fang

Ungefähre Zusammensetzung eines Fangs (Küsten-/Hochseefischerei):
- 1/3 Konsumfisch
- 1/3 verarbeitet zu Fischmehl/Fischöl → Hühnerfutter, Lachszucht
- 1/3 unerwünschter Beifang (zu kleine bzw. „falsche" Fische) → tot bzw. verletzt zurück ins Meer

Fischverbrauch (Fanggewicht) in ausgewählten Ländern ➲ Abbildung 33

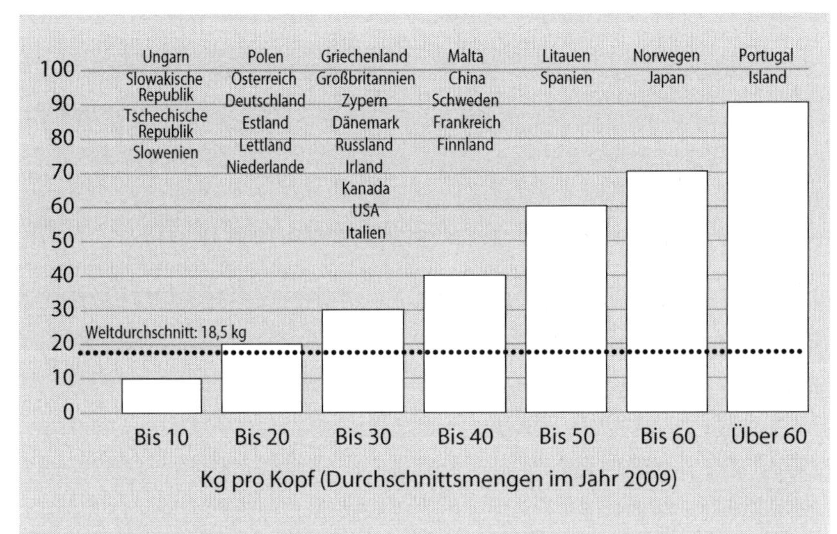

Abbildung 33: Fischverbrauch (Fanggewicht) in ausgewählten Ländern (Quelle: Daten und Fakten, Fischinformationszentrum e.V., 2013)

Fanggeräte

Fanggeräte
geregelt in der VO (EU) Nr. 1379/2013 über die gemeinsame Marktorganisation für Erzeugnisse der Fischerei und der Aquakultur
(➲ http://fischbestaende.portal-fischerei.de/fanggeraete)

Fangquoten/Anlandegebot
ab 1. Januar 2015 schrittweise Rückwurfverbote für Fischereien auf quotierte Arten (➲ VO (EU) Nr. 1379/2013)

Fischereikontrolle

Fischereikontrolle
VO (EG) Nr. 1224/2009 zur Einführung einer gemeinschaftlichen Kontrollregelung zur Sicherstellung der Einhaltung der Vorschriften der gemeinsamen Fischereipolitik → Rahmenregelung für eine risikobasierte Fischereikontrolle in allen Mitgliedstaaten

Fanggebiete

Fanggebiete:
Nach FAO Teilung der Weltmeere in 19 Fanggebiete → einheitliche Kennzeichnung der Herkunft von Fischerzeugnissen (z.B. Binnengewässer Europas ist ein Fanggebiet).

Binnenfischerei

Binnenfischerei
Binnenfischerei produziert Süßwasser-Edelfische. Manche „Süßwasserfische" sind zeitweise Meeresbewohner

Wanderung von Fischen:
- *anadrom*: Fische ziehen zum Laichen vom Salzwasser ins Süßwasser (Lachs *Salmo salar*, Meerforelle *S. trutta trutta*)
- *katadrom*: Fische ziehen zum Laichen vom Süßwasser ins Salzwasser (Europäischer Aal aus Flüssen zur Sargassosee; nach Schlüpfen und 3jähriger Wanderung gelangt Larve in Flüsse; weil Aal zumeist im Süßwasser gefangen → zu Süßwasserfischen gezählt)

Küstenfischerei

Küstenfischerei
Nahrungskette und Fangplätze
Phytoplankton → Nahrung für Zooplankton → Nahrung für kleinere Fische → Nahrung für größere Fische
Absterben → organisches Material auf den Meeresboden → Nahrung für andere Fische. Voraussetzung: Meer nicht allzu tief, Wassertemperatur nicht zu niedrig → Fangplätze für Meeresfische mit guten Erträgen liegen auf dem Kontinentalplateau (= am Rand der Kontinente): flache Meere (Ostsee), Küsten mit starken Strömungen (US-Schelf, Norwegen, England, Island, Grönland, afrikanische, südamerikanische und nordpazifische Küsten) → Küstenfischerei
Aber: 90% dieser Fangplätze liegen innerhalb den 200-Meilen-Zonen der Staaten → Zunahme Hochseefischerei und Fang bisher wenig genutzter Fischarten

Hochseefischerei

Hochseefischerei
Meistens mit Hecktrawler (Trawl = Schleppnetz), oft mit Be- und Verarbeitungseinrichtungen, Gefrierfisch- und Fischmehlanlagen ausgerüstet. Daneben Ringwadenfahrzeuge, Angelfahrzeuge und Gefrier-Transportschiffe.
Fischfang

- Grundschleppnetze → geschleppt bis in 1000 m Wassertiefe (Kabeljau/Dorsch, Rotbarsch, Heilbutt u.a.)
- Schwimmschleppnetze (Pelagische Netze) → je nach Stand der Fischschwärme in verschiedenen Wassertiefen
- Ringwaden → Einkreisung pelagischer Fischschwärme (z.B. Hering, Makrele, Schildmakrele) mit Hilfe eines Beibootes → Zug an der Unterleine → Netz verschlossen
- Angelfahrzeuge (Thune, Dorschartige, Kalmare)

Aquakultur

Aquakultur

Aquakultur ist die Aufzucht von Wasserorganismen mit entsprechenden Techniken mit dem Ziel der Produktionssteigerung über das unter natürlichen Bedingungen mögliche Maß hinaus, wobei die Organismen während der genannten Aufzucht oder Haltung, einschließlich Ernte bzw. Fang, Eigentum einer oder mehrerer natürlicher oder juristischer Personen bleiben (Aquakulturrichtlinie 2006/88/EG).

Aquakulturerzeugnisse werden

- in Anlagen erzeugt und bis zum Inverkehrbringen dort aufgezogen oder
- als Jungtiere in ihrer natürlichen Umgebung gefangen und anschließend gehalten, bis sie die für den Verzehr geforderte Vermarktungsgröße erreicht haben.

Haltung in Teichen, in Käfigen oder Umzäunungen in natürlichen Gewässern.

Produktionsmengen

Produktionsmengen (Weltproduktion) ➲ Abbildung 34

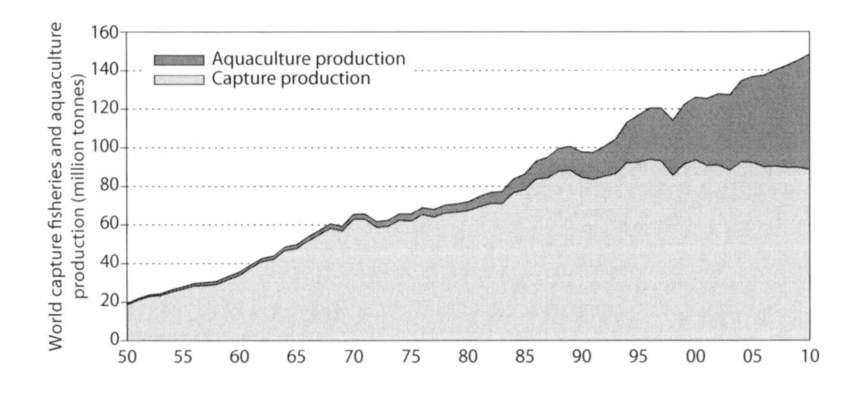

Abbildung 34: Fischfang und Aquakultur weltweit 1950-2010 (Quelle: FAO, 2012)

Teichwirtschaft

Teichwirtschaft (z.B. Karpfen)

- Wasserzu- und abfuhr diskontinuierlich, ausgenommen zur Ergänzung von Verdunstungs- und Versickerungsverlusten.
- natürlichen Stoffkreislauf
  - **Durchflussanlagen:** Produktion von Speisefischen (z.B. Regenbogenforelle, Bachforelle, Saibling) aber auch Besatzfischen für Naturgewässer
  - **Netzgehege in Binnengewässern:** Gebiete im Wasser, die durch Netze, Maschengewebe oder andere Barrieren begrenzt sind, die einen völlig freien Wasseraustausch erlauben.
  - **Kreislaufanlagen** (geschlossen oder offen)
    Wasser wird nach Aufbereitung (z.B. Filtern) in Haltungsbecken zurückgeführt, hiermit können z.B. Welse und Aale die Abwärme nutzen
    Aquaponik: Verfahren, das Techniken der Aufzucht von Fischen in Aquakultur und der Kultivierung von Nutzpflanzen in Hydrokultur verbindet. Idealfall geschlossene Kreislaufsysteme ohne Emission (dzt. Pilotprojekte; in den Niederlanden schon seit den 1980er Jahren).

Marine Aquakulturen (Marikultur)

O_2 wird durch Gezeiten herangeführt, Schutz vor Sturm notwendig → Fjorde gut geeignet (Lachse fast ausschließlich derart gehalten); wird für Seefische und Süßwasserfische (Lachs, Aal, Meerforelle) eingesetzt, wird in Brackwassergebieten aber auch für andere Arten angewendet

Bemerke: Salmoniden (Regenbogenforellen, Lachse) zunehmend in Netzkäfiganlagen, Plattfische und andere Seefische sowie Muscheln in andersartigen Anlagen so erzeugt.

Produktionstechniken

Produktionstechniken

Extensiv

- Extensive Produktion
  Nur Naturnahrung, keine Fütterung. Erträge 50-200 kg/ha/Jahr.

Halbintensiv

- Halbintensive Produktion
  - mit Teichdüngung (Kalk, Phosphat, Stickstoff)
    → Erhöhung Naturfutter (Algen). Keine Fischfütterung. Erträge 500 – 1.000 kg/ha/Jahr.
    Durch Besatz mit verschiedenen Fischarten (= Polykultur), die unterschiedliche Futterquellen im Teich nutzen, kann der Ertrag erheblich gesteigert werden.
  - mit Beifütterung
    → 1/3 des Zuwachses aus Naturnahrung, 2/3 aus Beifütterung mit speziellem Fischfutter. Erträge bis 1.500 kg/ha/Jahr.

Intensiv

- Intensive Produktion
  Einsatz aufwendiger Produktionsmittel → Erträge zwischen 6.000 und 20.000 kg/ha/Jahr möglich.
  - im Handel erhältliche, pelletierte Fertigfuttermittel.
  - hohe Wasserdurchflussraten (v.a. für Forellenproduktion) bzw. Teichbelüftung notwendig (O_2- und Fischexkrementgehalt des Wassers = limitierende Faktoren).

6B.2.2 Fischproduktion in Österreich

Der Fischbestand der österreichischen Teichwirtschaften setzt sich vorwiegend aus Karpfen und Forellen zusammen. 2012 wurden in Österreich 640 t Karpfenartige und 2.210 t Forellenartige produziert → Selbstversorgungsgrad 5% (➲ Kapitel 1 Tabelle 13)

Abfischen

- Abfischen
  mit Zugnetzen, Stellnetzen (am Grund verankerte Netzwände), Reusen, Angelleinen, Elektrofischereigeräten

Betäuben

- Betäuben
  - Elektrobetäubung im Betäubungsbecken (Gleichstrom)
  - CO_2 Betäubung im Betäubungsbecken (Wasser bis zur Sättigung mit CO_2 angereichert). Anwendbarkeit wesentlich von der zu betäubenden Fischart abhängig
  - Kopfschlag

Schlachten

- Schlachten
  Herz- oder Genickstich mit anschließender Entweidung. Bei Kleinfisch-Massenfängen praktisch nicht realisierbar.

Rechtsnormen

Rechtsnormen (➲ Tierschutz-SchlachtVO)
Wer einen Fisch schlachtet oder tötet, muss diesen unmittelbar vor dem Schlachten oder Töten betäuben. Ohne vorherige Betäubung dürfen

- Plattfische durch einen schnellen Schnitt, der die Kehle und die Wirbelsäule durchtrennt und
- Aale, wenn sie nicht gewerbsmäßig gefangen werden, durch eine die Wirbelsäule durchtrennenden Stich dicht hinter dem Kopf und sofortiges Herausnehmen der Eingeweide einschließlich des Herzens

geschlachtet oder getötet werden.

Krusten- und Schalentiere, außer Austern, dürfen nicht auf Eis aufbewahrt und nur in stark siedendem Wasser getötet werden. Das Wasser muss sie vollständig bedecken und nach ihrer Zugabe weitersieden. Abweichend dürfen Schalentiere in über 100 °C heißem Dampf getötet werden.

6B.3 Fische

6B.3.1 Technologie und Vermarktung

Speisefische

Wichtige Fische, Schalen- und Krustentiere sind in Abbildung 35 dargestellt.

(➲ http://fischbestaende.portal-fischerei.de/fischarten/)

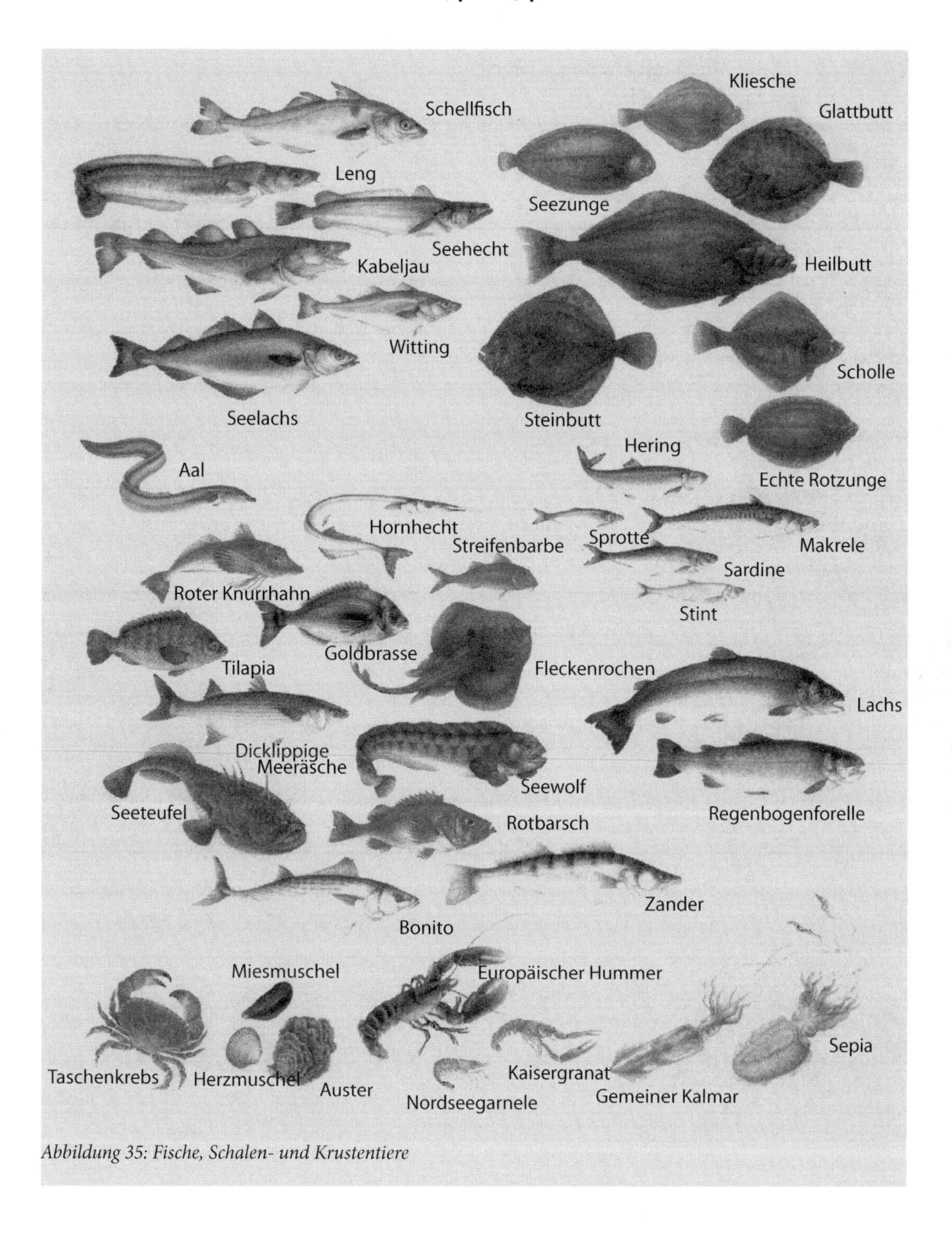

Abbildung 35: Fische, Schalen- und Krustentiere

Vermarktung

Die Vermarktung erfolgt

Lebend

- Lebend
  Binnenfischereierzeugnisse in Transportbehältern, Hälterteichen, Netzgehegen, Fischkästen. CAVE: Temperatur-/Milieu-Veränderungen (O_2-Mangel, chloriertes Trinkwasser, Kot- und Schleimabsonderungen der Fische) können zu Totalverlusten führen! Zander und Barsche können nicht lebend gehandelt und transportiert werden.

Frisch

- Frisch (auf Eis, gekühlt)
  = „unverarbeitete Fischereierzeugnisse, ganz oder zubereitet, einschließlich vakuumverpackter oder unter modifizierten atmosphärischen Bedingungen verpackter Erzeugnisse, die zur Haltbarmachung lediglich gekühlt und keiner weiteren Behandlung unterzogen worden sind“ (➲ VO Nr. (EG) 853/2004 Anhang I).
  Frische sowie aufgetaute unverarbeitete Fischereierzeugnisse müssen auf annähernder Schmelzeistemperatur gehalten werden (➲ VO (EG) Nr. 853/2004 Anhang III Kapitel VIII).
  Vermarktung von Binnen- und Küstenfischereierzeugnissen. Für Hochseefischerei nicht geeignet, da Frischfisch maximal 17 Tage haltbar (Heilbutt), die Hochseeflotte aber nur bei 100 Tagen ohne Landkontakt wirtschaftlich arbeitet.

Zubereitet

- Zubereitet (➲ Abbildung 36):
  = „unverarbeitete Fischereierzeugnisse, die durch Arbeitsgänge wie Ausnehmen, Köpfen, Zerteilen, Filetieren und Zerkleinern in ihrer anatomischen Beschaffenheit verändert wurden“ (➲ VO (EG) Nr. 853/2004 Anhang I)
  - *Sortieren* — Sortieren: Manuell nach Fischarten und -größen
  - *Nobben* — Nobben: Kopf mit anhängenden inneren Organen maschinell abgetrennt → Rumpf weitgehend entweidet und geschlossen
  - *Köpfen* — Köpfen: Maschinelles Abtrennen des Kopfes vom Rumpf
  - *Schlachten* — Schlachten: Maschinelles Entweiden und Säubern bei vollständig geöffneter Bauchhöhle → Rumpf von allen inneren Organen befreit (sowohl bei geköpften als auch bei nicht geköpften Fischen)
  - *Entbluten* — Entbluten: bei „Weißfischen“, eigentlich weißfleischigen Fischen (= relativ niedriger Fettgehalt, z.B. Kabeljau, Seelachs, Schellfisch, Pollack, Seehecht, Zander) vor oder nach dem Schlachten
  - *Filetieren* — Filetieren: maschinelles oder manuelles Abtrennen des Filets von Hauptgräte und Rippengräten des Fisches bzw. Fischrumpfes
  - *Enthäuten* — Enthäuten: Entfernung der Fischaußenhaut vom Filet.
    - Normalenthäuten (Silberschicht bildende Fettbestandteile an der Filetoberfläche belassen)
    - Tiefenenthäuten (Fettschicht an der Oberfläche mit entfernt → Ranzigkeit bei Gefrierlagerung vorgebeugt)

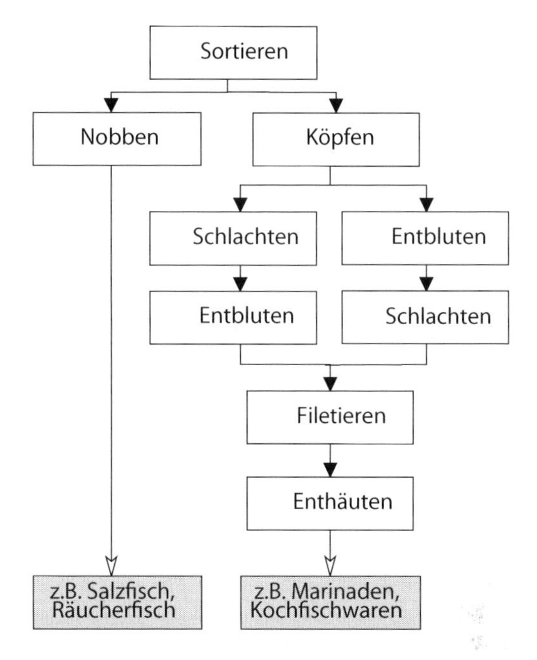

Abbildung 36: Bearbeitung von frischen Fischen

Tiefgefrieren

- Tiefgefroren
  = Lebensmittel, die
  1. einem Gefrierprozess („Tiefgefrieren") unterzogen sind, bei dem ... die Temperatur des Erzeugnisses an allen seinen Punkten ... ständig ≤-18 °C gehalten wird, und
  2. mit dem Hinweis abgegeben werden, dass sie diese Eigenschaft besitzen (➲ VO tiefgefrorene Lebensmittel, BGBl. Nr. 201/1994 §1).

  Gefrorene Fischereierzeugnisse müssen bei einer Temperatur von -18 °C oder darunter im gesamten Erzeugnis gelagert werden; kurze Temperaturschwankungen von nicht mehr als 3 °C nach oben sind zulässig; ganze Fische, die in Salzlake eingefroren und zum Eindosen bestimmt sind, dürfen jedoch bei einer Temperatur von -9 °C oder darunter gelagert werden (➲ VO Nr. (EG) 853/2004 Anhang III Abschnitt VIII Kapitel VII).

  Frischer Fisch wird mit speziellen Gefrierverfahren haltbar gemacht:
  - Soleverfahren: Fische in unterkühlte Sole (Salzlösung) getaucht oder mit Sole berieselt
  - Kontaktverfahren: Fische (Filets, Kleinfische) zwischen unterkühlten Platten bei -30 bis -40 °C gefroren
  - Tunnelverfahren: Fische (Großfische, Kistenware) in strömender Luft bei -20 bis -40 °C gefroren

  Gefrierlagerungstemperatur auf Schiffen: zwischen -20 und -30 °C

  Vermarktung von Küsten- und Hochseefischereierzeugnissen. Küstenfischereifahrzeuge können den Fang auf See an Transportschiffe oder Verarbeitungsschiffe mit Gefriereinrichtung übergeben.

„Double frozen fish" → Fisch nach dem Fang an Bord tiefgefroren, zur Bearbeitung an Land gebracht, aufgetaut, filetiert und die Filets in Blockform neuerlich tiefgefroren.

Verarbeitet

- Verarbeitet
  = „verarbeitete Erzeugnisse, die durch die Verarbeitung von Fischereierzeugnissen oder die Weiterverarbeitung solcher verarbeiteter Erzeugnisse gewonnen werden" (➲ VO (EG) Nr. 853/2004 Anhang I).
  Vermarktung von Binnen-, Küsten-, Hochseefischereierzeugnissen.

6B.3.2 Hygiene

Produktionshygiene

Hygiene bei der Gewinnung

Fischfang

- Fischfang
  Netze mit passender Maschenweite → ↓ Druckstellen, ↓ Beschädigung Fischhaut → ↑ Qualität und Haltbarkeit

Aquakultur

- Aquakultur
  Halbintensive/intensive Produktion → ↑ Erträge. Aber:
  - Gebrauch Wachstumsförderer → Rückstände möglich
  - ↑ Infektionsdruck →
    - Ausbreitung Tierseuchen → ekelerregende Beschaffenheit
    - Prophylaktische/therapeutische Maßnahmen → Rückstände
    - Ausbreitung humanpathogener Erreger (← selten)

Tabelle 43: Hygienerisiken - Kritische Kontrollpunkte bei Fischfang und Krustentierproduktion (ICMSF, 1988)

Fische	Krustentiere	Hygienerisiko	Art von CCP
Selektion des Fanggebietes			
Fischfang			
	Ernte	●	CCP (2)
Ausweiden		●	CCP (2)
Kühlung		●	CCP (1)
	gekühlte Lagerung	❍	CCP (1)
Lagerung und Transport		●	CCP (2)
Enthäuten und Filetieren		●	CCP (2)

Hygienerisiko: ● = hohes Risiko, ❍ = mittleres Risiko
Art CCP: 1 = vollständig beherrschbar, 2 = teilweise beherrschbar

Bearbeitungshygiene

Hygiene bei der Bearbeitung und Lagerung

Prozesshygiene

- Prozesshygiene (➲ VO (EG) Nr. 853/2004 Anhang III Abschnitt VIII)

Lebende Fische

  - lebende Fischereierzeugnisse
    - konstant unter optimalen Überlebensbedingungen halten

Frische Fische

  - frische Fischereierzeugnisse
    - gekühlte unverpackte Erzeugnisse in Eis lagern, verpackte Erzeugnisse auf Schmelzeistemperatur abkühlen,
    - Köpfen und Ausnehmen in hygienischer Weise ausführen, möglichst bald nach dem Fang oder der Anlandung, Erzeugnisse unmittelbar danach gründlich mit Trinkwasser oder sauberem Wasser waschen → verhindert Einwanderung von Parasitenlarven (z.B. *Anisakis*) in Fischmuskulatur und Übergang von Verdauungsenzymen,
    - beim Filetieren und Zerteilen besonders auf Hygiene achten, außerdem auch nicht an derselben Stelle wie Köpfen und Ausnehmen; Filets und Stücke dürfen nur während Herstellung auf Arbeitstischen verbleiben, müssen danach sofort umhüllt, verpackt und gekühlt werden,
    - Behältnisse für Versand und Lagerung müssen hygienisch einwandfrei und derart konzipiert sein, dass die Erzeugnisse nicht mit Schmelzwasser in Kontakt kommen,
    - klare Trennung von Abfällen und zum menschlichen Verzehr bestimmten Erzeugnissen.

Gefrorene Fische

  - (tief)gefrorene Fischereierzeugnisse
    - ausreichend starke Gefrieranlage, die Erzeugnisse müssen rasch auf eine Kerntemperatur von -18 °C oder darunter gebracht werden,
    - Temperatur muss aufgezeichnet werden,
    - kein übermäßiger Temperaturanstieg beim Auftauen,
    - aufgetaute Fischereierzeugnisse so rasch wie möglich zubereiten bzw. verarbeiten.

Verarbeitete Fische

  - verarbeitete Fischereierzeugnisse
    Anforderungen je nach Erzeugnisgruppe (Konserven, Räuchern, Salzen, gekochte Krebs- und Weichtiererzeugnisse, Fischschnitzel).

Raumhygiene

- Raumhygiene (➲ VO (EG) Nr. 852/2004 Anhang II; ➲ VO (EG) Nr. 853/2004)

Räume

  - Räume
    - sind der Bearbeitung von Fischereierzeugnissen vorbehalten,
    - gewährleisten räumliche Trennung reiner und unreiner Bereiche,
    - Toiletten ohne direkten Zugang zu Arbeitsräumen,
    - Schutz vor/Bekämpfung von Nagern, Insekten und Ungeziefer,
    - Giftige Stoffe (Rattengift, Desinfektionsmittel u.a.) unter Verschluss.

Oberflächen

  - Oberflächen (Fußböden, Wände, Ausrüstung, Arbeitsgeräte etc.)
    - leicht zu reinigen und zu desinfizieren
    - korrosionsfest
    - ständig sauber zu halten

Technische Einrichtungen

- technische Einrichtungen
  - ausreichende Beleuchtung
  - Belüftung, ggf. Entnebelung
  - Trinkwasserversorgungsanlage (kaltes und heißes Wasser)
  - wasserdichte, verschließbare, korrosionsfeste Abfallkontainer
  - Vorrichtungen zur Reinigung und Desinfektion
  - Kühlräume mit ausreichender Kühlleistung

Personalhygiene
Arbeitskleidung

- Personalhygiene
  - Arbeitskleidung
    - geeignet
    - ständig „peinlich" sauber
    - Kopfbedeckung, die Haar vollständig bedeckt

Verhalten

  - Verhalten
    - Rauchen, Spucken, Trinken, Essen verboten
    - Händereinigung zumindest bei jeder Wiederaufnahme der Tätigkeit
    - Wunden sind mit undurchlässigem Verband zu versehen; potentielle Krankheitsüberträger sind von der Arbeit auszuschließen

Eigenkontrollen

- Eigenkontrollen (➲ VO (EG) Nr. 852/2004; ➲ VO (EG) Nr. 853/2004)
  - Kontrollen der Reinigung und Desinfektion
  - Ermittlung und Überwachung der kritischen Punkte im Herstellungsprozess. Empfehlungen zur Durchführung → Anwendung von HACCP-Konzepten empfohlen!
  - Produktionsüberwachung (sensorische, parasitologische und chemische Kontrollen; ➲ Kapitel 6B.3.3)

6B.3.3 Qualität

Ernährungsphysiologie

Ernährungsphysiologische Qualitätsmerkmale

Fische sind ernährungsphysiologisch hochwertige Lebensmittel:

Bindegewebe

- Wenig Bindegewebe (2 bis 5%; Landtiere 10 bis 15%) → Fischfleisch weniger fest → leicht und schnell verdaulich.

Eiweiß

- Eiweiß von hoher biologischer Wertigkeit (➲ Tabelle 44). Mit einer Mahlzeit von 200 g Fischfilet wird der Tagesbedarf eines Menschen an essentiellen Aminosäuren gedeckt.
  - hoher Lysingehalt.
  - hoher Histidingehalt in Makrelen (bis 1,3%).

Fett

- Fischfett
  - Fettgehalt stark schwankend von Fischart zu Fischart → Mager- und Fettfische.
  - besonders Kaltwasserfische wie Hering, Makrele, Lachs sind reich an essentiellen Fettsäuren [v.a. ω-3-Fettsäuren aber auch ω-6-Fettsäuren (z.B. als Bestandteile biologischer Membranen und Vorstufen von Gewebshormonen)] → senken Cholesterinkonzentration im Blut, ω-3-Fettsäuren verzögern Blutgerinnung → Prävention ischämischer Herz- und Gefäßerkrankungen.

Glykogen

- Glykogenarm (<0,3%) → rascher, manchmal heftiger *Rigor mortis*, insbesondere bei zu hohen Lagerungstemperaturen (→ Abreißen Muskelgewebe vom Bindegewebe = „klaffende" Fischfilets).

Tabelle 44: Biologische Wertigkeit von Eiweiß unterschiedlicher Herkunft

	biologische Wertigkeit
Muttermilch	100
Seefisch	93
Kuhmilch	89
Fleisch von Warmblütern	87

Vitamine

- Vitamine
  - Fischfett reich an Vitamin A und D (z.B. Lachs, Sprotte)
  - reich an Vitamin E. NB: auch reich an ungesättigten Fettsäuren → Fisch keine gute Vitamin E-Quelle, denn mit der Aufnahme von ungesättigten Fettsäuren steigt auch der Bedarf an Vitamin E.

Mineralstoffe

- Mineralstoffe: Relativ reich an K, P, Fe. Seefische → hoher Gehalt an Jod (200 g Schellfisch decken den Jodbedarf von 10 Tagen).

Enzyme

- rohe Fische enthalten Thiaminase (CAVE: Katzenfütterung!).

Sensorische Qualität

Sensorische Qualitätsmerkmale abhängig von

- Frische (organoleptische Untersuchung/Frischeklassen, ➲ VO (EG) Nr. 2406/96 Anhang I).
- Wasserqualität (Verunreinigungen → abweichender Geruch)
- Fischart (Steinbutt und Seezunge besser als z.B. Kliesche)
- biologischem Stadium. Beispiel Hering:
  - Frühling: kurze Periode mit intensiver Futteraufnahme, Fischmilch und Laich noch nicht entwickelt → von 5 auf 25% ↑ Fettgehalt: „fette" Heringe → „Matjeshering"
  - Sommermonate: Entwicklung bis zum „Vollhering" → allmählich ↓ Fettgehalt
  - nach dem Laichen: Heringe schlaff und fettarm („Ihlen")

Hygienisch-toxikologische Qualität

Hygienisch-toxikologische Qualitätsmerkmale

Mikrobiologie

Substrateigenschaften

- Mikrobiologie
  - Substrateigenschaften
    Fischfleisch = ausgezeichneter Nährboden für Mikroorganismen, da
    - Lagerung auf Eis → hohe Feuchtigkeit der Fischoberflächen.
    - autolysierende Epidermiszellen → Nährstoffe leicht verfügbar.
    - relativ lockere Fleischstruktur (speziesabhängig) → Eindringen von Mikroorganismen ins Gewebe begünstigt. Speziesunterschiede in der Verderbsempfindlichkeit bei 0 °C:

- ◆ Wittling (lockere Struktur) nach 10 Tagen verdorben.
- ◆ Heilbutt (feste Struktur) → nach 17-20 Tagen verdorben.

mikrobielle Flora

- Mikrobielle Flora
  Speisefische (= poikilotherm) aus permanent kalter Umgebung → Oberflächenflora enthält vorwiegend psychrophile Mikroorganismen (➲ Kapitel 8.1.3.2) mit vielen sehr beweglichen Bakterienspezies (z.B. *Pseudomonas, Shewanella*). Vorkommen von aeroben und fakultativ anaeroben Keimen, letztere wachsen auch innerhalb des Fischfleisches, zwischen Filets oder zwischen Filets und Verpackung.

Verderbsflora

- ▸ Verderbsflora – Stufen des mikrobiellen Verderbs
  Meeresalgen-ähnlicher Geruch frisch gefangener Seefische → geht durch bakterielle Stoffwechseltätigkeit verloren:
  - ◆ „fischiger Geruch": Mikroflora reduziert Trimethylaminoxid (TMAO; nur in Muskulatur von Meeresfischen vorkommend) zu Trimethylamin (TMA) → spezifischer fischiger Geruch. Trimethylamin-Stickstoff (TMA-N) Nachweis (➲ VO (EG) Nr. 2074/2005 Anhang II Abschnitt II).
  - ◆ Übergang zu Fäulnis- bzw. Verderbsgeruch: Proteolyse → freie Aminosäuren
    - → Desaminierung → Fettsäuren + NH_3 (← Nachweis NH_3 als TVB-N (Flüchtiger Basenstickstoff; ➲ VO (EG) Nr. 2074/2005 Anhang II Abschnitt II).
    - → Decarboxylierung → Amine + CO_2
    - → Desulfhydrierung schwefelhaltiger Aminosäuren → Aminosäuren + H_2S.

Pathogene

- ▸ Pathogene
  Von warmblütigen Tieren übertragene Pathogene (← zumeist mesophil) haben nur geringe Bedeutung → *Salmonella* oder *Staphylococcus* (außer bei Kreuzkontamination) kein Problem.
  CAVE: Fische aus tropischen Gewässern → weniger psychrophile, mehr mesophile Keime → *Vibrio* spp. kann enthalten sein (➲ Kapitel 8.1.3.2; ➲ Kapitel 8.2.3.15).
  CAVE: Vakuumlagerung geräucherter Fischprodukte: Räuchern tötet zwar psychrophile Flora ab → anaerobe Pathogene wie *Clostridium botulinum* können aber wieder auswachsen.

Chemie

Verderb

- ■ Chemie
  - Verderb (➲ Kapitel 8.3)
    - ▸ Verdauungsenzyme gelangen durch Ruptur des Magens in das Fischfleisch („belly burst") → Fische so rasch wie möglich ausnehmen.
    - ▸ Kabeljau-Artige: Abbau TMAO $\xrightarrow{\text{Thiaminoxidase}}$ Dimethylamin (DMA → stark „fischiger" Geruch) + Formaldehyd (→ Bindung an Eiweiße → Zähigkeit).
    - ▸ Oxidativer Fettabbau (↑ bei ↑ Anzahl ungesättigter Lipide) v.a. bei Gefrierlagerung von Fettfischen → „Traniger Geschmack". Durch Räuchern der Fische kann oxidativer Verderb gehemmt werden (antioxidative Wirkung der Rauchbestandteile).

Toxikologie

- Toxikologie (➲ Kapitel 6B.6; ➲ Kapitel 8.2.8)
  - ► Rückstände der Produktion (Arzneimittel, Masthilfsstoffe).
  - ► Umweltkontaminanten (z.B. Hg).
  - ► Toxine (Algentoxine, Fischtoxine).

6B.4 Krustentiere

6B.4.1 Technologie und Vermarktung

Krustentiere

Krustentiere (➲ Abbildung 35)

Fang

Fang

- ▪ z.B. Garnelenkutter mit feinmaschigen Netzen

Vermarktung

Die Vermarktung erfolgt

Lebend

- ▪ Lebend
  Flusskrebse, teilweise auch Meereskrebse (z.B. Hummer).

Zubereitet, verarbeitet

- ▪ Zubereitet und verarbeitet
  Arbeitsgang am Beispiel Garnelen:

Sortieren

  - maschinell Spülen, Sieben, Sortieren.

Kochen

  - Kochen. Nordseegarnelen (grau-durchscheinend) werden beim Kochen undurchsichtig und bräunlich. Norwegische Garnelen (größer, schwach rosarot) werden durch Kochen stark rosarot.

Kühlen

  - Kühlen (➲ Kapitel 6B.3.1)

Schälen

  - Schälen → Gewinnung der verzehrbaren Anteile (Muskulatur des Abdomens, bei einigen Arten auch die der Scheren)
    - ► manuell (traditionell als Hausarbeit)
    - ► maschinell mit Schälmaschinen.

Haltbarmachung

  - Haltbarmachung
    - ► Kochsalz (= alle in Österreich vermarkteten Garnelen)
    - ► Zusatz von Konservierungsmitteln
      z.B. Benzoesäure und Sorbinsäure bei geschälten Garnelen zulässig (➲ VO (EG) Nr. 1333/2008)
    - ► Tiefgefrieren (Methode bei den meisten aus Fernost importierten Garnelen, Krabbenfleisch; ➲ Kapitel 6B.3.1)
    - ► als Konserven zubereitet

6B.4.2 Hygiene

Hygiene

Hygiene der Bearbeitung und Lagerung
Beispiel: Garnelen

Kochen

- ▪ Kochen (6-7 min) meistens schon an Bord in Meerwasser → ↓ Keimzahl auf etwa 10 kbE/g.

Kühlen

- ▪ Kühlen leider oft wieder in Meerwasser → ↑ Keimzahl. Besser: Kühlung auf Rosten.

Schälen

- Schälen
  - manuell → Gefahr von Kreuzkontaminationen (← Ursache für einige *Shigella*-Ausbrüche in den Niederlanden Anfang der 1980er Jahre).
  - maschinell. Schälwerkstätten unterliegen strengen Hygienebestimmungen.

Bearbeitungshygiene

Weitere Hygieneanforderungen (➲ Kapitel 6B.3.2)

6B.5 Weichtiere

6B.5.1 Produktion

Tintenfische

Tintenfische → Fang

Miesmuscheln

Miesmuscheln → Beispiel Produktion in den Niederlanden:
Natürliche Muschelbänke seit langem erschöpft → Produktion in Aquakultur in Küstengewässern und Flussmündungen. Auf geeigneten Plätzen (Wattenmeer, Zeeland) werden Muschelbänke angelegt.

Produktionszyklus

Produktionszyklus:

- Frühling („Milchzeit"): Weibliche Muscheln im Wattenmeer setzen junge Muscheln frei.
- Sommer: Auffischen Muschelsaat (= junge Muscheln ≤ ∅ 2 cm) → Transport nach Zeeland → Aussetzen in der Oosterschelde.
- Sommer 2. Jahr: Aussetzen der halberwachsenen Muscheln (4 bis 5 cm) auf tieferen Muschelbänken im Gezeitenstrom → bessere Zufuhr von Nährstoffen → Erreichen der gewünschten Größe.
- Überprüfung zur Feststellung der Qualität durch das „Kontor für Muschelangelegenheiten" in Bergen op Zoom:
  - Größe der Schale.
  - Härte der Schale (je härter, desto besser).
  - Gewicht des Muschelfleisches.
  - Zahl der Muscheln pro Gewichtseinheit.
- Muscheln zurück zu Wässerungsplätzen in der Oosterschelde („Yerseke Bank": harter Boden, sauberes Wasser) → Muscheln befreien sich in 2 bis 3 Wochen von Sand und Schlamm.
- äußerliches Säubern der Muscheln (rotierende Schraubwinden) → Säuberung von Algen usw.

Austern

Austern → Beispiel: Produktion in den Niederlanden
Natürliche Austernbänke (entlang der europäischen Küsten) sind längst erschöpft → seit etwa 1900 Austernproduktion in Aquakultur.

Produktionszyklus

Produktionszyklus:
- Sommer: erwachsene, männliche Austern entlassen Samen ins Wasser → Samen von weiblichen Austern mit reifen Eiern aufgenommen.
- Entwicklung der jungen Brut (schwarze Saat) zwischen den Kiemenblättern weiblicher Austern → Freikommen der Larven (mit Flimmerhaaren) nach ca. 2 Wochen.
- Larven sinken zu Boden (Brutfall) → Anhaftung an sauberen, harten Gegenständen (Züchter verwenden „Kollektoren") → in den NL wieder in der Oosterschelde.
- In 3 bis 5 Jahren „konsumreife" Größe; während dieser Periode mehrfaches Auffischen und Verbringen auf saubere Bänke.
  Altersbestimmung der Austern anhand von Jahresringen („Nullen").

6B.5.2 Technologie und Vermarktung

Vermarktung

Die Vermarktung erfolgt

Lebend

- Lebend
  Schalentiere (Muscheln, Austern). Schalentiere besitzen starke Verdauungsenzymaktivität → Frischware kann nur lebendig angeliefert werden, sonst chemischer (enzymatischer Verderb)!

Zubereitet, verarbeitet

- Zubereitet und verarbeitet
  - gefroren (Tintenfische)
  - gekocht und geschält gefroren (Muscheln)
  - mariniert als Präserve (Muscheln)
  - als Konserve (Muscheln, Tintenfische)

Hygiene

6B.5.3 Hygiene

Produktion

Produktion

Ernährung durch Filtration von Meerwasser → Aufnahme von Phytoplankton. Aber: Gefahr der Aufnahme pathogener Bakterien, Viren oder Algentoxinen (➲ Kapitel 6B.6; ➲ Kapitel 8.2.8), die sich endemisch oder nach fäkaler Kontamination im Meer befinden. Maßnahmen:
- Seevögel als Quelle für Fäkalkeime fernhalten (werden z.B. in den Niederlanden von Falken ferngehalten, damit möglichst wenig Exkremente Muscheln und Austern mit Salmonellen kontaminieren können.
- Muscheln zur Lebendvermarktung in „Reinigungszentren" verbringen [Muscheln 14 Tage in gereinigtem Meerwasser halten → Ausscheidung Mikroorganismen, um genusstauglich zu werden (➲ VO (EG) Nr. 853/2004 Anhang I).
- bakteriologische und chemische Stichprobenkontrollen (➲ VO (EG) Nr. 853/2004 Anhang II).
- Noroviren, Hepatitis A Viren: Reinigung der Muscheln von Bakterien durch das „Depuration"-Verfahren effektiv, allerdings von Viren nur schwer

möglich [„Depuration“: Tiere werden für etwa 2 Tage in sauberem Meerwasser (u.U. Wasser vorher behandelt mit Chlor, Ozon oder UV-Bestrahlung) zur „Durchspülung“ aufbewahrt], Nachweisverfahren mittels RT-PCR, um festzustellen, dass akzeptable Grenzwerte nicht überschritten werden → EFSA fordert Festlegung von akzeptablen Grenzwerten mittels Kontrollen

Vermarktung

Vermarktung

- Vermarktung lebender Muscheln in speziellen Fässern (Einwegfässer) → Austern müssen mit der konkaven Seite nach unten umhüllt oder verpackt werden, Fässer vollständig füllen, Verschluss mit Deckel → kein Öffnen der Verpackung vor der Auslieferung an Einzelhändler oder Letztverbraucher (Auslaufen des Meerwassers aus den Schalen muss verhindert werden; ➲ VO (EG) Nr. 853/2004 Anhang III Abschnitt VII).

Lagerung

- Lagerung und Transport: kühl, aber nicht <0 °C („unschädliche Temperatur“ ➲ VO (EG) Nr. 853/2004 Anhang III Abschnitt VII). Wenn auf Eis, dann Eis aus Trink- oder sauberem Meerwasser (➲ VO (EG) Nr. 852/2004 Anhang II Kapitel VII).
- Verpackung darf keinen Bodenkontakt haben.

6B.5.4 Qualität

Tintenfische
Verzehrbare Anteile

Tintenfischqualität

Verzehrbare Anteile: Gesamter Muskelfleischanteil (>60% des Tintenfisches), bestehend aus Fangarmen einschließlich der Saugnäpfe, Kopf (ohne Augen), Mantel (= Filet) einschließlich Flossen.

Muscheln
Verzehrbare Teile

Muschel-/Austernqualität

- Verzehrbare Anteile: Gesamter Schaleninhalt (Muskulatur, Leber, Nieren, Herz, Verdauungstrakt, Geschlechtsapparat, Mundlappen, Fuß, Mantel, Kiemen).

Frische

- Feststellung der Frische:
  - Verfärbungen des Muschelfußes.
  - Reaktion auf mechanische Reize („Klopfreaktion“). Beim Tode erschlafft der Schließmuskel → Schalen öffnen sich (= klaffen).

  NB: Muschelsaison von September-April (= alle Monate mit „r“).

Verzehr

- Verzehr:
  - ▸ gekocht, gebraten.
  - ▸ mariniert.
  - ▸ Austern: roh.

  nicht zum Verzehr geeignet sind
  - klaffende oder „flaue“ (vor dem Kochen geöffnete) Muscheln.
  - „slikmosselen“: Nach dem Kochen noch geschlossene Muscheln.

6B.6 Rückstände und Kontaminanten in Fischereierzeugnissen

Abgesehen von den in diesem Kapitel beschriebenen, werden andere Rückstände und Kontaminanten unter „Umweltkontaminanten" in Kapitel 8 thematisiert.

Toxine mariner Algen

Toxine mariner Algen
Ca. 2% der Meeresalgenspezies (80 Arten) können Toxine bilden. Toxine werden lokal unter gewissen Klimabedingungen (größtenteils unbekannt) gebildet, durch Muscheln aufgenommen und angereichert, zum Teil auch zu Substanzen mit größerer Toxizität metabolisiert → für Muscheln unschädlich; für Fische, Vögel, Säugetiere toxisch.
Lebensmittel (Muscheln, Fische) sind Vektoren!
Chemische Grundstruktur von Algentoxinen sehr unterschiedlich.

Wichtige Algentoxin-Vergiftungen sind:

PSP

- **PSP** (Paralytic shellfish poisoning)
  Toxine von Dinoflagellaten (Panzergeißler) verschiedener Gattungen (Purinderivate, hitze- und säurestabil) → blockieren Natriumionenkanäle → Parästhesien, schlaffe Lähmungen.
  Kontaminierte Lebensmittel: Muscheln (selten in Nordwest-Europa)
  Toxin-Grenzwert (➲VO (EG) Nr. 854/2004)

DSP

- **DSP** (Diarrhetic shellfish poisoning)
  Toxine von Spezies aus den Gattungen *Dinophysis* und *Prorocentrum* (Polyethertoxine; ca. 10^2 Algen pro Liter reichen für gefährliche Toxinkonzentration aus!) → Hemmung Proteinphosphatasen → Läsionen Dünndarmepithel → Übelkeit, Erbrechen, Durchfall (IKZ: 30 min)
  Kontaminierte Lebensmittel: Muscheln (Europa, Japan)
  Toxin-Grenzwert (➲VO (EG) Nr. 854/2004)

NSP

- **NSP** (Neurologic shellfish poisoning)
  Toxine von Dinoflagellaten (Panzergeißler) der Spezies *Gymnodinium breve* (Polyethertoxine) → aktivieren Natriumionenkanäle → Erbrechen, Durchfall, Parästhesien.
  Kontaminierte Lebensmittel: Muscheln (Nordamerika)

ASP

- **ASP** (Amnesic shellfish poisoning)
  Toxine von Diatomeen verschiedener Spezies (Aminosäurederivat) → exzitatorischer Neurotransmitter → Erbrechen, Durchfall, neurologische Störungen (Gedächtnisverlust, epileptiforme Anfälle, Verhaltensanomalien, komatöse Zustände).
  Kontaminierte Lebensmittel: Muscheln (Kanada; Algen kommen jedoch weltweit vor!)
  Toxin-Grenzwert (➲VO (EG) Nr. 854/2004)

Ciguatera

- Ciguatera-Vergiftung
  Ciguateratoxine von Dinoflagellaten der Spezies *Gambierdiscus toxicus* (Polyethertoxine, thermostabil) → Anreicherung in großen Raubfischen → Aktivierung von Natriumkanälen → Neurologische, gastrointestinale, kardiologische Symptome (Parästhesien, Heiß-Kalt-Umkehr, Erbrechen, Muskelschmerz).
  Kontaminierte Lebensmittel: Fische (tropische/subtropische Küsten)

Toxinnachweise

Nachweis mariner Toxine (➲VO (EG) Nr. 2074/2005)
- Flüssigchromatographie (LC)
- Massenspektrometrie (MS)
- Hochleistungs-Flüssigkeitschromatographie (HPLC)
- Immunoassays

Toxinprophylaxe

Prophylaktische Maßnahmen:
- Algenanalyse des Meerwassers in Muschelzuchtgebieten
- Toxin-Bioassays ab 2014 nur zum Nachweis neuer oder unbekannter mariner Toxine im Rahmen der regelmäßigen Überwachung von Erzeugungsgebieten und Umsetzgebieten. Bei Gefahr Auffischverbot, bis Analyse eine Toxinfreiheit nachweist.

Fischtoxine

Fischtoxine
- Kugelfisch (Fugu)
  Kugelfische enthalten Tetrodotoxin (v.a. während der Laichzeit gebildetes, sehr potentes Gift: ca. 700 µg sind tödlich; evtl. von symbiontisch lebenden Bakteriengruppen produziert).
  Roher, in hauchdünne Scheiben geschnittener Fugu gilt in Japan als Delikatesse: Werden die Organe bei der Zubereitung nur geringfügig verletzt, geht Tetrodotoxin in das Muskelfleisch über (→ „Japanisches Roulette“) → nur speziell ausgebildete Köche in streng überwachten Restaurants dürfen Fugu servieren (früher wurden Köche, die eine Kugelfischvergiftung verursachten, hingerichtet!).
  Genuss des Fugu verursacht ein gewisses Prickeln und Brennen in der Mundhöhle, gefolgt von leichter Taubheit. Intoxikation: Tetraplegie, Lähmung Sprachzentrum, Krämpfe und Atemstillstand bei vollem Bewusstsein.
- Barbencholera
  Während der Laichzeit (Mai bis Juni) ist Laich und Bauchfleisch von Barben giftig (Kopfschmerz, Fieber, Schwindel, bitterer Geschmack im Mund, brennender Durst, Lähmungen). Giftstoff: ?
- Scombroidvergiftung
  Scombridae (Thunfische, Makrelen) sowie Sardinen und Sardellen enthalten viel freies Histidin in Muskulatur → Abbau zu Histamin durch bakterielle Decarboxylasen (Gram-negative Bakterienarten des Fischdarmes enthalten reichlich Decarboxylasen) → Histaminvergiftung.

- Wachsester in Fischfett bzw. -öl
  hoher Anteil von schlecht- bzw. unverdaulichen Wachsestern im Muskelgewebe von Buttermakrelen und Ölfischen verursacht bei empfindlichen Personen Magen-Darm-Störungen; solche Fische dürfen laut VO (EG) Nr. 854/2004 nur in umhüllter bzw. verpackter Form in Verkehr gebracht werden, mit ausreichender Verbraucherinformation über Zubereitungs- und Garmethoden bzw. Restrisiko (Etikett).

Weiterführende Literatur:

Bürk, C., E. Usleber und E. Märtlbauer (1998). Vergiftungen durch Toxine mariner Algen – eine Übersicht. Arch. Lebensmittelhygiene 49, 16-20.

Hall, G.M. (1997). Fish processing technology. 2. Auflage. London: Blackie Academic & Professional, 292 pp.

Huss, H.H. (2002). Safety aspects associated with pre-harvest conditions of aquatic food products. In: F.J.M. Smulders and J.D. Collins (Eds.): Food safety assurance and veterinary public health. Vol. 1. Food safety assurance in the pre-harvest phase. Wageningen Academic Publishers. Wageningen. The Netherlands, 217-228.

Hielm, S., M. Lindström and H. Korkeala (2002). Food safety in seafood; epidemiological concerns related to the geography of fishing grounds. In: F.J.M. Smulders and J.D. Collins (Eds.): Food safety assurance and veterinary public health. Vol. 1. Food safety assurance in the pre-harvest phase. Wageningen Academic Publishers. Wageningen. The Netherlands, 229-246.

Jungnitz, H.-A. (1992). Fische, Krebstiere und Muscheln. In: K. Fehlhaber und P. Janetschke (Hrsg.). Veterinärmedizinische Lebensmittelhygiene. Jena: Gustav Fischer.

Le Guyader, F.S., T. Miura and R.L. Atmar (2013). Prevalence and control of Norovirus and hepatitis A virus in shellfish. In: Smulders, F.J.M., Nørrung, B. und Budka, H. (Eds.). Food safety assurance and veterinary public health. Vol. 6, Foodborne viruses and prions and their significance for public health. Wageningen Academic Publishers, pp. 137-168.

Ruiter, A. (Ed.) (1995). Fish and fishery products. Oxon (UK): CAB International, 400 pp.

Shahidi, F., Y. Jones and D.D. Kitts (1997). Seafood safety, processing, and biotechnology. Lancaster (USA): Technomic.

EU-Rechtsakte und österreichische Bundesgesetze

Auflistung der in Kapitel 6B angeführten EU-Rechtsakte und österreichischen Bundesgesetze in Langtiteln und mit dem Datum der letzten Änderung (Stand Februar 2015):

EU-Rechtsakte:

Verordnung (EG) Nr. 2406/96 des Rates vom 26. November 1996 über gemeinsame Vermarktungsnormen für bestimmte Fischereierzeugnisse, ABl. L 334 vom 23.12.1996, S. 1-15; zuletzt geändert durch Verordnung (EG) Nr. 790/2005 der Kommission vom 25. Mai 2005, ABl. L 132 vom 26.5.2005, S. 15-16.

Verordnung (EG) Nr. 852/2004 des Europäischen Parlaments und des Rates vom 29. April 2004 über Lebensmittelhygiene, ABl. L 139 vom 30.4.2004, p. 1-54; zuletzt geändert durch Verordnung (EG) Nr. 219/2009 des Europäischen Parlaments und des Rates vom 11. März 2009, ABl. L 87 vom 31.3.2009, S. 109-154.

Verordnung (EG) Nr. 853/2004 des Europäischen Parlaments und des Rates vom 29. April 2004 mit spezifischen Hygienevorschriften für Lebensmittel tierischen Ursprungs, ABl. L 139 vom 30.4.2004, S. 55-205; zuletzt geändert durch Verordnung (EU) Nr. 1137/2014 der Kommission vom 27. Oktober 2014, ABl. L 307 vom 28.10.2014, S. 28-29.

Verordnung (EG) Nr. 854/2004 des Europäischen Parlaments und des Rates vom 29. April 2004 mit besonderen Verfahrensvorschriften für die amtliche Überwachung von zum menschlichen Verzehr bestimmten Erzeugnissen tierischen Ursprungs, ABl. L 139 vom 30.4.2004, S. 206-320; zuletzt geändert durch Verordnung (EU) Nr. 633/2014 der Kommission vom 13. Juni 2014, ABl. L 175 vom 14.6.2014, S. 6-8.

Verordnung (EG) Nr. 2074/2005 der Kommission vom 5. Dezember 2005 zur Festlegung von Durchführungsvorschriften für bestimmte unter die Verordnung (EG) Nr. 853/2004 des Europäischen Parlaments und des Rates fallende Erzeugnisse und für die in den Verordnungen (EG) Nr. 854/2004 des Europäischen Parlaments und des Rates und (EG) Nr. 882/2004 des Europäischen Parlaments und des Rates vorgesehenen amtlichen Kontrollen, zur Abweichung von der Verordnung (EG) Nr. 852/2004 des Europäischen Parlaments und des Rates und zur Änderung der Verordnungen (EG) Nr. 853/2004 und (EG) Nr. 854/2004, ABl. L 338 vom 22.12.2005, S. 27-59; zuletzt geändert durch Verordnung (EU) Nr. 218/2014 der Kommission vom 7. März 2014, ABl. L 69 vom 8.3.2014, S. 95-98.

Verordnung (EG) Nr. 1333/2008 des Europäischen Parlaments und des Rates vom 16. Dezember 2008 über Lebensmittelzusatzstoffe, ABl. L 354 vom 31.12.2008, S. 16-33; zuletzt geändert durch Verordnung (EU) Nr. 1093/2014 der Kommission vom 16. Oktober 2014, ABl. L 299 vom 17.10.2014, S. 22-24.

Verordnung (EG) Nr. 1224/2009 des Rates vom 20. November 2009 zur Einführung einer gemeinschaftlichen Kontrollregelung zur Sicherstellung der Einhaltung der Vorschriften der gemeinsamen Fischereipolitik und zur Änderung der Verordnungen (EG) Nr. 847/96, (EG) Nr. 2371/2002, (EG) Nr. 811/2004, (EG) Nr. 768/2005, (EG) Nr. 2115/2005, (EG) Nr. 2166/2005, (EG) Nr. 388/2006, (EG) Nr. 509/2007, (EG) Nr. 676/2007, (EG) Nr. 1098/2007, (EG) Nr. 1300/2008, (EG) Nr. 1342/2008 sowie zur Aufhebung der Verordnungen (EWG) Nr. 2847/93, (EG) Nr. 1627/94 und (EG) Nr. 1966/2006, ABl. L 343 vom 22.12.2009, S. 1-50; zuletzt geändert durch Verordnung (EU) Nr. 508/2014 des Europäischen Parlaments und des Rates vom 15. Mai 2014, ABl. L 149 vom 20.5.2014, S. 1-66.

Verordnung (EU) Nr. 1379/2013 des Europäischen Parlaments und des Rates vom 11. Dezember 2013 über die gemeinsame Marktorganisation für Erzeugnisse der Fischerei und der Aquakultur, zur Änderung der Verordnungen (EG) Nr. 1184/2006 und (EG) Nr. 1224/2009 des Rates und zur Aufhebung der Verordnung (EG) Nr. 104/2000 des Rates, ABl. L 354 vom 28.12.2013, S. 1-21; zuletzt geändert durch Verordnung (EU) Nr. 1385/2013 des Rates vom 17. Dezember 2013, ABl. L 354 vom 28.12.2013, S. 86-89.

Verordnung (EU) Nr. 1380/2013 des Europäischen Parlaments und des Rates vom 11. Dezember 2013 über die Gemeinsame Fischereipolitik und zur Änderung der Verordnungen (EG) Nr. 1954/2003 und (EG) Nr. 1224/2009 des Rates sowie zur Aufhebung der Verordnungen (EG) Nr. 2371/2002 und (EG) Nr. 639/2004 des Rates und des Beschlusses 2004/585/EG des Rates, ABl. L 354 vom 28.12.2013, S. 22-61; zuletzt geändert durch Verordnung (EU) Nr. 1385/2013 des Rates vom 17. Dezember 2013, ABl. L 354 vom 28.12.2013, S. 86-89.

Richtlinie 2006/88/EG des Rates vom 24. Oktober 2006 mit Gesundheits- und Hygienevorschriften für Tiere in Aquakultur und Aquakulturerzeugnisse und zur Verhütung und Bekämpfung bestimmter Wassertierkrankheiten, ABl. L 328 vom 24.11.2006, S. 14-56; zuletzt geändert durch Durchführungsrichtlinie 2014/22/EU der Kommission vom 13. Februar 2014, ABl. L 44 vom 14.2.2014, S. 45-47.

Bundesgesetze:

Verordnung der Bundesministerin für Gesundheit und Frauen über die Schlachttier- und Fleischuntersuchung sowie die Untersuchung von Fischereierzeugnissen (**Fleischuntersuchungsverordnung 2006 – FlUVO**), **BGBl. II Nr. 109/2006**; zuletzt geändert durch BGBl. II Nr. 204/2014 vom 20.08.2014.

Verordnung des Bundesministers für Gesundheit, Sport und Konsumentenschutz über **tiefgefrorene Lebensmittel**, **BGBl. Nr. 201/1994**.

6C Bienenhaltung (Apikultur) und Bienenprodukte

6C.1 Bienenhaltung

6C.1.1 Allgemeines

Einleitung

Einleitung
Imkerei („Apikultur“) = die Praxis des Managements von Bienenzucht und -haltung, v.a. zum Zweck der Honiggewinnung und Bestäubung (Ökosystemleistungen); Bienenvölker produzieren aber auch andere Produkte wie z.B. Wachs, Gelée Royale, Propolis und Pollen (siehe Punkt 6C.2). Ein wichtiger Aspekt der Bienenzucht ist darüber hinaus die Produktion von Königinnen, des Weiteren stellt die Vermietung von Bienen einen wirtschaftlichen Faktor dar.

Bemerke: In jüngster Zeit ist die Sicherung der Bienengesundheit ein international ökologisches Anliegen geworden [z.B. weltweit auftretende „Colony Collapse Disorder“ (CCD)].

Über das Europäische Schnellwarnsystem für Lebens- und Futtermittel (RASFF) (➲ Kapitel 8.2.1.2) wurde festgestellt, dass vor allem außerhalb der EU noch immer kontaminierter und somit potentiell unsicherer Honig produziert wird.

Der Selbstversorgungsgrad mit Honig in der EU liegt bei 40-50% → in Europa vermarkteter Honig besteht deswegen manchmal aus Mischungen von in der EU produziertem und importiertem Honig und kann deswegen ein gesundheitliches Risiko darstellen. Auf dem Etikett ist das Ursprungsland in dem bzw. die Ursprungsländer in denen der Honig erzeugt wurde anzugeben (➲ 6C.2.1).

Dazu beauftragte Tierärzte in einer Kontrollfunktion (amtlich tätige Tierärzte) bzw. amtlich beeidete Imker müssen im Besonderen mit der Bienenhaltung, der Bekämpfung ansteckender Krankheiten und der Sicherheit von Honig vertraut sein, um ihren Inspektions-/Auditierungsaufgaben und Kontrollfunktionen verantwortungsvoll und ordnungsgemäß nachkommen zu können.

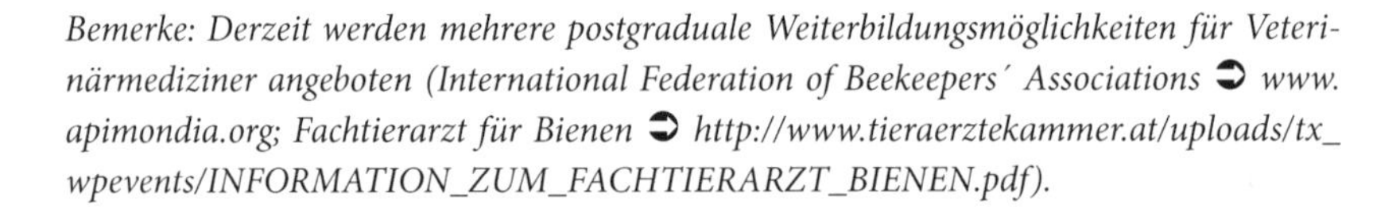

Bemerke: Derzeit werden mehrere postgraduale Weiterbildungsmöglichkeiten für Veterinärmediziner angeboten (International Federation of Beekeepers´ Associations ➲ www.apimondia.org; Fachtierarzt für Bienen ➲ http://www.tieraerztekammer.at/uploads/tx_wpevents/INFORMATION_ZUM_FACHTIERARZT_BIENEN.pdf).

Eine wichtige Aufgabe für Veterinärmediziner in Bereich der Apikultur ist auch ihre Beteiligung an Ausbildungskursen für Bienenhalter (z.B. Diagnostik von Bienenkrankheiten und die korrekte Anwendung von Tierarzneimitteln).

Bienenproduktion

Bienenproduktion innerhalb und außerhalb der EU

Laut EFSA (2009) sind Spanien, Ungarn, Deutschland, Rumänien und Polen die fünf führenden Honigproduzenten der EU. Diese benennt (2010) Spanien als das Land mit den größten Bienenvölkern (2,5 Mio. Bienenstöcke). Die gesamte Bienenpopulation in Europa wird auf etwa 14 Mio. Bienenvölker geschätzt (➲ Abbildung 37).

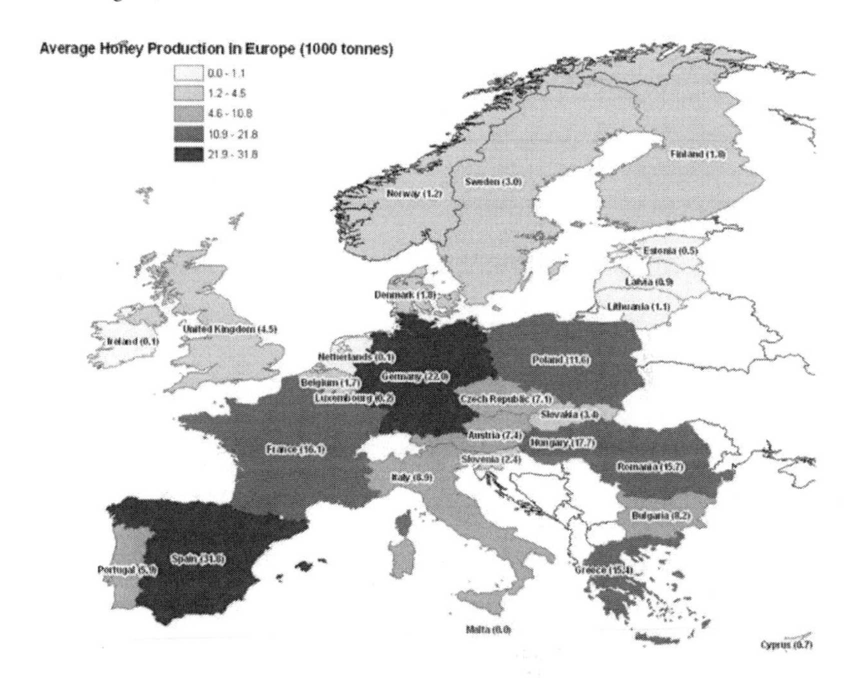

Abbildung 37: Verteilung der durchschnittlichen Honigproduktion in Europa, kombinierte Daten von FAOSTAT und Eurostat [EFSA (2008).

Weltweit werden in etwa 1,2 Mio. Tonnen Honig produziert, wovon 400.000 Tonnen international vermarktet werden (größte Exportländer sind China, Argentinien und Mexiko).

Bienenhaltung

Bienenhaltung – Allgemeines

Ein Bienenvolk (*Apis mellifera*) in einer Kolonie besteht aus einer Königin (mit einem Lebenszyklus von 3-4 Jahren), die ausschließlich Eier in die Zellen der Waben legt. Unbefruchtete Eier (enthalten eine einzigartige Kombination von 50% der Gene der Königin), entwickeln sich zu haploiden Drohnen (d.h. männliche Bienen, die nach der Paarung entweder sterben oder vor der Überwinterung aus dem Bienenstock verjagt werden). Aus befruchteten Eiern entwickeln sich Arbeiterinnen oder Königinnen.

Nach einem, in seltenen Fällen zwei Hochzeitsflügen der Königin kehrt diese in ihre Kolonie zurück und beginnt Eier in die Waben zu legen, die aus tausenden hexagonalen Zellen bestehen und von den Arbeiterbienen aus Wachs, das aus Drüsen der Unterseite des Bauches stammt, gemacht werden. Die Zellen werden entweder als Brutzellen für die Larvenentwicklung verwendet oder für die Lagerung von Honig und Pollen.

In 3-4 Tagen schlüpfen die Larven aus den Eiern und werden 5-7 Tage von Arbeiterbienen gefüttert, wonach die hexagonalen Zellen mit einer semipermeablen Wachsmembran abgedichtet werden, damit die Larven sich verpuppen können.
Aus den Puppen entstehen entweder jungfräuliche Königinnen (16 Tage nach Eiablage), Arbeiterbienen (21 Tage nach Eiablage) oder Drohnen (24 Tage nach Eiablage).

Die Lebensdauer einer Arbeiterbiene variiert zwischen wenigen Wochen im Sommer bis mehreren Monaten im Winter.
In etwa 20 junge Arbeiterbienen (6-12 Tage alt) füttern die Königin mit Gelée Royal, einem Sekret des Schlunddrüsensystems, damit diese ab dem Frühsommer kontinuierlich (bis zu 2.000) Eier produzieren kann.

Ein Bienenvolk variiert in der Größe typischerweise vom Sommer (50.000 Bienen oder mehr) zum Winter (8.000-10.000 Bienen). Ein Bienenstand ist definiert als ein Standort, an dem ein oder mehrere von Menschenhand geschaffene Bienenstöcke stehen, in denen Bienenkolonien gehalten und betreut werden. In der kommerziellen Imkerei kann das hunderte bis tausende Bienenstöcke umfassen.
Der Aufbau einer typischen modernen Magazinbeute ist in Abbildung 38 dargestellt.

VPH Relevanz

(Veterinary) Public Health Relevanz
Bienenhaltung umfasst Themata wie Lebensmittelsicherheit, Umwelthygiene, menschliche Ernährung und Krankheitsbekämpfung:

- Fehlgebrauch von Tierarzneimitteln (Akarizide, Antibiotika) sowie Umweltkontamination mit Phytotherapeutika, Polycyclischen aromatischen Substanzen, Schwermetallen und Radionukliden führt zur Konzentrierung dieser Substanzen im Honig → Bienen sind wichtige Überwacher der Umwelt..
  Bemerke: (1) In den USA und Kanada ist die Anwendung von Antibiotika in der Bienenhaltung zugelassen. (2) In die EU importierter Honig aus Asien (v.a. China) enthält viele Rückstände, laut RASFF werden immer wieder sowohl Rückstände von Pestiziden als auch von Antibiotika (z.B. Nitrofuranmetaboliten, Sulfonamide, Erythromycin) festgestellt.
- Bienen können gewisse Krankheiten übertragen (aufgelistet von der OIE; ➲ Kapitel 6C.4)
- Nach dem Ausschwärmen können Bienen Häuser und Gebäude besiedeln.
- Vor allem nach Hybridisierung können Honigbienen erhöhtes defensives Verhalten oder Aggressivität entwickeln („afrikanisierte Bienen“).

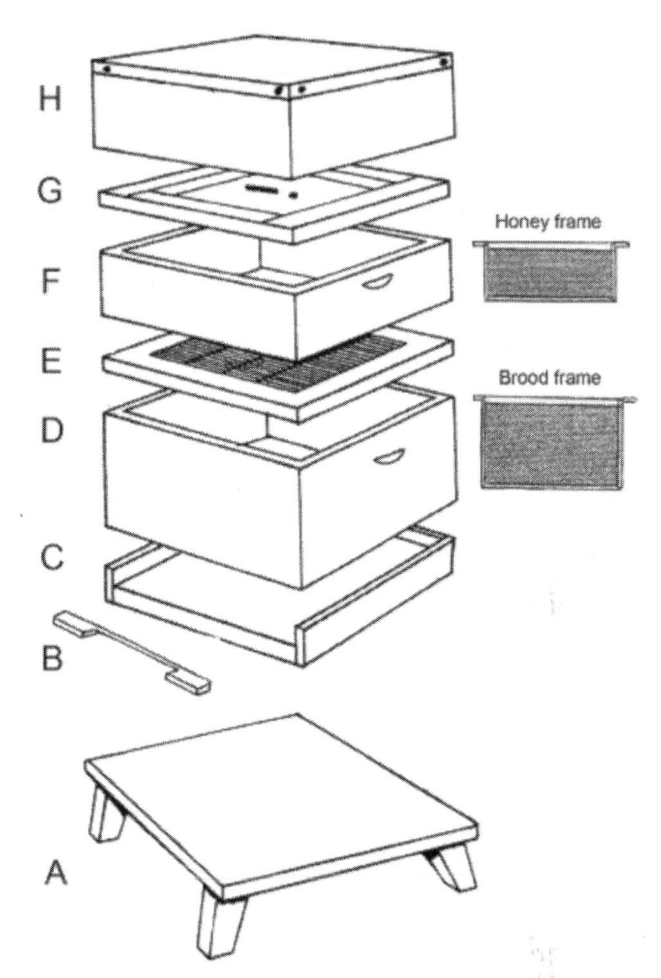

Abbildung 38: Aufbau einer typischen modernen Magazinbeute ((nach Gordon, 2004 mit Genehmigung; Formato and Smulders, 2011)

Legende:

A. Podest: gewährleistet einen Abstand zum Boden als Schutz vor Feuchtigkeit

B. Flugloch: Öffnungsschlitz für Bienen, kann eingeengt werden, damit sie das Volk besser gegen Eindringlinge (z.B. Raubbienen, Wespen) verteidigen können

C. Bodenbrett: Beutenboden mit Anflugbrett (Start- und Landefeld der Flugbienen)

D. Brutraum: untere Zarge in einer Bienenbeute mit vertikal angeordneten Holzrähmchen, in deren Waben die Königin ihre Eier legt. Danach findet hier die Aufzucht der Brut durch die Arbeiterinnen statt. Honig- und Futtervorrat werden aus diesem Bereich nicht geerntet. Die Anzahl der Zargen ergibt sich je nach Beutenmaß und Volksstärke.

E. Königinnenabsperrgitter: Drahtkonstruktion die verhindern soll, dass die Königin Eier in die Honigzarge legt; für Drohnen ebenso nicht passierbar

F. Honigraum (engl. „super"; ➲ Abbildung 39): enthält vertikal ausgerichtete Holzrähmchen zur Honigeinlagerung; in ertragreichen Jahren werden mehrere solcher Zargen übereinander benötigt

G. Innendeckel: kann durch zusätzliches einlegen einer Dämmplatte zur Isolation verwendet werden und verhindert das Entweichen von zu viel Wärme; enthält zusätzlich ein Spundloch zur Fütterung der Bienen

H. Dach: wasserfeste Abdeckung und Futterzarge

GVP

Die Rolle des Tierarztes in der Bienenhaltung – Good Veterinary Practices (GVP)

Die OIE drängt darauf, dass die permanente offizielle Gesundheitsüberwachung von Bienenstandorten von den veterinärmedizinischen Kontrollstellen durchzuführen ist (d.h. entweder direkt oder durch autorisierte dazu beauftragte Stellen, die auch erfahrene Bienenhalter mit einbeziehen können) [➲ OIE Terrestrial Animal Health Code http://www.oie.int/international-standard-setting/terrestrial-code/].

Amtliche Tierärzte sind gemäß der VO (EG) Nr. 882/2004 über amtliche Kontrollen in folgende Aufgaben mit einbezogen:

- Jährliche angekündigte und unangekündigte Überprüfungen von Imkereien,
- Probennahmen zum Zweck der Diagnose von übertragbaren Krankheiten,
- unverzügliche Weiterleitung der Proben zu Referenzlaboratorien, wobei sofortige Rückmeldungen der Laboratorien an die zuständige Veterinärbehörden notwendig sind,
- Durchführen der daraus folgenden möglichen Hygienemaßnahmen (Behandlung der Bienenvölker, Desinfektion von Geräten, möglicherweise Vernichten von infizierten Bienenvölkern).

  Bemerke: Es gibt noch weitere Maßnahmen wie z.B. (1) Rückstandskontrolle (laut nationalen Überwachungsplänen) von allen Bienenprodukten wie Honig, Propolis, Pollen und (2) Untersuchung von importierten Bienen auf exotische Agentien (z.B. Aethina *und* Tropilaelaps*) [➲ Kapitel 6C.4], (3) Überprüfung von Transportdokumenten*
- Gewisse zugelassene Tierarzneimittel gegen mikrobiotische Agentien zeigen einen verminderten therapeutischen Effekt. Deswegen können nationale Behörden den Import von wirksameren pharmakologischen Substanzen erlauben, vorausgesetzt, dass diese von Tierärzten verschrieben werden (verschreibungspflichtige Arzneimittel). Dieses „Kaskadenprinzip" wird im gesamten EU-Raum durchgeführt.

GFP

GFP (Best Beekeeping Practices)

Good Farming Practices (GFP) bilden die Grundlage für Risikomanagement (➲ Kapitel 11). Diese beinhalten in der Apikultur eine Serie von praktischen und betrieblichen Maßnahmen, die absolut notwendig sind, um ein gesundes Bienenvolk erhalten zu können. Zusätzlich steigert die Einhaltung von GFP die Wirtschaftlichkeit (bessere Bienenstockproduktion, Senkung der Arzneikosten, gesündere und qualitative hochwertiger Honig). Formato und Smulders (2011) listen die GFP für die Bienenhaltung ausführlich auf.

Risikomanagement
Honigproduktion

Risikomanagement in der Produktion von unverarbeitetem Honig

Um effektive Maßnahmen für das Risikomanagement bei der Produktion von unverarbeitetem Honig zu identifizieren, ist einem systematischen HACCP-Ansatz zu folgen (Formato *et al.*, 2011; ➲ Kapitel 11).

Beachte, dass dieser HACCP-Ansatz sich eigentlich nur für große Honigproduzenten lohnt, da er aufwandreich und kostspielig ist, dem Abnehmer aber gewisse Garantien bietet. Kleinere Imkereien beschränken sich ausschließlich auf strikte Einhaltung von GFP.

Die Tabelle 42 listet die biologischen, physikalischen und chemischen Gefahren, assoziiert mit der Produktion von unverarbeitetem Honig auf.

Der HACCP-Entscheidungsbaum (➲ Kapitel 11) identifiziert 3 Produktionsstufen (➲ Abbildung 39), die möglicherweise einen CCP darstellen können, nämlich "add supers to collect honey" (bezieht sich vor allem auf *Varroa*-Bekämpfung) und "Keeping breed hives with supers in position" bzw. "Remove supers for honey harvest" (beziehen sich vor allem auf *Cl. botulinum*).

Varroa

- Bekämpfung der Varroamilbe (*Varroa destructor*)
  Varroamilbe können durch Stoffe bekämpft werden (1) mit niedrigem Umweltimpakt (Oxalsäure, Milchsäure, Ameisensäure) und ätherischen Ölen (z.B. Thymol, Menthol, Eukalyptol) oder (2) mit Substanzen mit hohem Umweltimpakt (Organophosphate, Pyrethroide).
  In Europa ist die Anwendung von solchen Arzneimitteln durch die Europäischen Arzneimittel-Agentur (EMA) in einer Positivliste genau festgeschrieben. Die Kontrolle der Dokumentation über die Anwendung von *Varroa*-Bekämpfungsmittel ist also ein CCP
  (*Varroa*-Bekämpfungsmittel ➲ http://www.ages.at/themen/umwelt/bienen/bienengesundheit/varroa-bekaempfungsmittel-2014/).

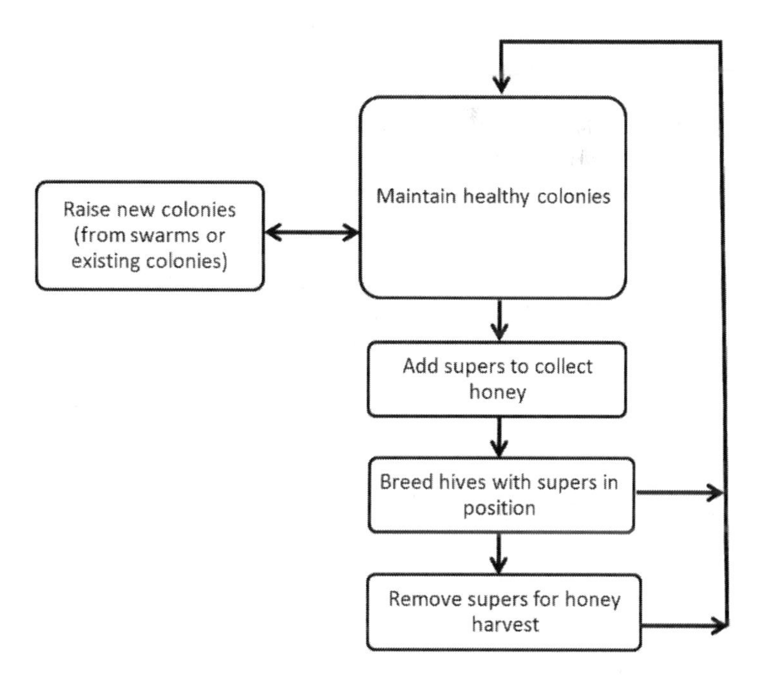

Abbildung 39: Bienenhaltung Flussdiagramm für die Honigproduktion (Formato et al., 2011)

Tabelle 45: Gefahrenanalyse für die öffentliche Gesundheit, assoziiert mit dem Verzehr von Honig – zusammengefasst (Formato et al., *2011)*

Identification	Specification	Characterisation (Principal adverse effects on human health)	Severity[1]	References
Biological				
Clostridial spores	(Infant) botulism	Neurological symptoms, coma, (death)	VS	Snowdon and Cliver (1996), EC (2002)
Coexistence of tutu plants and vine hopper in apiary's vicinity[2]	Tutin intoxication („toxic honey")	Vomiting, nausea, neurological symptoms, coma, (death)	VS	NZ Food Safety Authority (2008)
Prevalence of *Ericaceae* plants containing grayanotoxin	Grayanotoxin intoxication	Dizziness, weakness, nausea, vomiting, heart rhythm disturbance, (rarely fatal)	M	CFSAN (2005)
Physical	Foreign objects (e.g. glass, metal fragments, etc.)	Varies (oral, dental, gastrointestinal injuries)	M	Edwards (2004)
Chemical[3]				
Antimicrobial substances (treatments[4] against nosemosis, AFB and EFB of bees)	Development of antimicrobial resistance	Jeopardise efficacy of antimicrobial therapy	M	WHO (2001), Hilbert and Smulders (2004)
Insecticides acaricides (administred by beekeepers[5])	Organochlorine compounds	Carcinogenic, affect reproductive health	S	EFSA (2009)
	Organophosphates	Impair neurotransmission	S	Costa (2006), EFSA (2009)
	Pyrethroids	CNS-, liver-, kidney toxicity	S	Extoxnet (2009)
Other environmental contaminants, e.g.	PCB's	Dermal/ocular lesions, liver damage, reduced immune response	S	Safe *et al.* (1985)
	Heavy metals	Bioaccumulation leads to mental-, neurological-, metabolic disorders	S	Duffus (2002), Fredes and Montenegro (2006)

[1] VS = very serious, potentially life-threatening; S = potential to cause serious illness; M = moderately serious.
[2] Only prevalent in some areas of New Zealand, season dependent (dry periods).
[3] Chronic exposure at > MRL concentrations.
[4] Not legal within the EU.
[5] Either when withdrawal periods are not respected, or unauthorized insecticides are administered.

Clostridium botulinum

- Vermeidung von *Cl. botulinum* Sporen
  Primäre Kontaminationsquellen mit *Cl. botulinum* Sporen sind Pollen, Zuckerlösungen als Futtermittel für Bienen, der Verdauungstrakt der Bienen, Staub, Luft, Erde und Nektar. Diese Eintragungsquellen sind aber in der Praxis (a) kaum zu kontrollieren, (b) die Analysen sind sehr kostspielig und (c) dieser pathogene Keim ist nur sporadisch nachzuweisen. Die Impraktikabilität der Analyse auf *Cl. botulinum* Sporen führt dazu, dass hier kein CCP gesetzt werden kann. Daher kann man sich nur auf eine strikte Einhaltung von GFP und eine gezielte Ausbildung der Mitarbeiter in einer Imkerei verlassen.
  Bemerke: Daher wird im Allgemeinen auf dem Etikett von Honig der Vermerk „nicht geeignet für den Konsum durch Kinder unter 1 Jahr" (zur Vermeidung von „infant botulism") angebracht, um auf das Restrisiko aufmerksam zu machen (Risikokommunikation!)

6C.2 Honig

6C.2.1 Allgemeines

Rechtsnormen

Rechtsnormen
EU-Richtlinie 2001/110/EG über Honig

In Ö umgesetzt in:
Verordnung der Bundesministerin für Gesundheit und Frauen über Honig (Honigverordnung), BGBl. II Nr. 40/2004

Definition

§ 2 Im Sinne dieser Verordnung ist „Honig" der „natursüße Stoff, der von Bienen der Art *Apis mellifera* erzeugt wird, indem die Bienen Nektar von Pflanzen, Absonderungen lebender Pflanzenteile oder auf den lebenden Pflanzenteilen befindliche Sekrete von an Pflanzen saugenden Insekten aufnehmen, diese mit arteigenen Stoffen versetzen, umwandeln, einlagern, dehydratisieren und in den Waben des Bienenstockes speichern und reifen lassen."
NB: der früher verwendete Begriff „Kunsthonig" beschreibt eine Invertzuckercreme (70 %ige Saccharoselösung unter Säureinwirkung zum Großteil in Glucose und Fructose gespalten).

Honigarten

Honigarten (➲ Honigverordnung §§ 3 und 4)
- Unterscheidung nach Herkunft
  - „Blütenhonig"/„Nektarhonig": stammt aus dem Nektar von Pflanzen
  - „Honigtauhonig": hauptsächlich aus zuckerhaltigen Absonderungen von lebenden Pflanzen oder aus Ausscheidungen von Insekten, die an Pflanzen saugen
- Unterscheidung nach Gewinnung/Angebotsform
  - „Wabenhonig"/„Scheibenhonig": Honig in den (nur aus Bienenwachs bestehenden, von Bienen gebauten, brutfreien) Waben

- „Honig mit Wabenteilen"/„Wabenstücke in Honig": Honig, der ein oder mehrere Stücke Wabenhonig enthält
- „Tropfhonig": durch Austropfen der entdeckelten, brutfreien Waben gewonnen
- „Schleuderhonig": durch Schleudern der entdeckelten, brutfreien Waben gewonnen
- „Presshonig": durch Pressen der brutfreien Waben ohne Erwärmen oder mit Erwärmen auf höchstens 45 °C gewonnen
- „Gefilterter Honig": Pollen in erheblichem Maße entfernt
- „Backhonig": für industrielle Zwecke oder als Zutat für andere Lebensmittel, die anschließend verarbeitet werden. Kann einen fremden Geschmack oder Geruch aufweisen, in Gärung übergegangen sein, gegoren haben oder überhitzt worden sein.

Produktionsmengen/ Versorgungsbilanzen

Produktionsmengen und Versorgungsbilanzen

In Österreich: Eigenproduktion ca. 5.000-6.000 Tonnen Honig/Jahr; Verbrauch pro Person 1,3 kg/Jahr;
Vermarktung großteils direkt durch Imker
Selbstversorgungsgrad ca. 50% → Einfuhr in die EU aus Drittstaaten Süd- und Mittelamerikas

Kennzeichnung

Kennzeichnung

- Sachbezeichung („Honig" gemäß § 2 bzw. „Honigart" §§ 3 und 4 HonigVO)
- Ursprungsland: wenn mehrere Ursprungsländer (Gemische):
  - „Mischung von Honig aus EG-Ländern"
  - „Mischung von Honig aus Nicht-EG-Ländern"
  - „Mischung von Honig aus EG-Ländern und Nicht-EG-Ländern".

Zusätzliche Angaben

Zusätzlich *können* angegeben werden:

- Herkunft aus Blüten oder Pflanzenteilen, wenn das Erzeugnis vollständig oder überwiegend daher kommt und entsprechende organoleptische, physikalisch-chemische und mikroskopische Eigenschaften aufweist;
- regionale, territoriale oder topographische Herkunft, wenn das Erzeugnis vollständig von der angegebenen Herkunft ist;
- besondere Qualitätskriterien

6C.2.2 Qualitätsmerkmale

Beschaffenheit

Beschaffenheit

- zähflüssig bis kristallin
- farblos bis braun
- Aroma je nach botanischem Ursprung
- Pollen (botanische Herkunft des Honigs mikroskopisch bestimmbar)

Zusammensetzung

Zusammensetzung:
- Fructose, Glucose (gesamt etwa 70%)
  Fructose > Glucose, je mehr Fructose, desto geringer die Tendenz zur Kristallisierung
- Wasser (<20%, sonst kann Gärung eintreten)
- Andere Zucker (Saccharose, ...)
- Protein <0,5%

CAVE: Erhitzen (>40 °C) zur Wiederverflüssigung des Honigs führt zu schneller Alterung → Fructoseabbau → Hydroximethylfurfural ↑ (weiters auch ↓ Diastaseaktivität)!

Qualitätsanforderungen

Qualitätsanforderungen

Parameter	Anforderung
Zucker gesamt (Glucose+Fructose)	mind. 60% * (Blütenhonig) mind. 45% (Honigtauhonig)
Saccharose	max. 5% **
Wassergehalt	max. 20% **
Wasserunlösliche Stoffe	max. 0,1% (Presshonig 0,5%)

* g/100 g; ** höhere Werte für bestimmte Pflanzen/Honigarten

Weitere Parameter sind:
- Elektrische Leitfähigkeit
- Freie Säuren
- Diastaseindex (= Amylaseaktivität)
- Hydroximethylfurfural (HMF)

6C.2.3 Biologische und chemische Gefahren

Biologische Gefahren

Biologische Gefahren
hoher osmotischer Druck bzw. a_W gering → Wachstum von Mikroorganismen gehindert
ABER: *Clostridium botulinum* Sporen im Honig bzw. ggf. allergenes Potential der im Honig vorhandenen Pollen

Chemische Gefahren

Chemische Gefahren
- Rückstände: Pestizide, Antibiotika.
  Eine Behandlung von Bienen mit Antibiotika ist nicht erlaubt, ein Übertrag von Streptomycin möglich (Schädlingsbekämpfungsmittel gegen Feuerbrand im Obstbau [➲ VO (EG) Nr. 396/2005 über Höchstgehalte an Pestizidrückständen in oder auf Lebens- und Futtermitteln pflanzlichen und tierischen Ursprungs → Höchstwert 10 µg/kg].

- Radioaktivität
- Schwermetalle und andere Kontaminanten (Dioxin)
- evtl. Giftstoffen aus Pflanzen (Pyrrolizidinalkaloide in Importhonig)
- ggf. GVO (Mais)

6C.3 Andere Bienenprodukte

Neben Honig werden weitere Bienenprodukte als Lebensmittel und in der pharmazeutisch-kosmetischen Industrie verwendet, z.B.

- Blütenpollen: von Bienen gesammelte männlichen Keimzellen aus den Staubbeuteln von Blütenpflanzen
- Propolis: harzartige Masse mit antimikrobieller Wirkung, „Dichtmasse" beim Wabenbau
- Gelée Royale: Sekretionsprodukt des Schlunddrüsensystems der Arbeiterbienen (Futter für die Königinnenlarven)
- Bienenwachs (Lebensmittelzusatzstoff E901)
- Bienengift: Verwendung als Therapeutikum (Apitherapie)
- Honigwein (Met; ➲ Codex Alimentarius Austriacus, Kapitel B.3): Getränk, das aus einer Honiglösung (mindestens 1 Teil Honig auf 2 Teile Wasser) durch Gärung hergestellt wird

NB: Hauptnutzen der Bienentätigkeit ist die Bestäubung von Pflanzen!

6C.4 Bienengesundheit und Qualitätsmanagement

OIE gelistete biologische Gefahren für Bienen:

Bakteriell	*Melissococcus plutonius*	Europäische Faulbrut	
	Paenibacillus larvae	Amerikanische Faulbrut, Bösartige Faulbrut	Anzeigepflicht*
Parasitär	*Acarapis woodi*		
	Tropilaelaps spp.		Anzeigepflicht*
	Varroa spp. (Varroamilbe)	Varroose	Anzeigepflicht bei seuchenhaftem Auftreten*
	Aethina tumida (kleiner Bienenstockkäfer)		Anzeigepflicht*

*nach dem Bienenseuchengesetz, BGBl. Nr. 290/1988; weiters besteht Anzeigepflicht bei drohendem Absterben von mehr als 30% der Völker eines Bienenstandes

→ Erkennung und seuchenrechtliche Maßnahmen: Informationsblätter der AGES

→ Bekämpfung, Vorbeugung und GFP, unter Beachtung der Resistenz- und Rückstandproblematik: Formato u. Smulders (2011)

Weiterführende Literatur:

Formato, G. and F.J.M. Smulders (2011). Risk management in primary apicultural production. Part 1: bee health and disease prevention and associated best practices. Vet Q. 2011; 31(1):29-47.

Formato, G., R. Zilli, R. Condoleo, S. Marozzi, I. Davis and F.J.M. Smulders (2011). Risk management in primary apicultural production. Part 2: A Hazard Analysis Critical Control Point approach to assuring the safety of unprocessed honey. Vet Q. 2011; 31(2):87-97.

Weiterführende Websites:

Europäischen Arzneimittel-Agentur (EMA)
http://www.ema.europa.eu/ema/

Österreichische Agentur für Gesundheit und Ernährungssicherheit (AGES)/ Bienen
http://www.ages.at/themen/umwelt/bienen/

Österreichisches Lebensmittelbuch (Codex Alimentarius Austriacus, 2005).
IV. Auflage, Kapitel B3 – Honig und andere Imkereierzeugnisse
https://www.verbrauchergesundheit.gv.at/lebensmittel/buch/codex/kapitel.html

Niedersächsisches Landesamt für Verbraucherschutz und Lebensmittelsicherheit (Laves)
http://www.laves.niedersachsen.de/portal/live.php?navigation_id=20139&article_id=73963&_psmand=23

Schweizerische Eidgenossenschaft Agroscope
http://www.agroscope.admin.ch/imkerei/index.html?lang=de

EU-Rechtsakte und österreichische Bundesgesetze

Auflistung der in Kapitel 6C angeführten EU-Rechtsakte und österreichischen Bundesgesetze in Langtiteln und mit dem Datum der letzten Änderung (Stand Februar 2015):

EU-Rechtsakte:

Verordnung (EG) Nr. 396/2005 des Europäischen Parlaments und des Rates vom 23. Februar 2005 über Höchstgehalte an Pestizidrückständen in oder auf Lebens- und Futtermitteln pflanzlichen und tierischen Ursprungs und zur Änderung der Richtlinie 91/414/EWG des Rates, ABl. L 70 vom 16.3.2005, S. 1-16.

Verordnung (EG) Nr. 882/2004 des Europäischen Parlaments und des Rates vom 29. April 2004 über amtliche Kontrollen zur Überprüfung der Einhaltung des Lebensmittel- und Futtermittelrechts sowie der Bestimmungen über Tiergesundheit und Tierschutz, ABl. L 165 vom 30.4.2004, S. 1-141; zuletzt geändert durch Verordnung (EU) Nr. 652/2014 des Europäischen Parlaments und des Rates vom 15. Mai 2014, ABl. L 189 vom 27.6.2014, S. 1-32.

Richtlinie 2001/110/EG des Rates vom 20. Dezember 2001 über Honig, ABl. L 10 vom 12.1.2002, S. 47-52; zuletzt geändert durch Richtlinie 2014/63/EU des Europäischen Parlaments und des Rates vom 15. Mai 2014, ABl. L 164 vom 3.6.2014, S. 1-5.

Bundesgesetze:

Verordnung der Bundesministerin für Gesundheit und Frauen über Honig (**Honigverordnung**), **BGBl. II Nr. 40/2004**.

Bundesgesetz vom 25. Mai 1988 über die Bekämpfung ansteckender Krankheiten der Bienen (**Bienenseuchengesetz**), **BGBl. Nr. 290/1988**; zuletzt geändert durch BGBl. I Nr. 67/2005 vom 05.07.2005.

7 Zoonosen und lebensmittelbedingte Hauptübertragungswege

7.1 Einführung

Definitionen

Definitionen

Tierseuchen („Epizootic diseases") sind Krankheiten, die zur gleichen Zeit eine große Anzahl von Individuen in einer gegebenen TIERPOPULATION einer bestimmten Region oder geographischen Zone beeinträchtigen. Tierseuchenausbrüche (d.h. neue Fälle dieser Krankheiten) treten in einem Maß auf, das erheblich über den Erfahrungen der letzten Zeit liegt, oft mit der möglichen Folge, dass die Krankheiten auf Menschen übertragen werden KÖNNEN. Wenn letzteres passieren sollte, bezeichnet man diese *per definitionem* als Zoonosen. Eine Zoonose ist eine bei wilden oder domestizierten (nach WHO Definition Wirbel-)Tieren natürlich auftretende Krankheit, die auf MENSCHEN übertragen werden kann (Definition und Zoonosengesetzgebung ➲ Kapitel 1.2.2).

Tierärzte spielen eine wichtige Rolle bei der Untersuchung dieser Phänomene, erstens, weil die Ergebnisse solcher Studien möglicherweise erlauben würden einen effektiveren „preventive veterinary („population") medicine" Ansatz zu wählen und zweitens, weil diese Studien evtl. die möglichen Wege der Übertragung von Krankheiten auf den Menschen aufzeigen, die entweder durch direkten Mensch-Tier-Kontakt oder durch den Verzehr von Lebensmitteln betroffener Tiere verlaufen (lebensmittelbedingte Zoonosen, „foodborne zoonoses").

In diesem Zusammenhang ist wichtig zu erwähnen, dass solche Krankheiten nicht unbedingt einfach klinisch feststellbar sind, d.h. ihre Diagnose erfordert über die Routineuntersuchung hinausgehende Laboranalysen. Trotzdem ist es wichtig, dass gerade Tierärzte in ihrer Funktion als VPH-Risikomanager diesbezüglich schnell handeln.

Das hat mehrere Folgen. Erstens müssen Praktiker geeignete Handlungen setzen, um sich selbst, Tierbesitzer sowie Arbeitnehmer, die potenziell gefährliche Produkte tierischer Herkunft in der Industrie bearbeiten gegen Berufskrankheiten („Occupational diseases") zu schützen. Zweitens müssen die Infektions-/ Kontaminationswege erkannt werden und die gesundheitlichen Auswirkungen der Übertragungsmechanismen über Lebensmittel tierischer Herkunft durch epidemiologische Studien geklärt bzw. wenn möglich quantifiziert werden.

7.2 Infektiöse Erkrankungen bei lebensmittelliefernden Tieren

Obwohl das wichtigste Ziel der Fleischuntersuchung ist, die Gefahren für die öffentliche Gesundheit, die z.B. mit LM-übertragenen Pathogenen oder Kontaminanten zusammenhängen, zu erkennen und vorzubeugen, ist die Schlachttier- und Fleischuntersuchung ein integraler Teil bei der Überwachung von Tierseuchen. Außerdem muss dabei verifiziert werden, dass die notwendigen Standards bezüglich Wohlbefinden der Tiere eingehalten wurden. Somit ist die Fleischuntersuchung ein wichtiger „Kontrollpunkt" in der frühzeitigen Erkennung von möglichen Problemen mit schwerwiegenden Folgen, sowohl was die öffentliche- und Tiergesundheit als auch das Wohlbefinden der Tiere anbelangt.

Daher ist es wichtig, dass amtliche Tierärzte bei der Schlachttier- und Fleischuntersuchung sowohl epizootische (Tierseuchen) als auch zoonotische Erkrankungen (Zoonosen) erkennen und ggf. anzeigen können. Zum Beispiel wurde der MKS-Ausbruch bei Schweinen in England 2001 im Schlachthof von amtlichen Tierärzten aufgedeckt.

Obwohl das Thema der Tierseuchen im Curriculum auch ausführlich im Rahmen der Vorklinik bzw. Klinik behandelt wird, sind in der folgenden Übersicht die wichtigsten Symptomatiken (*ante mortem*) und pathologisch-anatomische Veränderungen (*post mortem*) von diesen Tierseuchen noch einmal kurz zusammen gefasst (➲ Tabelle 46; Bedeutung von Zoonoseerregern für die tierische und menschliche Gesundheit ➲ Kapitel 5 Tabelle 38).

Tabelle 46: A. Hochkontagiös, schnell übertragbar, mit schwerwiegenden Folgen für den Handel (nach Fehlhaber, 2014)

Erkrankung **Anmerkung** **Erreger** **Wirt**	**Symptome** **Schlachttieruntersuchung**	 **Fleischuntersuchung**
Maul- und Klauenseuche (MKS) Z, A, O Aphtovirus Haus- und Wildwdk, Schw	Fieber, Bläschen (Aphthen) auf Nasen-, Backen-, Gaumen-, Zungenschleimhaut u. Zahnfleisch, Euter- u. Zitzenhaut (Rd), an Zwischenklauenhaut und Kronsaum (Rd, Schw)	Bläschen (Aphthen) auf Nasen-, Backen-, Gaumen-, Zungenschleimhaut u. Zahnfleisch, Euter- u. Zitzenhaut (Rd), an Zwischenklauenhaut und Kronsaum (Rd, Schw), Myokarditis
Vesikuläre Stomatitis Z, A, O *Vesicular stomatitis disease virus* (VSV) Rd, Pfd, Schw	ähnlich MKS	ähnlich MKS
Vesikuläre Virusseuche der Schweine Z, A, O *Swine vesicular disease virus* (SVDV) Schw	ähnlich MKS	ähnlich MKS
Afrikanische Schweinepest A, O Afrikanisches Schweinepestvirus (ASPV) Haus- und Wildschwein	Fieber, Hautrötungen, Hämorrhagien (Nase, Anus), Petechien, Zyanose der Haut (bes. Ohrrand u. Klauenhaut), kann symptomlos sein!	Petechien an serösen Schleimhäuten, Hämorrhagien an Niere u. Lymphknoten, Milzschwellung, Lungenödem, Hydrothorax, Hydropericard nicht immer sichtbar!
Klassische Schweinepest A, O Virus der Klassischen Schweinepest Haus- und Wildschwein	akut: Fieber, Hautveränderungen (rote bis violette Punkte), Hämorrhagien, Zyanose	Petechien (Milz, Niere, Lymphknoten), hämorrhagische Randinfarkte der Milz, evtl. Boutons (knopfartige Läsionen am Darm)
Geflügelpest Z, A, O Influenza-A-Virus Wildvögel, Hausgeflügel, Schw	plötzlicher Tod, Läsionen der kutanen Schleimhäute, Schweine symptomlos (Überträger!!!)	Läsionen der kutanen Schleimhäute
Newcastle Disease (enzootisch in Afrika, sporadisch in Südosteuropa) Z, A, O *Newcastle-Disease-Virus* (NDV) Geflügel	respiratorisch, neurologische Symptome	keine charakteristischen Veränderungen

>>>

Erkrankung Anmerkung Erreger Wirt	Symptome Schlachttieruntersuchung	 Fleischuntersuchung
Rinderpest A, O Rinderpestvirus Rd, afrik. Wildtiere, Schf, Zg, Schw	Fieber, Schwellung bzw. Erosionen der Schleimhäute mit serösem bis mukopurulentem Nasen- und Augenausfluss, Durchfall	Erosionen und Nekrosen Maul- und Darmschleimhaut, sowie obere Atemwege
Lungenseuche der Rinder A, O *Mycoplasma mycoides* subsp. *mycoides* Rd	akut: Fieber, Husten, Nasenausfluss oder Dyspnoe bzw. Polypnoe subakut: weniger deutliche Symptome (Überträger!!!)	exsudative Pleuritis, Pneumonie (Adulte), Arthritis (Kälber)
Lumpy Skin Disease A,O *Capripoxvirus bovis nodularis* Rd, afrik. Wildwdk	Fieber, Erosionen, Nekrosen an Schleimhäuten und Euterhaut, erhabene, gerötete Hautknoten, vergrößerte subkutane Lymphknoten, evtl. Gelenksschwellungen	verdickte Haut, Hautknoten, vergrößerte Lymphknoten, Erosionen an Schleimhäuten und Euterhaut
Rifttalfieber Z, A, O Rift Valley Fever Virus Haus- und Wildwdk	unspezifisch, Fieber, vermindertes Allgemeinverhalten, Aborte, evtl. symptomlos (Überträger!!!)	-
Blauzungen-krankheit A *Bluetongue virus* (BTV) Wdk	Fieber, Hyperämien der oralen und nasalen Schleimhäute, Lippenödeme, Klauenentzündung, Hyperämie des Kronsaumbereiches, Aborte	Hyperämien der oralen und nasalen Schleimhäute, Lippenödeme, Klauenentzündung, Hyperämie des Kronsaumbereiches
Schaf- und Ziegenpocken A, O *Capripoxvirus ovis* (Schaf) *Capripoxvirus caprae* (Ziege) Schf, Zg	Knötchen (an Lippen, Augen, Nase, Euter, Geschlechtsteilen) → Bläschen → Krusten; Fieber, Speicheln, Nasen- und Augenausfluss	Knötchen (an Lippen, Augen, Nase, Euter, Geschlechtsteile) → Bläschen → Krusten
Afrikanische Pferdepest A, O African horse sickness virus Pfd	perakut: Fieber, Husten, schaumiger Nasenausfluss, Dyspnoe subakut: Ödeme an Kopf u. Hals, Zyanose, Schleimhautblutungen, Konjunktivitis	perakut: Lungenödem, Perikarderguss subakut: Ödeme an Kopf u. Hals, Myokarditis

A = anzeigepflichtig nach §16 Tierseuchengesetz, RGBl. Nr. 177/1909; Z = Zoonose; O = gelistet bei OIE; Rd = Rind; Schf = Schaf; Zg = Ziege; Schw = Schwein; Wildwdk = Wildwiederkäuer; Wdk = Wiederkäuer

Tabelle 46: B. weniger kontagiös, mäßig schnelle Ausbreitung, für den Handel von Bedeutung (nach Fehlhaber, 2014)

Erkrankung Anmerkung Erreger Wirt	Symptomatik Schlachttieruntersuchung	 Fleischuntersuchung
Milzbrand Z, A, O *Bacillus anthracis* Rd, kl. Wdk, Pfd	Fieber, Blutaustritt bzw. blutiger Ausfluss aus Maul, Nase, After, Scheide blutiger Harn, Kot, ödematöse warme Schwellungen in der Unterhaut	Schwellung u. braunschwarze Verfärbung der Milz, serös-hämorrhagische Verfärbungen des subkutanen bzw. subserösen Bindegewebes
Aujezsky A* *Suid Herpesvirus-1* (SHV-1) Rd, Schw	jüngere Schweine: ZNS-Symptome Mastschweine: v.a. respiratorische Symptome Rd: hgr. Juckreiz	nicht erkennbar
Leptospirose Z *Leptospira interrogans*, andere Leptospiren Wdk, Schw	Wdk: Fieber, Ikterus, Hämoglobinurie, Anämie bei Bakteriämie Apathie, Inappetenz Schw: bleibt oft unbemerkt	Schw: weiße Flecken auf der Niere
Tollwut Z, A, O Rabiesvirus div. Warmblüter (Ausnahme Pflanzenfresser)	Rd: Atonie und Aufgasung des Pansen, Durchfall; später Muskelzuckungen, Speicheln, ständiges Brüllen und Lähmungen der Hinterextremitäten kl. Wdk: „stille" Wut, evtl. Unruhe, ständiges Blöken Schw: gesteigertes Allgemeinverhalten, ständige Lautäusserungen, Zwangsbewegungen und Beißwut	makroskopisch nicht nachweisbar
Trichinellose Z, O *Trichinella* spp. Allesfresser, Flfr, Schw, Pfd	klinisch am Lebendtier nicht erkennbar	Larven mikroskopisch sichtbar; Verdauungsmethode (Zwerchfellpfeiler)
Paratuberkulose Z? (Morbus Crohn??),O *Mycobacterium avium* subsp. *paratuberculosis* (MAP) Wdk	unstillbarer Durchfall, schaumiger Kot mit Gasblasen, Kehlgangsödem, chronische, hochgradige Abmagerung bei erhaltener Fresslust, vermindertes Schlachtgewicht	Rd: hirnwindungartige Fältelungen der Darmschleimhaut
Brucellose Z, A**, O *B. abortus* (Rd), *B. melitensis* (Schf,Zg), *B. suis* (Schw) Wdk, Schw	Schwellungen der Gelenke bzw. Schleimbeutel, Euterentzündungen	Sehnenentzündung, Bursitis, Tendinitis, Orchitis, Epididymitis

>>>

Erkrankung Anmerkung Erreger Wirt	Symptomatik Schlachttieruntersuchung	Fleischuntersuchung
Rotz Z, A, O *Burkholderia mallei* Pfd	akut: Fieber, Schüttelfrost, Nasenausfluss, Hyperämie der Kopfschleimhäute, später diphteroide Beläge, Knötchen, Geschwüre, Ödeme; Hautgangrän; Kehlgangslymphknoten und Lymphbahnen geschwollen, schmerzhaft, mit Abzessen durchsetzt; später Apathie, Abmagerung, Durchfall chronisch: Fieberschübe, Kehlgangslymphknoten derb, knotig, schmerzlos, nicht verschieblich; Husten, Dyspnoe; evtl. Nasenausfluss; Hautveränderungen („Rotznarben"), in deren Einzugsbereich Lymphgefäße verhärtet, verdreht, strangartig, schmerzhaft, Abszesse	diphteroide Beläge, Knötchen, Geschwüre der Kopfschleimhäute, Ödeme; Hautgangrän; Kehlgangslymphknoten und Lymphbahnen geschwollen, mit Abzessen durchsetzt; chronisch: Kehlgangslymphknoten derb, knotig, nicht verschieblich; Hautveränderungen („Rotznarben"), in deren Einzugsbereich Lymphgefäße verhärtet, verdreht, strangartig, Abszesse
Tuberkulose der Rinder Z, A, O *Mycobacterium bovis* Rd	unspezifisch, Abmagerung, Fieber, Husten	vergrösserte Tracheobronchiallymphknoten (Primärkomplex), später Verkäsungen, disseminiert (Miliar-TBC) oder herdförmig (Lunge, Milz, Leber) verbreitete kleine Knötchen (Tuberkel, proliferative Form)
Tularämie Z, O *Francisella tularensis* Hase, Kaninchen	Schwäche, Fieber, Apathie, Atemfrequenz ↑	Lymphknoten- und Milzschwellung
Q-Fieber (in Ö endemisch) Z, O *Coxiella burnettii* Rd, Schf, Zg	meist subklinisch, evtl. Inappetenz, Mastitis	nicht erkennbar

A = anzeigepflichtig nach §16 Tierseuchengesetz, RGBl. Nr. 177/1909; Z = Zoonose; O = gelistet bei OIE
* = Österreich ist anerkannt frei; ** = Österreich ist anerkannt frei von Rinder- sowie Schaf- und Ziegenbrucellose; *B. suis* in Ö endemisch; Rd = Rind; Schf = Schaf; Zg = Ziege; Schw = Schwein; Wdk = Wiederkäuer; kl. Wdk = kleiner Wiederkäuer; Pfd = Pferd; Flfr = Fleischfresser

7.3 Berufskrankheiten

Berufskrankheiten („occupational diseases") werden als jene Erkrankungen von Personen definiert, die durch ihr Arbeitsumfeld und ihre Tätigkeiten einem signifikant höheren Risiko ausgesetzt sind, sich mit bestimmten Erregern zu infizieren, als andere Berufsgruppen.
Von den infektiösen Krankheiten der Nutztiere sind für den Lebensmittelbereich vor allem diejenigen wichtig, die zoonotisches Potential haben und somit z.B. für Landwirte, Tierärzte, Personal im Schlachthof und in der Lebensmittelerzeugung zu Erkrankungen führen können und/oder über kontaminierte Lebensmittel auf den Konsumenten übertragen werden.

Besondere Gefahr bei:
- symptomlosen Trägern
- erkrankten Tieren, die keinen spezifischen Hinweis auf eine Zoonose geben
- Hygienedefiziten im Schlachtbetrieb

Übertragungswege:
- direkt
  Kontakt mit Schlachtkörpern, Ausscheidungen, Organen, Haut, Fell, Federn
  → Hände → Ingestion (oral)
  → Hautwunden
  → Auge (Konjunktiva)
  → Aerosol (Respirationstrakt)
- indirekt
  über kontaminierte Messer, Maschinen, Einrichtungsgegenstände

Gefahrenbereiche im Schlachthof
- Lebendtieruntersuchung → Ausscheidungen, Schmutz
- Reinigen des Schlachtkörpers → Aerosol, Schmutz
- Boden- und Maschinenreinigung → Aerosol, Schmutz, Flüssigkeiten
- Entbluten → Aerosol mit Blut, Blutspritzer
- Brühen (Schwein, Geflügel) → Aerosol
- Enthaaren/Entfedern → Aerosol, Schmutz
- Sägen, Zerteilen → Knochensplitter
- Ausweiden → Kontakt mit Pharynx inkl. Zunge und Tonsillen, Galle, Harn, Blut, Peritonealflüssigkeit, Darminhalt
- Fleischuntersuchung → Kontakt mit Haut, Organen, Pharynx inkl. Zunge und Tonsillen, Galle, Harn, Blut, Lymphflüssigkeit, Peritonealflüssigkeit, Darminhalt, aber auch mit Eiter, Entzündungsprodukten, veränderten Lymphknoten infolge von krankhaften Prozessen

Tabelle 47: Übertragungsmöglichkeiten wichtiger Erreger auf das Schlachthofpersonal und deren Erkennbarkeit im Rahmen der routinemäßigen Schlachttier- und Fleischuntersuchung (Adspektion, usw.; nach Fehlhaber, 2014)

	Quelle	Übertragungsweg			Erkennbarkeit bei		Anmerkung
		direkter/indirekter Kontakt (Wunden, Haut, Schleimhaut)	**Luft (Inhalation)**	**orale Aufnahme (Ingestion)**	**Schlachttier-untersuchung**	**Fleisch-untersuchung**	
Bakterien							
Bacillus anthracis	Wdk	++	+	+	nein	ja	
Brucella:	Wdk	++	+	+	ja/nein**	ja/nein	Reproduktionsstörungen
*B. melitensis**							
B. suis							
B. abortus							
Campylobacter jejuni	Geflügel			++ (Schlachtkörper → Hände → orale Aufnahme)	nein	nein	geringe Infektionsdosis nötig; Tiere symptomlose Träger
Chlamydia psittaci	Pute, Ente, Gans	+	++	+	nein	nein	hohe Tenazität ggü. Austrocknung
Clostridium tetani	Pfd, Schaf, Schw	++ (Wunden)			ja/nein	ja/nein	Schlachttiere: Sporen in Intestinal-trakt (symptomlos)
Coxiella burnettii	Wdk	+	++		nein	nein	geringe Infektionsdosis nötig, kann in der Umwelt monatelang überleben
Erysipelothrix rhusiopathiae	Schw, Schaf, Pute	++			ja (akut)/ nein (chronisch)	ja	
Escherichia coli (STEC)	diverse			++ (Hände → orale Aufnahme)	nein	nein	Schlachttiere: Symptomlose Träger (Dickdarm); geringe Infektionsdosis nötig
Leptospira	Rd, Schw	++ (Haut/Schleim-haut)	+	+	ja/nein	ja/nein	
Mycobacterium bovis	Wdk (Rd Reservoir)	+ (selten)	++	+	ja/nein	ja	
Francisella tularensis	Schaf, Hasenartige	+	+	+	ja/nein	ja/nein	
Listeria monocytogenes	Wdk			++	nein	nein	hohe Tenazität
Salmonella spp. (meist *S.* Enteritidis, *S.* Typhimurium)	v.a. Schw, Geflügel			++ (kontaminierte Hände → orale Aufnahme)	nein	nein	Schlachttiere meist symptomlose Träger

	Quelle	Übertragungsweg			Erkennbarkeit bei		Anmerkung
		direkter/indirekter Kontakt (Wunden, Haut, Schleimhaut)	Luft (Inhalation)	orale Aufnahme (Ingestion)	Schlachttier-untersuchung	Fleisch-untersuchung	
Staphylococcus aureus	Schw, Geflügel	++ (Wunden)	+		ja/nein	ja/nein	Problem: MRSA
Streptococcus suis	Schw	++ (Haut, Auge)	+ (selten)	+ (selten)	ja/nein	ja/nein	Schlachttiere und Schlachthofmitarbeiter können symptomlose Träger sein (Tonsillen)
Streptococcus equi subsp. *zooepidemicus*	Diverse Säugetiere	+ (Haut, Auge)	+	++ (meist Milch)	ja/nein	ja/nein	Schlachttiere asymptomatische Träger (Tonsillen, Fäzes), Infektionsgefahr geringer als bei *S. suis*
Yersinia spp.	v.a. Schw			++ (kontaminierte Hände → orale Aufnahme)			kann sich bei 0 °C vermehren
Viren							
Geflügelinfluenza-Virus	Geflügel		++		ja/nein	ja/nein	
MKS-Virus	Wdk, Schw	++		+	ja	ja	
Hepatitis E-Virus	Schw			++			
Newcastle disease Virus			++				
Tollwut Virus		++	+				
Rotavirus				++ (Fäzes, Schmutz → Hände → orale Aufnahme)	ja/nein	nein	Überträger v.a. Kälber, Lämmer, Ferkel
Vacciniavirus	Rd	++			ja	ja	v.a. über Zitzen, Euter übertragen
Vesicular stomatitis Virus	Wdk, Schw	++	+		ja	ja	
Parasiten:							
Cryptosporidium				++	nein	nein	hohe Tenazität
Pilze:							
Trichophyton verrucosum	Rd	++			ja	ja	
Prionen	Wdk			++	ja/nein	ja/nein	

* höchste Virulenz (Mensch)

++ Hauptinfektionsweg, + möglicher Infektionsweg

** ja/nein = nicht eindeutig, d.h. abhängig von Infektionszeitpunkt und Ausprägung der jeweiligen Symptome bzw. der klinisch-pathologischen Veränderungen ST = Schlachttiere; MRSA = Methicillin resistenter *Staphylococcus aureus*; STEC = Shiga-Toxin-produzierender *Escherichia coli*

7.4 Symptomlose Träger

7.4.1 Symptomlose Träger und wie mit diesen umzugehen ist

Einleitung

Einleitung

Warum ist das ein relevantes Thema?
Viele „klassische" Erreger von lebensmittelbedingten Erkrankungen, wegen derer die Fleischuntersuchung ursprünglich eingeführt wurde (z.B. Tuberkulose bei Rindern, Trichinellose bei Schweinen), sind in vielen Teilen Europas weitgehend ausgemerzt oder nicht mehr endemisch (Errungenschaft der Fleischbeschau!)
Was passiert, wenn Zoonoseerreger zu keinen nachweisbaren klinischen (*ante mortem*) oder pathologischen (*post mortem*) Symptomen des Tieres führen? Im Zuge von Routineuntersuchungen kann das Vorhandensein solcher Krankheitserreger NICHT nachgewiesen werden!

Wahrscheinlichkeit der Übertragung

Wahrscheinlichkeit der Übertragung von Zoonoseerregern
Milch wird vor der Vermarktung routinemäßig pasteurisiert → Übertragung durch Milch extrem selten
Bemerke: NICHT wenn als Rohmilch konsumiert!!!

Fleisch wird in Europa im Allgemeinen noch nicht „dekontaminiert" (durch EU-Gesetzgebung nur unter strikten Bedingungen zulässig; ➲ Kapitel 8.4.5 Dekontamination) und kann daher eine Gefahr für die öffentliche Gesundheit darstellen.

Wenn weder die Landwirte (noch die Tierärzte!!!) Symptome bei den Nutztieren beobachten, warum sollten sie beunruhigt sein?

Warum symptomlose Träger ein ernstzunehmendes Gesundheitsproblem darstellen können
Zu den Haupterregern bei Nutztieren, die generell zu keinen sichtbaren Symptomen führen gehören z.B.
Geflügel: *Salmonella, Campylobacter*, ESBL (extended-spectrum beta lactamase), Coliforme
Rind: *Salmonella, Escherichia coli* (enterohämorrhagische *E. coli*, STEC/VTEC)
Schwein: *Salmonella, Yersinia, Toxoplasma*, MRSA (Methicillin Resistant *Staphylococcus aureus), Clostridium difficile*

Effektive Bekämpfungsmaßnahmen

Welche Bekämpfungsmaßnahmen sind effektiv – beachtenswerte Aspekte

Wie groß ist das Problem?
Mit anderen Worten: welche Krankheit erregt die größte Besorgnis → RISIKO-RANKING

Erreicht durch Beurteilung von
- MORBIDITÄT (wie viele Fälle pro Jahr),
- KRANKHEITSBELASTUNG („Disease burden“, durch Berechnung DALY = Disability Adjusted Life Years, d.h. Summe der verlorenen Jahre durch klinische Erkrankungen und frühe Todesfälle)
- MORTALITÄT (CAVE: „Co-morbiditäten“ = multifaktorielle Ursache von Todesfällen)

„Disease burden“

„Disease burden“: welche Krankheiten sind am wichtigsten?
1. Wenn nur die Häufigkeit des Auftretens (Ausbrüche) der Krankheiten betrachtet wird → Campylobacteriose, Salmonellose, Noroviren
2. Wenn die Ernsthaftigkeit der Krankheiten in Betracht gezogen wird (die zwar selten auftreten, aber schwerwiegend sind) → Listeriose, Toxoplasmose
3. Auch zu berücksichtigen sind: Kosten der Krankheit (medizinische Behandlung, Krankenhausaufenthalt, Verlust des Einkommens)

„source attribution“

Über welches LM wurde der Erreger übertragen? („source attribution“, Bsp. *Salmonella* und *Campylobacter*)
Grob gesagt: *Salmonella* wird mit kontaminierten Eiern, *Campylobacter* mit Geflügel als Reservoir und mit kontaminiertem Wasser in Verbindung gebracht. Unter Verwendung von anspruchsvolleren epidemiologischen Modellen wird ein nuancierteres Bild klar.

Zum Beispiel:
Dänemark (1999): 49% aller Salmonellosefälle durch kontaminierte Eier, 9% durch kontaminiertes Schweinefleisch verursacht
EFSA (2011): 50-80% der Campylobacteriosefälle auf Geflügel als Reservoir zurückzuführen, nur 20-30% auf kontaminiertes Geflügelfleisch

Im Allgemeinen sind die Hauptgefahren bei Fleisch *Salmonella, Toxoplasma* und *Yersinia*, bei Hühnerfleisch *Campylobacter, Salmonella*, ESBL/AmpC Gen tragende Bakterien.

Welche Bekämpfungsstrategien sind am effektivsten?
EFSA (2011): derzeitige Fleischuntersuchung reduziert die Risiken verursacht durch *Campylobacter*, *Salmonella* und ESBL/AmpC Gen tragende Bakterien bei Geflügel oder *Salmonella*, *Toxoplasma* and *Yersinia* bei Schweinefleisch NICHT → Problem der symptomlosen Träger!

Bemerke: Die Fleischuntersuchung reduziert durchaus das Risiko für Trichinellosis, die Lebenduntersuchung - vorausgesetzt verschmutzte WDK werden ausgeschlossen - das der Kontamination von Rind-/Schaffleisch mit EHEC.

Wenn die Fleischuntersuchung aber versagt, was sind dann die Alternativen?

7.4.2 Symptomlose Träger – wichtige Beispiele

Salmonella *Schweine*

Kontrolle von Salmonella *bei Schweinen*

EU (2010): 99.000 Salmonellose-Fälle bei Menschen
Weltweit: 93.000.000 Fälle bei Menschen (OHNE Einberechnung der in Entwicklungsländern häufigen *S*. Typhi and *S*. Paratyphi Fälle); 80 Mio. LM-bedingt mit 155.000 Todesfällen jährlich.
Bemerke: Bei YOPI Risikogruppen kann die Infektion lebensbedrohlich sein! (Symptome beim Menschen ➲ Kapitel 8.2.3.12)

In der Vergangenheit vor allem Infektionen mit *S*. Enteritidis (via Geflügel und Eier), seit Impfung von Legehennen mit kommerziellem Kombi-Impfstoff sinkende Zahlen → 2010 bereits mehr *S*. Typhimurium Fälle (Serovar assoziiert mit kontaminiertem Schweinefleisch)

Übertragungsroute: kontaminierte(s) Lebensmittel/Wasser (z.B. während Schlachtung) und Gegenstände/Equipment, *Salmonella* persistiert in der Umwelt (z.B. Schlachthof), direkt via (tierischen oder menschlichen) Faeces, Kreuzkontamination (z.B. Sommer Barbecues)

Infektion/Übertragung

Infektion und Übertragung von Salmonellen

- persistieren asymptomatisch für Monate in den Tonsillen, Darm, Darmlymphgewebe, Colon und Caecum (Trägerstatus),
- Stress (z.B. Mischen von Tiergruppen, Transport, Futterentzug) fördert Streuung,
- Übertragung fäkal-oral oder Nase-zu-Nase, sogar via Aerosol, Kot/Staubpartikel (kurze Distanzen); Streuung innerhalb der ersten 10 Tage, später intermittierend

Der Trägerstatus wird durch das Überleben und die Vermehrung von *Salmonella* in den Makrophagen erklärt, wo sie vor dem Immunsystem des Wirts geschützt sind.

Seit 2003 Überwachungsprogramme verschiedener *Salmonella* sp. durch EU-Gesetzgebung festgelegt (➲ VO (EG) Nr. 2160/2003; ➲ Kapitel 1.2.2)

Häufigkeit von *Salmonella* in der EU [Ausgangsstudie („baseline study") 2009]

- in Schweinezuchtbetrieben: 28,7% (0-64% je nach Mitgliedsstaat); 54 verschiedene Serovare
- in Schweinemastbetrieben: 33,3% (0-55% je nach Mitgliedsstaat); 88 verschiedene Serovare
- *S*. Typhimurium und *S*. Derby waren die dominanten Serovare

Effektive Bekämpfungsstrategien

Effektive Bekämpfungsstrategien

Ante mortem

- Kauf-Politik: neuen Bestand von *Salmonella*-freien Anbietern kaufen
- Futter/Trinkwasser: Futterbeprobung und Untersuchung auf *Salmonella* (17,6% der Futterproben aus 5 EU-Ländern waren in einer Studie im Jahr 2004 *Salmonella*-positiv). Futterdekontamination [Hitzebehandlung (Pelletieren?), Behandlung mit organischen Säuren (Akzeptanz → reduzierte Futteraufnahme?)]
- Reinigung und Desinfektion: oft unzureichend im Betriebsumfeld (Widerstandsfähigkeit von *Salmonella*, geringe Effizienz vieler R&D Mittel, Limits in Technik und Sicherheit, Ubiquität von Insekten und Nagern, Übersehen von R&D in Bereichen zu denen Schweine keinen Zugang haben, falsche Dosierung, Übergangszeit beachten, um gereinigten Bereich durch Heizen und Lüften trocknen zu lassen
- Impfung: derzeit Impfstoff erhältlich (subcutan bei Schweinen, oral bei Ferkeln): reduziert sowohl Streuung als auch Besiedelung des Wirtsgewebes und induziert erhebliche Antikörper-Reaktion; CAVE: erlaubt aber KEINE Unterscheidung zwischen geimpften und natürlich infizierten Tieren!
- Transport/Wartestall: Futterentzug vor Transport (12-18 Stunden). Nicht >18 Stunden! Erhöht Aggressivität bei Schweinen und verursacht Veränderungen in der Darmökologie, erhöht sogar Ausscheidung von *Salmonella*! Vermeide unangemessenen Umgang mit den Tieren, unangemessenes Laden/Entladen, zu hohe Tierdichte, schlechten Fahrstil des Fahrers (➲ Kapitel 3)

Post mortem

- Schlachtpraktiken haben den HÖCHSTEN EINFLUSS auf die Anzahl der kontaminierten Schlachtkörper → Maßnahmen zur Gegensteuerung basieren auf der Prävention fäkaler Kontamination:
- Logistisches Schlachten? (vorausgesetzt zuverlässige Informationen über den *Salmonella*-Status des Herkunftsbetriebs sind verfügbar, serologische/ bakteriologische Untersuchungen)
- Kritische Schritte: Enthaarung, Brühen, Polieren, Entweiden (zu 55-90% verantwortlich für Kontamination!), Reinigung der Messer vor und nach jedem Schlachtkörper, etc.
- Dekontamination

  Bemerke: auch hier können im Prinzip Dekontaminationsverfahren in Betracht gezogen werden (Heißwasser, Dampf, Natriumchlorit, organische Säuren); bis dato gibt es aber noch keine auf Schweine bezogene Gesetzgebung wie das bei Rindern der Fall ist!
- Kühlung (forcierte Luftkühlung)

Yersinia *Schweine*

Yersinia *bei Schweinen*

Allgemeines
Vertreter: *Yersinia enterocolitica, Yersinia pseudotuberculosis*

Quellen der Infektion: Wasser, kontaminierte Milch- und Schweinefleischprodukte. Unter den tierischen Quellen stellen Schweine das größte Reservoir dar (Symptome beim Menschen ➲ Kapitel 8.2.3.16). *Bemerke: Yersiniose ist die dritthäufigste Zoonose in der EU.*

Yersinia kann weltweit aus symptomlosen Schweinen isoliert werden, jedoch große Unterschiede zwischen den Ländern in der Häufigkeit von enteropathogenen Serovaren (z.B. *Y. enterocolitica* 4-93% in der EU) und sogar regionale Variation innerhalb eines Landes.

Ferkel werden typischerweise im Alter von 10-12 Wochen mit *Yersinia* infiziert (d.h. beim Übergang von den Ferkelaufzuchtstall zum Maststall). Sauen scheinen eine gewisse Immunität zu entwickeln, obwohl trächtige (eher als abferkelnde) Schweine den Erreger auf das Ferkel übertragen.

Tonsillen (und Eingeweide) sind die zuverlässigsten Probennahmestellen für Zwecke der Isolation. Allerdings ist die Serologie (Nachweis von Antikörpern für die Diagnose) noch zuverlässiger: 27% positiv durch Isolation, 66% positiv durch Serologie (dieselben Schweine).

Effektive Bekämpfungsstrategien

Effektive Bekämpfungsstrategien
Ante mortem
Allgemein scheint *Yersinia* schlecht im Betriebsumfeld zu überleben; die Übertragung geht vorwiegend von Tier zu Tier

Einige Beobachtungen:
- Ökologischer Landbau: negative Effekte auf die Häufigkeit von *Y. enterocolitica*, positive Effekte auf Häufigkeit von *Y. pseudotuberculosis*
- Hohe Produktionskapazität (Tierdichte; erhöhter Maulkontakt): negative Effekte
- Futtermittel: Supplementierung von präbiotischen Hefekomponenten senkt Vorkommen
- Trinkwasser: Verlassen auf öffentliche Wasserquellen (Trinkwasserqualität!)
- Einstreumaterial: nicht eindeutige Ergebnisse, Stroh scheint Anzahl serologisch postiver Schweine von *Y. enterocolitica* zu erhöhen

Norwegen: SPF-Betriebe konnten durch strenge Biosecurity-Maßnahmen frei von *Yersiniae* gehalten werden; Transport zu Schlachthof: negativer Effekt

Post mortem

- Logistische Schlachtung (speziell in Bereichen mit hoher Häufigkeit: nordische Staaten, Belgien)
- Vermeide Kreuzkontamination *via* Tonsillen, Lymphknoten, Eingeweide („Einpacken" des Rektums)

Bemerke: Schweinefleischprodukte die regelmäßig positiv getestet werden: Zungen, Herz, Leber, Nieren (können in Kontakt mit Tonsillen gekommen sein); in Süddeutschland bis zu 51% → Verarbeitung nur in erhitzten Produkten.

Campylobacter *Geflügel*

Campylobacter *bei Geflügel*

Vertreter: *Campylobacter jejuni, Campylobacter coli* (➲ Kapitel 8.2.3.5)
Unter den verschiedenen *Campylobacter* Arten ist *C. jejuni* die häufigste Subspezies bei Geflügel, i.A. nicht pathogen für Geflügel → weder klinische noch pathologisch-anatomische Symptome (obwohl die plantare Pododermatitis derzeit manchmal mit *Campylobacter* in Verbindung gebracht wird)
Bemerke: Campylobacteriose ist die häufigste bakterielle Durchfallerkrankung der entwickelten Welt

EFSA: in den EU-27 jährlich annähernd 900.000 Fälle von Campylobacteriose bei Menschen, davon 20-30% durch Hühnerfleisch, 50-80% sind dem Geflügelbestand (Legehennen, Masthühner) und seiner Umgebung zuzurechnen → Auswirkungen für die Gesundheit des Menschen durch Einschreiten in der Primärproduktion größer als Einschreiten während der Be- und Verarbeitung von Geflügelfleisch, denn das Bakterium kann auch durch die Betriebsumgebung auf den Menschen übertragen werden und nicht nur durch Hühnerfleisch

Campylobacter *Besiedlung*

Campylobacter **Besiedlung**
Zur Besiedlung führende Prozesse bei Geflügel sind multifaktoriell, d.h. abhängig von: 1) Frequenz und Art der Exposition durch Erreger und Vektoren in ihrem Umfeld, 2) Potential des Erregers zur Besiedelung (bakterielle Eigenschaften), 3) Anfälligkeit des Wirts;

- Bekannte Risikofaktoren: z.B. Wetter, Anwesenheit anderer Tiergruppen, Produktionssystem
- *Campylobacter* am häufigsten (aber nicht ausschließlich) im Caecum
- Geflügel am ehesten im Sommer besiedelt („Summer Peak": höhere Luftströme verursachen erhöhte Übertragung durch die Luft, Anwesenheit von Fliegen, Hitzestress bei Vögeln)
- *Campylobacter*-freie Periode: Erreger in der Regel bei Vögeln nicht nachweisbar (bei normaler kommerzieller Produktion) bis ca. 3-4 Wochen nach Besatz (maternale Antikörper, Wettbewerb der Darmflora?)
- Status des Wohlbefindens (z.B. schlechte Darmgesundheit) scheint Besiedelung zu fördern
- „Ausdünnen" [teilweise Depopulation (bis zu 30%) der Stallungen; gemäß der „end-of-life" stock density guidelines]: damit scheinen die Besiedlungsraten der im Stall verbliebenen Tiere jedoch erhöht zu werden

Extraintestinale Ausbreitung

Extraintestinale Ausbreitung von *Campylobacter* bei Hühnern
Campylobacter kann in essbare Gewebe eindringen:
Erreger in tiefem Muskelgewebe (bis zu 27% der Hühner) und Leber gefunden [Erklärung: Stress des Wirts (steigendes Noradrenalin-, Corticosteroid-Level) und/oder Immunantwort kann die Invasivität von *Campylobacter* Phänotypen erhöhen]; Kreuzkontamination in der Gastronomie

Effektive Bekämpfungsstrategien

(Effektive?) Bekämpfungsstrategien
Ante mortem
Derzeitiger Wissensstand ist eher limitiert → EU unterstützte Forschungsprogramme. Trotz großer Anstrengungen in den letzten Jahrzehnten steht KEINE einzige universell einsetzbare oder ausreichend wirksame Maßnahme zur Verfügung.

Was kann (möglicherweise) getan werden?
- Biosecurity-Maßnahmen (Reduzieren der Exposition des Geflügels durch *Campylobacter*)
- In Untersuchung*: In ovo* Vaccination? Phagenbehandlung? Präbiotische Nahrung und probiotische Bakterien?

Post mortem
Warum kann auch nur wenig während der Schlachtung und der Verarbeitung von Frischfleisch getan werden?
- Logistische Schlachtung? Hat nur eingeschränkten Effekt, besonders wenn die Infektionsrate in der Herde hoch ist, es braucht auch Zeit Proben zu ziehen, zu analysieren und die Reihenfolge der Schlachtung zu arrangieren.
- Trockenkühlen („blast chilling") reduziert die Anzahl von *Campylobacter*, aber ein gewisser Anteil wird lebensfähig bleiben („viable but not culturable").
- Jeder Oberflächen-zu-Oberflächen Kontakt (LM-zu-LM, LM-zu-Hand/ Equipment) überträgt einen Teil der mikrobiellen Belastung → GHP!!!

Bemerke: Brühen setzt Federfollikel, Hautfalten und subkutanes Gewebe dem Erreger aus, der sich in diesen Strukturen fangen kann und damit von für ihn schädlichen Umwelteinflüssen geschützt ist.

Bemerke: Campylobacter *ist ein mikroaerophiles Bakterium (d.h. eher empfindlich gegenüber Sauerstoff), das auch eine relativ hohe Wachstumstemperatur benötigt. Im Allgemeinen bietet die Frischfleischkette (Kühlung und noch viel weniger das Tiefgefrieren) diese Bedingungen nicht an, ABER*
Pseudomonas *verbraucht Sauerstoff und erleichtert das Überleben und die Erholung von* Campylobacter *(typisches Beispiel für mikrobiellen Synergismus)*

Bemerke: Besonders relevant für Lebensmittelverarbeitung und ready-to-eat Lebensmittel: folge GMP/GHP Prinzipien bei thermischer Behandlung, Anpassung des Säuregrads, Zugabe von Konservierungsstoffen, Verpackung etc.

Escherichia coli

Escherichia coli

Allgemeines

E.coli ist ein wesentlicher Bestandteil der NORMALEN Darmflora und als solcher ein Indikator für fäkale Kontamination von Lebensmitteln und Wasser.

Sechs bekannte Pathotypen von pathogenen *E. coli* verursachen eine Reihe von Durchfallerkrankungen (➲ Kapitel 8.2.3.8).
Jeder von ihnen hat unterschiedliche Mechanismen der Kolonisierung und Pathogenität, aber viele Umwelt- und Wirtsfaktoren tragen zur möglichen Erkrankung bei, z.B. kann ein und derselbe VTEC-Stamm eine Erkrankung bei einer Person verursachen und bei einer anderen asymptomatisch bleiben oder es kann wirtsbedingt zur bakteriellen Anpassung kommen, was zum Verlust der Virulenzfaktoren führt.

STEC/VTEC Rindfleisch

STEC/VTEC bei Rindfleisch

Von Tieren wird STEC/VTEC generell symptomlos getragen, obwohl zum Beispiel junge Kälber eine hämorrhagische Colitis und Durchfall entwickeln können [speziell wenn sie auch mit anderen Erregern infiziert sind (z.B. *Cryptosporidium*, *Rotavirus*, Coccidien)]

Rinder (und einige andere Wiederkäuer) stellen das Primärreservoir für VTEC dar (z.B. bis zu 40% der Rinder), und damit sind diese Bakterien einer Umgebung ausgesetzt, die das Wachstum und den horizontalen Gentransfer unterstützt, was zur Entstehung von mehr virulenten Stämmen (einschließlich Antibiotikaresistenz) führt.

Effektive Bekämpfungsstrategien

Effektive Bekämpfungsstrategien

Ante mortem

- Imfpung
  Experimentell: Rinder EHEC O157 Vaccine aus Canada verursacht erhöhte Serum-Antikörper-Titer. Fraglich, ob wirksam gegen andere EHEC-Typen und bei anderen Tierarten
- Betriebsmanagement
  Die folgenden Strategien oder Kombinationen davon werden derzeit diskutiert:
  - Futterumstellung (Wechsel von Getreide zu Heu) könnte EHEC O157:H7 reduzieren
  - Fütterung von probiotischen Kulturen?
  - Vermeidung von Fasten vor Schlachtung (*E. coli* vermehren sich NICHT im Rumen außer die Tiere werden nicht gefüttert)
- Sicherstellung der Sauberkeit von Tieren vor Transport und Schlachtung

Post mortem

Siehe z.B. strikte Betrachtung der CCPs bei Rindern (➲ Kapitel 5 Tabelle 41)

Sonderband WTM

Bemerke:
Sonderband "Symptomless carriers and how to deal with them"
Wiener tierärztliche Monatsschrift, 99. Jahrgang, 2012, Heft 11-12, 270-354 beinhaltet weitere Beispiele. Die dort vorhandenen Reviews thematisieren:

1. Salmonella *in pigs,*
2. Clostridium difficile *in pigs,*
3. *Enteropathogenic* Yersinia *in pig production,*
4. *Antibiotic resistance in asymptomatic commensal and shiga-toxin producing* Escherichia coli,
5. *MRSA in animals and humans: occurrence and control,*
6. *Growing awareness of asymptomatic carriage of* Listeria monocytogenes,
7. Campylobacter *as the main zoonotic pathogen in poultry and strategies for its control,*
8. Trichinella *and trichinellosis in the European Union,*
9. *Findings of* Alaria alata *mesocercariae in wild boar in Austria.*

7.5 Epidemiologische Grundlagen – Quantifizierung von Gefahren

7.5.1 Einführung

Epidemiologie

Das Wort Epidemiologie kommt aus dem Griechischen:
epi/ἐπί = „über", demos/δῆμος = „Volk", logos/λόγος = „Lehre"

Eine Definition der World Health Organisation (WHO) lautet:
„Die Epidemiologie untersucht jene Faktoren, die zu Gesundheit und Krankheit von Individuen und Populationen beitragen ist deshalb die Basis aller Maßnahmen, die im Interesse der Volksgesundheit oder Tiergesundheit unternommen werden."

Die Epidemiologie befasst sich mit Faktoren, die das Auftreten von Krankheit und Gesundheit beeinflussen. Dazu gehören die beschreibende und die analytische Epidemiologie.
Ursprünglich umfasste der klassische Begriff der Epidemiologie die Ausbreitung von Tierseuchen, die moderne Veterinärepidemiologie geht jedoch weit darüber hinaus.

7.5.2 Grundkonzepte der veterinärmedizinischen Epidemiologie

Basis

Die Basis der meisten epidemiologischen Untersuchungen ist die Vermutung, dass Krankheit nicht zufällig auftritt. Das heißt, epidemiologische Studien wollen die kausalen Zusammenhänge zwischen potentiellen Risikofaktoren und dem Auftreten der Krankheit erkennen. In diesem Zusammenhang sind zeitliche und räumliche Ausdehnung der Krankheit von Interesse.

Kausalität Henle-Koch'sche Postulate

Die Henle-Koch'schen Postulate waren die ersten festgelegten Kriterien, um Kausalität für Krankheiten zu bestimmen:

1. Der Erreger ist in jedem Fall der Krankheit anzutreffen und zwar unter Verhältnissen, welche den pathologischen Veränderungen und dem klinischen Verlauf der Krankheit entsprechen.
2. Er kommt bei keiner anderen Krankheit als zufälliger oder nicht pathogener Schmarotzer vor.
3. Er kann hinreichend oft umgezüchtet werden und ist danach imstande, die Krankheit von neuem zu erzeugen.

Die Henle-Koch'schen Postulate basierten auf folgenden Annahmen, die nicht immer zutreffen:

- eine bestimmte Krankheit hat nur eine Ursache und
- eine bestimmte Ursache resultiert immer nur einer bestimmten Krankheit

Evan-Postulate

So wurden einige Jahrzehnte später die Evan-Postulate dargestellt:

1. Die Prävalenz ist höher bei den exponierten Individuen.
2. Die Exposition ist häufiger bei den erkrankten Individuen.
3. In prospektiven Studien muss die Anzahl der neuen Fälle (Inzidenz) höher sein bei den exponierten als bei den nicht-exponierten Individuen.
4. Zeitliche Abfolge: Die Krankheit muss der Exposition folgen.
5. Es sollte eine Dosis-Wirkungs-Beziehung geben, also ein messbares biologisches Spektrum an Krankheitserscheinungen.
6. Spezifität der Reaktion: die Reaktion des Wirtes sollte bei gleicher Exposition ähnlich ausfallen.
7. Experimentelle Wiederholbarkeit.
8. Prävention oder Modifikation der Wirts-Reaktion sollte ein geringeres Ausmaß oder Fehler der Krankheit zur Folge haben.
9. Eine Änderung der Exposition sollte in einer Reduktion der Inzidenz (neu auftretende Fälle) resultieren.
10. Die Zusammenhänge sollten biologisch und epidemiologisch plausibel sein.

Ursachen

Ursachen werden oft eingeteilt in:

- notwendig und ausreichend
- notwendig und nicht ausreichend
- nicht notwendig, aber ausreichend
- weder notwendig, noch ausreichend

Epidemiologische Triade

Die epidemiologische Triade wird oft als Zusammenspiel der drei Komponenten Erreger, Wirt und Umwelt beschrieben.
Dabei spielen unterschiedliche Parameter der drei Komponenten eine Rolle:

- Auf Erregerseite: Infektiosität, Pathogenität, Virulenz, Lebensdauer, antigenetische Stabilität ...
- Auf Wirtseite: Spezies, Alter, Geschlecht, Rasse, Genotyp, Ernährungsstatus, physiologischer Status, ...
- Auf Umweltseite: Wetter, Haltung, geographische Lage, Management, Luftqualität, Futter, ...

7.5.3 Studientypen

Epidemiologisches Studiendesign

Die Art epidemiologischer Studien hängt von der Fragestellung und vom Krankheitsgeschehen ab.
Es gibt unterschiedliche epidemiologische Studien, die grob in Observationsstudien und Experimentelle Studien eingeteilt werden.

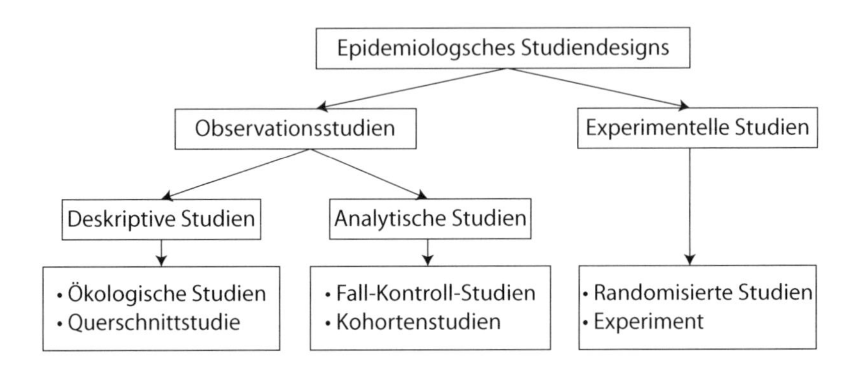

Observationsstudien

Observationsstudien (Beobachtungsstudien)

1. **Deskriptive Studien**

   Ökologische Studien

   Ökologische Studien (Correlation study) werden selten angewandt und benutzen aggregierte Daten (zeitlich oder räumlich), z.B. auf Länderebene. Man nimmt dabei an, dass sich die Gruppen nur bezüglich der Exposition unterscheiden (und das ist oft nicht der Fall).
   - Vorteil: kostengünstig, da i.d.R. kein Erhebungsaufwand
   - Nachteil: Studientyp nur gering belastbar

   Querschnittsstudie

   Die Querschnittsstudie (Cross-sectional study, Prävalenzstudie) wird zur Hypothesen-Generierung und Prävalenzbestimmung eingesetzt, wobei die Population (oder Stichprobe davon) zu einem einzigen Zeitpunkt untersucht wird. Gleichzeitig werden andere Faktoren (mögliche Risikofaktoren) erfasst. Dabei ist die Korrelation dieser Faktoren mit dem Auftreten der Krankheit von Interesse.
   - Vorteile: einfach, billig
   - Nachteil: weniger für Kausalität geeignet
2. **Analytische Studien**

   Fall-Kontroll-Studien

   Bei der Fall-Kontroll-Studie (Case-control study) hat man eine Gruppe erkrankter Tiere und eine Gruppe nicht-erkrankter Tiere und untersucht auf zurückliegende (ggf. hypothetische) Expositionen. Geeignet zur Hypothesen-Generierung, kann keine Kausalität nachweisen.
   Studienrichtung: retrospektiv
   - Vorteil: besonders für seltene Erkrankungen, relativ billig, schnell
   - Nachteil: retrospektiv (Möglichkeit einer Verzerrung)

Kohortenstudien

Bei Kohortenstudien (Longitudinalstudien) startet man mit einer gesunden Population und teilt diese in eine Gruppe exponierter und eine Gruppe nicht-exponierte Tiere ein, dann wird beobachtet, wer krank wird. Geeignet um gesundheitliche Folgen von (bekannten) Expositionen zu untersuchen. Studienrichtung: prospektiv

- Vorteil: zeitlicher Zusammenhang zwischen Risikofaktor und Erkrankung → für Kausalität geeignet; man erhält absolute und relative Krankheitsrisiken (Fall-Kontroll-Studie)
- Nachteil: teuer, z.T. langwierig → Problem, dass sich die Rahmenbedingungen im Zeitverlauf ändern können. Ungeeignet für seltene Krankheiten, da man sonst zu viele Studienteilnehmer bräuchte.

Experimentelle Studien

Experimentelle Studien (Interventionsstudien, kontrollierte Studien) oft „randomisierte kontrollierte klinische Studien", hierbei wird der Expositionsfaktor (Einflussfaktor) experimentell variiert

- Vorteil: gut für den Nachweis kausaler Faktoren
- Nachteil: oft ethische Probleme

Blind-Studien

Oft werden experimentelle Studien als „Blind-Studien" durchgeführt, um psychologische Faktoren auszuschalten.

- Einfach-Blind-Studie: die Person/der Landwirt weiß nicht, zu welcher Gruppe er/sie/das Tier gehört – der Tierarzt weiß es.
- Doppel-Blind-Studie: weder der Tierarzt noch der Landwirt wissen zu welcher Gruppe das Tier gehört.

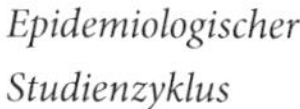

Epidemiologischer Studienzyklus

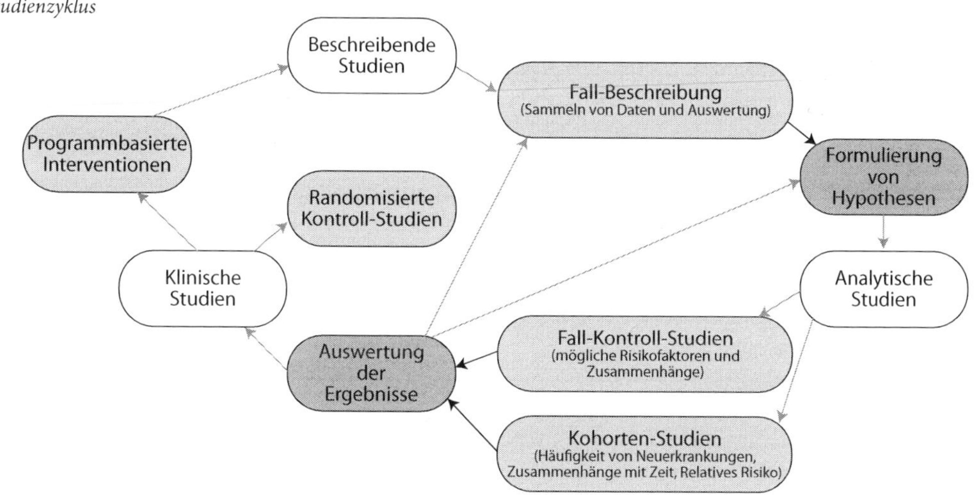

Komplikationen bei Studien

Komplikationen bei Studien können auftreten durch:
- Zeitvergleiche: Wenn man Studien und ihre Ergebnisse über einen längeren Zeitraum vergleicht, können die Ergebnisse durch geänderte Diagnostik verändert werden (z.B. Krebsdiagnostik weiter fortgeschritten als vor 10 Jahren)
- „Confounding factor" oder „Confounder" (Störfaktor): Beeinflussung von Risikofaktoren durch Drittfaktoren (Störgröße). Dies ist besonders bei Querschnittsstudien zu beachten. Ein Confounder selbst ist kein Risikofaktor für eine Erkrankung, ist aber mit einem Risikofaktor assoziiert. Dadurch entsteht ein scheinbarer Zusammenhang zwischen dem Confounder und der Erkrankung.

7.5.4 Beschreibende Epidemiologie

Epidemiologische Maße

Eine der grundlegenden Aufgaben der Epidemiologie ist die Quantifizierung von Krankheitsauftreten = eine Beschreibung der Krankheitshäufigkeit. Dies kann durch unterschiedliche Arten geschehen:
- rohe Zahlen
- Proportionen (oft als %)
- Verhältnis (z.B. Frauen zu Männer)
- Rate (Zeit)
- Neue Fälle („incidents")
- Alle Fälle (neue und alte)

Prävalenz

Prävalenz: Anteil der Individuen, die zu einem bestimmten Zeitpunkt eine bestimmte Krankheit haben unter denjenigen, welche die Krankheit bekommen können → oft mittels Querschnittsstudien ermittelt
Man unterscheidet:
- Punktprävalenz (zu einem Zeitpunkt ermittelt)
- Periodenprävalenz (über einen bestimmten Zeitraum ermittelt)

Inzidenz

Inzidenz: neu auftretende Krankheitsfälle
Man unterscheidet zwischen
- kumulative Inzidenz: Proportion der Tiere, die die Krankheit über einen bestimmten Zeitraum bekommen (anfangs sind alle Tiere frei von der Krankheit) = Anzahl neuer Fälle/Anzahl der Tiere unter Risiko wird auch Inzidenz-Rate genannt variiert von 0 bis 1 die kumulative Inzidenzrate ist die Wahrscheinlichkeit von Individuen in der Population innerhalb des Zeitraumes zu erkranken
- Inzidenzdichte: Anzahl der neuen Fälle / (Summe der krankheitsfreien Zeit) der Nenner summiert die Zeit unter Risiko auf (= Summe der krankheitsfreien Abschnitte jedes einzelnen Tieres)

Zusammenhang Prävalenz und Inzidenz

Die Prävalenz ist beeinflusst durch:
- die Inzidenz: Prävalenz ist vereinfacht = Inzidenz * mittlere Krankheitsdauer
- Dauer der Krankheit
- Immigration oder Emigration von Fällen
- Beobachtungsverlust
- Nachweismethode, Diagnose oder Einteilung der Erkrankung

Gesamtmortalität

Gesamtmortalität
= Zahl der Todesfälle in einem Beobachtungszeitraum geteilt durch die Populationsgröße

Ursachenspezifische Mortalität

Ursachenspezifische Mortalität
= Zahl der Todesfälle einer bestimmten Ursache in einem Beobachtungszeitraum geteilt durch die Populationsgröße

Altersspezifische Mortalität

Altersspezifische Mortalität
= Zahl der Todesfälle in einer bestimmten Altersklasse in einem Beobachtungszeitraum geteilt durch die Populationsgröße in dieser Altersklasse

Letalität

Letalität (Tödlichkeit) einer Erkrankung
= Zahl der Todesfälle nach Ursache in einem Zeitraum geteilt durch die Zahl der Neuerkrankungen dieser Ursache im selben Zeitraum

7.5.5 Stichproben

Zensus

„Zensus“: Beprobung einer ganzen Population, i.d.R. teuer, zeitintensiv und eventuell destruktiv

Stichprobe

Stichprobe: nur ein Teil der Population wird beprobt, i.d.R. so ausgewählt, dass Schlussfolgerungen auf eine größere Population möglich sind. Zuerst wird eine Zielpopulation ausgewählt aus der dann die Stichprobe gezogen wird.
Bei der Auswahl der Stichproben unterscheidet man nicht-zufallsgesteuerte und zufällige Verfahren.

Nicht-zufalls-gesteuerte Stichproben-Verfahren

Dabei gibt es zwei Auswahlen:
- Willkürliche Auswahl: wenn z.B. die erstbesten Tiere/Herden beprobt werden oder die Betriebe, welche die einfachste Anfahrt haben
- Bewusste Auswahl: wenn man bewusst eine subjektive Wahl trifft, z.B. wenn der Untersucher „repräsentative“ Tiere/Betriebe aussucht, z.B. für Österreich typische Betriebe

Zufällige Verfahren

Hier unterscheidet man folgende Auswahlen:
- Einfache Zufallsauswahl: jedes Tier der Studienpopulation hat dieselbe Wahrscheinlichkeit gezogen zu werden; dieses Verfahren wird am häufigsten angewandt; es werden Zufallszahlen aus dem „Sample-Frame“ gezogen (wobei der Sample-Frame z.B. alle Rinder in Österreich bezeichnet) Zufallszahlen können mittels Excel erstellt werden;
- Systematische Auswahl: das erste Tier wird zufällig gezogen, danach nimmt man Tiere in regelmäßigen Abständen (häufig wird dies bei Schafen angewandt, die durch einen Treibgang getrieben werden);
- Geschichtete Stichproben: z.B: ein gewisser Prozentsatz von weiblichen und männlichen Tieren wird gezogen. Manchmal ist dies die einzige Möglichkeit von bestimmten Gruppen überhaupt ausreichend große Fallzahlen zu erhalten.

Es gibt noch komplexere zufällige Verfahren wie:
- Clustersampling (Klumpenstichproben)
- Mehrstufige Auswahl

7.5.6 Grundlagen diagnostischer Tests

Diagnostischer Test

Ein diagnostischer Test bedeutet immer eine Zuordnung zu einer Kategorie (positiv/negativ; mit Risiko/ohne Risiko; ...)
Aber man sollte sich auch fragen, welche Auswirkungen diese Zuordnung hat!

Maßzahlen von Diagnose-Tests

Die Interpretierung von Diagnose-Tests wird mittels folgender Daten beschrieben:
- Sensitivität
- Spezifität
- Prädiktiver Wert

Man kann diese Werte am besten in einer 4-Felder-Tafel nach folgendem Aufbau erkennen:

	Krankheit K vorhanden	**Krankheit K nicht vorhanden**
	K	$\overline{K}$
Testergebnis positiv (T+)	a	b
Testergebnis negativ (T-)	c	d

Für Diagnosetests: Konvention:
Einteilung nach Krankheit – mittels Goldstandard in die Spalten
Einteilung nach Testergebnis – in die Zeilen
Zellen wirden mit a, b, c, d bezeichnet

Die richtig positiven Tiere sind in a, die falsch positiven Tiere in b, die falsch negativen Tiere in c und die richtig negativen Tiere in d.

Sensitivität

Die Sensitivität eines bestimmten Tests im Hinblick auf eine bestimmte Krankheit ist der Anteil der Individuen mit der Krankheit, der im Test ein positives Ergebnis liefert, also vom Test „erfasst" oder „erkannt" wird.
Es ist also die Anzahl der Kranken mit positivem Testergebnis geteilt durch die Anzahl aller Kranken. Es ist die Wahrscheinlichkeit, dass ein Individuum mit der Krankheit ein positives Testergebnis zeigt.
[in obiger Tabelle: a / (a+c)]

Spezifität

Die Spezifität eines bestimmten Tests im Hinblick auf eine bestimmte Krankheit ist der Anteil der Individuen ohne die Krankheit, die im Test ein negatives Ergebnis liefert.
Es ist also die Anzahl der „Gesunden" mit negativem Testergebnis geteilt durch die Anzahl aller „Gesunden".
Es ist die Wahrscheinlichkeit, dass ein Individuum ohne die Krankheit ein negatives Testergebnis zeigt.
[in obiger Tabelle: d / (b+d)]

Prädiktiver Wert

Man unterscheidet den positiven und den negativen prädiktiven Wert.
Der positive prädiktive Wert ist die Anzahl der Kranken mit positivem Testergebnis geteilt durch die Anzahl aller Tiere mit positivem Testergebnis.
[in obiger Tabelle: a / (a+b)]
Der negative prädiktive Wert ist die Anzahl der „Gesunden" mit negativem Testergebnis geteilt durch die Anzahl aller Tiere mit negativem Testergebnis.
[in obiger Tabelle: d / (c+d)]
Der prädiktive Wert ist abhängig von der

- Sensitivität
- Spezifität
- Prävalenz

Zusammenhang Sensitivität/Spezifität

Sensitivität und Spezifität hängen voneinander ab.
Erhöht man die Sensitivität, dann wird die Spezifität erniedrigt und umgekehrt.

Testkombinationen

Man kann unterschiedliche oder gleiche Tests kombinieren, und durch eine strategische Interpretation dieser Tests eine verbesserte Diagnostik erhalten:
1. unterschiedliche Tests für dieselbe Krankheit in EINEM Tier
2. gleicher Test für dieselbe Krankheit in mehreren Tieren
3. gleicher Test für dieselbe Krankheit in einem Tier über Zeit
4. unterschiedliche Tests für unterschiedliche Krankheiten in einem Tier

(1) Testkombination unterschiedlicher Tests für dieselbe Krankheit in einem Tier:
Dabei kann man die Tests entweder parallel oder seriell interpretieren.
Werden die Tests parallel angewandt, dann wird meist das disjunktive Positivitätskriterium verwendet („believe the positive"), während bei serieller Anwendung zumeist das konjunktive Positivitätskriterium angewandt wird („believe the positive").
Bei paralleler Testanwendung muss das Tier „beweisen", dass es gesund ist, d.h. egal welcher Test positiv ist, das Tier gilt als positiv. Dieses Kriterium wird dann immer angewandt, wenn eine schnelle Beurteilung erforderlich ist oder im Rahmen der Routinediagnostik.
   - Sensitivität wird erhöht, aber Spezifität erniedrigt.
   - Die Krankheit wird weniger oft übersehen, aber man erhält mehr falsch positive Tiere
Bei serieller Testanwendung werden nur die im vorherigen Test positiv reagierenden Individuen weiter untersucht, d.h. das Tier muss „beweisen", dass es krank ist. Nur wenn beide Tests positiv sind, gilt das Tier als positiv. Diese Anwendung dauert länger, aber die Testung kann beendet werden, sobald ein Test negativ ist.
   - Spezifität wird erhöht, aber die Sensitivität erniedrigt;
   - Man erhält eine höhere Sicherheit bei positivem Ergebnis, aber die Wahrscheinlichkeit ist höher, dass kranke Tiere nicht erkannt werden.
(2) Testkombination mit dem gleichen Test für dieselbe Krankheit bei mehreren Tieren:
Wenn dies bei mehreren Tieren innerhalb einer Herde geschieht, dann wird dies auch aggregiertes Testen genannt. Dies wird oft im Rahmen von Tierseuchenkontrollprogrammen angewandt.
(3) Testkombination mit dem gleichen Test für dieselbe Krankheit bei einem Tier, wird oft in der Forschung angewandt, wenn über Zeit gemessen wird, man nennt das sequentielles Testen.
(4) Testkombinationen mit verschiedenen Tests für unterschiedliche Krankheiten in einem Tier, wenn z.T. eine ganze Batterie an vielerlei Tests angewandt wird; häufiger in der Kleintierpraxis, indem Blutproben im Labor auf alle möglichen Blutparameter untersucht werden. Dies ist nur dann sinnvoll, wenn eine Kombination aus unterschiedlichen Parametern (bestimmtes Muster) auf eine Krankheit hinweist.
Es ist fragwürdig, wenn es als „fishing expedition" ausgeführt wird.

7.5.7 Risikomaße

Es gibt zwei häufig gebrauchte Risikomaße:
- Relatives Risiko
- Odds Ratio

Ein Risiko ist ein Maß der Wahrscheinlichkeit, während die Odds das Verhältnis des Auftretens eines Ereignisses zum Nicht-Auftreten des Ereignisses darstellt.

Die Odds sind der Wahrscheinlichkeit ähnlich, wenn das Ereignis selten auftritt.

Relatives Risiko

Das relative Risiko (RR) ist die kumulative Inzidenz in der exponierten Gruppe geteilt durch die kumulative Inzidenz in der Nicht-exponierten Gruppe.
Es ist das Verhältnis der bedingten relativen Häufigkeiten.

		Krankheit Present	Absent		
Faktor	Present	a	b	$a+b$	CI a / (a + b)
	Absent	c	d	$c+d$	CI c / (c + d)
		$a+c$	$b+d$	N	

$$\text{Relatives Risiko} = \frac{a/(a+b)}{c/(c+d)}$$

Die Interpretation des Relativen Risikos:

- RR=1: Der Faktor ist nicht mit der Krankheit verbunden, also Faktor und Krankheit sind unabhängig voneinander
- RR>1: Der Faktor erhöht das Risiko, ist also ein „Risikofaktor"
- RR<1: Der Faktor erniedrigt das Risiko, ist also ein „protektiver Faktor"
- Das RR kann nicht in Fall-Kontroll-Studien berechnet werden.

Odds Ratio

Die Odds Ratio (OR) ist ein alternatives Zusammenhangsmaß.
Es berechnet sich aus den Odds in der exponierten Gruppe geteilt durch die Odds in der Nicht-exponierten Gruppe.

$$\text{Odds Ratio} = \frac{a/b}{c/d} = \frac{ad}{bc}$$

Es wird oft auch das „Kreuzproduktverhältnis" genannt und kann Werte von 0 bis unendlich annehmen.
Die Interpretation der Odds Ratio ist ähnlich der des Relativen Risikos.
Bei seltenen Krankheiten ist das OR ein guter Schätzer für das RR.
Das OR kann bei allen Studiendesigns berechnet werden.

Weiterführende Literatur:

Callaway, T.R., R.C. Anderson, T.S. Edrington, K.J. Genovese, R.B. Harvey, T.L. Poole and D.J. Nisbet (2004). Recent pre-harvest supplementation strategies to reduce carriage and shedding of zoonotic enteric bacterial pathogens in food animals. Animal Health Research Reviews 5(01), 35-47.

Carlin, F. (2011). Origin of bacterial spores contaminating foods. Food microbiology 28, 177-182.

Dohoo, I., W. Martin and H. Stryhn (2012). Methods in epidemiological research. University of Prince Edwards Island Publishing. 843 pp.

Edrington, T.S., D.J. Nisbet and T.R. Callaway (2014). Zoonotic transfer of pathogens from animals to farm products. Global Safety of Fresh Produce: A Handbook of Best Practice, Innovative Commercial Solutions and Case Studies, 52.

Fehlhaber, K. (2014). Occupational Hazards. In: Ninios, T., J. Lundén, H. Korkeala and M. Fredriksson-Ahomaa (Eds.). Meat inspection and control in the slaughterhouse, Wiley Blackwell, pp. 495-509.

Fosse, J., H. Seegers and C. Magras (2008). Foodborne zoonoses due to meat: a quantitative approach for a comparative risk assessment applied to pig slaughtering in Europe. Veterinary research 39, 1-16.

Pfeiffer, D. (2009). Veterinary Epidemiology: an Introduction. Whiley-Blackwell. 135 pp.

Thrusfield, M. (2007). Veterinary Epidemiology (3rd edition). Blackwell-Publishing, 610 pp.

EU-Rechtsakte und österreichische Bundesgesetze

Die in Kapitel 7 angeführte EU-Verordnung mit ihrem Langtitel und dem Datum der letzten Änderung (Stand Februar 2015):

Verordnung (EG) Nr. 2160/2003 des Europäischen Parlaments und des Rates vom 17. November 2003 zur Bekämpfung von Salmonellen und bestimmten anderen durch Lebensmittel übertragbaren Zoonoseerregern, ABl. L 325 vom 12.12.2003, S. 1-15; zuletzt geändert durch Verordnung (EU) Nr. 517/2013 des Rates vom 13. Mai 2013, ABl. L 158 vom 10.6.2013, S. 1-71.

8 Allgemeine Lebensmittelhygiene

8.1 Allgemeine Lebensmittelmikrobiologie

8.1.1 Grundlagen

Aufgaben der Lebensmittelmikrobiologie

Aufgaben der Lebensmittelmikrobiologie:

- gesundheitlich unbedenkliche Produkte gewährleisten („sichere" Lebensmittel, Verbraucherschutz): Erfassen mikrobieller Kontamination mittels analytischer Methoden
- zur Wirtschaftlichkeit der Lebensmittelproduktion beitragen
  - frühzeitigen Verderb verhindern
  - Fermentationsvorgänge überwachen

Erwünschte/schädliche Mikroorganismen

- Erwünschte (nützliche) Mikroorganismen:
  - Fermentationsflora (➲ Kapitel 8.4.6; ➲ Kapitel 10.4.3.2)
    - als Bestandteil der natürlichen Mikroflora
    - Starter-, Schutzkulturen
- schädliche Mikroorganismen:
  - Pathogene Mikroorganismen (➲ Kapitel 8.2)
    - Infektionserreger
    - Toxi-Infektionserreger
    - Intoxikationserreger
- Verderbsflora

8.1.2 Bakterielles Wachstum, Überleben, Absterben

Wachstumsphasen

Bakterielles Wachstum verläuft in 4 Phasen:

lag-Phase

- Lag-Phase (Latenzperiode, Anlaufphase)
  - keine Zellvermehrung
  - Erholung vorgeschädigter Zellen
  - Anpassung an neues Milieu (z.B. substratarm → substratreich, anaerob → aerob; NB: nach Überimpfung auf neues Milieu ist die lag-Phase im Allgemeinen stark erhöht)

log-Phase

- Log-Phase (exponentielle Phase, Wachstumsphase)
  - Exponentielle Zellvermehrung durch Zweiteilung (1 → 2 → 4 → 8 →16 → 32 → 64 →128 →...)
  - Generationszeit: jene Zeit, die für eine Zellteilung notwendig ist (→ ↓ Generationszeit → schnellere Vermehrung)
    ϕ = Winkel zwischen Zeitachse und exponentieller Kurve; schnellere Vermehrung bei ↑ ϕ (= ↓ Generationszeit);
    - günstige Umstände → ϕ = 45-70°
    - ungünstige Umstände → ϕ <45°

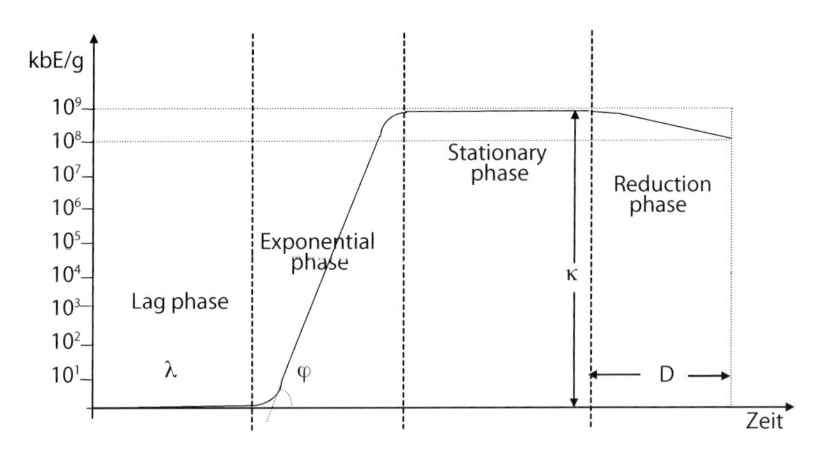

Abbildung 40: Bakterielle Wachstumsphasen (Monod-Hinshelwood Kurve)

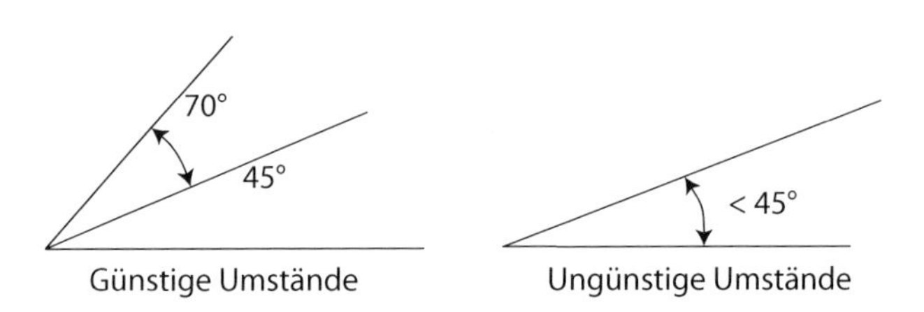

Nährstoffe im Milieu erschöpft → Proliferation endet. Zu diesem Zeitpunkt vorhandene Bakterienpopulation = „cell-crop“ (Zellernte). Zellernte charakterisiert durch κ (Kappa) = Zunahme der Zellzahl seit Beginn der Proliferation!

Stationäre Phase

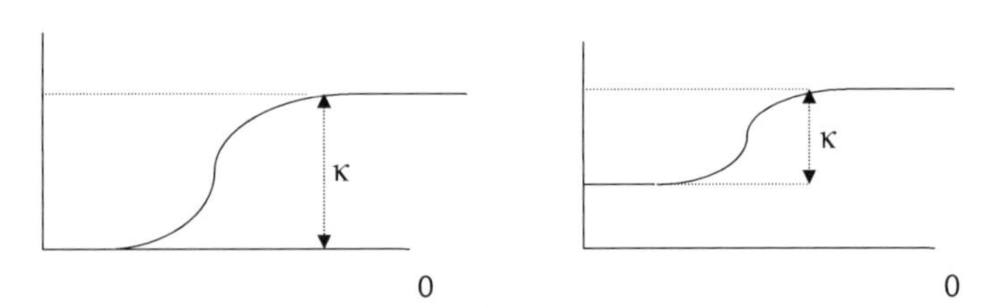

- Stationäre Phase (Plateauphase)
  - konstante Zellzahl (Gleichgewicht zwischen Zellvermehrung und Absterben der Zellen).
  - Ursache: ↑ bakterielle Stoffwechselprodukte, ↓ Nährstoffe

Absterbephase

- Absterbephase
  - ↓ Zellzahl (Absterben der Zellen > Zellvermehrung)
  - Ursache: Substratmangel
  - Maß für die Geschwindigkeit des Absterbens = D-Wert (dezimale Reduktionszeit): erforderlicher Zeitraum zur Reduzierung der Bakterienzahl um 90% (= Abnahme um 1 Zehnerpotenz)

8.1.3 Wachstumsbestimmende Faktoren

8.1.3.1 Substrateigenschaften (intrinsic factors)

intrinsic factors

Substrateigenschaften (intrinsic factors) = vom Lebensmittel abhängige, wachstumsbestimmende Faktoren (chemische, physikalische, strukturelle Eigenschaften)

Nährstoff-zusammensetzung

Nährstoffzusammensetzung
Nährstoffansprüche einzelner Bakterien variieren stark:

- einige wachsen auf fast allen Lebensmitteln, auch bei geringen Mengen an Substrat (z.B. Pseudomonaden: wachsen auf Fleisch, ebenso wie im Abwasser)
- andere Keime stellen höhere Anforderungen an Nährmedium (z.B. Laktobazillen: wachsen auf Fleisch, aber nicht im Abwasser von Schlachthöfen)

Nährstoffzusammensetzung bestimmt die Mikrobiota.
Beispiel: Verderbsflora von frischem Fleisch: Fleisch → wenig Kohlenhydrate und freie Aminosäuren; Hauptteil = hochmolekulare Substanzen (Proteine, Fette)

- niedermolekulare Substanzen (Zucker, Aminosäuren), die ohne enzymatische Katalyse genutzt werden können, werden zu Beginn abgebaut, kaum Geruchsabweichungen.

Wasseraktivität

Wasseraktivität (a_w)
Mikroorganismen benötigen Wasser für Wachstum → Dehydrierung hemmt Wachstum. Aber: Ausschlaggebend ist das frei verfügbare Wasser und nicht der Gesamtgehalt an Wasser im Lebensmittel! Gehalt an frei verfügbarem Wasser abhängig von bindungsfähig der Inhaltsstoffe z.B. Eiweiß- und Ionengehalt.
Beispiel:

- getrocknetes Eipulver (10% H_2O): polare Gruppen mit H_2O gesättigt → Wasserumhüllung (Wassermantel) gesättigt → freies H_2O → Mikroorganismen haben Wasser zur Verfügung → Wachstum → mikrobieller Verderb
- getrocknetes Obst (10% H_2O): Wasserumhüllung nicht gesättigt → kein freies Wasser → kein mikrobieller Verderb

Definition a_w

Definition a_w-Wert:

$$a_w = \frac{pH_2O \text{ oberhalb des Produktes (bei 20 °C)}}{pH_2O \text{ oberhalb von reinem Wasser (bei 20 °C)}}$$

Größenordnung a_w

Aufgrund dieser Definition liegen a_w-Werte immer zwischen 1 und 0:

- $a_w = 1$ für Wasserdampf (gesamtes Wasser frei verfügbar)
- $a_w = 0$ für wasserfreie Glukose (kein Wasser verfügbar)

Je größer der a_w, desto mehr Wasser ist frei verfügbar!

Bakterienwachstum und a_w

Bakterielles Wachstum und a_w:

- a_w Milieu $\approx$ a_w Bakterienzelle → optimal für Mikroorganismen
- a_w Milieu $<$ a_w Bakterienzelle → Zellwasser Verlust → Schrumpfung der Bakterienzelle

a_w-Grenzwerte

a_w-Grenzwerte für bakterielles Wachstum (➲ Abbildung 41):

$a_w < 0{,}60$: mikrobielles Wachstum fast unmöglich
$0{,}60 < a_w < 0{,}98$: ± Hemmung von bestimmten Mikroorganismen
$a_w = 0{,}98$: ($= a_w$ physiologische NaCl-Lösung) optimal für die meisten Mikroorganismen)

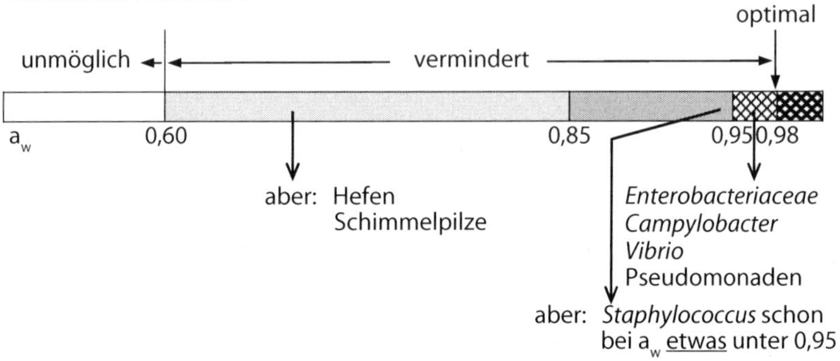

Bakterielles Wachstum:
optimal
unmöglich
vermindert
a_w 0,60 0,85 0,95 0,98
aber: Hefen Schimmelpilze
Enterobacteriaceae
Campylobacter
Vibrio
Pseudomonaden
aber: *Staphylococcus* schon bei a_w etwas unter 0,95

Abbildung 41: a_w und mikrobielles Wachstum

Bemerke: Listeria monocytogenes *(a_w 0,92),* Bacillus cereus *(a_w 0,93) und* Staphylococcus aureus *(a_w 0,86) können auch noch bei niedrigen a_w-Werten überleben und sich vermehren.*

pH-Wert

pH-Wert

Lebensmittel haben zumeist pH-Werte zwischen 3,5 und 7,0 (z.B. Milch pH 6,6-7,0). Es gibt Ausnahmen: z.B. Eiklar pH 9,0-9,6, Krebsfleisch pH $\approx$ 7,3). Verderb meist bei pH 4,4-4,5 v.a. durch Bakterien (Enterobakteriaceen, *Bacillus*-Arten), andere Faktoren können (z.B. a_w) hemmend wirken (Schimmelpilze und Hefen nicht kompetitiv)

Säureempfindlicher z.B. *C. botulinum* Typ E oder *P. aeruginosa*
Säureunempfindlicher z.B. *Salmonella* Serotyp Typhimurium oder *Staph. aureus*
Säuretolerant z.B. Essigsäurebakterien oder Laktobazillen – Optimum 5,5-6,3; Minimum 2,6-4,4
z.B. Bier, Wein, Salat → Verderb durch Schimmelpilze, Hefen und säuretolerante Bakterien!

4,0 < pH < 4,5: $COO^- \rightarrow COOH$, $NH_3 \rightarrow NH_4^+$: Besondere Zellfunktionen der Bakterien notwendig → sonst Wachstum gehemmt → Hefen, Schimmelpilze und säuretolerante Bakterien besitzen spezielle Mechanismen → dominieren

pH < 4,0: auch säuretolerante Bakterien (z.B. Laktobazillen) gehemmt

NB: Außer Verfügbarkeit der H^+-Ionen ist weiters die Art der Säure wichtig. Schwache organische Säuren (z.B. Essigsäure, Milchsäure) dringen als undissoziierte Moleküle in die Bakterienzelle → Dissoziation → intrazelluläre pH-Senkung → Beeinflussung des bakteriellen Metabolismus! Benzoesäure wirkt sehr effektiv gegen Bakterien, Hefen und Schimmelpilze.

Eh-Wert

Redoxpotential (Eh-Wert)

Redoxpotential (Eh; Einheit: mV) = Maß für die Bereitschaft einer Substanz, Elektronen abzugeben.
Oxidations- und Reduktionsreaktionen verlaufen nicht isoliert: Jede Oxidation einer Verbindung (Elektronendonor) ist von der Reduktion einer anderen Verbindung (Elektronenakzeptor) begleitet. Der Eh-Wert wird vom Verhältnis der oxidierten zu den reduzierten Substanzen in einem Substrat bestimmt.

Einflussfaktoren

Von besonderer Bedeutung für den Eh sind:

- pH-Wert (pH = 0 → Konzentration von oxidierten und reduzierten Stoffen gleich → Eh = 0 mV; pH = 7 → Eh = -420 mV)
- relative Konzentration von oxidierten/reduzierten Gruppen (reduzierend wirken z.B. -SH-Gruppen von Eiweißen, Vit. C)
- Sauerstoffgehalt im Lebensmittel (oxidierende Wirkung von Sauerstoff: ↑ pO_2 → ↑ Eh).

Beispiele:

- Rohmilch nach dem Melken: Eh ≈ +250 mV
- Fleisch nach der Schlachtung: Eh ≈ +250 mV
- gekochtes Hackfleisch, aerob gelagert: Eh ≈ +300 mV
- Käse: Eh ≈ -20 bis -200 mV
- Kochwurstkonserven, anaerob: Eh ≈ -20 bis -150 mV

Eh und bakterielle Flora

Eh bestimmt bakterielles Wachstum im Lebensmittel (→ Zusammensetzung Verderbsflora):

- anaerobe Flora → niedriger Eh-Wert (-200 bis -400 mV) notwendig (bei ↑ Eh → Oxidation -SH-Gruppen bakterieller Proteine → Bildung S-S-Bindungen → ↓ biologische Aktivität → ↓ Wachstum)
- aerobe Flora → hoher Eh-Wert (+ 100 bis +500 mV) notwendig

Beispiel:

- Produkte in Sauerstoffatmosphäre (z.B. unverpacktes Fleisch) → Verderb durch aerobe Keime (z.B. Pseudomonaden)

- Produkte ohne Sauerstoffaustausch (z.B. ↓ Luftdurchlässigkeit von Verpackungsfolien, Vakuumverpackung) → Verbrauch Rest-O_2 → ↓ Eh → ↑ Wachstum anaerober oder fakultativ anaerober Mikroorganismen (z.B. Laktobazillen, *Enterobacteriaceae*)

Inhibine

Inhibine (antimikrobielle Inhaltstoffe)
Natürliche Inhaltsstoffe des Lebensmittels mit antimikrobieller Wirkung. Beispiele:

- in Pflanzen:
  z.B. Salicylsäure, Benzoesäure, phenolartige Komponenten, Alkaloide, ätherische Öle
- in Eiern:
  z.B. Lysozym, Ovotransferrin (bindet Eisen), Avidin (bindet Biotine)
- in Milch:
  z.B. Lactoferrin, Lysozym, Lactoperoxidase (katalysiert Oxidation von Thiocyanat durch H_2O_2 → Hypothiocyanatbildung = sehr effektiver mikrobieller Hemmstoff)
- in Fleisch:
  z.B. Lysozym, Immunglobuline

Biologische Strukturen

Biologische Strukturen
Biologische Strukturen (Faszien, Bindegewebskapseln, ...) verhindern Eindringen von Mikroorganismen → Schutz des Muskel- und Organgewebes (= guter Bakteriennährboden). Nach Zerstörung der Strukturen (z.B. Faschiertes-Herstellung) beschleunigtes bakterielles Wachstum.

8.1.3.2 Externe Einflussfaktoren (extrinsic factors)

Externe Einflussfaktoren (extrinsic factors) = von der Umgebung des Lebensmittels abhängige, wachstumsbestimmende Faktoren. Einfluss besonders wichtig bei Lagerung und Transport.

Temperatur

Temperatur
Temperatur = wichtigster Faktor zur Beeinflussung bakteriellen Wachstums! Mikroorganismen wachsen nur innerhalb bestimmter Temperaturbereiche. Nach ihrer optimalen Vermehrungsstemperatur unterscheidet man (➲ Tabelle 48; ➲ Abbildung 42):

Thermische Einflüsse

Thermische Einflüsse auf Mikroorganismen:

- Gefriertemperaturen (➲ Kapitel 8.4.2.3):
  wirken v.a. durch ↓ a_w; Zellzerstörung: Gram-negative > Gram-positive. Temperaturbereich um den Gefrierpunkt zellzerstörender als sehr tiefe Gefriertemperaturen → keine bedeutende Reduktion möglich. Vermehrung unmöglich <-10°C.

Tabelle 48: Temperaturoptima für mikrobielles Wachstum

	Minimum (°C)	Optimum (°C)	Maximum (°C)
psychrophil (kälteliebend)	-15	10-15	20
psychrotroph (kältetolerant)	-5	25	42
mesophil	5	30-37	42
thermotroph (wärmetolerant)	15	40-45	55
thermophil (wärmeliebend)	40	45-60	85

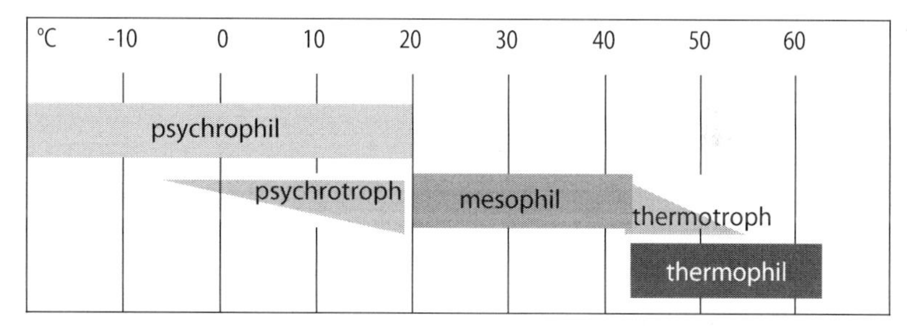

Abbildung 42: Einteilung der Mikroorganismen nach optimaler Wachstumstemperatur

- Kühltemperaturen (2-5 °C) (➲ Kapitel 8.4.2.1):
  wirken durch Verlängerung von lag-Phase und Generationszeit → langsame Vermehrung von Psychrophilen und Psychrotrophen; zumeist keine Vermehrung von Pathogenen. Ausnahmen:
  - *Yersinia* spp.
  - *Clostridium botulinum* Typ E
  - *Listeria* spp.

  → Kühlung allein nicht völlig ausreichend, um Flora zu stabilisieren → Hygienemaßnahmen (➲ Kapitel 5) äußerst wichtig, um das Ausgangsniveau der Verkeimung niedrig zu halten!
- Temperaturerhöhung (>60 °C)
  wirkt durch thermische Denaturierung von Eiweißen → Absterben von vielen Mikroorganismen

„Danger zone“ (5-60 °C): werden LM zu lange bei Raumtemperatur gelagert, können sich einige pathogene MO innerhalb von 20 min um 1 log Einheit vermehren (z.B. *Staphylococcus aureus*, *Salmonella* Serotyp Enteritidis, *Escherichia coli* O157:H7 und thermophile *Campylobacter*).

Gasatmosphäre

Gasatmosphäre

- Gaszusammensetzung
  - Sauerstoffspannung (pO_2)
    - obligat aerobe Keimflora
      Wachstum nur mit Sauerstoffpartialdruck. Energiegewinnung durch Oxidation (unter gleichzeitiger Reduktion molekularen Sauerstoffs → Redoxpotential (➲ Kapitel 8.1.3.1)
    - mikroaerophile Flora (z.B. *Campylobacter*)
      ↓ pO_2 → ↑ Wachstum
    - obligat anaerobe Flora:
      Wachstum ohne Sauerstoff. Energiegewinnung durch Gärung (Redoxreaktionen)
    - fakultativ anaerobe Flora:
      Wachstum mit oder ohne Sauerstoff. Umschalten zwischen Oxidation und Gärung möglich.
  - Kohlendioxidgehalt (pCO_2)
    CO_2 → ↑ lag-Phase und ↑ Generationszeit → bakteriostatische und fungistatische Eigenschaften bei Temperaturen <5 °C. Unwirksam, wenn Mikroorganismen bereits in log-Phase sind!
- Feuchtigkeitsgehalt (relative Luftfeuchtigkeit = rh)
  ↓ rh → Abtrocknung Lebensmitteloberfläche (↓ a_w) → ↓ Wachstum

Implicit factors

8.1.3.3 Floraeigenschaften (implicit factors)

Floraeigenschaften (implicit factors) = von den Mikroorganismen selbst abhängig:

- Anpassungsfähigkeit an physiologische/ökologische Umstände, die aus den inneren und äußeren Faktoren resultieren,
- gegenseitige Beeinflussungen unterschiedlicher Mikroorganismen.

Bemerke: „Implicit factors" pathogene Mikroorganismen können sich vermehren, wenn die Konkurrenzflora (= z.B. Verderbsflora aber auch Schutz-oder Fermentationsflora) fehlt oder reduziert ist.

Genetische Wachstumsparameter

Genetisch festgelegte Wachstumsparameter, z.B.:

- maximale Generationszeit (➲ Kapitel 8.1.2)
- Temperaturbereich (➲ Kapitel 8.1.3.2)
- Nährstoffansprüche

Gegenseitige Beeinflussung

Gegenseitige Beeinflussungen

Antagonismus

- Antagonismus
  in Reinkultur wachsen die meisten Bakterien besser als in einer Mischkultur, wegen
  - Nährstoffkonkurrenz
  - Abscheidung wachstumshemmender Stoffe (z.B. Bakteriozine)

Bemerke: Ein Beispiel von Antagonismus ist die starke Wachstumshemmung von Verderbskeimen in Rohwürsten durch die Fermentationsflora.

Synergismus

- Synergismus
  z.B. eine Mikroorganismenart bildet Metaboliten, die wichtige Nährstoffe für eine andere Art darstellen (z.B. Peptidbildung aus nativen Eiweißen).

8.2 Schadwirkungen durch Lebensmittel

8.2.1 Allgemeines

8.2.1.1 Mögliche Schadwirkungen

Allgemeines

Lebensmittel tierischer Herkunft können die Gesundheit der Konsumenten in direkter oder indirekter Weise beeinträchtigen. Durch ausgewogene, maßvolle Ernährung und Beachtung hygienischer Grundsätze im Umgang mit Lebensmitteln können Gesundheitsgefahren jedoch stark reduziert werden → Gesundheitsgefahren objektiv bewerten! („general view in the U.S. that everything in your diet is going to kill you. Well ...: Don't eat and die anyhow!" Kritchevsky, 1994).

Schadwirkungen

Mögliche Schadwirkungen durch Lebensmittel:

Lebensmittelvergiftung

- **Lebensmittelvergiftungen** („Food poisoning")
  Definition der WHO (1984): „Any disease of an infectious or toxic nature caused by or thought to be caused by the consumption of food or water" → alle durch Lebensmittel oder Wasser übertragenen infektiösen und toxischen Erkrankungen, unabhängig von den dabei auftretenden Symptomen.
  Der Begriff „Lebensmittelvergiftung" schließt ein:
  - akute Gastroenteritiden (Durchfall, Erbrechen)
  - Krankheiten, die den Gastrointestinaltrakt nicht beeinflussen (z.B. Botulismus, Listeriose, Schwermetallvergiftungen)

Lebensmittel-unverträglichkeiten

- **Lebensmittelunverträglichkeiten** (Stoffwechselstörungen):
  - Lebensmittelallergien
  - Lebensmittelintoleranzen (z.B. Laktose-Intoleranz)

Chronische Erkrankungen

- **durch Kostform und Verhaltensmuster verursachte**, chronische, nicht übertragbare Erkrankungen:

Ernährungsweise

Vorherrschende Ernährungsweise in Industrieländern:

- Übermaß an Energie
  - reich an ungebundenen Zuckern
  - fettreich [Zufuhr Gesamtfett i.d.R. hohe Zufuhr an gesättigten Fetten, die v.a. von tierischen Nahrungsmitteln stammen (v.a. Milchprodukte, Fleischwaren, Fette, Öle; weniger aus Fleisch)]
- Mangel an komplexen Kohlenhydraten („Ballaststoffen")

Risikofaktoren

Ernährungsweise → Risikofaktoren für chronische Erkrankungen. CAVE: Zusammenhänge sind komplex! Auch beeinflusst durch Alkohol-, Zigarettenkonsum, körperliche Aktivität. Risikofaktoren:

- Hypercholesterinämie: Zusammenhang mit Fett- und Ballaststoffaufnahme, wenig abhängig von Cholesterinaufnahme via Nahrung!
- Bluthochdruck: Zusammenhang mit Salz-, Gesamtfett- und Ballaststoffzufuhr, Alkoholkonsum, Körpergewicht, körperlicher Aktivität
- Fettleibigkeit: Zusammenhang mit genetischer Veranlagung, übermäßiger Energieaufnahme, körperlicher Aktivität

Erkrankungen

Wichtige Erkrankungen:

- Erkrankung Herzkranzgefäße. ↑ Risiko bei Hypercholesterinämie, Hypertonie
- Bluthochdruck, Durchblutungsstörung in Gefäßen im Gehirn: ↑ Risiko bei Hypertonie
- Insulinabhängiger Diabetes mellitus. ↑ Risiko durch Fettleibigkeit und Bewegungsmangel (Dauer und Grad der Fettleibigkeit)
- Gallensteine. ↓ Risiko durch ballaststoffreiche Ernährung
- Osteoporose. Mögliche Einflussfaktoren (Hormonell, Bewegungsmangel): ↑ Protein- und Salzzufuhr → obligatorischer Kalziumverlust
- Krebsrisiko (➲ Tabelle 49)

Tabelle 49: Zusammenhänge zwischen einigen Ernährungskomponenten und Krebserkrankungen (Käferstein und Clugston, 1995)

Krebsart	**Fett**	**Körpergewicht**	**Ballaststoffe**	**Obst- & Gemüse**	**Alkohol**	**geräucherte gesalzene & eingelegte Nahrungsmittel**
Brust	+	+			±	
Gebärmutterschleimhaut						
Gebärmutterhals				-		
Prostata	++					
Blase				-		
Mundhöhle		++		-	+	
Speiseröhre				-	++	+
Magen				-		++
Mastdarm	+			-	+	
Grimmdarm	++		-	-		

+: positive Zusammenhänge, erhöhtes Krebsrisiko bei vermehrter Aufnahme
-: negative Zusammenhänge, vermindertes Krebsrisiko bei vermehrter Aufnahme

8.2.1.2 „Lebensmittelinfektionen und -intoxikationen" – Epidemiologie

Häufigkeit

Häufigkeit von Lebensmittelinfektionen und -intoxikationen unterschiedlich je nach Region, Land, Kontinent (➲ Tabelle 50)

Ursachen

Ursachen:

- Unterschiedliche Verbreitung der Erreger, zusammenhängend mit z.B. Klima, Bekämpfungsmaßnahmen, Globalisierung, Reiseassoziation, etc.
- Unterschiedliche Qualität der rapportierten Daten; höhere Dunkelziffer auf Grund von folgenden Einflussgrößen (➲ Abbildung 43)
  - „underreporting": erkrankte Patienten konsultieren keinen Arzt (insbesondere bei Durchfall/Erbrechen ohne Komplikationen)
  - oft ist kausales Agens nicht mehr nachzuweisen, da Lebensmittel vollständig konsumiert oder vernichtet ist
  - Unterschiedliche statistische Erfassungs-, Datenaufarbeitungs- und Veröffentlichungsverfahren
  - Validität der Diagnostik: unterschiedliche analytische Techniken

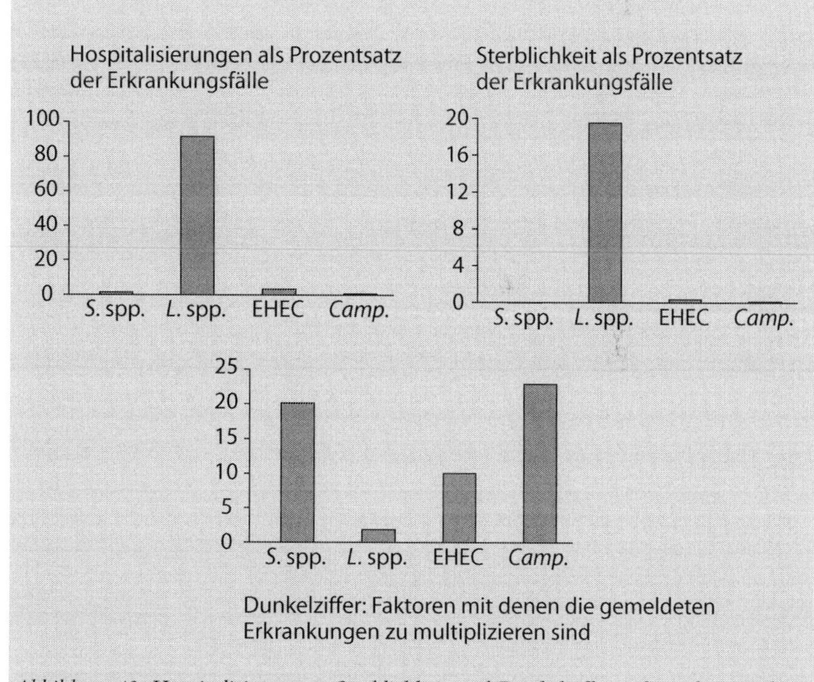

Abbildung 43: Hospitalisierungen, Sterblichkeit und Dunkelziffer aufgrund von Erkrankungen durch Salmonella, Listeria, *EHEC und* Campylobacter *in den USA (Nach Mead* et al., *1999)*

Tabelle 50. Geschätztes Vorkommen von Erkrankungen, die durch Lebensmittel übertragen werden bzw. werden können (Motarjemi und Käferstein, 1997)

	AFR	AMR Nord	AMR Mittel/Süd	EMR	EUR[a]	SEAR	WPR: JNA[a]	WPR: Übrige
Bakterielle Infektionen und Intoxikationen								
Bacillus cereus Gastroenteritis	+++	++	+++	+++	++	+++	++	+++
Botulismus	+	+	+	+	+	+	+	+
Brucellose	+/++[b]	+	++	+/++[b]	-/+/++[b]	+/++[b]	+	+/++[b]
Campylobacteriose	+++	++	+++	+++	++	+++	++	+++
Cholera	+/++[b]	-/+	+/++[b]	+	-	+	-/-	+
Clostridium perfringens Enteritis	+++	++	+++	+++	++	+++	++	+++
Escherichia coli Erkrankungen	+++	+	+++	+++	+/++[b]	+++	+	+++
Listeriose	+	+	+	+	+	+	+	+
Typhus und Paratyphus	++	+	++	++	+	++	+	++
Salmonellose	+++	++	+++	+++	++/+++[b]	+++	++	+++
Shigellose	+++	++	+++	+++	+/++[b]	+++	++	+++
Staphylococcus aureus Intoxikation	+++	++	+++	+++	++	+++	++	+++
Vibrio parahaemolyticus Enteritis		+			+	++	+/++[b]	++
Vibrio vulnificus Septikämie		+			+/++[b]		+/++[b]	++
Yersiniose		+			+/++[b]		+	
Virale Infektionen								
Hepatitis A	++	++	++	++	++	++	++	++
Norwalk Virus Gastroenteritis	+	+	+	+	+	+	+	+
Poliomyelitis	++	+	+	+	+	++	+	+/++
Rotavirus Gastroenteritis	+++	++	+++	+++	++	+++	++	+++
Protozoen Infektionen								
Amoebiasis	+++	+	+++	++/+++	+	+++	+	+++
Cryposporidiose	+++	++	+++	+++	++	+++	++	+++
Giardiasis	+++	++	+++	++/+++	+/++[b]	+++	++	+++
Toxoplasmose	++	+	++	+/++	+	+/++	++	++
Helminthen Infektionen								
Ascaridose	+++	+	+++	+++	+/++[b]	+++	+/++	+++
Clonorchidose	-	-	-	-	-/++[b]	-	-/+[b]	++/+++[b]
Fasciolose	-/++[b]	-	++/+++[b]	++	-/+++[b]	-	-	-/++
Hydatidose	+/++[b]			+/++	+		+	
Opisthorchiasis (*O. felineus*)					-/+++[b]			
Opisthorchiasis (*O. viverrini*)						-/+++[b]		
Taeniasis/Cysticercosis	+/+++[b]	+	++	+	+			
Trichinellose	+/++	+	+/++	-/+[b]	+/++[b]	+/++[b]	+/++	++
Trichuriasis	+++	+	+++	+++	+/++[b]	+++	++	++

[a]WPR: JNA = Japan, Neuseeland, Australien

[b] große regionale Unterschiede; -: nicht auftretend; +: gelegentlich oder selten vorkommend; ++: häufig; +++: sehr häufig

EFSA

EFSA [European Food Safety Authority] (➲ Kapitel 1.2.6.1)
- ab 2007 harmonisierte Berichterstattung und fachliche Terminologie lebensmittelassoziierter Erkrankungen der EU-Mitgliedsstaaten (EU-MS);
- Erkrankungen werden nun kategorisiert in „stark oder schwach evidenzbasiert", nach Möglichkeit ein Lebensmittel als Vektor der Zoonose zu finden;
- das Identifikationssystem von lebensmittelassoziierten Erkrankungen auf nationaler Ebene ist unter den EU-MS nicht harmonisiert;
- die Unterschiede in den gemeldeten Erkrankungen spiegelt nicht unbedingt die Lebensmittelsicherheit in den einzelnen EU-MS wieder, sondern die Sensitivität des nationalen Meldesystems;
  z.B. meldeten 2012 25 EU-MS und 2 Nicht-EU-MS lebensmittelassoziierte Erkrankungen.

Gefahr Durchgängigkeit

Gefahr einer Durchgängigkeit der Lebensmittelkette für mikrobielle Noxen manifestiert sich in Zusammenspiel der Ebenen (1) Erreger, (2) Lebensmittel und dessen Verarbeitung, (3) Mensch/Konsument.

Wichtige Faktoren

Wichtige Faktoren, die diese Ebenen charakterisieren, sind:
- Pathogener Mikroorganismus: Virulenz und Fitness (Adaption, Tenazität),
- Lebensmittel: intrinsische und implizite Faktoren,
- Lebensmittelumgebung: Be- und Verarbeitung, die extrinsische Faktoren bestimmen,
- Mensch: Allgemeinverfassung, Immunitätslage und therapeutische Maßnahmen.

Interaktionen

Interaktionen zwischen diesen Ebenen sind immer quantitativer Natur:

Pathogen/ Lebensmittel

- Pathogen/Lebensmittel: die Kontaminationsdosis [Erkrankung in der Regel erst nach Überschreitung der „Minimalen Infektionsdosis" (MID)] unterschiedlich groß bei verschiedenen Pathogenen (➲ Kapitel 8.2.3 z.B. Kenndaten der bakteriellen Noxen)

Lebensmittel/Mensch

- Lebensmittel/Mensch: Ernährungsgewohnheiten, Alter und Immunität (Immunsuppression?), Menge des konsumierten Lebensmittels.

YOPI

  NB: Besonders empfindlich gegenüber Pathogenen ist die Bevölkerungsgruppe, die in der internationalen Literatur mit dem Akronym: **YOPI** bezeichnet wird: „The Young, the Old, the Pregnant, and the Immunocompromised".

Die durch wichtige (großenteils von Lebensmitteln übertragenen und in Europa den Zoonosenberichten der EFSA zu entnehmenden) Pathogene verursachten Erkrankungsfälle zeigen einen gewissen Trend.

Bemerke, dass die Salmonellosen generell im Rückgang sind, die Campylobacteriosen aber noch immer zunehmen (➲ Abbildung 44)

Die humanmedizinische Relevanz dreier unterschiedlicher Kategorien von Noxen wird in Abbildung 45 illustriert.

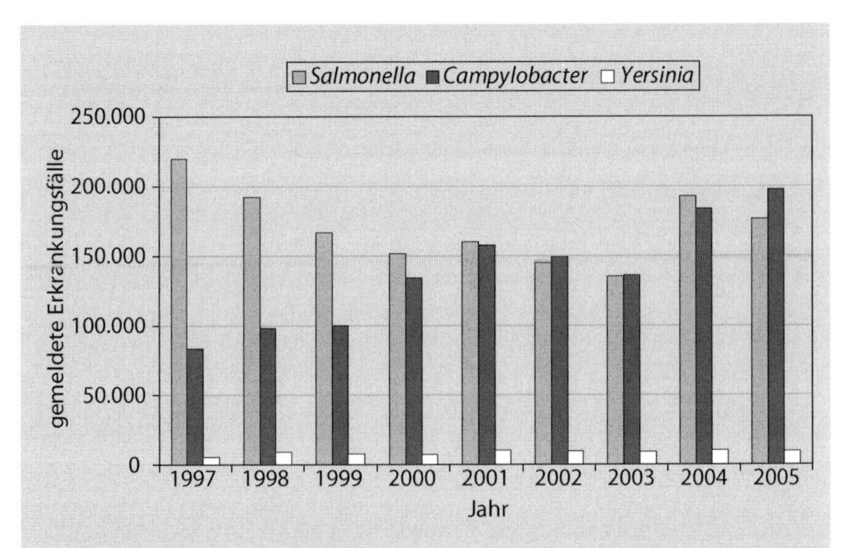

Abbildung 44: Trends von durch Salmonella, Campylobacter *und* Yersinia *in Europa verursachten Erkrankungsfällen (2004 Aufstockung auf 15 und 2005 auf 25 Mitgliedsstaaten, Quelle: Zoonoseberichte der EFSA)*

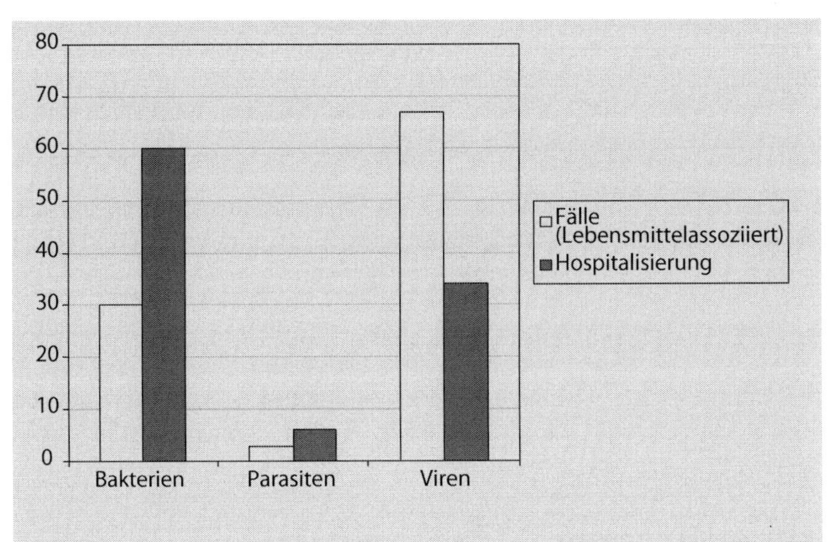

Abbildung 45: Prozentuale Verteilung lebensmittelassoziierter Erkrankungsfälle und Hospitalisierungen bedingt durch Bakterien, Parasiten und Viren in den USA (nach Mead et al., *1999)*

Internationaler Lebensmittelhandel

Internationaler Lebensmittelhandel

1. **Codex Alimentarius**

Definition

Definition

Die Codex Alimentarius Kommission wurde 1963 von der FAO und WHO gegründet. Harmonisierte und international anerkannte LM-Standards werden in einheitlicher Form herausgegeben (Codex Alimentarius).

Aufgabe

Ziel und Aufgabe

- Schutz der Verbrauchergesundheit
- Sicherstellung fairer Praktiken im internationalen LM-Handel

Maßnahmen

Maßnahmen

Codex-Komitees und Task Forces decken thematisch ab:

- horizontale Bereiche (z.B. Lebensmittelkennzeichnung, Analyse- und Probenahmeverfahren, Lebensmittelhygiene)
- vertikale bzw. produktspezifische Bereiche (z.B. Fischereiprodukte, Milch und Milchprodukte, frisches Obst, Gemüse)

Bedeutung

Bedeutung

Codex-Standards stellen international anerkannte Empfehlungen dar, sind in den Mitgliedsstaaten aber rechtlich nicht verpflichtend. Richtschnur für die Entwicklung nationaler lebensmittelrechtlicher Regelungen in Entwicklungsländern und gewisse Auswirkungen im internationalen Handel mit Lebensmitteln.

2. **Rapid Alert System for Food and Feed (RASFF)**

Definition

Definition

RASFF ist ein schnelles Informationssystem der EU, das über das Internet funktioniert. Die Mitgliedstaaten und die am System beteiligten Drittländer schicken mit Hilfe von E-Mails Informationen zur Europäischen Kommission.

Aufgabe

Aufgabe

Die Informationen betreffen LM, FM und FCM, die im jeweiligen EU-MS untersucht wurden.

Risiko für den Menschen festgestellt → Daten an die Europäische Kommission

EU-MS teilt gleichzeitig auch mit, ob Produkt auch in andere EU-MS vertrieben wurde oder Hersteller Firmensitz in einem anderen EU-MS hat

Bedeutung

Bedeutung

RASFF ist ein Informationssystem der Europäischen Kommission um betroffene Mitgliedstaaten so schnell wie möglich zu informieren. Somit kann jedes Land auf schnellstmögliche Art und Weise Maßnahmen ergreifen.

Gesetzliche Grundlage

Gesetzliche Grundlage

Das europäische Schnellwarnsystem RASFF hat seine gesetzliche Grundlage in Artikel 50 der Verordnung (EG) Nr. 178/2002 zur Festlegung der allgemeinen Grundsätze und Anforderungen des Lebensmittelrechtes, zur Errichtung der Europäischen Behörde für Lebensmittelsicherheit (EFSA) und zur Festlegung von Verfahren zur Lebensmittelsicherheit.

Meldungen EU-Ö

Meldungen der EU an Ö – Vorgehensweise
- eingelangte Meldungen werden gesichtet,
- Beurteilung, ob Produkt nach Österreich gekommen sein könnte,
- Meldungen werden an die zuständigen Behörden in den einzelnen Bundesländern weitergeleitet, die dann für die Ergreifung der nötigen Maßnahmen sorgen,
- Vertriebswege der Produkte werden erhoben, wenn notwendig werden diese vom Markt genommen und entsorgt,
- bei Bedarf werden Öffentlichkeitswarnungen veranlasst (Medien, AGES-Website, Aushänge in Geschäften).

Meldungen Ö-EU

Meldungen von Ö an die EU – Vorgehensweise
- Lebensmittel werden routinemäßig untersucht und beurteilt (AGES, LM-Untersuchungsanstalten),
- Produkt mit Risiko → Information an RASFF-Kontaktstelle,
- wenn auch andere Mitgliedstaaten betroffen sein könnten → Meldung von RASFF-Mitarbeitern an Europäische Kommission, die die Information an die betroffenen EU-MS weiterleitet.

3. **Einfuhrbestimmungen für Lebensmittel tierischer Herkunft aus Drittländern**

Definition

Definition
Lebensmitteln tierischen Ursprunges = tote Tiere, deren Teile und deren Abfälle, tierische Produkte und Nebenprodukte sowie Erzeugnisse tierischen Ursprungs
Es gibt folgende Kategorien:
- Milch und Milchprodukte
- Fleisch und Fleischerzeugnisse
- Fisch- und Fischereiprodukte
- Eier und Eiprodukte
- Honig, Bienenwachs, Gelee Royal, Propolis, Pollen

Einfuhrverbot

Insbesondere aus tierseuchenrechtlichen Gründen ist die Einfuhr bestimmter Lebens- und Futtermittel in die EU speziellen Regelungen unterworfen oder sogar generell verboten.

Einfuhrverbot gilt für alle Drittländer, also Staaten, die nicht zu den Gebieten der Europäischen Gemeinschaft (EU-27), den Gebieten des EWR (Norwegen, Island) und Gebieten mit besonderen Verträgen im Veterinärbereich (wie z.B. Andorra, Marino, Schweiz und Färöer Inseln) gehören.
Das Einfuhrverbot gilt auch für Produkte für den persönlichen Verbrauch, Postsendungen von geringem Umfang und Warenmuster;

Gründe für Einfuhrverbot
Ziel ist es, die Verbreitung von Erregern von Tierkrankheiten und Tierseuchen und LM-assoziierte Erkrankungen zu verhindern.
- Bsp. Trichinellose: Erkrankungen in Bayern (2007) und Österreich (2010) durch illegal importierte Würste aus Rumänien und Bosnien-Herzegowina

- Bsp. Salmonellose: in den Jahren 1975-1996 in Norwegen immer wieder Erkrankungen durch *S.* Typhimurium durch illegal importiertes bzw. Konsum von Geflügelfleisch im benachbarten Ausland.

Kontrollen werden daher regelmäßig an den EU-Außengrenzen (Land, Flughäfen und Seehäfen) durchgeführt.

Rechtsnormen

Rechtsnormen

- RL 97/78/EG zur Festlegung von Grundregeln für die Veterinärkontrollen von aus Drittländern in die Gemeinschaft eingeführten Erzeugnissen
- VO (EG) Nr. 206/2009 über die Einfuhr für den persönlichen Verbrauch bestimmter Mengen von Erzeugnissen tierischen Ursprungs in die Gemeinschaft
- Veterinärbestimmungen für lebende Tiere im Reiseverkehr und für Waren tierischen Ursprungs für den persönlichen Verbrauch (BMF, 2013)

8.2.2 Schadwirkungen durch Parasiten

8.2.2.1 Cryptosporidiose

Cryptosporidium *spp.*
Allgemeines und Wirte

Cryptosporidia spp. sind 5-6 µm große, extrazelluläre Protozoa, den *Eimeria* in Morphologie ähnlich. *C. parvum* und *C. muris* sind bekannte Spezies.

Entwicklungszyklus

Entwicklungszyklus von *C. parvum*

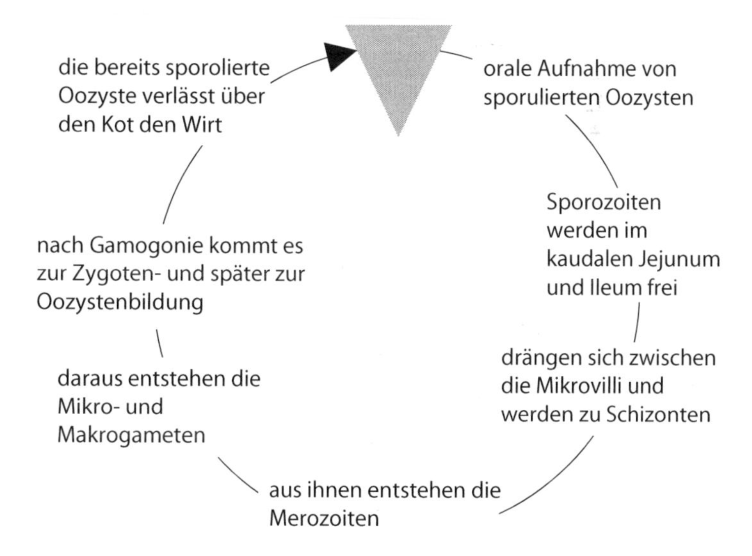
orale Aufnahme von sporulierten Oozysten
Sporozoiten werden im kaudalen Jejunum und Ileum frei
drängen sich zwischen die Mikrovilli und werden zu Schizonten
aus ihnen entstehen die Merozoiten
daraus entstehen die Mikro- und Makrogameten
nach Gamogonie kommt es zur Zygoten- und später zur Oozystenbildung
die bereits sporolierte Oozyste verlässt über den Kot den Wirt

Vorkommen

Vorkommen:
- Vor allem bei Kälbern (*C. parvum*), selten bei erwachsenen Rindern, sporadisch bei anderen Nutztieren. Wildspezies dienen als Reservoir.
- Auch außerhalb des Körpers in kalter und feuchter Umgebung noch monatelang infektiös.
- Erst seit 1976 als Zoonose bekannt, die Inzidenz nimmt bei Menschen zu. Weltweit werden schätzungsweise bis 4% der Durchfälle durch Cryptosporidiose verursacht.
- In lebensmittelhygienischem Sinne vor allem ein Problem, weil Cryptosporidien Trinkwasserquellen verseuchen können.

Schadwirkung

Schadwirkung:
Enterocolitis mit Hyperämie und Atrophie der Darmvilli, Hyperplasie der Darmkrypten (Ileum, Caecum, Colon).

Epidemiologie

Epidemiologie:
Fäkal-orale Übertragung, Trinkwasser, vermutlich auch über Milch, in Spitälern gefürchtet.

IKZ

Inkubationszeit: 10 T

Klinik

Klinische Erscheinungen bei Menschen
Wässriger Durchfall, Fieber, Anorexie, Gewichtsverlust.
Risikogruppen: Landwirte, Veterinäre, Spitalspersonal (Berufskrankheit), YOPI (in manchen Spitälern bei bis 40% der HIV+ Patienten diagnostiziert). Symptome von 20 Tage (immunkompetente Patienten) bis zu >30 Tage (YOPI).

Therapie

Therapie:
Selbstlimitierend bei immunkompetenten Patienten; die meisten Chemotherapeutika sind ineffektiv. Spiramycin, Fluconazole, Amphotericin B zeigen etwas Wirkung.

Prophylaxe

Prophylaxe:
Personalhygiene, besonders Desinfektion der Hände (nach Kontakt mit ausscheidenden Tieren/Patienten), Stallungen/Spitäler, Isolieren der infizierten Tiere/Patienten, Identifizierung von verseuchten Wasserquellen.
NB: Desinfektion ist besonders problematisch, weil Agens sehr resistent ist.

8.2.2.2 Trichinellose

Trichinella *spp.*
Allgemeines und Wirte

Trichinella spp.: Nematoden. Adulte Würmer und Larven sind im selben Wirt (Schweine, Pferde, Wildschwein, Bär, Sumpfbiber, ...) → einzigartig bei Nematoden

Spezies

Vorkommende Spezies:
- Mitteleuropa: v.a. *Trichinella spiralis*
- Nordeuropa (SF, S): *Trichinella nativa*
- Südeuropa (I, E, F): *Trichinella britovi*

Entwicklungszyklus

Entwicklungszyklus von *Trichinella spiralis*:

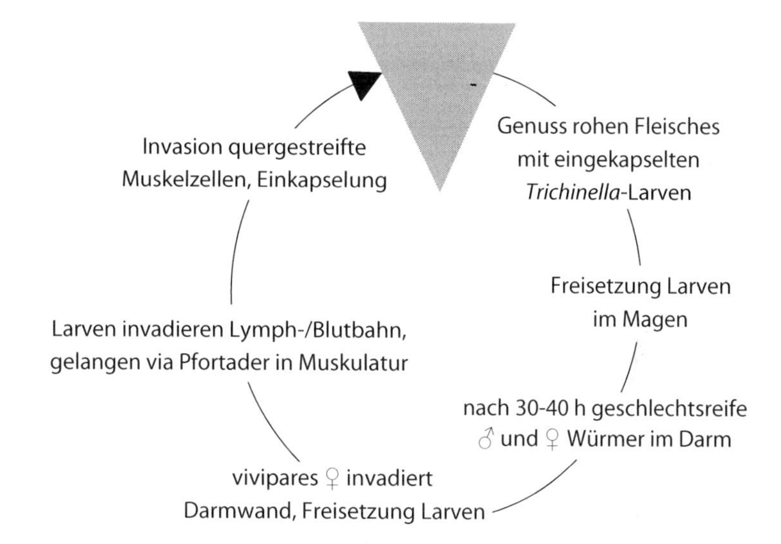

Symptomatik Mensch

Klinische Erscheinungen beim Menschen:
- Diarrhoe, Bauchschmerz (durch adulte Trichinellen)
- grippeähnliche Symptome, Muskelschmerz, Ödeme (durch Larven)

Prophylaxe

Prophylaktische Maßnahmen zur Verhinderung von Infektionen des Menschen:
- Fleischuntersuchung: Identifikation Trichinenträger (Trichinoskop, Verdauungsmethode, ELISA (➲ Übungsunterlagen; ➲ VO (EG) Nr. 2075/2005)
- Tiefgefrieren Schlachtkörper/Fleisch (➲ VO (EG) Nr. 2075/2005 Anhang II)
- Fleisch vor Konsum gut durcherhitzen
- (Bestrahlen ≥180 Gy; zugelassen in USA)

8.2.2.3 Anisakiasis

Anisakiden Allgemeines

Anisakiden: Nematoden mit obligatem Wirtswechsel

Von Bedeutung sind:

Spezies

- *Anisakis simplex* (Heringswurm)
- *Pseudoterranova decipiens*

Wirte

Endwirt: Warmblütige Meerestiere (z.B. Robben, Tümmler), Mensch als Fehlwirt; 1. Zwischenwirt: Krebse, 2. Zwischenwirt: Fische

Entwicklungszyklus

Entwicklungszyklus von Anisakiden:

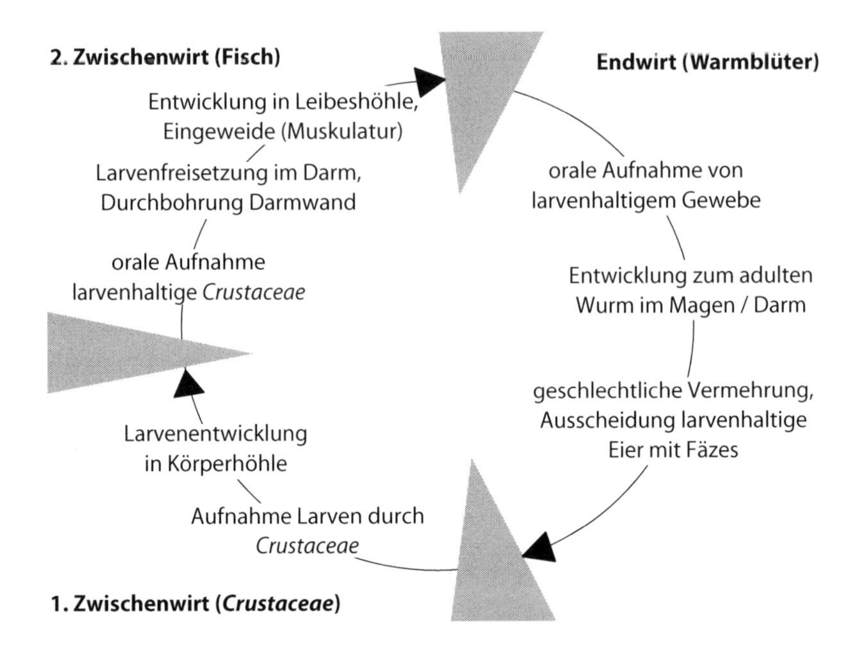

Symptomatik Mensch

Klinische Erscheinungen beim Menschen:

- akute Anisakiasis (Invasion Magen- oder Darmwand):
  - gastrische Form (IKZ 4-6 h): Bauchschmerz, Erbrechen
  - intestinale Form (IKZ 7 T): Durchfall, Übelkeit, Erbrechen
- chronische Anisakiasis: Magenulcera, eosinophile Granulome

Prophylaxe

Prophylaktische Maßnahmen zur Verhinderung von Infektionen:

- Sofortige Eviszeration der Fische nach dem Fang (Larven wandern nach dem Tod in Muskulatur ein)
- Durchleuchtung Fischfilets mit fluoreszierendem Licht (→ Larven in Muskulatur sichtbar)
- Tiefgefrieren [-20 °C mind. 24 h lang] oder Erhitzen [Kerntemperatur 60 °C mind. 1 Minute] (➲ VO (EG) Nr. 853/2004 Abschn. VIII Kap. III)

Therapie

Therapie:

- Endoskopie, Chirurgie
- Thiabendazol, Albendazol

8.2.2.4 Cysticercose

Taenia spp. Allgemeines

Taenia spp.: Cestoden (Bandwürmer) mit obligatem Wirtswechsel

Spezies und Wirte

Von Bedeutung für den Menschen:

- *Taenia saginata – Cysticercus bovis/inermis*
  Endwirt: Mensch; Zwischenwirt: Rind
- *Taenia solium – Cysticercus cellulosae*
  Endwirt: Mensch; Zwischenwirt: Schwein, Mensch als Fehlwirt (= eigentliche „Cysticercose"; nur noch selten auftretend)
- *Multiceps/Taenia multiceps – Coenurus cerebralis*
  Endwirt: Hund, Fuchs; Zwischenwirt: Schaf, Mensch als Fehlwirt → Coenurusblasen im Gehirn)

Entwicklungszyklus

Entwicklungszyklus von *Taenia saginata* und *Taenia solium*:

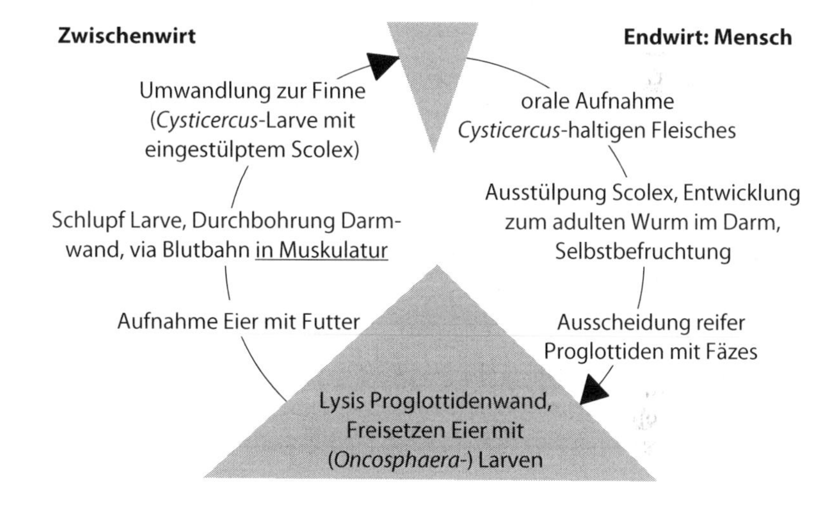

Symptomatik Mensch

Klinische Erscheinungen beim Menschen (Endwirt):

- Gewichtsverlust, perianaler Juckreiz durch aktives Auswandern der Proglottiden, evtl. Übelkeit, Erbrechen
- Kopfschmerzen und neurologische Ausfallerscheinungen, wenn sich der Mensch (Fehlwirt) mit *Oncosphaera*-Larven von *Taenia solium* infiziert → Körperwanderung → vereinzelt Cysticercen im Gehirn (= Neurocysticercose).

Prophylaxe

Prophylaktische Maßnahmen zur Verhinderung von Infektionen:

- Nachweis infizierter Masttiere durch ELISA
- Fleischuntersuchung → Untersuchung sichtbarer/durch „Finnenschnitte" freigelegter Muskelflächen. Bei „Schwachfinnigkeit" → tiefgefrieren der

Schlachtkörper (-18 °C/72 h) (➲ VO (EG) Nr. 854/2004 Anh. I Abschn. IV Kapitel IX lit. B und Kapitel I lit. B Z 1)
- Genuss von rohem Rindfleisch vermeiden, Garzeiten einhalten

Therapie

Therapie:
- Niciosamid beim Menschen

8.2.2.5 Echinococcose

Echinococcus *spp.*
Allgemeines

Echinococcus spp.: Cestoden (Bandwürmer) mit obligatem Wirtswechsel.

Spezies und Wirte

Von Bedeutung für den Menschen:
- *Echinococcus granulosus* – *Echinococcus hydatidosus/cysticus*
  Endwirt: Hund (Wolf); Zwischenwirt: Wiederkäuer, Mensch als Fehlwirt
- *Echinococcus multilocularis* – *Echinococcus alveolaris*
  Endwirt: Fuchs, Katze, Hund; Zwischenwirt: Mäuse, Mensch als Fehlwirt

Entwicklungszyklus

Entwicklungszyklus von *Echinococcus* spp.:

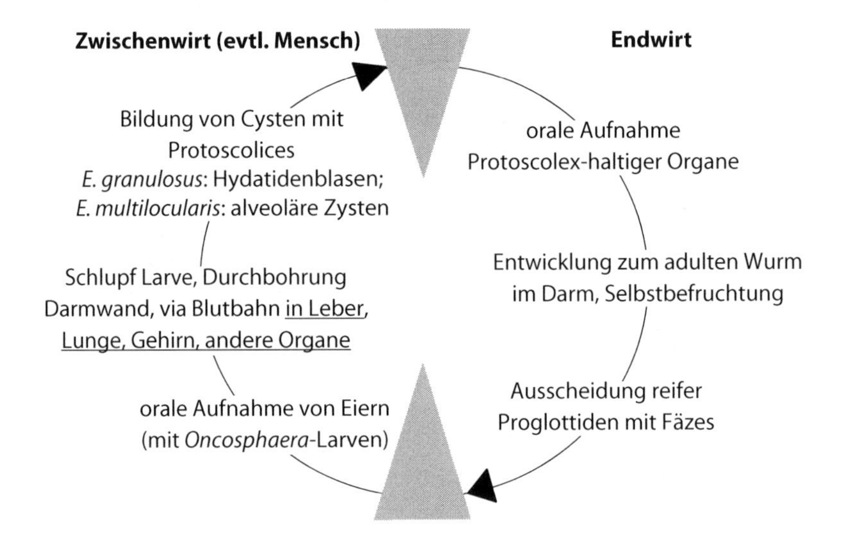

Symptomatik Mensch

Klinische Erscheinungen beim Menschen (Zwischenwirt):
- *Hydrops ascites* (Leberzysten), *Dyspnoe* (Lungenzysten)
- Peritonealzyste → Schock beim Zerreißen der Zyste

Prophylaxe

Prophylaktische Maßnahmen zur Verhinderung von Infektionen:
- Fleischuntersuchung → Organe mit Zysten untauglich (➲ VO (EG) Nr. 854/2004 Anhang I Abschnitt II Kapitel V Z 1 lit. h)

Therapie

Therapie:
- *E. granulosus*: Hydatidenblasen chirurgisch entfernen (CAVE: beim Platzen der Zyste anaphylaktischer Schock möglich)
- *E. multilocularis*: zumeist inoperabel (Zysten infiltrieren Gewebe netzwerkartig). Durch hochdosierte Mebendazol-Gabe kann evtl. Wachstumsstillstand erreicht werden.

8.2.2.6 Toxoplasmose

Toxoplasma gondii
Allgemeines

Toxoplasma gondii: Kokzidien (Unterklasse der Sporozoen) mit fakultativem Wirtswechsel, obligat intrazellulär.

Wirte

Endwirt und Vektor: Wild- und Hauskatzen; Zwischenwirte (nicht notwendig): 1. Zwischenwirt: Herbi- und Omnivoren, 2. Zwischenwirt: Omni- und Carnivoren

Entwicklungszyklus

Entwicklungszyklus von *Toxoplasma gondii*:

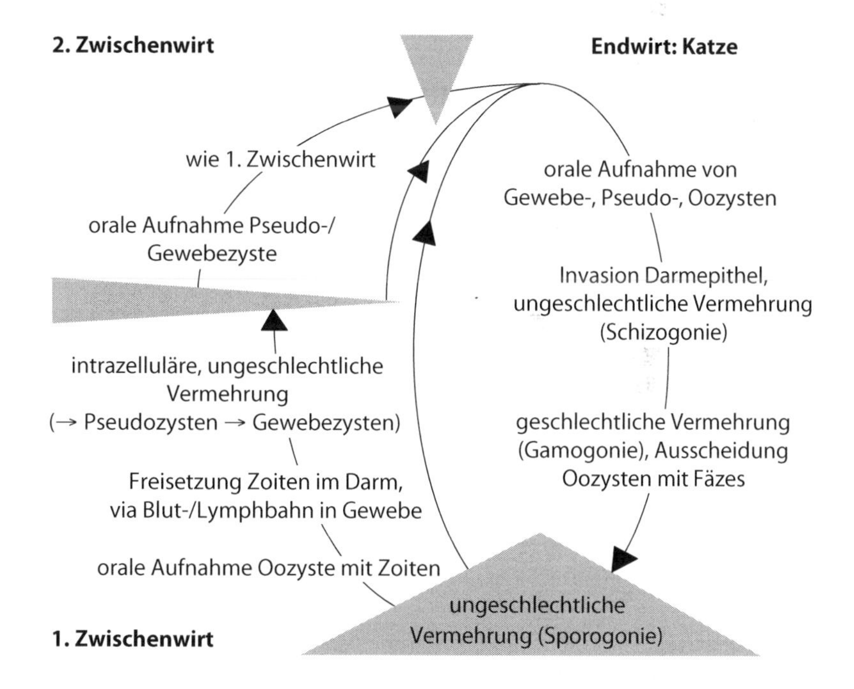

Epidemiologie

Epidemiologie
Verzehr von untererhitztem Fleisch (Intermediärzysten von Zwischenwirten); kontaminiertes Wasser/Lebensmittel [Oozysten von Katzen(kot)]

Symptomatik Mensch

Klinische Erscheinungen beim Menschen (Zwischenwirt):
- v.a. Lymphadenopathie/grippale Symptome (die meisten Fälle werden wegen des äußerst milden Verlaufes nicht erkannt)
- Meningoencephalitis (YOPI)
- kongenitale Erregerübertragung → Missbildungen, Aborte

Prophylaxe

Prophylaktische Maßnahmen zur Verhinderung von Infektionen:
- Toxoplasmose-negative Schwangere: Kontakt zu Katzen, zu deren Faeces und zu Erde vermeiden, kein Konsum von rohem/untererhitztem Fleisch
- Katzen und Nagetiere aus Stallungen fernhalten

8.2.2.7 Sarcosporidiose

Sarcocystis *spp.*
Allgemeines

Sarcocystis spp.: Kokzidien (Unterklasse der Sporozoen) mit obligatem Wirtswechsel

Spezies

Mehrere Spezies mit spezifischen Zwischen- und Endwirten. Benennung: z.B. *S. suihominis*: Zwischenwirt = Schwein, Endwirt = Mensch.
Wirte Endwirt: Fleischfressende Wirbeltiere („Raubtier"); Zwischenwirt: Gras- oder allesfressende Wirbeltiere („Beutetier"). End- und Zwischenwirt stehen notwendigerweise im Verhältnis „Raubtier-Beute" zueinander.

Entwicklungszyklus

Entwicklungszyklus von *Sarcocystis* spp.:

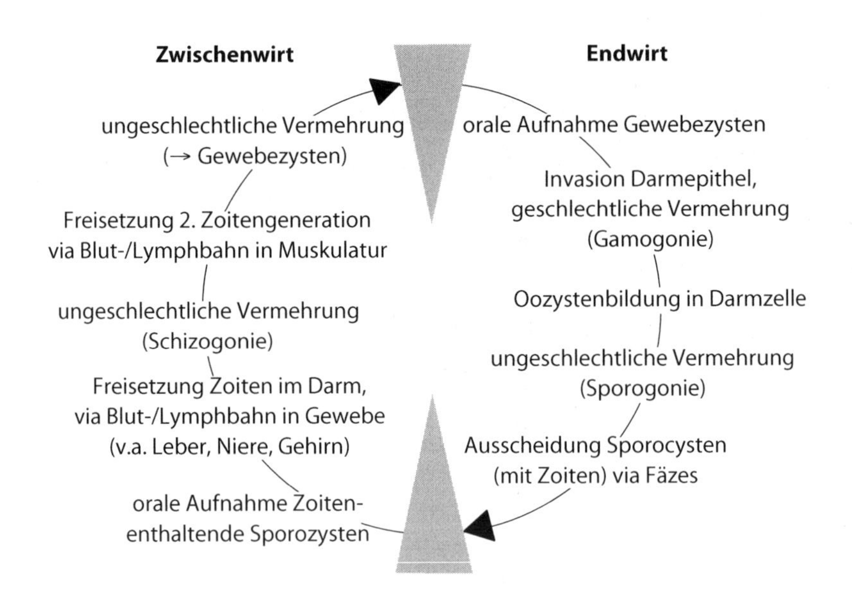

Symptomatik Mensch

Klinische Erscheinungen beim Menschen (Endwirt):
- Bauchschmerz, Diarrhoe (evtl. starker Wasserverlust)

Prophylaxe

Prophylaktische Maßnahmen zur Verhinderung von Infektionen:
- Fleischuntersuchung: dünnwandige, weißliche bis gelbgrüne Muskelzysten („Miescher'sche Schläuche") v.a. in Kau-, Herz-, Schlund-, Zwerchfell-, Zungenmuskulatur → Fleisch (hochgradiger Befall oder zusätzlich sensorische Abweichungen) oder veränderte Teile untauglich (➲ VO (EG) Nr. 854/2004 Anhang I Abschnitt II Kapitel V Zeile 1 Buchstabe h)
  Bemerke: Außer S. ovi-felis *beim kleinen Wiederkäuer sind Sarkosporidienzysten makroskopisch nur bei hochgradigem Befall sichtbar → häufiger Nebenbefund bei der Trichinoskopie. Spezies des kleinen Wiederkäuers sind für Menschen apathogen. Trotzdem Beurteilung als „untauglich" da ekelerregend.*
- Fleisch gut erhitzen!

8.2.3 Schadwirkungen durch Bakterien

8.2.3.1 Allgemeines

Bedeutung

Bedeutung bakterieller Lebensmittelinfektionen und -intoxikationen
Je nach Land waren 73-100% der europäischen Lebensmittelvergiftungsausbrüche mit bekannter Ätiologie zwischen 1990 und 1992 bakteriell bedingt (Todd, 1997).

Risikoprodukte

25% der Lebensmittelvergiftungen weltweit werden durch Fleischkonsum verursacht (WHO, 1995). Beispiel: Frankreich (➲ Tabelle 51).

Tabelle 51: Beteiligte Lebensmittel (in %) an Lebensmittelvergiftungsausbrüchen mit bekannter Ätiologie in Frankreich 1990-1992 (Todd, 1997)

Ätiologie		Fleisch	Eier	Fisch	Milch	andere
Salmonella	1990	15	71	5	2	7
	1991	12	60	2	4	22
	1992	7	65	6		22
Clostridium perfringens	1990	67				33
	1991	68				32
	1992	30				70
Staphylococcus aureus	1990	16	12	4	36	32
	1991	16	5	3	32	43
	1992	14	14	6	32	34
andere	1990	9		86		5
	1991	4	4	35		57
	1992	8	8	61		23

Grobeinteilung

Grobeinteilung lebensmittelrelevanter Bakterien in Infektions- und Intoxikationserreger

- Hauptsächlich im Fokus: Risikoanalyse
- Bakterien attackieren überwiegend den Gastro-Intestinaltrakt, aber auch andere Organsysteme und sind mit allen Nahrungsmitteln vergesellschaftet
- Inkubationszeit variabel
- Tendenz zu sporadischem oder epidemischem Auftreten

Art der Wirkung

Art der schädigenden Wirkung

Infektion

- Infektion
  Schädigung durch Aufnahme, Ansiedlung und Vermehrung der Erreger.
  z.B. *Salmonella* spp., *Campylobacter* spp., *Yersinia enterocolitica*, *Listeria monocytogenes*, einige *E. coli*-Stämme, einige *Aeromonas* spp.

Toxi-Infektion

- Toxi-Infektion
  Schädigung des Wirtes durch Stoffwechselprodukte (Toxine) des Erregers nach Kolonisation des Wirtes.
  z.B. *Vibrio cholerae*, *E. coli* (VTEC), *Shigella* spp. und einige *Aeromonas* spp.

Intoxikation

- Intoxikation
  Schädigung ausschließlich durch Stoffwechselprodukte (Toxine) des Erregers ohne direkte Interaktion zwischen Erreger und Wirt.
  - Toxinproduktion im Wirt
    z.B. *Bacillus cereus* (Diarrhoe Typ), *Clostridium perfringens*
  - Toxinproduktion im Lebensmittel
    z.B. *Staphylococcus aureus*, *Clostridium botulinum*, *Bacillus cereus* (emetischer Typ)

Bekämpfung

Bekämpfung bakterieller Lebensmittelvergiftungen

Prophylaxe

- Prophylaktische Maßnahmen
  - Einige pathogene Keime können bereits im Mastbetrieb kontrolliert werden (z.B. Salmonellen, *Yersinia* spp. *Campylobacter* spp. (➲ Kapitel 5.2; ➲ Kapitel 5.3; ➲ Kapitel 5.4; ➲ Kapitel 5.5)
  - Beachtung hygienischer Maßnahmen im Umgang mit Lebensmitteln und ihren Rohstoffen → Kontamination verhindern (➲ Kapitel 5)
  - Mikrobielles Wachstum verhindern/Mikroorganismen abtöten (➲ Kapitel 5.8; ➲ Kapitel 8.1; ➲ Kapitel 8.5; ➲ Kapitel 10).
    Die meisten pathogenen MO sind hitzeempfindlich und durch ausreichende Erhitzung abzutöten (Ausnahmen Sporenbildner: Clostridien-, Bazillensporen). Daher passieren die meisten Fehler bei der küchenmäßigen Zubereitung (➲ Kapitel 8.5).

Therapie

- Therapeutische Maßnahmen
  Eine große Anzahl der Erkrankungen sind selbstlimitierend und dauern nur wenige Tage. Die Behandlung erfolgt zumeist symptomatisch, der Einsatz von Antibiotika ist selten notwendig (Ausnahme generalisierte Erkrankungen, CAVE: AB-Gabe bei bestimmten Erregern z.B. VTEC kontraindiziert).

Tabelle 52: Bakterielle Toxine und deren Wirkungsmechanismen

	Mechanismen	**Beispiele**
Endotoxine	Lipid A des Lipopolysaccharids (LPS) gramnegativer Bakterien – durch Bakteriolyse frei; Wirkungen: Interaktion Lipid A mit Rezeptoren auf Zellen des Immunsystems und Endothels mit darauffolgender Stimulation dieser Zellen. Schädigung des Wirtes erfolgt indirekt durch die ausgelösten Reaktionen. verursacht: Allgemeinsymptome, Fieber, Hypotonen Schock, Verbrauchskoagulopathie	*E. coli*
Exotoxine	Sezernierte Proteine grampositiver und gramnegativer Bakterien, gegen Nervensystem des Wirtes bzw. Stoffwechsel der Wirtszelle gerichtet Freisetzung: aktiv oder erst nach Tod des Erregers Bildung: - außerhalb des Wirtes: (über Nahrungsmittel in Darm → Auslösung einer Vergiftung, ohne dass es zur Infektion mit den giftbildenden Bakterien kommt - innerhalb des infizierten Wirtes: Mehrzahl der Exotoxine, Bildung in Abhängigkeit vom Zustand der Lysogenie Extrazellulär wirksame Exotoxine: Angriffspunkt: Zellmembran der Wirtszelle - Membranabbauende Exotoxine = lipidspaltende Enzyme - Porenbildende Exotoxine (Zytolysine) Intrazellulär wirkende Exotoxine Aufnahme von der Wirtszelle (spezifische Toxin-Rezeptoren an der Oberfläche) und Wirkung in der Wirtszelle	Diphterietoxin, Tetanustoxin, Botulinustoxine, *Staphylococcus* -Enterotoxin, Enterotoxin von *Bacillus cereus*,
Enterotoxine	toxische Substanzen, die von Bakterien gebildet werden und deren Angriffsort der Darm (griechisch: enteron) ist. Im Gegensatz zu Endotoxinen sind dies Proteine, die von lebenden Mikroben ausgeschieden werden.	Cholerabakterien, Salmonellen, *E. coli*
Zytotoxine	**Große clostridiale Zytotoxine** (LCT) sind mit einem Molekulargewicht von über 250 kDA für Bakterien außergewöhnlich große Toxine. Ihre toxische Wirkung wird durch die Modifizierung kleiner G-Proteine vermittelt.	*Clostridium difficile, Clostridium sordellii, Clostridium novyi*

>>>

Tabelle 52: Fortgesetzt.

	Mechanismen	Beispiele
Neurotoxine	stören normale Neurotransmission: Hemmung der Sekretion des Neurotransmitters Acetylcholin (ACh) an präsynaptischer Membran - Botulinus-Toxin Typ A – Vergiftung mit verdorbenem Fleisch - Tetanus-Toxin C – Wundstarrkrampf	z.B. *Clostridium botulinum* z.B. *Clostridium tetani*
Superantigentoxine	Reaktion des Immunsystems auf Toxin – nicht die Wirkung des Toxins selbst! NB: Toxin v.a. in infizierten Wunden und Verursacher der sog. Tamponkrankheit, nicht lebensmittelassoziiert! Superantigene führen zu Hyperstimulierung der T-Zellen, Immunantwort gegen Wirt selbst gerichtet folgt → Toxischer Schock → viele T-Zellen stimuliert → starke Entzündungsreaktionen → Blutgerinsel, hohes Fieber, etc.	*Staphylococcus aureus*

Aufgrund des Antibiotikaeinsatzes (Human- vs. Veterinärmedizin) und der sich daraus ergebende Resistenzproblematik, ist die im folgenden Subkapitel behandelte Thematik für Veterinärmediziner von großer Relevanz.

Infektionen, therapeutischer Einsatz von Antibiotika/Chemotherapeutika und Resistenzentwicklung

Antibiotikaresistenzen und ihre Bedeutung im Lebensmittelbereich

Einleitung

Antibiotika sind Substanzen, die eine wachstumshemmende oder abtötende Eigenschaft gegenüber Bakterien besitzen. Sie sind chemisch strukturell sehr unterschiedlich und werden weit verbreitet in der Medizin, aber auch zur Therapie von bakteriellen Pflanzenkrankheiten eingesetzt. Die ersten antibiotisch wirksamen Therapeutika wurden als Produkte von Pilzen entdeckt (Penizillin). Daher ist es nicht verwunderlich, dass Bakterien im Laufe ihrer Evolution Resistenzmechanismen ausgebildet haben. Aber auch gegen rein synthetisch hergestellte Antibiotika können Bakterien mittlerweile Resistenzen ausbilden. Werden Resistenzmechanismen von Pathogenen aufgenommen, kann eine antibiotische Therapie einer Erkrankung mit dieser Substanz fehlschlagen.

Antibiotische Leistungsförderer

In der EU wurde die Anwendung antibiotischer Leistungsförderer im Jahr 2006 verboten (➲ VO (EG) Nr. 1831/2003), da sie neben dem wachstumsfördernden Effekt auch zum gehäuften Auftreten von resistenten Mikroorganismen führten.

In anderen Ländern werden antibiotische wirksame Substanzen nach wie vor als Leistungsförderer eingesetzt. Sie werden zur Erhöhung der Mastleitung von lebensmittelliefernden Tieren dem Futter oder Wasser niedrig dosiert beigemengt. Dies führt zu einer Veränderung der Darmflora und damit zu einer verbesserten Futterverwertung.

Antibiotikaresistenzen

Auch in Pathogenen mit zoonotischem Potenzial, insbesondere in Salmonellen und Enterokokken, können Resistenzen gegenüber verschiedenen Antibiotika nachgewiesen werden, die auch von humanmedizinischer Relevanz sind (z.B. Ciprofloxacinresistenz in *Salmonella,* Vancomycinresistenz in Enterokokken). Von besonderer Bedeutung waren und sind resistente Zoonoseerreger (thermophile *Campylobacter* spp., Salmonellen), die über tierische Lebensmittel auf den Menschen übertragen werden können, aber auch kommensale Indikatorkeime wie *Escherichia coli* oder Enterokokken, deren Resistenzen über mögliche neue Risiken frühzeitig Auskunft geben können.

Die EU hat mit der Zoonoserichtline 2003/99/EG (➲ Kapitel 1.2.2) eine Grundlage geschaffen, um ein einheitliches Antibiotikaresistenzscreening in den Mitgliedsländern umzusetzen (in Ö Zoonosengesetz, BGBl. I Nr. 128/2005). In Österreich werden seit dem Jahr 2006 im Rahmen des Antibiotikaresistenzmonitorings Salmonellen, *Campylobacter jejuni* und *coli* sowie verotoxinbildende *Escherichia coli* und kommensale *Escherichia coli* auf eine Vielzahl von antibiotisch wirksamen Substanzen geprüft (➲ AURES; http://bmg.gv.at/home/Schwerpunkte/Krankheiten/Antibiotikaresistenz/). Diese Daten werden auch an die EU weitergeleitet und mit den Daten des Resistenzmonitorings anderer EU-MS verglichen und ausgewertet.

In den letzten Jahren stellten insbesondere relevante multiresistente Septikämieerreger, Wundinfektionen verursachende Bakterien und Pneumonieerreger humanmedizinisch ein großes therapeutisches Problem dar. Obwohl diese Erreger vorwiegend in der Krankenhausumgebung als Erreger sogenannter nosokomialer Erkrankungen bekannt sind, ist doch zu erwähnen, dass sich einige dieser Erreger auch im tierischen Umfeld nachweisen lassen und auch auf Lebensmitteln tierischen Ursprungs identifiziert werden. Dies trifft insbesondere auf ESBL (extended spectrum β-lactamase) produzierende *Escherichia coli* und MRSA (Methicillin resistente *Staphylococcus aureus*) Isolate zu. Obwohl nach Erkenntnissen aus molekularbiologischen Untersuchungen (basierend auf Sequenzanalysen) die Ausbreitung vornehmlich in der hospitalen Umgebung bzw. im Tierbestand erfolgt, gibt es doch hin und wieder Krankheitsausbrüche durch einen tierischen Vertreter im humanen Bereich sowie auch umgekehrt, eine tierische Besiedelung mit einem humanen Stamm.
Daher ist es sinnvoll, sowohl im veterinärmedizinischen als auch im humanmedizinischen Umfeld, Strategien zum gezielten therapeutischen Einsatz von Antibiotika zu verfolgen. Diese Strategien implizieren (1) den gezielten Einsatz von antibiotischen Substanzen nach einer Resistenzbestimmung des (der) Pathogenen, (2) Wirkstoffempfehlungen und Anpassungen auf Grund

des Resistenzmonitorings, (3) die Anwendung laut Dosierungsplänen, die auf wissenschaftlichen Erkenntnissen basieren und nicht zuletzt (4) Reinigungs- und Desinfektionsmaßnahmen, die eine Übertragung von resistenten Bakterien und/oder Resistenzelementen verhindern.

Resistenzentwicklung

Resistenzentwicklung bezogen auf Antibiotika/Chemotherapeutika

Penicilline

- Penicilline
  - große Gruppe natürlicher und semisynthetischer Antibiotika
  - ursprüngliches Penicillin G nur gegen Gram-positive Staphylokokken, Clostridien, Pasteurellen, anaerobe Kokken und *Neisseria* aktiv →
  - weiterentwickelte Gruppen entweder breit wirksam oder mit engem Spektrum
  - verhindert Vermehrung der Bakterien durch Hemmung der Murein-synthese

  Resistenz entweder durch Produktion eines Enzyms, das das Antibiotikum unwirksam macht oder Veränderung des Zielorgans (Murein).

  Resistenzen gegenüber Ampicillin (Indikatorsubstanz für Gram-negative) findet man überwiegend in *E. coli*, *Salmonella* aber auch in *Campylobacter*.

Tetracycline

- Tetracycline
  - besonders in Veterinärmedizin intensiv eingesetzt
  - bis heute ein kostengünstiges Antibiotikum
  - in Humanmedizin nur mehr als zweite oder dritte Wahl
  - Wirkung → inhibieren Proteinsynthese

  Resistenz gegenüber Tetracyclinen beruht vor allem auf dem aktiven Transport von Tetracyclin aus der Bakterienzelle. Es gibt aber auch noch andere Mechanismen, die das Zielorgan (ribosomale Untereinheit) verändern.

  Resistenz gegenüber Tetracyclin ist die häufigste in *E. coli*, *Salmonella* und die zweithäufigste in *Campylobacter*. Selten werden auch resistente Yersinien und Listerien in Lebensmitteln gefunden.

Chinolone

- Chinolone
  - synthetische Antibiotika
  - vor allem gegen Gram-negative und insbesondere *Enterobacteriaceae* wirksam
  - heute verbreitet in Veterinärmedizin wie auch Humanmedizin
  - Wirksamkeit von Chinolonen beruht auf einer Inhibierung der DNA-Gyrase

  Resistenz in Bakterien durch Mutation in der DNA-Gyrase, die dann nicht mehr inhibiert werden kann

  Resistenz gegenüber Chinolonen kommt besonders häufig in *Campylobacter* vor, aber auch in *Salmonella* und *E. coli*.

Resistenzentwicklung

Resistenzentwicklung bezogen auf einige Bakterien

Salmonella

- *Salmonella*
  sehr unterschiedlich resistent in Abhängigkeit vom jeweiligen Serovar z.B. Serovar Typhimurium sehr häufig multiresistent gegenüber Ampicillin, Tetracyclin, Chloramphenicol, Sulfonamide und Streptomycin, Serovar Enteritidis zu geringerem Prozentsatz resistent und häufig nur mit Einzelresistenz

Campylobacter

- *Campylobacter*
  Campylobacter jejuni und *C. coli* vor allem Resistenz gegenüber Chinolonen → durch eine einzige Punktmutation Resistenz gegenüber Chinolonen und Fluorochinolonen erlangt → in vielen Studien 50 % oder mehr Isolate resistent; Multiresistenzen seltener

E. coli

- *E. coli*
  Sowohl pathogene als auch kommensale *E. coli* tragen sehr häufig Plasmide, auf denen auch Antibiotikaresistenzen lokalisiert sind → oft multiresistente Isolate; durch weite Verbreitung von Tetracyclin in Prophylaxe und Therapie in Veterinärmedizin → Resistenz gegenüber Tetracyclinen bei *E. coli* am häufigsten

Yersinia enterocolitica

- *Yersinia enterocolitica*
  ubiquitärer Keim; nur pathogener Serovar O:3, der beim Menschen eine Lebensmittelinfektion auslösen kann, kommt beim Schwein im Darmtrakt vor; akquiriert im Gegensatz zu oben angeführten Lebensmittelpathogenen äußerst selten Antibiotikaresistenzen, ist jedoch gegen Ampicillin intrinsisch resistent.

Listeria monocytogenes

- *Listeria monocytogenes*
  Bisher wurde angenommen, dass nur humane Isolate gegenüber Antibiotika resistent sind (z.B. Reserveantibiotika wie Rifampin). Es gibt aber auch Berichte über Antibiotikaresistenzen bei Lebensmittelisolaten [(z.B. Tertracykline; eventuell erworben durch die Kommensalflora (*Brochothrix, Carnobacterium, Enterococcus, Lactococcus, Pseudomonas, Sphingobacterium* und *Stenotrophomonas*)]. Resistenzen gegenüber Clindamycin, Daptomycin, Oxacillin und Fluoroquinolone wurden bei *L. monocytogenes* and *L. innocua*, festgestellt.
  Lebensmittelisolate im Gegensatz zu humanen Isolaten kaum gegenüber Antibiotika resistent; humane Isolate zeigen häufig Resistenzen gegenüber Antibiotika, die insbesondere in der Humanmedizin eingesetzt werden. Hin und wieder wird ein tetracyclinresistentes Isolat in Lebensmitteln gefunden.

Im Folgenden werden die wichtigsten bakteriellen Noxen (in alphabetischer Reihenfolge) beschrieben.

8.2.3.2 *Aeromonas* spp.

Aeromonas *spp.*
Taxonomie und Eigenschaften

Aeromonas spp.: Zur Familie der „*Vibrionaceae*" gehörende, Gram-negative, fakultativ anaerobe Stäbchen. Psychrotroph, hitzeempfindlich. Bedeutsame Spezies:
- *A. hydrophila*
- *A. sobria*
- *A. caviae*

Ökologie

Vorkommen:
- ubiquitär (v.a. Wasser, Abwässer, Flussmündungen)
- in Lebensmitteln:
  - Meeresfrüchte
  - Trinkwasser (Indikatorkeim Trinkwasserqualität) → rohe und verarbeitete Lebensmittel
  - Wachstum auf DFD-Fleisch (pH >5,5) bei >4 °C
  - Wachstum bei ↓ pO_2 (→ Verderbsflora in Vakuumverpackungen ➲ Kapitel 8.4.11) → Lagerung bei ≈ 0 °C
  - Salzkonzentrationen >5 % (z.B. Pökelwaren) → kein Wachstum

Schadwirkung

Schadwirkung (stammspezifisch!):
- Toxi-Infektion: Besiedlung Ileum, vegetatives Wachstum → aktive Ausscheidung Enterotoxin (hitzestabil bis 52 °C)
- Infektion (invasive Stämme): sekundär-invasive Erreger bei *Salmonella*-, *Shigella*-, Enterovirus-Infektionen (v.a. in Tropen)

Pathogenität ist sehr gering, Erkrankungen fast nur bei immunsupprimierten Personen.

IKZ

Inkubationszeit: 6-48 h

Symptomatik

Symptomatik: Diarrhoe, abdominaler Schmerz, evtl. Dehydratation

Therapie

Therapie: Symptomatisch. Infektion ist selbstlimitierend.

8.2.3.3 *Bacillus cereus*

Bacillus cereus
Taxonomie und Eigenschaften

Bacillus cereus: Gram-positives, aerobes, sporenbildendes Stäbchen. Wachstum bei 6-49 °C. Sporen durch kurzes Erhitzen (100 °C) abgetötet. CAVE: subletale Erhitzung → Sporenaktivierung → schnelles Wachstum bei ≈ 45 °C (→ Abkühlung/Warmhaltung von erhitzten Produkten!)

Ökologie

Vorkommen:
- ubiquitär (Erdboden, Wasser)
- in Lebensmitteln:
  - v.a. Reis, Gewürze, Getreide
  - Fleisch: weniger häufig

Schadwirkung

Schadwirkungen:
- Intoxikation: Wachstum im Dünndarm → aktive Ausscheidung hitzelabiles (5 min/56 °C) Enterotoxin → Diarrhoe-Typ (s.u.)
- Intoxikation: Wachstum im Lebensmittel (v.a. Reisgerichte) → Bildung säureresistentes, hitzestabiles (90 min/121 °C) Neurotoxin (Vomitoxin) → Emetischer Typ (s.u.); z.B. Erkrankungen in einem Kindergarten in Belgien 2012: 20 Kinder durch Verzehr von Reisgericht, das 24 h vorher zubereitet wurde; 10^7 *Bacillus cereus*/g und emetisches Toxin Cereulid.

IKZ

Inkubationszeit: Diarrhoe-Typ: 8-16 h
Emetischer Typ: 1-6 h

Symptomatik

2 Arten von Lebensmittelvergiftungen sind möglich:
- Diarrhoe Typ: Milde Gastroenteritis (Durchfall, Bauchschmerz, evtl. Erbrechen)
- Emetischer Typ: Erbrechen, Bauchschmerz

Therapie

Therapie: Symptomatisch. Zumeist milder Verlauf.

Prophylaxe

Prophylaxe:
- Reinigung und Desinfektion
- Dekontamination von Gewürzen durch Bestrahlung (➲ Kapitel 8.4.9)
- Qualitätssicherungselemente: Mikrobiologische Untersuchung von Gewürzen zur Herstellung von Fleischwaren
- Kühlung/Warmhaltung von Produkten (➲ Kapitel 8.4.2)

8.2.3.4 *Brucella* spp.

Brucella *spp.*
Taxonomie und Eigenschaften

Brucella spp.: sehr kleine, Gram-negative, aerobe, stäbchen- bis kokkenförmige Stäbchen. Färbung nach Stamp, Giemsa. Langsame Vermehrung, Verarbeitung der Rohmilch ohne Pasteurisierung tötet Keime nicht ab. Pasteurisierung tötet Keime sicher ab.
Bedeutsame Spezies (anzeigepflichtig!):
- *Brucella abortus* – Rinderbrucellose
- *Brucella melitensis* – Schaf- und Ziegenbrucellose
  virulenteste Spezies, hat größten EU-weiten Impact, da v.a. südliche EU-MS (z.B. Griechenland, Spanien, Portugal) hohe Prävalenzen in den Beständen aufweisen.
- *Brucella suis* – Schweinebrucellose

Ökologie

Vorkommen:

- Rind, Schaf, Ziege (Schwein, Pferd): fressen kontaminiertes Gras und andere Futtermittel; Berufskrankheit (Bauern, Tierärzte, Schlachthofpersonal), 1989 seropositive Reagenten in Rinderbeständen in OÖ festgestellt;
- in Lebensmitteln:
  - Rohmilch (*B. abortus*); in Ö bei Menschen durch Ziegen- und Schafmilchkonsum, 1988-1989 11 humane Erkrankungen; seit 1999 ist Ö amtlich anerkannt frei von *Brucella abortus* und *Brucella melitensis*
  - Käse und Rohmilch (*B. melitensis*)
  - Fleisch (*B. suis*)

Symptomatik

Symptomatik - Morbus Bang (*B. abortus*), Maltafieber (*B. melitensis*):

- beginnt mit Schwäche, Müdigkeit, Wärmegefühl und Frösteln im Wechsel
- Kopfschmerzen, Nackenschmerzen
- langsamer Puls, niedriger Blutdruck
- Anämie, Leukopenie, Lymphozytose, Eosinophilie
- Abort, Orchitis, Unfruchtbarkeit
- Endokarditis, ZNS-Erkrankungen, Arthritis, intermittierendes Fieber (*B. melitensis*)

Epidemiologie

Epidemiologie:

Brucellae überleben nur in biologischem Material, z.B.:

- Genitalschleimhaut
- Milch, Harn

Übertragung zwischen Tieren:

- Direkt: Deckakt
- Indirekt: orale Aufnahme von infiziertem biologischem Material

Übertragung auf den Menschen über Infektionsquellen:

B. melitensis:

- Kontakt, Tiergeburtshilfe, Milch und Käse (unpasteurisiert), Laborarbeiten, Schlachten

B. abortus:

- Kontakt, Tiergeburtshilfe, Rohmilch, Laborarbeiten

B. suis:

- Schlachten, Behandeln von Fleisch und Wildbret, Laborarbeiten

Prophylaxe

Prophylaxe:

- Impfung (Lebendimpfstoff)
- Serologisches Screening
- Entfernung infizierter Tiere aus Zuchtbeständen
- Infizierter Betrieb: Desinfektion der Umgebung (quartäre Ammoniumverbindungen, Iodophore)
- kein Rohmilchkonsum!

IKZ

Inkubationszeit: 14-120 T

Therapie

Therapie: spezielle Therapie nicht bekannt

8.2.3.5 *Campylobacter* spp.

Campylobacter *spp.*
Taxonomie und Eigenschaften

Campylobacter spp.: Gram-negative, gekrümmte (Cashewnuss), microaerophile Stäbchen. Thermophil. Polare Flagellen, beweglich (→ enteroinvasiv). Bedeutsame Spezies:

- *C. jejuni* – 95% der humanen Infektionen (Rinder, Lämmer, Geflügel)
- *C. coli* – 5% der humanen Infektionen (Schweine, Geflügel)
  Bemerke: C. lari *und auch andere* Campylobacter *sp., wie die nicht-thermophilen* C. fetus *können gelegentlich Infektionen verursachen*

Ökologie

Vorkommen:

- Wasser, Abwasser
- Vögel, landwirtschaftliche Nutztiere, Hunde und Katzen (Gastrointestinaltrakt → symptomlose Träger)
  Bemerke: bei Schafen gelegentlich Aborte möglich
- in Lebensmitteln:
  - Trinkwasser
  - Rohmilch (bis 15 T in gekühlter Rohmilch)
  - Frischfleisch von Geflügel, Rind, Schwein, Schaf

Schadwirkung

Schadwirkung:
Infektion: Invasion der Darmmukosa (proximaler Dünndarm, *Colon/Rectum*) und Vermehrung. Bildung von Entero- und Zytotoxin (nicht hauptverantwortlich für Schadwirkung).
Bedeutender Durchfallerreger beim Menschen v.a. <30 Jahre betroffen und ältere Personen

IKZ

Inkubationszeit: 1-3 T

Symptomatik

Symptomatik – Campylobacteriose:

- Fieber bis 41 °C
- Unwohlsein, Kopf- und Leibschmerzen
- wässriger (evtl. blutiger) Durchfall bis zu 10 T
- Komplikation: reaktive Arthritis
- Spätfolge seltener: Guillain-Barré-Syndrom → Polyneuropathie

Diagnose

Diagnose: Kulturversuch, Serologie

Therapie

Therapie: Symptomatisch. In sehr schweren Fällen Erythromycin.

Prophylaxe

Prophylaxe sehr wichtig, da im Lebensmittel keine Vermehrung notwendig (➲ Kapitel 7)
- Stress beim Verladen der Masttiere vermeiden (→ ↓ Ausscheidung)
- Schlachthygiene (→ ↓ Kreuzkontamination).
- ↓ Keime nur bei trockener Kühlung (Kühlung allein reicht nicht)!
- allgemeine Betriebshygiene, Reinigung und Desinfektion

8.2.3.6 *Clostridium botulinum*

Clostridium botulinum
Taxonomie und Eigenschaften

Clostridium botulinum: Gram-positives, strikt anaerobes, thermostabile Sporen bildendes Stäbchen. Beweglich.
6 Typen mit verschiedenen Toxinen:
- Typen A, B, E, F → Botulismus beim Menschen
- Typen C, D → Botulismus bei Tieren
- Typ G → Reservoir im Boden

Ökologie

Vorkommen:
- Erdboden (Schlamm).
- in Lebensmitteln:
  - pasteurisierte und sterilisierte Produkte
  - anaerob gelagert Produkte mit pH >4.5, geringem Salzgehalt, Lagertemperaturen <10 °C, mit komplexer Nährstoffzusammensetzung und langen Lagerzeiten
    Bemerke: besonders anfällig Fleisch- und Fischkonserven, Mayonnaise, aber auch schwachsaure Frucht- oder Gemüsekonserven; Anzeichen sind Bombage, Wölbung des Deckels, entweichende Gase beim Öffnen, unangenehmer Geruch.
  - Rohschinken, Pökelfleisch
  - fermentierte Produkte (marinierte Fische, Joghurt)
  - Honig (CAVE: in kontaminierten Honig getauchte Schnuller → Hauptursache für „infant botulism"(➲ Kapitel 6C Honig)
    Bemerke: Jährlich werden in Deutschland 20-40 Fälle von Botulismus gemeldet, von denen 1-2 tödlich enden.

Schadwirkung

Schadwirkung:
Intoxikation: Wachstum im Lebensmittel → Ausscheidung hitzelabiles Neurotoxin (v.a. nicht-proteolytische Stämme)
Sensorische Beeinflussung des Lebensmittels nicht vorhanden (nicht-proteolytische Stämme: Typ E, einige Typ B/F Stämme) oder nur gering (proteolytische Stämme: Typ A, einige B/F Stämme).

IKZ

Inkubationszeit: 12–36 h (max. 16 T!)

Symptomatik

Symptomatik:
Neurotoxin (schon 10^{-6} g sind letal = eines der stärksten natürlich vorkommenden Gifte!) → Hemmung der Acetylcholinfreisetzung an der motorischen Endplatte.

3 Stadien:
- Stadium 1: Müdigkeit, Schwäche, Doppelsehen, starkes Durstgefühl, trockene Schleimhäute, Schluckbeschwerden (Lähmung Zungenmuskulatur), Heiserkeit.
- Stadium 2: Zuckungen Hals-/Gliedmaßenmuskulatur, Verstopfung, Schock (↓ Blutdruck, ↑ Puls)
- Stadium 3: Schlaffe Tetraplegie, Tod durch Atemstillstand (Letalität ≈ 30%)

Diagnose

Diagnose: ELISA, Tierversuch (Mäuse, Meerschweinchen → „Wespentaille")

Therapie

Therapie:
- polyvalentes/monovalentes Antiserum im frühen Stadium (Rezeptorgebundenes Toxin kann nicht mehr neutralisiert werden!).
- Künstliche Beatmung → ↑↑ Überlebenschance

Prophylaxe

Prophylaxe:
- Abtöten der Sporen durch Erhitzung (ungenügend erhitzte Konserven → Begleitflora abgetötet, Clostridiensporen überleben → „ideale" anaerobe Verhältnisse→ Vermehrung möglich
- Lagertemperaturen <5 °C
- Auskeimung der Sporen und Wachstum verhindern (Hürdenkonzept ➲ Kapitel 8.4.10): pH <4,6; a_w <0,93; Pökeln >5% NaCl, Nitrit
- Zerstörung Toxin durch Erhitzung (79 °C/20 min, 85 °C/5 min).

8.2.3.7 *Clostridium perfringens*

Clostridium perfringens
Taxonomie und Eigenschaften

Clostridium perfringens: Gram-positives, anaerobes, thermostabile (100 °C/1-5 h) Sporen bildendes Stäbchen. Unbeweglich. Wachstum zwischen 5 und 50°C (optimal ≈ 45 °C).
5 Typen: A, B, C, D, E.
- Typen A, C → Lebensmittelvergiftung (C: *Enteritis necroticans*)

Ökologie

Vorkommen:
- ubiquitär (Erdboden, Intestinaltrakt von Mensch und Tier)
- in Lebensmitteln:
  - Fleisch, Geflügel, Fisch, Milch
  - Gemüse, Gewürze
  - Dehydrierte Lebensmittel (Fertigsuppen/-soßen, Nudeln, ...)
    Bemerke: Im Jahr 2012 wurden in der EU 20,2% der stark evidenzbasierten Lebensmittelausbrüche mit Cl. perfringens *assoziiert.*

Schadwirkung

Schadwirkung:
Intoxikation: Vegetative Zellen versporen im Dünndarm → Bildung hitzelabiles Enterotoxin (60 °C/15 min), das bei Zelllysis freigesetzt wird

IKZ

Inkubationszeit: 6-24 h

Symptomatik

Symptomatik:
Enterotoxin → ↑↑ Gefäßpermeabilität → Flüssigkeit ins Darmlumen.
- Nausea, Bauchkrämpfe, kein Fieber
- heftiger wässriger Durchfall, meist ohne Vomitus

Diagnose

Diagnose: Bakteriennachweis im fraglichen Lebensmittel

Therapie

Therapie: Symptomatisch. Erkrankung ist selbstlimitierend (1-2 T).

Prophylaxe

Prophylaxe:
- Küchenhygienische Maßnahmen (ausreichende Erhitzung, genügend hohe Warmhaltetemperatur, schnelle und ausreichende Kühlung; ➲ Kapitel 8.5)
- *Bacillus cereus* (➲ Kapitel 8.2.3.3)

8.2.3.8 *Escherichia coli*

Escherichia coli *Taxonomie und Eigenschaften*

Escherichia coli: Zur Familie der „*Enterobacteriaceae*" gehörende, Gram-negative, fakultativ anaerobe Stäbchen. Serotypisierung auf Basis von O-, K- und H-Antigenen.

Ökologie

Vorkommen:
- ubiquitär. Darmbewohner bei Mensch und Tier. Mastitiserreger.
- in Lebensmitteln:
  Anwesenheit deutet auf schlechte hygienische Bedingungen bzw. fäkale Verunreinigung hin (→ Hygieneindikatorkeime). Übertragungswege:
  - Tier → Mensch
  - Mensch → Lebensmittel (Rohmaterial: z.B. Rohmilch, rohes Fleisch, Salate, ...) → Mensch (Schmierinfektionen: Hygiene!)

Schadwirkung

Schadwirkungen (6 Pathotypen von *E. coli*-Stämmen, die Durchfall verursachen können)
- EPEC (Enteropathogene *Escherichia coli*)
  Infektion: Anheftung an Darmepithel, Zytotoxinbildung → Beschädigung Mikrovillisaum.
- ETEC (Enterotoxinbildende *E. coli*)
  Toxiinfektion: Besiedlung proximaler Dünndarm, Bildung Enterotoxine (LT: Hitzelabil, ST: Hitzestabil).
- EIEC (Enteroinvasive *E. coli*)
  Infektion: Invasion Dickdarmepithel
- DAEC (Diffus-adhärente *E. coli*)
  Infektion: diffuse Besiedelung von Epithelzellen in Darm- oder Urogenitaltrakt
- EAEC/EAggEC (Enteroaggregative *E. coli*)
  Toxi-Infektion: sind in der Lage Entero- und Zytotoxine zu expremieren, bilden Aggregate untereinander und mit dem Darmepithel
- STEC/VTEC (Shigatoxin und Verotoxin bildende *E. coli*)

Bemerke: humanpathogene VTEC (z.B. Serotyp O157) haben zusätzliche Virulenzfaktoren

Toxi-Infektion: Invasion Dickdarmepithel (Colon), evtl. nur Kolonisierung, Bildung Enterotoxine (SLT_I und SLT_{II} = Shiga-like toxin, da dem Shiga-Toxin von *Shigella* spp. ähnlich. Ursprünglich VT_I und VT_{II} genannt wegen ihres zytopathogenen Effektes auf „Verozellen" = Nierenzellkulturen von grünen afrikanischen Affen)

IKZ

Inkubationszeit: unterschiedlich (s.u.)

Symptomatik

Symptomatik (abhängig vom *E. coli*-Stamm → Schadwirkung):

- EPEC → v.a. Säuglingsdiarrhoe (IKZ ≈ 36 h, Dauer ≈ 24 h)
  - Bauchschmerz, Durchfall (wässrig-mukös, kein Blut), Erbrechen
  - Fieber
- ETEC → Säuglingsdiarrhoe in Entwicklungsländern, Reisediarrhoe „Montezumas Rache". (IKZ ≈ 26 h, Dauer 3-19 T)
  - Abdominale Krämpfe, Durchfall (wässrig); kann Cholera-ähnliches Bild mit „Reiswasser"-ähnlichem Stuhl und starker Dehydratation annehmen
  - geringgradiges Fieber, Hinfälligkeit
- EIEC (IKZ ≈ 11 h, Dauer: Tage bis Wochen)
  - abdominale Krämpfe, profuser Durchfall oder Dysenterie
  - Fieber
- DAEC (IKZ ≈ 9-72 h, Dauer: Tage bis Wochen)
  - wässrige Durchfälle bei Kleinkindern v.a. in Entwicklungsländern
- EAEC/EAggEC (IKZ ≈ 9-72 h, Dauer: >2 Wochen)
  - wässrig, schleimige Durchfälle
  - Übelkeit, Erbrechen
  - leichtes Fieber
- VTEC (IKZ ≈ 4 T, Dauer 2-9 T)
  - Hämorrhagische Colitis: kolikartige Bauchschmerzen, blutige Diarrhoe, Erbrechen, Krämpfe
  - Komplikationen (Letalität bis 25% bei immunsupprimierten Personen, Säuglingen, Kleinkindern)
    - hämorrhagisch-urämisches-Syndrom (HUS): bei 5-10% der Durchfallpatienten → Nierenschäden (→ z.T. Dialysepflicht); 10-30% der Fälle dauerhafte Nierenschäden, ca. 10% letal.
    - thrombotisch-thrombozytopenische Purpura (TTP): bei 5-10% der Durchfallpatienten → Thrombozytopenie, hämolytische Anämie, Hautblutungen, neurologische Veränderungen

Bemerke: STEC = VTEC = EHEC führt meist zu Ausbruchserkrankungen → in USA als „Hamburger Disease" bekannt. Im Herbst 1996 mehrere Todesfälle mit >400 Erkrankten in Schottland, verursacht durch den „butcher of the year" (nomen est omen). 1996 bisher größte Epidemie in Japan mit >5.000 Erkrankten. Im Mai 2011 großer Sprossen-assoziierter E. coli O104:H4 Ausbruch in Deutschland: 3.800 Erkrankte, 53 Tote; EU-weit wurde in der Periode 2009/2010 13.545 bestätigte Erkrankungsfälle durch VTEC hervorgerufen.

Therapie

Therapie: symptomatisch (wechselnde Berichte über Antibiotika-Wirksamkeiten)

Prophylaxe

Prophylaxe: (➲ Kapitel 7)
- Trinkwasserqualität sichern. NB: in tropischen Ländern nur abgekochtes Wasser verwenden! CAVE: Eiswürfel, frisches Obst, Salat
- Küchenhygiene (Kreuzkontaminationen vermeiden, Speisen ausreichend erhitzen; ➲ Kapitel 8.5)

8.2.3.9 *Leptospira* spp.

Leptospira *spp.*
Taxonomie und Eigenschaften

Leptospira spp.: Gram-negativ, Schraubenbakterien, Anzahl der Windungen bestimmt die Länge, zentraler Achsenfaden mit um Faden gewickelten Spirale aus Protoplasma und zytoplasmatische Hülle;
103 verschiedene *Leptospira*-Arten sind bekannt; bei Säugern normalerweise *L. interrogans*, z.B. Aborte bei Rindern, Reservoir für Infektionen bei landwirtschaftlichen Nutztieren und Haussäugetieren, Infektionen beim Menschen (durch Hautwunden), fast immer assoziiert mit durch Leptospiren verunreinigtem Rattenurin.

Ökologie

Vorkommen:
- Rind, Schwein, Schaf/Ziege, Pferd über direkten Kontakt mit erregerhaltigem Material (Tiere, Umwelt), durch aktives Eindringen über Haut (Verletzungen) und Schleimhaut (Auge, Genital- und Verdauungstrakt)
  Reservoir: Ratten, Mäuse, Hamster, Igel
- über Lebensmittel:
  Ausscheidung durch Milch möglich, aber nur bei Direktkonsum gefährlich. Berufskrankheit (Betriebspersonal, Viehhändler, Veterinärmediziner, Schlachthofpersonal)
  Bemerke: in Deutschland 2007 erster Ausbruch von Leptospirose seit 40 Jahren, 30 Erntehelfer auf Erdbeerfeld erkrankt; 2011 erkrankten wieder 51 Menschen an dieser seltenen Erkrankung

Schadwirkung

Schadwirkung:
- Vermehrung in Darmepithelzellen → Bakteriämie
- Vermehrung in Organen (z.B. Leber, Niere)
- Toxische Schädigungen
  - Hämolysin
    - Anämie
    - Ikterus
    - Hämoglobinurie
  - Endotoxin
    - Gefäßschädigungen

IKZ

Inkubationszeit: 7-12 T

Symptomatik

Symptomatik:
- Leitsymptome
  - Fieber
  - Ikterus
  - Anämie
  - Hämoglobinurie
  - grippeartige Symptome

Therapie

Therapie: Tetracycline, Penicillin, Streptomycin

Prophylaxe

Prophylaxe:
- Hygienemaßnahmen (Rattenkontrolle), Personalhygiene
- kein Rohmilchkonsum

8.2.3.10 *Listeria monocytogenes*

Listeria monocytogenes
Taxonomie und Eigenschaften

Listeria monocytogenes: Gram-positive, fakultativ anaerobe Stäbchen. Beweglich. Wachstum zwischen 1 und 45 °C (optimal 35-37 °C). Überleben Trocknungs-, Gefrier- und Auftauprozess. Relativ salzresistent: Wachstum <10% NaCl, Überleben lange bei 10-20% NaCl. Von den 15 *Listeria*-Spezies und 3 Subspezies ist v.a. *Listeria monocytogenes* (selten *L. seeligeri*, *L. ivanovii*, *L. welshimeri*) humanpathogen. *L. innocua*: apathogen aber Indikatorkeim im Lebensmittelbereich → wenn nachweisbar Hygienemaßnahmen setzen, da *L. monocytogenes* auch präsent sein könnte.

Ökologie

Vorkommen:
- ubiquitär: Erdboden, Pflanzen, Silage, Abwasser (insbesondere Gullies in Fleischverarbeitungsbetrieben)
- in Lebensmitteln:
  - v.a. durch Rekontamination während der Verarbeitung → Lebensmittelsicherheitskriterien: Räucherlachs, Würste, geslicte Produkte, Salat, ... (➲ VO (EG) Nr. 2073/2005)
  - Rohmilch- und Weichkäse, Rohmilchprodukte → Mastitiserreger, sporadisch, Milch organoleptisch unverändert
  - Krautsalat
  - Vakuumverpackte Köchpökelwaren

Bemerke: Risikoproduktgruppen: Erzeugnisse mit einem pH-Wert von ≤4,4 oder a_w-Wert von ≤0,92, Erzeugnisse mit einem pH-Wert von ≤5,0 und a_w-Wert von ≤0,94; Erzeugnisse mit einer Haltbarkeitsdauer von <5 Tagen

Schadwirkung

Schadwirkung:
Infektion: Vermehrung in Darmepithelzellen → Bakteriämie

IKZ

Inkubationszeit: 14 T

Symptomatik

Symptomatik (Risikogruppe YOPI):
- Grippeähnliche Symptome, Monocytose (← *L. monocytogenes*)
- Frühgeburten, Aborte
- Säuglinge, Kleinkinder, immunsupprimierte Personen: Meningoencephalitis, Septikämie

Geschätzte Mortalität bei Erkrankten ≈ 30%.

Therapie

Therapie: Ampicillin, Gentamicin

Prophylaxe

Prophylaxe:
- Lebensmittelverarbeitungsbetriebe:
  - Umweltmonitoringprogramme und Aufklärung
  - verpflichtende Einsendung *L. monocytogenes* Isolate aus Produkten und produktassoziierten Oberflächen an die AGES (nationale Referenzzentrale; ➲ Kapitel 1) zur epidemiologischen Abklärung bei Humanerkrankungen
  - Verpflichtende Challenge-Tests: Abklärung ob Produkt in die Kategorie „Fördert die Vermehrungsfähigkeit von Listerien" (➲ VO (EG) Nr. 2073/2005)
- Erhitzung der Rohprodukte
- Lagerungsdauer von Risikoprodukten einschränken
- Lagertemperaturen einhalten
- Reinigung und Desinfektion, Melkhygiene
- Konsument: Aufklärung über Produkte mit Risikopotential (z.B. Räucherlachs; Fleischprodukte enthalten oft >100 kbE/g)

Rechtsvorschrift

Rechtsvorschrift:
VO (EG) Nr. 2073/2005 Anhang I

8.2.3.11 *Mycobacterium* spp.

Mycobacterium *spp.*
Taxonomie und Eigenschaften

Mycobacterium spp.: Gram-positive, aerobe, stets unbewegliche, nicht sporenbildende Stäbchen, „Säure-Alkohol-Festigkeit": Ziehl-Neelsen-Färbung; wachsen auf Nährböden sehr langsam
>60 Arten
Einteilung nach epidemiologischen Kriterien
- *M. tuberculosis* – Komplex
  - *M. tuberculosis* (Hauptwirt: Mensch)
  - *M. bovis* (Hauptwirt: Rind)
  - *M. caprae*
- *M. paratuberculosis*
  - Paratuberkulose (Wdk)

hohe Tenazität, Abtötung durch Pasteurisation, *M. bovis* humanpathogen. Seit 1998 großer Ausbruch der Wildtiertuberkulose verursacht durch *M. caprae* in Tirol, Vorarlberg, Bayern, Südtirol → Ausbreitung in Nutztierbestand möglich.

Tuberkulose

Mycobacterium bovis – *Rindertuberkulose*

Vorkommen

Vorkommen:
- Rind = Hauptwirt
- Reservoir: Rotwild, Europäisches Bison, Waschbären, Wildschweine
  Obwohl Menschen vor allem für *M. tuberculosis* (nicht tierpathogen) empfindlich sind, kann *M. bovis* (aber weniger häufig) auch zur humanen Tuberkulose führen; beide Erreger sind weltweit verbreitet; in Ö und anderen zentraleuropäischen Ländern ist *M. caprae* der hauptsächliche Erreger der Rindertuberkulose;
  (Ö ist gemäß Entscheidung der Kommission seit 2003 amtlich anerkannt tuberkulosefrei, doch gab es 2005 zwei bestätigte Fälle von Infektionen mit *Mycobacterium bovis* beim Menschen); Ö 2011 Tuberkuloseinzidenz von <10/100.000 Fällen/Einwohner → sog. Niedriginzidenzland; EU-weit 2012 125 bestätigte Krankheitsfälle (UK, Spanien und Deutschland), Inzidenz 0,03 Fälle/100.000 Einwohner; Irland: 0,7 Fälle/100.000 Einwohner; Berufskrankheit: v.a. Personal in Darmwäschereien, Landwirte (➲ Kapitel 7 Berufskrankheiten)
- in Lebensmitteln: über Rohmilch oder Rohmilchprodukte (bis zu 105 kbE/ml möglich)

Erregerausscheidung

Erregerausscheidung:
Bronchialschleim, Milch, Kot, Harn, Vaginalschleim, Sperma

Übertragung:
- aerogen (Tröpfchen-, Staubinfektion)
- oral (z.B. Mensch: rohe, kontaminierte Milch)

Pathogenese

Inhalation der Mykobakterien → Infektion (Primäraffekt) → Lymphadenitis (Primärkomplex), Eindringen in Makrophagen → Mykobakterien gelangen in die Lunge → Vermehrung in den Makrophagen (intrazelluläre Bakterien) → Ausbildung einer Läsion (verkäsende Nekrose) →

I. Mykobakterienvermehrung stoppt, Läsion kalzifiziert
II. Läsion verflüssigt → Generalisierung → Tod
III. Mykobakterien werden mit Sputum ausgehustet

IKZ

Inkubationszeit: mehrere Jahre

Diagnostik

- Mikroskopischer Direktnachweis in klinischem Untersuchungsmaterial
- Tuberkulinprobe (allergische Hautprobe)
- Kultivierung (Kot- und Gewebeproben)
- PCR, KBR, ELISA, AGIDT (Serum)

Prophylaxe

Prophylaxe:
- konsequente Umgebungsuntersuchungen
- rasche Diagnostik, effektive Isolierung und Therapie von Erkrankten und präventive Therapie von latent infizierten Kontaktpersonen
- gezielte Reihenuntersuchungen in Risikogruppen
- in Lebensmitteln: Abtötung durch Pasteurisation, kein Schutz durch pH, geringer a_w-Wert in Hartkäse entzieht Vermehrungsgrundlage, Rekontamination

Rechtsvorschriften

Rechtsvorschriften
- ZoonoseRL 2003/99/EG
- RindertuberkuloseVO, BGBl. II Nr. 322/2008
  → Tuberkulinuntersuchungen, Anzeigepflicht

Die Leitlinie „Tuberkulose Umgebungsuntersuchung“ (BMG) legt den österreichweiten Ablauf der Umgebungsuntersuchungen fest.

John'sche Krankheit

Mycobacterium paratuberculosis – *John'sche Krankheit*

Bemerkung: Seit den 90er Jahren gibt es klare Anzeichen für einen Zusammenhang von John'scher Krankheit bei Wiederkäuern mit Morbus Crohn bei Menschen, was übrigens familiär (erbliche Veranlagung) auftritt.

Ökologie

Vorkommen:
- Rind, Schaf, Ziege, andere Wiederkäuer, evtl.: Reservoir in Wildnagern (Kaninchen);

  Ausscheidung

  Ausscheidung:
  Ausscheidung über Kot ist entscheidend, beginnt lange vor klinischer Symptomatik, anfangs limitierend.
  Kot, Milch [30 % klinisch kranker Rinder scheiden über Sperma, intrauterin (in den ersten 30 Lebenstagen) und über Milch aus]
- in Lebensmitteln:
  Rohmilch und Rohmilchkäse durch sekretorische Kontamination, Rekontamination (Darmkommensale), in Rohmilch für lange Zeit ausgeschieden, weltweit verbreitet (ausgenommen Schweden)

IKZ

Inkubationszeit: mehrere Jahre

Symptomatik

Symptomatik John'sche Krankheit:
Klinischer bis subklinischer Verlauf (Durchfall, Milchleistung ↓ Exsikkose, Kotkonsistenz)

Symptomatik Morbus Crohn:
uncharakteristisch (Bauchschmerzen, leichter Durchfall, breiiger Stuhl) bis schubartig akut und massiv mit krampfartigen Schmerzen und Durchfällen; Gewichtsverlust, Appetitlosigkeit und Müdigkeit, Fisteln vom Mund bis zum

Anus mit Verbindungsgängen sogar bis zur Hautoberfläche; Mortalität bei etwa 6%.

Diagnose

Diagnose:
Kombination mehrerer Methoden zur Erhöhung der Aussagekraft notwendig.
- Erregernachweis. Mikroskopisch, bakteriologisch (Darminhalt, Lymphknoten), PCR
- Nachweis humoraler Antikörper: KBR, ELISA, AGID
- Nachweis zellgebundener Immunität: allergische Proben (Intrakutantest mit Johnin bzw. aviärem Tuberkulin)
- Gamma-Interferontest: große Anzahl falsch positiver und falsch negativer Proben

Prophylaxe

Prophylaxe:
Rohmilchkonsum vermeiden

Bemerke: Gegen normale Erhitzungstemperaturen resistent, manchmal sogar noch nach Erhitzung bei 15 s/82 °C in pasteurisierter Milch nachweisbar! Forschungsbedarf!

Therapie

Therapie bei Morbus Crohn:
Cortisonpräparate und Antiphlogistika, letzte Möglichkeit ist Entfernung von ganzen Darmabschnitten

8.2.3.12 *Salmonella* spp.

Salmonella *spp. Taxonomie und Eigenschaften*

Zur Familie der „*Enterobacteriaceae*" gehörende, Gram-negative, fakultativ anaerobe Stäbchen. Beweglich. Wachstum optimal bei 37 °C. Kein Wachstum <3-5 °C. Bei 6 °C bereits Verdoppelung alle 6 h. Abgetötet durch Pasteurisation (60 °C, 15-20 min).

Differenzierung nach Oberflächenantigenen (O = somatische; H = Geißelantigene) → >2200 Serotypen.
Drei Gruppen:
- Spezies-spezifische Serotypen:
  - *S.* Dublin (Kalb, Rind),
  - *S.* Gallinarum, *S.* Pullorum (Geflügel),
  - *S.* Typhi/Paratyphi (Mensch → klassischer Typhus/Paratyphus, kaum in Westeuropa vorkommend)
- Invasive Serotypen, z.B.
  - *S.* Enteritidis (↑ Bedeutung seit 1988),
  - *S.* Typhimurium

  häufigste Zoonoseerreger im EU-Raum (➲ Zoonosegesetzgebung Kapitel 1; ➲ VO (EG) Nr. 2160/2003; ➲ RL 2003/99/EG)

  Bemerke: Alle gesundheitsgefährdenden Salmonella-*Serotypen sind gemäß Zoonosegesetzgebung zu überwachen! (➲ Kapitel 1)*
- Nicht-invasive Serotypen: Mehrzahl der bekannten Stämme.

Ökologie

Vorkommen (➲ Kapitel 5):
- Reservoir: Darmtrakt von Haus- und Wildtieren
- ubiquitär:
  - Bauernhof: Futter, Abwässer, symptomlose Träger, usw.
  - Transport: Stress → ↑ Darmperistaltik → Ausscheidung
  - Schlachthof: Kontamination Lymphknoten, fäkale Kontamination, Schlachtpersonal
  - Konsument: ↑ Fernreisen, ↑ Lebensmittelimporte, ↑ Umweltkontamination, mangelhafte Küchenhygiene
  - Transmission häufig durch mangelhafte Küchenhygiene; unzureichende Erhitzung; Kühlung
  - Reiseassoziierte Erkrankung (*S.* Enteritidis, *S.* Typhimurium, *S.* Infantis, *S.* Stanley)
- in Lebensmitteln:
  - v.a. Fleisch, Fleischprodukte, Eier und Eiprodukte;
  - Milch und Milcherzeugnisse, Schalentiere
  - Eis, Salate, Soßen, Konditoreiwaren, Trockensuppen, ...

  NB: *S.* Enteritidis am häufigsten mit Konsum von kontaminierten Eiern assoziiert und *S.* Typhimurium häufig durch kontaminiertes Schweine- und Rindfleisch übertragen

Salmonellosen sind rückläufig durch EU-Präventionsprogramme und Monitoring (z.B. Impfprophylaxe in Legehennenbetrieben seit 2003); EU-weit wurden 2012 91.034 Salmonellose Fälle nachgewiesen, Inzidenz 22,2 Fälle/100.000 Einwohner (4,7% weniger als 2011).

Schadwirkung

Schadwirkung:
Infektion: Vermehrung im Dünndarm → akute Schleimhautentzündung (Bildung von Endo-, Entero- und Cytotoxinen: sind nicht hauptverantwortlich für Erkrankung) → evtl. Bakteriämie.

IKZ

Inkubationszeit: 12-48 h (gelegentlich 3 T)

Symptomatik

Symptomatik – Salmonellose:
Virulenz abhängig von Serotyp:
- Bauchschmerzen, Durchfall, Erbrechen
- Blutdruckabfall (→ Kreislaufkollaps), Fieber bis 41°C
- v.a. ältere Menschen, Kleinkinder, Herz- und Lungenkranke (YOPI): bei ca. 5% Endocarditis, Polyarthritis. Mortalität ca. 2%

Diagnose

Diagnose: Erregernachweis in Kot und Erbrochenem

Therapie

Therapie: Symptomatisch.
- Nahrungskarenz
- Flüssigkeitsersatz, Elektrolyte
- Kreislaufstützung
- antipyretisch
- Septikämie/typhöse Form: Nach ABR-Testung 3. Generation Cephalosporine, Fluoroquinolone, Ampicillin

Prophylaxe

Prophylaxe (➲ Kapitel 7):
Einhaltung guter Hygienepraxis entlang der Lebensmittelproduktionskette vom Bauernhof bis zur fertigen Speise (➲ Kapitel 5)

Rechtsvorschriften

Rechtsvorschriften:
- VO (EG) Nr. 2073/2005 Anhang I (mikrobiologische Kriterien für LM)
- VO (EG) Nr. 2160/2003 und RL 2003/99/EG (Zoonosengesetzgebung)
- VO (EG) Nr. 853/2004 Anh. III Abschn. IX Kap I-III

national:
- Zoonosengesetz, BGBl. Nr. I 128/2005
- Lebensmittelhygiene-Einzelhandelsverordnung, BGBl. II Nr. 92/2006
- Lebensmittelhygiene-DirektvermarktungsVO, BGBl. II Nr. 108/2006
- Rohmilchverordnung, BGBl. II Nr. 106/2006

8.2.3.13 *Shigella* spp.

Shigella *spp.*
Taxanomie und Eigenschaften

Shigella spp.: Zur Familie der „*Enterobacteriaceae*" gehörende, Gram-negative, fakultativ anaerobe Stäbchen. Unbeweglich.
4 Untergruppen:
- *Shigella sonnei*
- *Shigella boydii*
- *Shigella flexneri*
- *Shigella dysenteriae*

Ökologie

Vorkommen:
- infizierte Personen (im Stuhl)
- in Lebensmitteln (Vektoren: Wasser, Mensch, Insekten):
  - Trinkwasser
  - rohes Obst, Gemüse, Salate
  - selten Milch

Schadwirkung

Schadwirkung (stammspezifisch):
- Infektion (*Shigella* spp.): Invasion Dickdarmepithel (Colon) → ulcerative Schleimhautveränderung.
- Toxi-Infektion (*Shigella dysenteria* 1): Invasion Dickdarmepithel (Colon) → ulcerative Schleimhautveränderung. Bildung Shigatoxin (zyto-, entero-, neurotoxisch) → gravierendste Erkrankung.

- Intoxikation (einige *S. flexneri* und *S. sonnei* Stämme): Vermehrung im Dickdarm ohne Invasion, Bildung Shiga-like Toxin (ähnlich EIEC- und EHEC-Toxinen).

IKZ

Inkubationszeit: 1 – 7 T

Symptomatik

Symptomatik:
- Leibschmerzen, Diarrhoe, Vomitus
- starke Hinfälligkeit (besonders bei Toxi-Infektionen)

Erkrankungen v.a. in Entwicklungsländern → Millionen von Todesfällen (insbesondere Kinder)

Diagnose

Diagnose:
- Nachweis Shigellen im Stuhl, serologischer Nachweis in Serum und Fäzes
- Nachweis Shigellen im Lebensmittel schwierig (geringe MID, langsameres Wachstum als Begleitflora)

Therapie

Therapie: Antibiotika (CAVE: oft Resistenzfaktoren)

Prophylaxe

Prophylaxe:
- Hygiene einhalten → Durchbrechen Infektionszyklus
- CAVE: Importprodukte aus Entwicklungsländern, z.B. Garnelen

8.2.3.14 *Staphylococcus aureus*

Staphylococcus aureus
Eigenschaften

Staphylococcus aureus: Gram-positive, fakultativ anaerobe Kokken. Unbeweglich. Wachstum zwischen 6,5-50 °C, Optimum 37 °C. pH 4,2-9,3, NaCl-Konzentration ≤15%, a_w >0,86.

Ökologie

Vorkommen:
- Menschliche Haut, Schleimhaut (v.a. Nasopharynx), eitrige Wunden
- in Lebensmitteln (fast immer durch Menschen als Vektoren übertragen; das Lebensmittel muss *Staph. aureus*-Vermehrung zulassen. Besonders gefährdet: Lebensmittel, in denen die Begleitflora gehemmt/abgetötet ist, beim Vorliegen von küchenhygienischen Fehlern):
  - Fertige Fleischgerichte, gekochter Schinken, Milch, Milcherzeugnisse.
  - Saucen, Cremes, Salate, Feinkostsalate, Eis.
  - Teigwaren.

Schadwirkung

Schadwirkung:
Intoxikation: Bildung thermostabiler (bis 117 °C) Enterotoxine bei Vermehrung im Lebensmittel. Warmhaltung stimuliert Toxinbildung.
Toxintypen (SE = *Staphylococcus Enterotoxin*):
- SEA, SED, SEE (in logarithmischer Wachstumsphase produziert → Lebensmittelvergiftung zumeist durch SEA, SEA+SED und SED bildende Stämme hervorgerufen)

- SEB, SEC1, SEC2, SEC3 (in stationärer Wachstumsphase produziert → kaum an Lebensmittelvergiftungen beteiligt)

0,1 µg Toxin/kg KM ausreichend, um eine Erkrankung auszulösen.

Epidemiologie

In Ö 2007 Erkrankung von Schulklasse nach Konsum von Schulmilch, potentielle Ursache mit *Staphylococcus aureus* kontaminierte Tankmilch durch subklinisch erkrankte Kühe → Toxinproduktion während Lagerung von überschüssiger pasteurisierter Milch über 3 Tage → neuerlich pasteurisiert und zu Schulmilch verarbeitet; Enterotoxin SEA-SEE
In Deutschland 2008 Erkrankungen nach Hochzeit in Deutschland, Cateringservice Personalkontamination; Enteroxine SEA-SEG-SEI, TST-1)
In Frankreich 2009 Erkrankungen durch Weichkäse aus Rohmilch; Enterotoxin E

IKZ

Inkubationszeit: 1-6 h

Symptomatik

Symptomatik:
- Diarrhoe, Vomitus
- Kreislaufschwäche, kein Fieber

Diagnose

Diagnose: Nachweis schwierig (Anwesenheit des Erregers besagt noch nicht die Anwesenheit von Toxin! Umgekehrt besagt die Abwesenheit des Erregers nicht die Abwesenheit von Toxin!)
- serologischer Toxinnachweis (Agargeldiffusionstest, ELISA)
- (Tierversuche, z.B. „Kitten-test", sind wegen artspezifischer Toxinwirkung schwierig).

Therapie

Therapie: Symptomatisch. CAVE: keine Antibiotika (→ Dysbakteriose, Resistenzen)

Prophylaxe

Prophylaxe:
Ursache = zweifacher Fehler bei der Küchenhygiene: Kontamination (post-process-contamination) und Wachstum →
- Personalhygiene
- Küchenhygiene (➲ Kapitel 8.5), z.B. ausreichend hohe Warmhalte- und Erhitzungstemperaturen (CAVE: 117 °C werden in der Küche selten erreicht. Bei unvollständiger Inaktivierung des Toxins ist bei 25 °C innerhalb von 24 h Rekonstituierung des Toxins möglich)
- Überwachung und Analyse antimikrobieller Resistenzen in der LM-Kette (EFSA)
- Bekämpfung subklinischer Mastitiden in Rinderherden

Rechtsvorschrift

Rechtsvorschrift:
- VO (EG) Nr. 2073/2005 Anhang I Kapitel 1 „Lebensmittelsicherheitskriterien", Kapitel 2.2 „Prozesshygienekriterien Milch und Milchprodukte"

8.2.3.15 *Vibrio* spp.

Vibrio *spp.*
Taxonomie und Eigenschaften

Vibrio spp.: Zur Familie der „*Vibrionaceae*" gehörende, Gram-negative, fakultativ anaerobe Stäbchen, leicht gekrümmt bis s-förmig. Wachstum von 5-43 °C. *Vibrio* spp. (außer *V. cholerae*) sind halophil (= Kochsalz nötig).

V. cholerae

Vibrio cholerae

Ökologie

Vorkommen:
- v.a. infizierte Personen (im Stuhl) → kein Lebensmittelvergifter im eigentlichen Sinne
- Lebensmittel (Vektor v.a. fäkal kontaminiertes Wasser):
  - Trinkwasser
  - rohes Gemüse
  - Meeresfrüchte (Muscheln, Garnelen)

Schadwirkung

Schadwirkung:
Toxi-Infektion: Haftung an Dünndarmepithel (keine Invasion) → Enterotoxinbildung (Choleratoxin, CTX) → Hypersekretion von Wasser (bis 1,0 l/h) und Elektrolyten

IKZ

Inkubationszeit: 6 h – 5 T

Symptomatik

Symptomatik:
- Abdominale Krämpfe, profuser Durchfall (Reiswasser-ähnlich), Dehydratation
- evtl. Fieber, Erbrechen

V. parahaemolyticus

Vibrio parahaemolyticus

Ökologie

Vorkommen:
- Küstengewässer
- Lebensmittel:
  - Seefisch, Muscheln, Austern

Schadwirkung

Schadwirkung:
evtl. Toxi-Infektion (?): Exotoxin (Enterotoxin) mit hämolytischer Wirkung evtl. hauptverantwortlich für Schadwirkung

IKZ

Inkubationszeit: ca. 12 h

Symptomatik

Symptomatik:
- Abdominale Krämpfe, Durchfall, Erbrechen
- Fieber

Zumeist milder Verlauf (außer immunsupprimierte Personen). Dauer ca. 2-5 T. Auftretend v.a. im Sommer in Asien (Thailand, Vietnam, Philippinen, ca. 70% der Lebensmittelvergiftungen in Japan). In gemäßigten Klimazonen selten.

Prophylaxe

Prophylaxe:
- unverzügliche Kühlung der Meerestiere nach dem Fang (<5 °C).
- ausreichende Erhitzung vor dem Konsum (>65 °C).
- Kreuzkontamination vermeiden.

8.2.3.16 *Yersinia enterocolitica*

Yersinia enterocolitica
Taxonomie und Eigenschaften

Yersinia enterocolitica: Zur Familie der „*Enterobacteriaceae*" gehörende, Gram-negative, fakultativ anaerobe Stäbchen. Beweglich < 37 °C. Vermehrung zwischen -1 und 42 °C, bei < 15% NaCl. Nur wenige Serotypen pathogen (O:3, O:5,27, O:8, O:9)

Ökologie

Vorkommen:
- Verdauungstrakt von Wild-, Nutz- und Haustieren (Hunde, Katzen)
- Pathogener Serovar v.a. in Tonsillen, aber auch Kotproben und Mesenteriallymphknoten vom Schwein nachweisbar
- Erdboden, Wasser
- in Lebensmitteln (Epidemiologie und Risikoprodukte nicht geklärt):
  - Eventuell Schweinefleisch involviert (Nagetiere → Futter → Schwein → Mensch). Zusammenhang zwischen Konsum von rohem Schweinefleisch ↔ humane Yersiniose in Skandinavien und Belgien belegt.
  - Milch und Milcherzeugnisse
  - Sojaerzeugnisse

Enterale Yersiniose des Menschen versursacht durch *Y. enterocolitica* (zu 98%) und *Yersinia pseudotuberculosis*. 2013 Inzidenz 1,63 Fälle/100.000 Einwohner EU-MS.

Schadwirkung

Schadwirkung:
Infektion: Invasion Darmepithel, anschließend Interaktion mit Immunsystem. Bildung Enterotoxin (nicht hauptverantwortlich für Erkrankung).

IKZ

Inkubationszeit: 1-14 T

Symptomatik

Symptomatik – Yersiniose: (Dauer: 5-14 T, evtl. mehrere Monate!)
- Bauchschmerzen, Diarrhoe, evtl. Vomitus (v.a. bei Kindern: Terminale Ileitis, Pseudoappendicitis)
- Fieber
- Komplikationen:
  - reaktive Arthritiden
  - *Erythema nodosum*

Das Auftreten der Erkrankung zeigt jahreszeitliche Schwankungen (→ ↑ bei Kälte!).

Therapie

Therapie: In schweren Fällen Cephalosporine, Fluoroquinolone.

Prophylaxe

Prophylaxe (➲ Kapitel 7):
- Schlachthygiene [→ ↓ Kreuzkontamination] (➲ Kapitel 5)
- Küchenhygiene (➲ Kapitel 8.5)

Seit 2009: Harmonisiertes Monitoring von *Yersinia enterocolitica* bei Mastschweinen am Schlachthof.

Gastroenteritiden

8.2.3.17 Differentialdiagnostik der Gastroenteritiden (➲ Tabelle 53)

Die Differentialdiagnostik der über Lebensmittel übertragenen Gastroenteritiden ist deshalb nicht unkompliziert, weil die primäre Symptomatik bei den unterschiedlichen Erregern ziemlich ähnlich ist (Durchfall/Erbrechen). Deswegen sind weitere anamnestische und klinisch-diagnostische Schritte notwendig. Der folgende Ansatz wäre vom Arzt hierbei zu erwägen:

Grobeinschätzung

1. **Grobeinschätzung**
   - *Bemerke: nahezu immer Durchfall, seltener begleitet von Erbrechen; nachfragen!*
   - Inkubationszeit ist in manchen Fällen aussagekräftig: vergleiche Staphylokokkose mit Salmonellose oder Salmonellose mit Campylobakteriose
   - Fieber tritt eher selten auf; starker Hinweis: vergleiche Staphylokokkose mit Salmonellose
   - Das involvierte Lebensmittel (noch Reste vorhanden für weitere Diagnostik?) kann in eine gewisse Richtung verweisen
     NB: nur wenn es sehr rasch nach dem Konsum zu einer Erkrankung kommt, lässt sich ein kausaler Zusammenhang mit dem verdächtigen Lebensmittel leichter herstellen, z.B. Staphylokokkose

wichtige Infos

2. **Weitere anamnestisch wichtige Informationen**
   - Einzelfall oder mehrere Individuen betroffen? (evtl. Gruppenerkrankung?): z.B. aussagekräftig bei EHEC, Noroviren oder Cryptosporidiose
   - Besonders gefährdete Bevölkerungsgruppe (YOPI); z.B. bei Aeromoniasis, Cryptosporidiose
   - Saisonbedingtes Auftreten: z.B. Noroviren („winter vomiting disease"), Yersiniose (eher bei kaltem Wetter), Campylobacteriose (eher bei warmen Wetter)
   - Ortsbezogene Erkrankungen, Reisetätigkeit? z.B. Vibriose, Colibazillose
   - Berufskrankheit? z.B. Cryptosporidiose

Diagnostik

3. Diagnostik zur Bestätigung

- Probenahme: Stuhlproben, Proben von Erbrochenem, Blutproben (bei Sepsiserscheinungen)
- Kulturversuche, Toxintests (z.B. bei Staphylokokkose)

Therapie

4. Behandlungsoptionen

- *Bemerke, dass in der Regel eine symptomatische Behandlung angesagt ist*
- Antibiotika/Chemotherapeutika nur zu erwägen bei schweren Fällen (von z.B. Shigellose, EPEC), unter Umständen bei immunkomprimierten Personen, (z.B. Cryptosporidiose bei HIV+ Patienten), bei Septikämie, Komplikationen und bei gewissen (typisch humanpathogenen) *Salmonella*-Serotypen wie *S.* Typhi und *S.* Paratyphi.

Tabelle 53: Die Differentialdiagnostik einiger wichtingen, über Lebensmittel (tierischer Herkunft) übertragenen, Gastro-Enteritiden

Erreger	Art der Übertragung	Inkubationszeit (Stunden 0 4 8 12 16 20 24; Tage 2 3 4 5 6 7)	Symptomatik: Diarrhoe	Vomitus	Fieber
Staph. aureus	Intox.-LM		•	•	
B. cereus (em.)	Intox.-LM			•	
Clost. perfringens	Intox.-W		•		
Aeromonas spp.	stammspez.		•		
Vibrio cholerae	Toxi-Inf.		•	o	F
Bac. cereus (diarrh.)	Intox.-W		•	o	
E. coli (EIEC)	Infektion		•		
Vibrio parahaemolyticus	Toxi-Inf.		•	•	**F**
Salmonella spp.	Infektion		•	•	**F**
Shigella spp.	stammspez.		•	•	
Campylobacter spp.	Infektion		•		**F**
E. coli (ETEC)	Toxi-Inf.		•		F
Yersinia enterocolitica	Infektion	bis 14 T	•	o	**F**
E. coli (EPEC)	Infektion		•	o	**F**
E. coli (EHEC)	Toxi-Inf.		•	o	
Noroviren	Kontamination		•	•	
Cryptosporidium spp.	Infektion	nach 10 T	•		**F**

Symptomatik: • Regel; o eventuell; F geringgradiger Fieber; **F** Fieber

Therapie: × Regel; ×* Nur bei Sepsis, und bei *S.* Typhi, *S.* Paratyphi; ×** Nur bei schweren Fällen (Komplikationen)

Anamnese/Diagnostik		Bestätigung	Therapie	
Involvierte Lebensmittel	Weitere Informationen/ Komplikationen		symptomatisch	Antibiotika
Milch, Fleisch, Geflügel, Saucen, Cremes, Salat, Eis	Wunden, Küchenhygiene (Träger?)	Nachweis Toxine + Erreger im LM	×	
(Fleisch), Reis, Gewürze, Getreide		Kulturversuch	×	
Milch, Fleisch, Geflügel, Gemüse, Gewürze	Nausea?	Nachweis Cl. im LM (MID = 10^6-10^8)	×	
Fleisch, Meeresfrüchte	YOPI?	Kulturversuch	×	
Wasser, Gemüse, Meeresfrüchte	Jahreszeit, Klimazone	Kulturversuch	×	
(Fleisch), Reis, Gewürze, Getreide		Kulturversuch	×	
Wasser, Fleisch, Gemüse, Obst, Salat		Kulturversuch	×	
Wasser, Gemüse, Meeresfrüchte	Jahreszeit, Klimazone	Kulturversuch	×	
Milch, Fleisch, Ei, Eis, Salat, Schalentiere	Polyarthritis, Endocarditis	Nachweis S. im Kot / Erbrochenen	×	×*
Wasser, Gemüse, Obst, (Milch)	Starke Hinfälligkeit bei Älteren (YOPI)	Nachweis Sh. im Kot. Serologie Serum/Kot	×	×**
Wasser, Fleisch, Geflügel	Jahreszeit, reakt. Arthritis GB Syndrom	Kulturversuch	×	
Wasser, Fleisch, Gemüse, Obst, Salat	Klimazone, Reisetätigkeit (Diarr. bis 19 T.)	Kulturversuch	×	
Milch, (Fleisch?), Soja	Jahreszeit, anhaltende Diarr., Pseudoappendicitis, reaktive Arthritis	Kulturversuch	×	×**
Wasser, Fleisch, Gemüse, Obst, Salat	Säuglinge	Kulturversuch	×	
Wasser, Fleisch, Gemüse, Obst, Salat	Gruppenkrankheit, HUS, TTP	Kulturversuch	×	
Wasser, (Vektor), Schalentiere (Vektor), Luft	Jahreszeit, Gruppenkrankheit	Viren im Kot / Erbrochenen	×	
Wasser, (Milch)	YOPI? Beruf, Muskelschmerze Schlaffheit (bei Älteren)	Nachweis im Kot	×	

8.2.4 Schadwirkung durch Schimmelpilze

8.2.4.1 Allgemeines

Einleitung

Einleitung
Edelkulturen in der Käse- und Wurstwarenproduktion sind durchaus erwünschte Schimmelpilze während der Reifung und gelten als GRAS (generally recognised as safe) - Organismen.
Nicht erwünscht sind durch direkten Schimmelpilzbefall ausgelöste Verderbsprozesse von Futterausgangsstoffen wie Pflanzen und Getreide, sowie den Lebensmitteln bei höheren Feuchtegehalten und/oder Lagertemperaturen, die vorwiegend nachteilige Geruchs- und Geschmacksfehler in den daraus hergestellten Lebensmitteln hervorrufen.
Seit den 1960er Jahren wurden mittlerweile hunderte von toxischen Schimmelpilzmetaboliten (Mykotoxine) entdeckt, welche vornehmlich von Schimmelpilzfamilien wie Aspergillen, Penicillien, Alternarien, Mutterkorn und vielen weiteren Gattungen als Sekundärstoffwechselprodukte gebildet werden können. Mykotoxine rufen erhebliche wirtschaftliche und gesundheitliche Schäden bei Mensch und Tier hervor und können im Fall der kanzerogenen Aflatoxine durch übliche Produktionstechniken wenig zerstört werden. Spezielle Futterzusatzstoffe zur Milderung spezifischer Mykotoxinwirkungen werden EU-weit laufend registriert und nach einer positiven Wirksamkeitsprüfung für den Einsatz zugelassen.

Mykotoxine Rechtsnormen

Rechtsnormen für Lebensmittel (gesetzlich streng reglementiert)

- VO (EG) Nr. 1881/2006 über Höchstgehalte für bestimmte Kontaminanten in Lebensmitteln
  u.a. geändert VO (EU) Nr. 165/2010
  Aflatoxin M_1 Höchstgehalte von z.B. 0,050 µg/kg Rohmilch und 0,025 µg/kg Säuglingsmilchnahrung

Rechtsnormen für Futtermittel (meist Empfehlungen)

- Richtlinie 2002/32/EG über unerwünschte Stoffe in der Tierernährung
- Richtlinie 2003/100/EG zur Änderung von Anhang I zur Richtlinie 2002/32/EG
  enthält Höchstgehalte für Aflatoxin B_1
- Empfehlung 2006/576/EG betreffend Vorhandensein von Deoxynivalenol, Zearalenon, Ochratroxin A, T-2- und HT-2-Toxin sowie von Fumonisinen in zur Verfütterung an Tiere bestimmten Erzeugnissen,
  novelliert durch 2013/637/EU
- Empfehlung 2012/154/EU zum Monitoring von Mutterkorn-Alkaloiden in Futtermitteln und Lebensmitteln

Art der schädigenden Wirkung

Art der schädigenden Wirkung:
Intoxikation: Schädigung durch sekundäre Metaboliten (Mykotoxine).

Mykotoxine rufen erhebliche wirtschaftliche und gesundheitsschädliche Schäden bei Mensch und Tier hervor. Kanzerogene Aflatoxine können durch übliche Futterproduktionstechniken kaum zerstört werden.

Mykotoxikose

Wirkung von Mykotoxinen:
- akute Mykotoxikose
  hohe Toxin-Dosis. Wirkung abhängig vom Toxin.
  - Störung von Leber- und Nierenfunktion (ggf. mit Todesfolge)
  - Diarrhoe
  - Hautirritationen, Hautnekrosen
  - extreme Immundefizienz → sekundär bakterielle Infektion
  - neurologische Symptome (ggf. Gehirnschädigung, Tod)
- chronische Mykotoxikose
  langfristige Aufnahme niedriger Dosen. Wirkung abhängig vom Toxin.
  - Krebs erregend (v.a. Leberzellkarzinome)
  - Synergistische Toxinwirkungen → Faktorenkrankheiten
  - DNA-Schädigung → mutagene und teratogene Wirkung

Ökologie

Vorkommen:
- ubiquitär:
  - Futtermittel
    Lagerungs-/Transportbedingungen (insbesondere für Futtermittel aus tropischen Ländern) → evtl. Schimmelpilzwachstum → Mykotoxinbildung → Aufnahme durch Tiere
- in Lebensmitteln:
  Gesundheitsrisiko v.a. durch Verzehr verschimmelter Lebensmittel, weniger durch fütterungsbedingte Rückstände in Lebensmitteln tierischer Herkunft (Fleisch, Milch, Eier).
  - verschimmelte Getreidesorten, Gewürze (z.B. Paprika, Pfeffer)
  - verschimmelte Eier (z.B. Innenseite der Schalenhaut)
  - Schimmelpilzkulturen für die Lebensmittelproduktion (in/auf Käse, Reifungs-/Schimmelbelag bei Salami usw.) bilden keine Mykotoxine → Überprüfung der Kulturschimmelstämme für rohe und gereifte Fleischerzeugnisse auf Fremdschimmel erforderlich!
  - „Carry-over"-Effekt (toxinhaltiges Futter → tierisches Gewebe, z.B. Schweineleber → Mensch)

Bemerke: Mykotoxine werden im Tierkörper (Fleisch, Innereien) nur vorübergehend gespeichert und sind i.d.R. nur bei Milch und Milchprodukten in toxikologisch unbedeutenden Mengen nachweisbar (AfM1). Ausnahme: Ochratoxin A (auch in heimischen Futtermitteln anwesend) → ↑ biologische HWZ ggü. anderen Mykotoxinen → Grenzwerte für Serum und Nieren von Schweinen.

Fleisch, Milch und Ei → Spuren von Mykotoxinen (Aflatoxine, Ochratoxine, Zearalenon, Trichothecene) in unterschiedlichem Ausmaß möglich → Beitrag im Vergleich zu zerealienbetonter Ernährung verschwindend gering → gesundheitliche Schäden durch Mykotoxinaufnahme aus tierischen Produkten nicht zu erwarten → tierischer Organismus guter Filter.

8.2.4.2 *Aspergillus* spp.

Aspergillus spp.

Systematische Einordnung:
Reich Eumycota – Abteilung Ascomycota – Klasse Eurotiomycetes – Ordnung Eurotiales – Gattung *Aspergillus*

Spezies und Toxine

Bedeutende Spezies und deren Toxine
- *A. flavus* und *A. parasiticus* → Aflatoxine B1, B2, G1, G2 (akute und chronische Toxizität). Erdnussprodukte damit kontaminiert → generelles Fütterungsverbot von Erdnuss an laktierende Wiederkäuer. Heute meist Mais aus wärmeren Anbaugebieten (südliche USA, Südeuropa)
- *A. ochraceus* → Ochratoxin A, in kälteren Gegenden in verpilztem Getreide und Mais, Höchstwerte für Nahrung und Futter in der EU
- *A. versicolor* → Sterigmatocystin (➲ EFSA Opinion 2013, EFSA Journal 2013, 11(6): 3254)

Prophylaxe

Prophylaktische Maßnahmen:
- Züchtung resistenter Pflanzen, Fungizide
- kühle und trockene Lagerung

8.2.4.3 *Penicillium* spp.

Penicillium spp.

Systematische Einordnung:
Reich Eumycota – Abteilung Ascomycota – Klasse Eurotiomycetes – Ordnung Eurotiales – Gattung *Penicillium*

Spezies und Toxine

4 Unterklassen mit >150 Spezies. Die meisten Toxinbildner gehören zur Unterklasse *Penicillium*.
- **Citrinin:** stammt von *Penicillium*-Arten. Vorkommen in Getreide, Erdnüssen und Tomaten (➲ EFSA Opinion 2012, EFSA Journal 2012, 10(3): 2605)
- **Patulin:** wird von *Penicillium* aber auch *Aspergillus*-Arten gebildet und kann im Apfelsaft vorkommen, wenn verschimmeltes Fallobst verwendet worden ist.

Prophylaxe

Prophylaktische Maßnahmen:
Verbesserung der Erntetechnik, Lagerhaltung und Futterproduktion

8.2.4.4 *Fusarium* spp.

Fusarium spp.

Systematische Einordnung:
Reich Eumycota – Abteilung Ascomycota – Klasse Sordariomycetes – Gattung *Fusarium*

Spezies und Toxine

- widersprüchliche Spezies- und Toxinzuordnung. Fusarien bilden Trichothecene (z.B. Desoxynivalenol = Vomitoxin; sind z.T. hochtoxisch), Zearalenon (Östrogen-Analog), u.a.

- in allen Getreidearten, Mais und auch Grundfutter wie Silagen möglich → Immungeschehen (Suppressoren)
- EU-Richtwerte für Trichothecene (v.a für Deoxynivalenol, DON) in Nahrungs- und Futtermitteln eingeführt
- DON → Masttiere erhebliche ↓ Futteraufnahme und ↓ Gewichtszunahme
- ZON (Zearalenon) → östrogenes Toxin → Störung des Hormonhaushaltes von Zuchttieren; Rückstände in Geweben in geringsten Mengen → unerwünschte Folgewirkungen

Prophylaxe

Prophylaktische Maßnahmen: agrartechnische Verbesserungen in der Sortenwahl, Standortanpassung, Fruchtfolge, Bodenbeschaffenheit, Erntetechnik und Techniken in der Futterproduktion

8.2.5 Schadwirkung durch Rickettsien (Coxiella burnetii)

Coxiella *spp.*
Taxonomie und Eigenschaften

Coxiella spp.: Fam: *Rickettsiaceae*, Gattung *Coxiella*, einzige Art *C. burnetii*; Kokkoide Kurzstäbchen, 0,2 – 0,4 µm, Endosporenbildung! → enorm hohe Tenazität, ziemlich resistent gegen Hitze, Aseptika und Trocknung, **Verursacher des Q-Fiebers**

Vorkommen

Vorkommen:
- bei Rind, Schaf und Ziege: Infektion durch Zecken, durch (in)direkten Kontakt zwischen diesen Nutztieren,
- in Lebensmitteln:
  Milch (keine Vermehrung bei Lagerung → Milch ist nicht die Hauptinfektionsquelle) oder durch Exkrete kontaminierte Lebensmittel

Epidemiologie

Epidemiologie:
- Tier: Abort, Tier-Mensch: Aerosolen und infektierte Partikel, Ausscheidung in Milch möglich
- Großes Wirtsspektrum: Mensch, viele Arten von Säugetieren, Vögeln, Arthropoden
- Lebenslange Persistenz in Zecken, transovarielle Weitergabe; in Mitteleuropa: *Dermacentor marginatus*
- Von infizierten Tieren Ausscheidung über: Speichel, Milch, Kot, Harn, Fruchtwasser, Plazentamaterial
- Übertragung auf Mensch und Haustiere über Zeckenbiss, erregerhaltigen Kot der Zecken, aerogen, oral (von Zecken unabhängig) über Tröpfchen und Staub
- Übertragung zwischen infizierten Tieren durch (in)direkten Kontakt

Schadwirkung

Schadwirkung:
Berufskrankheit (Betriebspersonal, Schlachthofarbeiter, Veterinärmediziner)

Symptomatik

Symptomatik:
von symptomlos bis grippeartige Symptome, akutes Fieber, Anorexia während 1-2 Wochen, atypische Pneumonie, kann – Endocarditis-bedingt – zum Tod führen

Diagnostik

Diagnostik:
- Mikroskopischer Direktnachweis in Direktausstrichen
- Anzüchtung (Zellkultur, embryonierte Hühnereier)
- PCR, ELISA, IFT

IKZ

Inkubationszeit: bis 200 T

Therapie

Therapie: Tetracycline

Prophylaxe

Prophylaxe:
- Zeckenbekämpfung, Geburtshygiene, strenge Maßregelungen bei Wiederkäueraborten, Vakzination (Versuche bei Schlachthofpersonal in Australien)
- kein Rohmilchkonsum

8.2.6 Schadwirkung durch Viren

Allgemeines

8.2.6.1 Allgemeines

Viren sind häufige Erreger von Lebensmittelvergiftungen (➲ Tabelle 50). Vermehrung nur in lebenden Zellen → Lebensmittel = Vektoren, v.a. rohe oder kreuzkontaminierte Lebensmittel sind betroffen (Viren sind hitzeempfindlich). Lebensmittelübertragene Viren gehören fast ausschließlich zu den RNA-Viren.

Ökologie

Vorkommen:
- Virusvermehrung meist im Gastrointestinaltrakt von infizierten Personen → Verbreitung via Abwasser, fäkale Verunreinigungen. Viren sind überwiegend wirtsspezifisch: Infektionskette Mensch → Mensch, oder Mensch → Abwasser → Mensch
- in Lebensmitteln:
  - v.a. Schalentiere (in Abwasser-kontaminierten Küstenzonen)
  - andere Lebensmittel durch fäkale Kontamination und/oder ohne ausreichende Erhitzung

8.2.6.2 Einzelsträngige RNA-Viren

Einzelsträngige, durch Lebensmittel übertragene RNA-Viren:

Picornavirus

- *Picornavirus*
  - Hepatitis-A-Virus
    Hepatitis A: seit Anfang 2013 europaweit immer wieder lebensmittelbedingte Erkrankungen (3 Erkrankungen in Österreich); Verlauf

ausschließlich akute Infektionen via Darm zur Leber (IKZ 25-30T). Symptome durch immunologische Zerstörung infizierter Zellen verursacht.
  - Fieber
  - Anorexie, Übelkeit, abdominaler Schmerz
  - Gelbsucht
- Hepatitis-E-Virus (HEV)
  akute Fälle sehr selten („importierte" Viren), 4 humanpathogene Genotypen, weite Verbreitung von HEV-3 in Haus- und Wildschweinepopulationen, Nachweis in Kot (höchste Ausscheidungsrate bei Ferkeln im Alter von 1-3 Monaten) und Organen von Schweinen → zoonotisches Potential in österreichischen Schweinepopulation (AGES), evtl. auch Wild (Hirsch);
  klinisch nicht von der Hepatitis A zu unterscheiden, allerdings schwerer im Verlauf → 0,5-4% der Fälle tödlich; IKZ 30-40T
  - fäkal verunreinigtes Trinkwasser (z.B. Schweinegülle)
  - kontaminierte bzw. unzureichend erhitzte Lebensmittel
  - mangelnde Küchenhygiene
  - Ausbruch schlechte Hygienebedingungen Flüchtlingslager (z.B. Sudan)
- Poliovirus
  „Global Polio Eradication Initiative" (GPEI) seit 1988, Auftreten von Polio um mehr als 99% gesenkt → 2013 weltweit nur 416 gemeldete Poliofälle
  Poliomyelitis (1-2% der Infektionen der Zellen des ZNS Meningitis, Myalgien), 0,1-0,5% paralytische Form (klassische Kinderlähmung) Übertragung: Schmierinfektion, kontaminiertes Wasser, Lebensmittel, auch Tröpfcheninfektion; IKZ 3-5 T.
  Polioausbruch in Syrien (Krisengebiet) → Polio-Screening in Ö für Flüchtlinge (2013: 1 Kind Nachweis von Sabin-like Polioviren Typen 1 und 3). In Deutschland 1990 letzter einheimischer Poliofall.
  Diagnosen mittels Virusisolierung oder molekularbiologischen Methoden (PCR).

Calicivirus

- *Calicivirus*
  - Noroviren (früher Norwalkvirus-Gruppe)
    weltweit die häufigste Ursache der akuten viralen Gastroenteritis
    2013 in Ö: Noroviren 28% aller Personen durch lebensmittelbedingte Erkrankungen betroffen
    IKZ 1-2 T
    Krankheitsdauer: 1-2 T
    Übertragung:
    - Person zu Person, 10-100 Viruspartikel reichen schon aus, um Erkrankung auszulösen, in 1 ml Patientenstuhl sind ca. 108 Viruspartikel enthalten!
    - seltener über Trinkwasser und kontaminierte Nahrungsmittel (v.a. Schalentiere)

Symptomatik:

- Norovirenerkrankungen treten v.a. im Winter auf („winter vomiting disease"): massives und unkontrollierbares Erbrechen, starker Durchfall
- bei älteren Personen Übelkeit, Muskelschmerzen, Schlaffheit; Dauer bis zu einer Woche
  CAVE: fäkal-orale Übertragung, aber auch als feine Aerosole über die Luft, auf größere Distanzen innerhalb eines Raumes, höchste Vorsicht: Kleider, Bettwäsche, etc.), äußerst komplizierte Desinfektionsmaßnahmen gefordert, umweltstabil!

Bemerke: ein erheblicher Anteil der nicht bakteriell verursachten Enteritiden ist vermutlich durch Noroviren verursacht (>85%)

Diagnostik: hohe Genomvariabilität →Vielzahl von genetischen Varianten

- molekularer Nachweis (Goldstandard):
  virale RNA mittels Reverse Transkriptase-Polymerase-Kettenreaktion (RT-PCR) Nachweisgrenze: ≥10 RNA Kopien/ml).
- Nachweis viraler Proteine (Antigen-EIA)
- Elektronenmikroskopischer Nachweis von Viruspartikeln

Oft explosionsartige Ausbreitung der Erkrankung in Gemeinschaftseinrichtungen (Altenheimen, Schulen, Kindergärten und Krankenhäusern) Behandlung symptomatisch (adäquaten Flüssigkeitsersatz).

Erkrankungen in Österreich:

- Herbst 2006: Burgenland, 100 Schülern und 1 Lehrer.
- Herbst 2006: Lienz (Osttirol), Kantinenessen
- Winter 2006/2007: LKH Klagenfurt, 8 Patienten betroffen, 11 weitere unter Beobachtung
- Todesfälle: 2007, 2008 und 2011 je 1 Fall – 1 Person
- Winter 2013: 516 gemeldete Fälle, davon 107 nachgewiesene Fälle (79,4% Genogruppe II), 10 Erkrankungen

Astrovirus

- *Astrovirus*
  Gastroenteritis. Übelkeit, Diarrhoe. v.a. Kleinkinder <1 Jahr (IKZ: 3-4 T; Dauer 2-3 T).

Flavivirus

- *Flavivirus* (FSME – Frühsommer Meningoencephalitis)
  Enzephalitis / aseptische Meningitis. Fieber, Kopfschmerz, Übelkeit, Erbrechen. Virus durch Zeckenbiss auf laktierende Tiere übertragen → infizierte Tiere scheiden Virusmaterial mit Milch aus → Infektion Mensch durch Genuss von Rohmilch (IKZ 7-14 T)

8.2.6.3 Doppelsträngige RNA-Viren

Rotavirus

- *Rotavirus*
  2013 in Österreich ein Ausbruch
  Gastroenteritis v.a. durch rohe Schalentiere, auch sekundär durch infizierte Personen übertragen. Fieber, Erbrechen, Durchfall, Dehydratation (IKZ 1-3 T. Dauer: 4-6 T).

8.2.7 *Schadwirkung durch TSE („Transmissible Spongiforme Enzephalopathien")*

Auftreten

Beim Menschen schon sehr lange bekannt, ohne die genaue Ursache zu kennen: Kuru, Creutzfeldt-Jakob-Erkrankung (CJD), Fatale Familiäre Schlaflosigkeit (FFI), Gerstmann-Sträussler-Scheinker (GSS) Syndrom. Seit einigen Jahrzehnten von größter Bedeutung, da einige der TSE-Formen über die Nahrungskette auf den Menschen übertragbar sind.

8.2.7.1 Scrapie

Als erste gemeldete prionbedingte übertragbare Enzephalopathie (19. Jhdt.) bei Schafen.

NB: Obwohl Übertragungsmechanismen unklar sind, wird sie von der EFSA (2006) als „potentiell gefährlich für den Menschen" eingestuft.

8.2.7.2 Bovine spongiforme Enzephalopathie (BSE)

Auftreten

- Mensch: Seit Mitte 1997 gilt als gesichert, dass das BSE-Agens auf den Menschen übertragbar ist → neue Form der Creutzfeldt-Jakob-Erkrankung [new variant (nv) - CJD]
- Rind: BSE. Seit 1986 wachsende Anzahl zunächst ungeklärter ZNS-Erkrankungen in England. Ursache: Veränderte Tierkörperverwertungstechnologie (mangelhafte Rohstoff/Endprodukt-Trennung, ↓ Erhitzungstemperatur, trockene Erhitzung anstelle Wasserdampfinjektion) → Überleben, evtl. Modifikation von Scrapie-Erregern → Verfütterung infiziertes Tiermehl an Rinder.
- auch bei Nerzen, Zoo- und Hauskatzen, Elchen, Hirschen.

Betroffene Regionen

Betroffene Regionen:
England. Tiermehlimporte → Irland, Schweiz. In anderen Ländern vereinzelte Fälle. Die Entwicklung der Zahl der BSE-Fälle in den EU-Mitgliedsstaaten ist in Abbildung 47 dargestellt.

Fälle in Österreich

2001:	1 Fall
2005:	2 Fälle
2006:	2 Fälle
2007:	2 Fälle
2010:	2 Fälle

Epidemiologische Daten England:

1988/1989:	Verbot der Verwendung bestimmter Schlachtabfälle
nach 1991:	↓ 3- bis 4jährige kranke Kühe
	↓↓ 4- bis 5jährige kranke Kühe
1996	starker Rückgang der BSE-Inzidenz
ab 2001	die Tiere werden immer älter (➲ Abbildung 46)

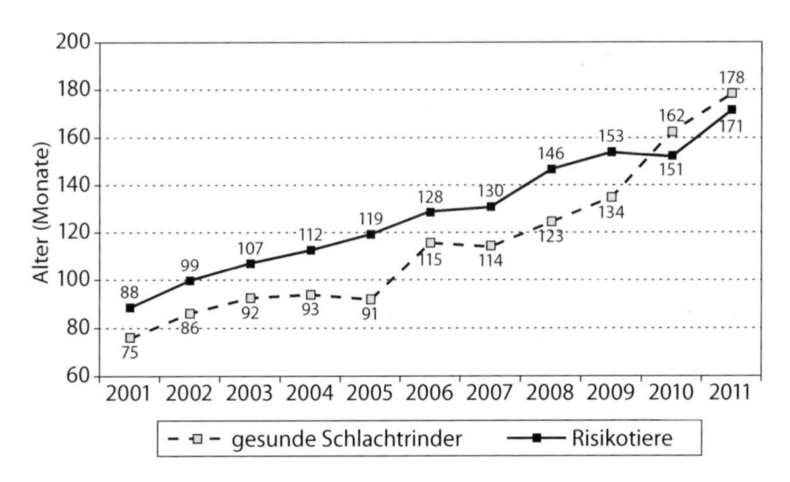

Abbildung 46: Durchschnittsalter (in Monaten) von gesunden Schlachtrindern und Risikotieren bei denen in der EU von 2001-2011 BSE nachgewiesen wurde (Quelle: Europäische Kommission, 2012)

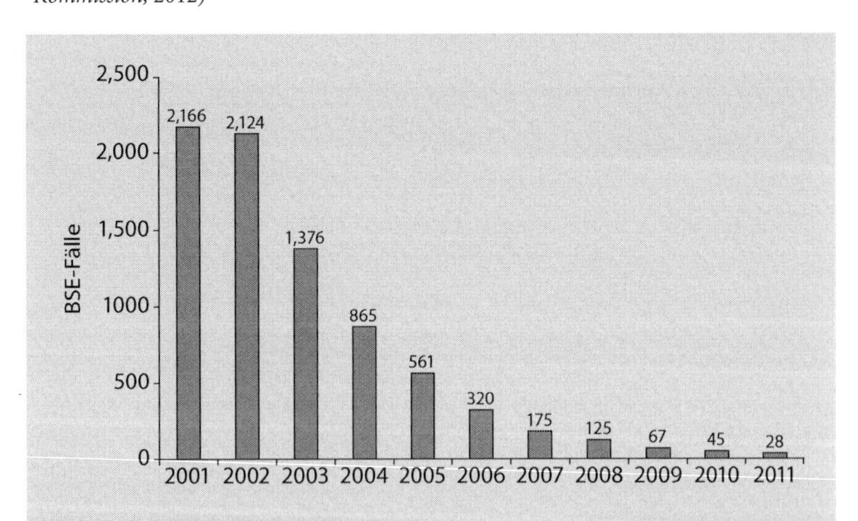

Abbildung 47: Entwicklung der Zahl der BSE-Fälle in den 27 EU-Mitgliedstaaten seit 2001 (Quelle: Europäische Kommission, 2012)

Erreger

Erreger:
Prion (= infektiöses Protein; enthält keine Nukleinsäuren). Vermutlich führt die Infektion zur Umwandlung eines physiologischen Hirnproteins (PrPc) in pathologisches PrPSc (PrPRES), das enzymatisch nicht abgebaut werden kann (➲ Abbildung 48). Prione sind sehr resistent gegen übliche Reinigungs- und Desinfektionsmethoden.

PrPc → Prsc

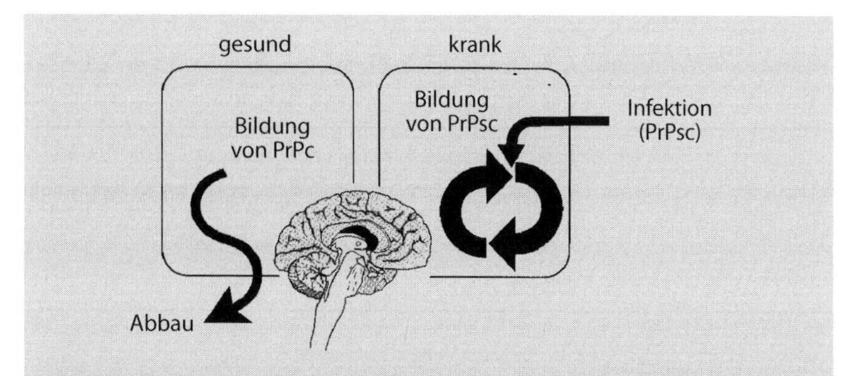

Abbildung 48: Schematische Darstellung der Bildung und des Abbaues des physiologischen, zellulären Prionproteins (PrPc) und der Bildung des pathologischen, proteaseresistenten Prionproteins (PrPsc) nach Infektion mit PrPsc (Möstl und Baumgartner, 1997)

Ein vereinfachtes Modell eines angenommenen BSE/Rind-Systems mit Faktoren, die einen Ausbruch hervorrufen oder eine Infektion verstärken, ist in Abbildung 49 dargestellt.

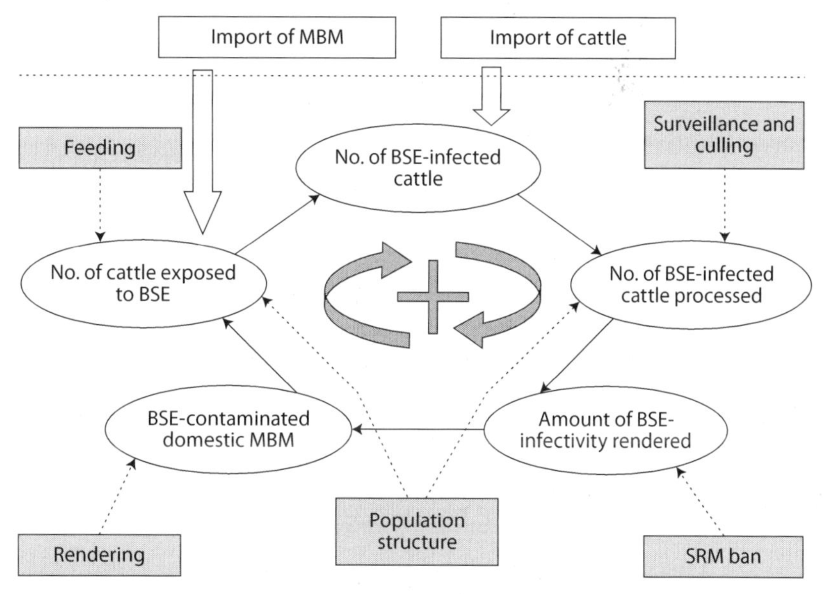

Abbildung 49: Vereinfachtes Modell eines angenommenen BSE/Rind-Systems MBM = meat-and-bone meal, Tiermehl; SRM = Spezifiziertes Risikomaterial

Übertragung

Übertragung:
Oral (bei Kuru auch konjunktival): Infektiöses Gewebe: Gehirn, Rückenmark, Zerebrospinalflüssigkeit, Thymus. Übertragbarkeit durch periphere Nerven, lymphatische Organe, Knochenmark nicht gesichert.

IKZ

Inkubationszeit: Durchschnittlich 5 Jahre

Symptomatik

Symptomatik (Rind):
- nervale Symptome (Hyperästhesie bei Berührungen und Geräuschen, Zuckungen, Ängstlichkeit, Nervosität bei räumlicher Einengung, Hypermetrie, niedrige Kopfhaltung, Koordinationsstörungen beim Gehen), Stress kann vorher unauffällige Symptome verstärken.
- exzessives Lecken und Trinken aus Wassernäpfen (schleckend wie eine Katze)
- ↓ Wiederkäuen, Konditions- und Gewichtsverlust, ↓ Milchleistung
- Bradykardie, Festliegen, Tod

Pathologie

Pathologische Veränderungen:
Spongiöse Degenerationen in bestimmten Kerngebieten des Basalhirns.

Diagnose

Diagnose:
Kein verlässliches BSE-Diagnoseverfahren am lebenden Tier. Klinische Symptomatik → Verdachtsdiagnose → postmortale Diagnostik:
- Immunoblot-Diagnostik (Nachweis PrPsc)
- Mäuseinokulationstest (evtl. 2 Jahre bis zur endgültigen Diagnose)

Prophylaxe

Prophylaxe (➲ VO (EG) Nr. 854/2004 Anhang I Abschnitt IV Kapitel IX Buchstabe A; ➲ VO (EG) Nr. 999/2001)
- Schlachttieruntersuchung → zentralnervöse Störungen → Anzeige, Schlachtverbot, Amtstierarzt, Tierseuchengesetz (BSE = anzeigepflichtige Tierseuche per Verordnung).
- Absolutes Verwendungsverbot für spezifiziertes Risikomaterial gemäß VO (EG) Nr. 999/2001 Anhang V (→ Beseitigung z.B. durch Verbrennen):
  Bei Rindern:
  - der Schädel ohne Unterkiefer, jedoch einschließlich Gehirn und Augen, und das Rückenmark von Rindern, die über 12 Monate alt sind
  - die Wirbelsäule ohne Schwanzwirbel, die Dorn- und Querfortsätze der Hals-, Brust- und Lendenwirbel und *Crista sacralis mediana* sowie Kreuzbeinflügel, aber einschließlich der Spinalganglien von über 30 Monate alten Tieren, und
  - die Tonsillen, die Eingeweide von Duodenum bis Rektum und das Gekröse von Rindern aller Altersklassen;

Bei Schafen und Ziegen:
- der Schädel, einschließlich Gehirn und Augen, Tonsillen und Rückenmark von Tieren, die über 12 Monate alt sind oder bei denen ein bleibender Schneidezahn das Zahnfleisch durchbrochen hat, und
- die Milz und das Ileum von Tieren aller Altersklassen

- Separatorenfleisch-Herstellung aus der Wirbelsäule von Rindern, Schafen und Ziegen verboten
- Importverbote

generell: keine Infektiosität nachweisbar.
BSE-positive Ammentierhaltung → keine Übertragung nachweisbar.
Österreich Land mit vernachlässigbarem Risiko

8.2.7.3 Chronic Wasting Disease (CWD)

Auftreten

Diese Gehirnerkrankung wurde in den 1960er Jahren bei Cerviden erstmals beschrieben und 1978 als spongiforme Enzephalopathie erkannt. CWD tritt in Nordamerika bei verschiedenen Hirsch- und Elcharten auf. Im EU-Raum konnte diese Erkrankung bisher nicht nachgewiesen werden.

8.2.8 Rückstände und Kontaminanten in Lebensmitteln

8.2.8.1 Allgemeines

Definition

Definition
Rückstände und Kontaminanten sind unerwünschte Substanzen, die von der Natur selbst oder vom Menschen stammen.
Man unterscheidet

Rückstände

- Rückstände („pesticide residues")
  „A residue in or on food of any chemicals used for the control of pests" → Restgehalte von zur Schädlingskontrolle eingesetzten Chemikalien.

Kontaminanten

- Verunreinigungen (Kontaminanten)
  "Any substance not intentionally added to food, which is present in such food as a result of the production, manufacture, processing, preparation, treatment, packing, packaging, transport or holding of such food or as a result of environmental contamination" → nicht absichtlich zugesetzte Substanzen, die durch den Produktionsprozess oder durch Umweltkontaminationen bedingt sind.

Bemerke: Diese Einteilung ist nicht immer leicht einzuhalten. Nach obiger Definition sind Pestizide genauso als „Umweltkontaminanten" zu betrachten. Im täglichen Sprachgebrauch (genauso wie in der Gesetzgebung) wird darum meistens einfach von „Rückständen" gesprochen.

Bewertung von Rückständen

Bewertung von Rückständen und Kontaminanten in Lebensmitteln
Lebensmittel tierischer Herkunft werden vom Verbraucher als weniger gesund angesehen als Lebensmittel pflanzlicher Herkunft. Ein Grund hierfür sind vermeintlich hohe Rückstandsbelastungen:

Tabelle 54: Gewichtung der gesundheitlichen Risiken durch Lebensmittel

	Verbraucher	Wissenschaft
Umweltkontaminanten	1	4
Lebensmittelzusatzstoffe	2	5
Pathogene Mikroorganismen	3	2
Ernährungsverhalten	4	1
Natürliche Giftstoffe	5	3

Tierische Lebensmittel, insbesondere Fleisch und Fleischwaren, sind jedoch bezüglich der Belastung mit Rückständen von geringer Bedeutung!

Definitionen

Wichtige Begriffe

HWZ

- Biologische Halbwertszeit
  notwendiger Zeitraum, um die Hälfte des aufgenommenen Stoffes abzubauen oder wieder auszuscheiden.

NOEL

- No observed effect level (NOEL)
  Bestimmung der chronischen Toxizität: Dosis, bei der nachteilige Wirkungen nicht mehr nachweisbar sind. CAVE: Bietet keine absolute Sicherheit über das Nichtvorhandensein von Wirkungen!

ADI

- Acceptable Daily Intake (ADI; annehmbare Tagesdosis, ATD)
  Höchstmenge eines Stoffes (in mg/kg KM), der – lebenslang – täglich in den menschlichen Organismus gelangen darf, ohne einen erkennbaren Schaden zu verursachen.

Rechtsnormen

Rechtsnormen
- LMSVG BGBl. I Nr. 13/2006 §§ 56-60
- Rückstandskontrollverordnung, BGBl. II Nr. 110/2006
- Fleischuntersuchungsverordnung, BGBl. II Nr. 109/2006 § 4
- Schädlingsbekämpfungsmittel-Höchstwerteverordnung (SchäHöV), BGBl. II Nr. 441/2002
- VO (EG) Nr. 854/2004 Beurteilungskriterien Anh. I Abschn. II Kap. V lit. i)j)
- VO (EG) Nr. 470/2009 Höchstmengen für Tierarzneimittelrückstände in Nahrungsmitteln tierischen Ursprungs
- VO (EG) Nr. 1888/2006 Höchstmengen für bestimmte Kontaminanten in Lebensmitteln
- VO (EG) Nr. 396/2005 Höchstgehalte an Pestizidrückständen in oder auf Lebens- und Futtermitteln pflanzlichen und tierischen Ursprungs

- VO (EG) Nr. 1881/2006 Höchstgehalte für bestimmte Kontaminanten in Lebensmitteln hinsichtlich Aflatoxin
- VO (EU) Nr. 37/2010 Höchstmengen für Rückstände pharmakologisch wirksamer Stoffe in Lebensmitteln tierischen Ursprungs
- VO (EG) Nr. 372/2007 Migrationsgrenzwerte für Weichmacher in Deckeldichtungen
- RL 96/22/EG (Hormonverbot)
- RL 96/23/EG (Rückstandskontrolle)

8.2.8.2 Rückstände und Kontaminanten aus der landwirtschaftlichen Produktion

Pharmakologisch wirksame Substanzen (Arzneimittel)

Einsatz Arzneimittel

Einsatz von Arzneimitteln:
- Krankheitstherapie (Einzeltier-, Bestandsbehandlung)
- Prophylaktische Anwendung
  - Verhütung von Erkrankungen
  - Leistungssteigerung (z.B. bessere Futterverwertung)

Wartezeit

Grundsätzlich dürfen Tiere erst nach der festgelegten Wartezeit geschlachtet oder deren Produkte (Milch, Eier) in Verkehr gebracht werden → Lebensmittel soll keine Arzneimittelrückstände enthalten.

Ausscheidung von pharmakologisch wirksamen Substanzen über die Milchdrüse abhängig von
- Dosierung
- Resorption und Umsetzung
- Konzentration im Blut
- Dissoziationskonstanten
- pH-Differenz zwischen Plasma und Milch
- Löslichkeit in Fett und Wasser
- Proteinbindung
- Molekülgröße
- Zustand der Epithelien

Nachweis

Nachweisverfahren:
- Chromatographie (GC, HPLC)
- Immunologie [↑ enzymimmunologische Verfahren (ELISA)]
- Nachweis antibiotisch wirksamer Substanzen: Hemmstofftest als Screening-Verfahren (➲ Übungsunterlagen)

Antibiotika und Chemotherapeutika

Antibiotika und Chemotherapeutika
z.B. Penicilline, Sulfonamide, Tetrazykline, Chloramphenicol

Einsatzbereiche

Einsatz:
- Behandlung und Vorbeugung von bakteriellen, mykotischen und parasitären Erkrankungen
- Futterzusatzstoffe zur Leistungsförderung (z.B. Zink-Bacitracin) → ↓ Futteraufwand bei gleicher Gewichtszunahme
- Lebensmittelkonservierung (z.B. Oberflächenkonservierung von Käse, Verhinderung von Schimmelbefall bei Rohwürsten; anwendbar: z.B. Natamycin, Nisin). NB: In Österreich verboten!
- Parasitenbekämpfung in der Teichwirtschaft (z.B. Malachitgrün, gilt nicht als Arzneimittel)

Schadwirkung

Problematik von Kontamination mit Antibiotika zumeist nicht in ihrer akuten oder chronischen Toxizität (wie z.B. bei Chloramphenicol: Schädigung Knochenmark möglich; Anwendung bei Masttieren verboten!)
1. allergische Reaktionen bzw. Allergenisierung (1-5% der Bevölkerung ist allergisch auf Penicillin)
2. Mikrobielle Resistenzbildung (➲ Kapitel 8.2.3.1 Resistenzentwicklung bezogen auf Antibiotika/Chemotherapeutika).
3. Störung bei der lebensmitteltechnologischen Verarbeitung fermentierter Produkte, im Milchbereich besonders problematisch bei z.B. der Joghurtherstellung

Tabelle 55: Ursachen für hemmstoffhaltige Milch

Direkte Kontamination	45%	**Verschleppungskontamination**	55%
Wartezeit	35%	Melkreihenfolge	29%
Galtkuh gemolken	5%	Reinigungsfehler	20%
Tierärztliche Kunstfehler	2%	Melkmaschinen Fehlmanipulation	6%
Verzögerte Ausscheidung	4%		

Anabolika

Anabolika
Als Masthilfsmittel in Österreich verboten!

Wirkung

↑ Eiweißbildung im Masttier → ↑ Muskelbildung. Kein therapeutischer Nutzen.

Wirkstoffe

Wirkstoffe:
- körpereigene Hormone (Östradiol, Progesteron, Testosteron, Estradiol)
- körperfremde Hormone mit Steroidstruktur (Trenbolon, Nortestosteron)
- körperfremde Hormone ohne Steroidstruktur (Diethylstilbestrol, Zeranol)

Schadwirkung

Schadwirkungen:
- Hormonale Wirkung (bei Verzehr der Injektionsstelle; Konzentration im Fleisch zumeist <1 µg/kg)

- Diethylstilbestrol: krebserregend
- Zeranol, Trenbolon: endgültige Bewertung ?

Beruhigungsmittel
Einsatz

Beruhigungsmittel
Einsatz: ↓ Transportverluste bei stressanfälligen Tieren. CAVE: Vorgeschriebene Wartezeit muss eingehalten werden → Tiere dürfen nicht unmittelbar nach dem Transport geschlachtet werden!

Wirkstoffe

Wirkstoffe:
- Neuroleptika (Stresnil)
- Tranquilizer (Benzodiazepin)
- Beta-Blocker (Suacron, Carazol)

Beta-Agonisten
Einsatz

Beta-Agonisten
Einsatz:
- Behandlung von Atemwegserkrankungen
- missbräuchliche Anwendung z.B. in der Kälbermast (Anwendung als Masthilfsmittel in EU verboten!): Überdosierung, z.T. bereits in therapeutischen Dosen → verbessertes Fleisch-/Fett-Verhältnis → ↑ Wachstum. Aber: ↓ Wasserbindungsvermögen, ↓ Zartheit (➲ Kapitel 9.2.5)

Wirkstoffe

Wirkstoffe: z.B. Clenbuterol, Salbutamol

Thyreostatika

Thyreostatika
Anwendung als Masthilfsmittel in Österreich verboten!

Wirkung

↓ Schilddrüsenaktivität → ↓ Grundumsatz (= ↓ Energieverbrauch im Ruhezustand) → ↑ Gewichtszunahme. Aber: Gewichtszunahme = ↑ Wasseraufnahme, keine ↑ Zunahme von Fleisch und Fett.

Rückstände

Thyreostatika → rasch resorbiert, abgebaut und ausgeschieden. Rückstände v.a. in der Schilddrüse.

Pestizide
Pestizide als Arzneimittel

Pestizide

1. **Verwendet als Arzneimitteln bei Tieren**
   Streng genommen werden Rückstände im engeren Sinn („Pestizide") in Lebensmitteln tierischer Herkunft nur durch Schädlingsbekämpfung bei z.B. Kühen verursacht.
   Einsatz von Pestiziden wie z.B. Organophosphaten (organische Phosphorsäureester) und Carbamaten (Phenylaminoester der Kohlensäure) zur Insektenbekämpfung beim Milchtier:

- Infolge rascher Metabolisierung (Hydrolyse) aber kaum Rückstandsprobleme
- Direkte Kontamination der Milch muss wegen der hohen akuten Toxizität unbedingt vermieden werden

Art der Proben

Weiters werden im Fleischbereich in Verdachtsfällen Proben zur Untersuchung auf Rückstände und Kontaminanten gezogen.
- Verdachtsproben: Fleischuntersuchungstierarzt entnimmt Proben im Verdachtsfall. Schlachttierkörper untauglich, wenn
  - Stoffe nachgewiesen wurden, die geeignet sind, die menschliche Gesundheit zu gefährden
  - bei Überschreitung festgelegter Grenzwerte.
- Routineproben: Fleischuntersuchungstierarzt muss bestimmten Prozentsatz der Schlachtkörper auf Rückstände untersuchen lassen → soll ein Bild der Rückstandsbelastung der Schlachttiere ergeben.

Einsatzbereiche Pflanzenschutz- und Schädlingsbekämpfungsmittel

2. Pflanzenschutz- und Schädlingsbekämpfungsmittel

Einsatz v.a. in der Landwirtschaft
- gegen Pflanzenschädlinge (Insekten: Insektizide; Pilze: Fungizide)
- zur Unkrautbekämpfung (Herbizide)
- als Wachstumsregulatoren
- als Keimhemmungsmittel
- als Vorratsschutzmittel
- zur Schädlingsbekämpfung in Lagerräumen und Lebensmittel verarbeitenden Betrieben

Schadwirkung

Schadwirkungen:
- Heute zugelassene Pflanzenschutzmittel: In Pflanze oder Tier abgebaut oder vom Tier ausgeschieden → Nachweis in tierischen Lebensmitteln (z.B. Milch) auf Anwendungsfehler bzw. Missbrauch zurückzuführen.
- Nicht mehr zugelassene Organochlorpestizide (z.B. DDT, Hexachlorbenzol, Dieldrin etc.): In tierischen Lebensmitteln nur noch sehr geringe Mengen. CAVE: Einschleusung durch Futtermittelimporte möglich → Anreicherung in der Nahrungskette zu messbaren Mengen im (Milch) Fett (vgl. PCB ➲ Kapitel 8.2.8.3).

8.2.8.3 Umweltbedingte Kontaminanten

Bemerke: Weitere umweltbedingte, spezifisch für Fischereierzeugnisse relevante Kontaminanten sind in Kapitel 7 zu finden.

leichtflüchtige organische Verbindungen

Leichtflüchtige organische Verbindungen

Leichtflüchtige organische Verbindungen → Lösungs-, Reinigungs-, Extraktions-, Entkeimungsmittel.

Beispiele

Beispiele
- kurzkettige halogenierte Kohlenwasserstoffe
- aromatische und aliphatische Kohlenwasserstoffe
- Ether
- Ester
- niedere Alkohole
- Begasungsmittel (z.B. Ethylenoxid)

Bedeutung

Leichtflüchtige organische Verbindungen → geringe Bedeutung in Lebensmitteln tierischer Herkunft.

- Ethylenoxid → in Österreich zur Entkeimung von Gewürzen verboten
- Perchlorethylen:
  - kann in der Nähe von Putzereien von fetthaltigen Lebensmitteln aufgenommen werden
  - nicht in Österreich: Entfettung von Tierfutterausgangsmaterial in Tierkörperverwertungsbetrieben → Tierfutter → Tier

PCB
Einsatz

Polychlorierte Biphenyle (PCB)

In Vergangenheit weiter Einsatzbereich (z.B. Farbzusätze, Weichmacher, Imprägnier-, Schmiermittel, Trafoöle) → heute Verwendung verboten!; in geringen Mengen in Umwelt → Anreicherung über Nahrungskette!
Beispiel Anreicherung: Gewässersediment 0,02 → Wasserpflanzen 0,04-0,07 → Plankton 0,4 → Muscheln 0,06 → Fische 3,2-4,0 → Eier von Haubentauchern 5,6 mg PCB/kg.

Bedeutung

Am stärksten kontaminiertes tierisches Lebensmittel: Fische.
PCB-Konzentration im Körperfett des Menschen: 1-10 mg/kg → nach heutigem Wissensstand gesundheitlich unbedenklich.
CAVE: Im Fett von Frauenmilch stärkere Konzentration!

Schadwirkung

Schadwirkung: Tumorpromotion

Polyzyklische aromatische Kohlenwasserstoffe

Polyzyklische aromatische Kohlenwasserstoffe

Polyzyklische aromatische Kohlenwasserstoffe → im lebenden Organismus metabolisiert (Ausnahme: Muscheln) → keine Anreicherung in der Nahrungskette über belastetes Futter möglich. Fast ausschließlich durch Räuchern in tierischen Lebensmitteln (➲ Kapitel 8.4.4).

HCB
Einsatz

Hexachlorbenzol (HCB)

HCB gehört zur Gruppe der polychlorierten Benzole; früher als Trockenbeizmittel für Getreide eingesetzt (Einsatz in Ö seit 1990er Jahren verboten), weiters bei der Produktion von Sprengstoff und synthetischem Gummi verwendet; entsteht auch als Nebenprodukt bei der Synthese verschiedener organischer Verbindungen.
HCB ist ein persistenter organischer Schadstoff („POP", „persistent organic pollutant"), der in der Umwelt ubiquitär verbreitet ist. In die Umwelt gelangte HCB in der Vergangenheit als Fungizid, durch Emissionen aus der Industrie und aus Verbrennungsprozessen. Heute können immer noch Altlasten (Deponien) als Quelle für Einträge in die Umwelt fungieren.

Bedeutung

hohe Fettlöslichkeit → Anreicherung in der Nahrungskette

Bemerke: Görtschitztal (Kärnten) 2014 erhöhte Werte in Milch(produkten), Fleisch und Tierfutter; Ursache war Fehler bei der thermischen Entsorgung von HCB-belastetem

Blaukalk (wahrscheinlich zu große Mengen bei zu geringen Temperaturen) → HCB Emissionen

Schadwirkung

Schadwirkung:
Carcinogen, Nervengift, leber- und nierenschädigend, fruchtschädigend
Es gehört zum „Dreckigen Dutzend", den zwölf Stoffen, die durch das Stockholmer Übereinkommen als krebserregende Mittel weltweit verboten wurden.

Nachweis

Nachweis mit Gaschromatographie

Polychlorierte Dibenzodioxine und -furane

Polychlorierte Dibenzodioxine und -furane
Nebenprodukt bei Synthese und Verbrennung (Müllverbrennung, Autoabgase) bestimmter chlorhaltiger organischer Verbindungen.

Bedeutung

Anreicherung im Fett von Fleisch, Fisch (↑ Belastung insbesondere bei Flussfischen), Ei und Milch.
Bemerke: Der Anteil von Milch(produkten) an den gesamten über Lebensmittel aufgenommenen Dioxinmengen ist 42%.

Schadwirkung

Schadwirkung:
- Toxizität verschiedener Dibenzodioxine und -furane (Kongenere) unterschiedlich → Angabe erfolgt in Toxizitätsäquivalenten (TEQ).
- 2,3,7,8-Tetrachlordibenzodioxin („Seveso-Gift"): Krebspromotor. Stabil ggü. Säuren, Laugen, Hitze. Anreicherung im menschlichen Fettgewebe!

Schwermetalle

Schwermetalle
Nicht alle Schwermetalle sind schädliche Rückstände (z.B. Fe, Zn, Cu, Mn als Spurenelemente notwendig).

Herkunft

Unerwünschte, toxische Rückstände: Pb, Cd, Hg, v.a. durch Industrie- und Verkehrsemissionen, Abfallbeseitigung, Pflanzenschutz in das Futter und Wasser → tierische Lebensmittel.

Bedeutung

Pb: v.a. in Rindslebern, -nieren und Fischen
Cd: v.a. in Muscheln und Nieren älterer Tiere
Hg: v.a. in Fischen
Se: bei Rindern, selten (in Se-verschmutzten Gebieten) → Zufuhr von Selen über Konsummilch ist äußerst gering

Grenz-/Höchstwerte

Höchstwerte für Hg in Fischen (➲VO (EG) Nr. 1888/2006)
Richtwerte für Pb, Hg, Cd in Fleisch und Innereien (➲VO (EG) Nr.1888/2006)

Prophylaxe

Vermeidung hoher Schwermetallbelastungen:
- kein Konsum der Nieren aller Wildtiere und der Leber von Feldhasen
- ↓ Schwermetallbelastung in tierischen Lebensmitteln durch

- ↓ Schwermetallemission (→ Verbot des Verkaufs bleihaltiger Kraftstoffe und quecksilberhaltiger Saatgutbeizmittel)
- Keine Futtergewinnung in stark belasteten Gebieten, kein Fischfang in stark verschmutzten Gewässern

Radionuklide

Radionuklide

- natürlich vorkommende radioaktive Isotope (40K, 14C) → täglich mit der Nahrung aufgenommen → konstanter Spiegel an radioaktiven Substanzen im Körper
- künstlich freigesetzte Radionuklide → Kernspaltung (Kernkraftwerke, Kernwaffenversuche)

Bedeutung und Schadwirkung

Radionuklidhaltige Futterpflanzen → in tierische Lebensmittel. Am wichtigsten: ^{131}I-, ^{137}Cs-, ^{90}Sr-Isotope (sog. Leitisotope)

- Jod (^{131}I)
  Nur via Atmosphäre auf die Futterpflanzen.
  Sammelt sich v.a. in der Schilddrüse. Wegen geringer physikalischer HWZ (8 Tage) nach ca. 10 Wochen nicht mehr nachweisbar.
- Strontium (^{90}Sr)
  Auf/in Futterpflanzen via Luft oder durch Resorption über Wurzeln
  Ca-ähnliche chemische Eigenschaften und lange physikalische HWZ → anstelle von Ca in Knochengewebe eingebaut → langfristige Bestrahlung Knochenmark → Blutkrebs
  Nach nuklearem Störfall ^{90}Sr v.a. in Milch.
- Cäsium (^{137}Cs)
  Auf/in Futterpflanzen via Luft oder durch Resorption über Wurzeln.
  K-ähnliche chemische Eigenschaften → wie K in Muskulatur verteilt.
  v.a. in Fleisch und Milch.
  Biologische HWZ: Beim Menschen je nach Alter 20-100 Tage.
  Maßnahmen zur Verringerung der Kontamination nach großräumiger Belastung durch Atomunfall:
  - Grünfütterung ersetzen durch Heu und Trockenfütterung
  - Aussortierung der Futtermittel
  - Zusatz von Stoffen, die die Aufnahme von Radionukliden verringern

8.2.8.4 Technologisch bedingte Kontaminanten

Technologisch bedingte Rückstände

Technologisch bedingte Rückstände:
Unerwünschte Stoffe als Nebenprodukt einer grundsätzlich erwünschten Bearbeitungstechnologie (Räuchern, Pökeln, Fermentieren). In geringen Mengen praktisch unvermeidbar, bei hygienischen oder technologischen Mängeln in überhöhtem Ausmaß anzutreffen.

Biogene Amine
Herkunft

Biogene Amine
Mikrobielle Decarboxylierung von Aminosäuren → biogene Amine in Lebensmitteln. Bei fermentierten Lebensmitteln unerwünschtes Nebenprodukt der erwünschten mikrobiellen Tätigkeit.

Bedeutung

Bedeutung biogener Amine:
- Toxikologische Aspekte (besonders bei Fisch und Käse)
- Qualitätsindikatoren bei Fleisch und Fleischwaren. In Rohwürsten → Bildung biogener Amine abhängig von Frische des Ausgangsmaterials. ↑ Histaminbildung bei Anwesenheit histaminbildender Keime.

Wirkstoffe

Wirkstoffe: z.B. Histamin, Tyramin, Putrescin, Cadaverin.

Schadwirkung

Wirkungen biogener Amine insbesondere bei empfindlichen Personen:
- Kopfschmerzen, Schwindelgefühl
- Hautrötungen
- Übelkeit

PAK

Polyzyklische Kohlenwasserstoffe (PAK)
Herkunft polyzyklischer Kohlenwasserstoffe:
- beim Räuchern von Fleisch- und Fischprodukten: Rauch hergestellt durch unvollständige Verbrennung von Holz → neben geschmacksgebenden und konservierenden Inhaltsstoffen entstehen auch polyzyklische aromatische Kohlenwasserstoffe (PAK).
- beim Grillen über Holzkohle: PAK-Bildung bei Fettverbrennung.

Bedeutung

Ca. 20 PAK in Lebensmitteln nachgewiesen. Davon wird Benz(a)pyren als Leitsubstanz bestimmt.

Schadwirkung

PAK gelten als krebserregend.

Grenzwert

Grenzwert für Benz(a)pyren: ≤2 μg/kg Fleischerzeugnis.
Grenzwert für die Summe von Benzo(a)pyren, Benz(a)anthracen, Benzo(b) fluoranthen und Chrysen: ≤12 μg/kg
(➲VO (EG) Nr. 1888/2006)

Prophylaxe

Verfahrenstechnische Maßnahmen (Temperatur, Rauchführung, Holzart) → PAK-Bildung kann auf ein Minimum reduziert werden.

Rückstände von Zusatzstoffen und aus Verpackungen

Rückstände von Zusatzstoffen

- **Zusatzstoffe**
  Nur gesundheitlich unbedenkliche Zusatzstoffe dürfen Lebensmitteln zugesetzt werden (nur solche sind als Zusatzstoff zugelassen).

Pökelsalze

  Ausnahme: Pökelsalze; Nitrit zählt sogar zu den Giften, ist aber für die Hemmung von Clostridien notwendig! (➲ Kapitel 10.4)

- Nitrit → darf nur als Nitritpökelsalz (Kochsalz mit 0,4-0,6% Natriumnitrit) an Fleischwarenproduzenten abgegeben werden. Zusatz von Ascorbinsäure bei fast allen gepökelten Fleischwaren → rasche Absenkung des Nitritgehaltes in den Produkten.
- Nitrat → nicht toxisch. Aber: Wird im Organismus, v.a. im Mund, zu Nitrit reduziert; bei Nitratpökelung → bakterielle Reduktion von Nitrat zu Nitrit → bei technologischen Fehlern hohe Restnitrat- bzw. -nitritgehalte.

Toxikologische Risiken von Nitrit und Nitrat selbst sind gering, aber Gefahr der Nitrosaminbildung (➲ s.u., Nitrosamine)

Rückstände aus Verpackungen

- **Kontaminanten aus Verpackungen (FCM)**

Aus Verpackungen von Lebensmitteln dürfen keine Substanzen ins Lebensmittel übergehen, die gesundheitlich bedenklich sind, unvertretbare Änderungen der Zusammensetzung verursachen oder eine geruchliche oder geschmacklich nachteilige Beeinflussung bewirken. Gemeint ist damit sowohl die physikalische oder chemische Belastung als auch eine biologisch oder mikrobiologisch bedingte Kontamination (➲ VO (EG) Nr. 852/2004; ➲ Kapitel 1.2.6.2).

Chemische Belastung

Mögliche chemische Rückstände: Verunreinigungen durch NIAS (Non-Intentionally Added Substances) im Laufe der Produktion, beginnend mit Rohstoffen; ggf. Restmonomere. Bestimmte Weichmacher aus (PVC-) Verpackungsfolien, Beschichtungen und Doseninnenlackierungen (BADGE, BPA, Trimellitsäure, ...), Set-off bei Druckfarben, Aldehyde aus künstlichen Hüllen, Konservierungsmittel aus Überzugsmassen, Nitrosamine/nitrosierbare Stoffe aus Naturkautschuk/Gummi, u.v.a.

Migration

Völlige Inertheit von Materialien ist nicht die Regel, sondern die Ausnahme (moderne Messmethoden!): **Migration** (dynamischer Vorgang) von Stoffen wie Material-Additiven aus dem FCM findet in gewissem Umfang statt. Sie hängt außer vom Material (nicht nur Kunststoffe) von mehreren verschiedenen Faktoren wie z.B. Temperatur und Zeit ab. Der Spezifische Migrationsgrenzwert „SML" (Specific Migration Limit) limitiert Migrat bzw. Gehalt gewisser Stoffe in Lebensmittel-Kontaktmaterialien; besonders genau für Kunststoffe geregelt (➲ VO (EU) Nr. 10/2011 Anhang I).

SML

Das **SML** legt fest, wieviel von einer Substanz höchstens aus dem FCM/der Verpackung eines LM in das Lebensmittel übergehen (migrieren) darf. Er wird aus stoffspezifischen toxikologisch begründeten Daten abgeleitet.

Recyclingmaterial

Lagerung von Verpackungen (auch) im LM-Betrieb wichtig, insbesondere bei Recyclingmaterialien: „Set-off" und Migration auf LM-berührender Seite und auf andere FCM vermeiden. Bei Recyclingmaterialien Barriereschichten empfehlenswert (die allerdings eine weitere Wiederverwertbarkeit meist beenden). Beispiel Recyclingkarton: wegen Mineralölkomponenten (flüchtige Inhaltsstoffe, ursprünglich aus Druckfarben) wird eine Barriereschicht dringend empfohlen (➲ Codex Alimentarius Austriacus – Empfehlung; https://www.verbrauchergesundheit.gv.at/dateien/lebensmittel/empfehlungen_codexkommission_gg_verwendung_von_recyclingk_2.pdf?4cxx82)

Mikrobielle Kontamination

Bemerke:
Als Ursache für mikrobiologische Kontamination kommt oft die Verkeimung durch Luft, mikrobiell belastete Packhilfsmittel (➲ Kapitel 8.4.11) oder Verarbeitungsmaschinen(-teile) in Frage. Die Luftverkeimung ist im Winterhalbjahr geringer. Packmittel, Packhilfsmittel, Verarbeitungshilfsmittel und Maschinen regelmäßig prüfen. Kontakt mit Papier und insbesondere Karton vermeiden. Die Lagerbedingungen aller Packstoffe sorgfältig festlegen/prüfen.

Nitrosamine
Herkunft

Nitrosamine
Reaktion von Nitrit und sekundären Aminen → Nitrosamine. Können gebildet werden
- bei der Herstellung und Zubereitung von Lebensmitteln
- im Magen → auch Nitrat als toxikologisch nicht unbedenklich eingestuft.

Schadwirkung

Schadwirkung: krebserregend

Prophylaxe

Prophylaktische Maßnahmen zur ↓ Nitrosaminbelastung:
- ↓ Nitrat- bzw. Nitritzusatz zu Fleischwaren
- starkes Braten gepökelter Waren vermeiden!!!
- Verwendung von Ascorbinsäure (→ rasche und vollständige Nitritreduktion)
- ↓ Nitratwerte in Gemüse

Reinigungs- und Desinfektionsmittel

Kontaminanten aus Reinigungs- und Desinfektionsmitteln
Arbeitsoberflächen- und Arbeitsbehelfe in lebensmittelverarbeitenden Betrieben → regelmäßige Reinigung und Desinfektion vorgeschrieben → Beseitigung von Verschmutzungen, Vermeidung von bakteriellen Belastungen (➲ Kapitel 5.7, ➲ Kapitel 5.8)

Herkunft

Gereinigte/desinfizierte Oberflächen → abschließend gründlich mit Trinkwasser spülen. Übertragung Reinigungs- und Desinfektionsmittel auf Lebensmittel = Fehler beim Arbeitsablauf der Reinigung und Desinfektion!!!
NB: Haftvermögen (und damit die Rückstandsbildung) von Reinigungs- und Desinfektionsmitteln ist unterschiedlich; z.B. Quaternäre Ammoniumverbindungen → starkes Haftvermögen, Peroxide → keine Rückstandsbildung

Höchstwerte

Keine Rechtsvorschriften über Höchstmengen von Reinigungs- und Desinfektionsmitteln in Österreich oder anderen EU-Staaten (jedoch ➲ Kapitel 5.8.2. Fußnote 2).

8.2.8.5 Biologische Kontaminanten

Pflanzliche Giftstoffe

Pflanzliche Giftstoffe
können über Milch aufgenommen werden
Schadwirkung: „Milchkrankheit" bei Menschen (Muskelschwäche, Erbrechen, Magen-Darmstörungen)

zu den pflanzlichen Giftstoffen gehören:
- Alkaloide: aus Bilsenkraut, Stechapfel, Herbstzeitlose, Mohn, Wolfsmilch
- Goitrogene (kropfbildende) Substanzen: Markstammkohl, Brassicaarten, Weißklee, Compositen, Umbelliferen
- unbekannte Giftstoffe (aus *Eupatorium urticae folium*, USA)

Bakterientoxine

Bakterientoxine (➲ Kapitel 8.2.3)

Mykotoxine

Mykotoxine (➲ Kapitel 8.2.4)

8.2.8.6 Kontaminanten in Lebensmitteln pflanzlicher Herkunft

Ursachen

Ursachen
Natürlich vorkommende Kontaminationen:
Toxine höherer Pflanzen:
- infolge von Verunreinigungen oder Verwechslungen mit Giftpflanzen
- toxische Begleitstoffe in zu Lebensmitteln verarbeiteten Pflanzen

Mykotoxine: infolge von Pilzbefall bereits am Feld oder im Erntegut
Bakterientoxine: infolge von mikrobiologischen Kontaminationen
Schwermetalle: infolge des natürlichen, geogenen Schwermetallgehaltes in Böden des Anbaustandortes

Kontaminationen infolge der menschlichen Tätigkeit (anthropogen):
- Produktionsbedingt: Biozide (Pflanzenschutzmittel), Fremdkörper, prozessbedingt (Verarbeitung, unerlaubte Lebensmittelzusätze, GMO, Migration von Stoffen aus Verpackungsmaterialien)
- Kontaminierte Umwelt: organische Stoffe (Dioxin, PCB), anorganische Stoffe (Stäube, Salze, Halogene, Schwermetalle), Radionukleide

Pflanzenlisten

Eignung von Pflanzen für eine Verwendung in Lebensmitteln
EU-weit Erarbeitung von Listen zur Bewertung der Eignung von Pflanzen und Pflanzenteilen als Lebensmittelbestandteil oder -zusatz: „Compendium of botanicals reported to contain naturally occurring substances of possible concern for human health when used in food and food supplements“ (EFSA Journal 2012 10(5):2663), BELFRIT-Liste 2013 (Belgien, Frankreich, Italien), Stoffliste des Bundes und der Bundesländer Kategorie „Pflanzen- und Pflanzenteile“ 2014 (Deutschland).

Giftpflanzen Einschleppung

Einschleppung von Giftpflanzen in Lebensmittel
meist durch stark giftige, mitgeerntete Ackerunkräuter → bei Verarbeitung nicht ausreichend abgetrennt und aussortiert

Pyrrolizidin-Alkloide (PA)

- Pflanzen mit Pyrrolizidin-Alkaloiden (PA)
  PA sind Esteralkaloide, treten als freie Basen oder N-Oxide auf. Alkaloide mit ungesättigtem Pyrrolizidin-Gerüst, lebertoxisch, mutagenes Potential.

PA liegen als Monoester, Diester, cyclische Diester oder Otonecindiester (mit zusätzlicher Methylgruppe am Stickstoffatom) vor.
Vorkommen v.a. bei:

- Korbblütlern (*Asteraceae*): Greiskraut-Arten (*Senecio* sp.)
- Raublattgewächsen (*Boraginaceae*): Natternkopf (*Echium vulgare*), Sonnwende (*Heliotropium europaeum*).

PA-kontaminierte Lebensmittel

- Rucola (*Eruca sativa* und *Diplotaxis tenuifolia*) und Gewöhnliches Greiskraut (Ackerunkraut *Senecio vulgaris*) Blätter sehr ähnlich → Verwechslung/ Kontamination
- Bienenprodukte (Honig, Pollen): Belastete Proben >3 µg/g Gesamtalkaloide, meistens aber <0,2 µg/g (➲ Kapitel 6C Honig)
- Abhilfe: Aufstellen der Bienenstöcke in der Nähe alkaloidhaltiger Pflanzen vermeiden
- Tee- und Kräuterteeprodukte: 197 untersuchte Kräuterteeproben, >90% enthielten Pyrrolizidin-Alkaloide, darunter Fenchel (*Foeniculum vulgare*), Pfefferminze (*Mentha piperita*), Brennessel (*Urtica dioica*), Kamille (*Matricaria recutita*) und Melisse (*Melissa officinalis*). Mittelwerte der Produkte 50-650 µg/kg.

NB: Wegen des genotoxischen Potentials dieser Alkaloide müssen die Gehalte in Tees und Kräutertees minimiert werden (BfR 2013: „Pyrrolizidine alkaloids in herbal teas and teas" Opinion No. 018/2013, EFSA Journal 2011; 9(11):2406).

Tropanalkaloide

- **Pflanzen mit Tropan-Alkaloiden (TA)**

Typisch bei Nachtschattengewächsen (Solanaceae): Stechapfel (*Datura stramonium*), Schwarzes Bilsenkraut (*Hyoscyamus niger*), Tollkirsche (*Atropa belladonna*).
Hauptalkaloide: Atropin als Mischung von (-)-Hyoscyamin und (+)-Hyoscyamin (Racemat) und Scopolamin.
Wirkmechanismus als Antagonist an den Acetylcholinrezeptoren; mydriatisch, sekretionshemmend, halluzinogen.

TA-kontaminierte Lebensmittel

Kontaminationen am wahrscheinlichsten bei Ölsaaten durch Samen von Stechapfel und/oder Bilsenkraut. In einer Studie waren 83% von 124 Lebensmitteln und 91% von 611 Futtermitteln frei von TA. Kontaminationen von Cerealien, insbesondere Hirse und Buchweizen. Bilsenkrautsamen als Kontaminant von Mohnsamen. Datenlage für eine umfassende Bewertung nicht ausreichend.

- Toxikologische Bewertung der TA: NOAEL 0,16 µg/kg Körpergewicht, ARfD 0,016 µg/kg Körpergewicht (EFSA Journal 2013;11(10):3386).
- Grenzwert für Stechapfelsamen in Futtermitteln: 1g/kg.

Verwechslungen

- **Verwechslungen bei Wildsammlungen** (selbst gesammeltes Wildgemüse)

Häufig: Verwechslung der Blätter von Bärlauch (*Allium ursinum*) mit Maiglöckchen (*Convallaria majalis*) oder Herbstzeitlose (*Colchicum autumnale*)

- Gemeinsame Merkmale: lanzettliche, ganzrandige, bodenständige Blätter mit feiner Parallelnervatur

- Unterschiede: Bärlauch und Maiglöckchen dünnen Stielen; Maiglöckchen: Blätter zu zweit und mit einem Schuppenblatt an der Basis; Herbstzeitlose: breite Blattbasis

Toxikologisch relevante Stoffe als Begleitstoffe in Lebensmittel liefernden Pflanzen

Oxalsäure

- **Oxalsäure und Oxalate** (bei Pflanzen weit verbreitet)
  Freie Oxalsäure und Kaliumhydrogenoxalat sind wasserlöslich, Calciumoxalat ist unlöslich und kann Kristalle bilden.
  - Hoher Oxalsäuregehalt (% FG): Spinat, Mangold 0,7-0,8; Portulak 1,2; Rhabarber Blätter 0,7; Rhabarber Blattstiele 0,3; Sauerampfer 0,3; Sellerieknollen 0,3; Rote Rüben 0,2.
  - Kakaopulver 0,3-0,6, Tee 0,2-2% in TS.
  - Niedriger Oxalsäuregehalt (% FG): Salat, Steckrüben, Tomaten, Erbsen, Äpfel: unter 0,02%; Kohl, Karotten, Kartoffeln: meist unter 0,06%.

  Oxalsäure im Organismus bindet Ca (→Störungen des Ca-Stoffwechsels; Ca-Mangel → chronisch Knochenporosität; Ca-Entzug im Blut → Herz-Kreislaufschäden).

Cyanogene Glykoside

- **Cyanogene Glykoside (Blausäureglycoside)**
  Es sind Nitrile bzw. Cyanhydrine (Aglykon), über eine OH-Gruppe an Zucker gebunden. Bei Verletzung des Gewebes Abspaltung von Blausäure durch β-Glucosidasen.
  - In den Kernen zahlreicher Früchte der Rosengewächse, darunter viele Obstsorten: Apfelfrüchte; *Prunus*-Arten mit Prunasin: Pfirsich (*P. persica*), Marille (*P. armeniaca*), Bittermandel (*P. dulcis*). Letzte sind besonders reich an Glykosiden und können zu Vergiftungen führen.
  - Limabohnen (*Phaseolus lunatus*, Fabaceae): bis 250 mg Glykoside in 100 g, vor allem Linamarin und Lotaustralin.
  - Maniok = Cassava, Tapioka (*Manihot esculenta*, Euphorbiaceae) tropischer Strauch mit stärkereichen Wurzelknollen enthält bis 100 mg/kg (süße Typen) oder bis 1 g/kg (bittere Typen) Linamarin. Dieses muss bei der Zubereitung ausgewaschen oder durch Erhitzung zerstört werden.
  - Leinsamen (*Linum usitatissimum*, Linaceae): Linamarin; Hollunderbeeren (*Sambucus nigra*, Caprifoliaceae): Sambunigrin.
  - Gräser: Bambusspitzen, Sorghum-Hirse

  Vergiftungen: Cyanid blockiert die Zellatmung. Kratzen im Hals, Speichelfluss, Übelkeit, Erbrechen, Herzklopfen, Herzschmerzen, Atembeschwerden. Chronisch auch Degeneration des Sehnervs und Leberzirrhose.

Steroidalkaloide

- **Steroidalkaloide**
  Mit Steroid-Grundgerüst, oft als Glykosid, z.B. Solanidin: Aglykon; Solanin: Glykoalkaloid mit einer Galactose-Rhamnose-Glucose-Seitenkette; v.a. in Nachtschattengewächsen (Solanaceae): Kartoffel (*Solanum tuberosum*): Solanin, Chaconin; Tomate (*Lycopersicon esculentum*): Solanin, Tomatin; Aubergine (*Solanum melongena*).

Kartoffeln

Kartoffeln

- bitterer, kratziger Geschmack bei >0,1 mg/g Alkaloide
- hohe Alkaloidgehalte: in der Schale, beschädigte Knollen, extreme Temperaturen, Lichteinwirkung, Ergrünen, gekeimten Knollen, bei kühler Witterung kurz vor der Ernte
- große Sortenunterschiede im Alkaloidgehalt, Alkaloide lassen sich aber in den meisten Kartoffelgerichten nachweisen
- Vergiftungen ab 1 mg/kg Körpergewicht: Magen-Darm-Beschwerden (Membran-schädigungen), später neurologische Auffälligkeiten. Leichte Vergiftungen klingen bald ab, oft nicht mit dem Verzehr von Kartoffeln in Zusammenhang gebracht.

Opiumalkaloide

- **Opiumalkaloide des Schlafmohns**

Benzylisochinolin-Alkaloide: Morphin, Codein, Thebain und Narcotin. Hauptkomponente: meistens Morphin. Mohnsamen: 0,5-600 mg/kg Morphin.

Der Verzehr größerer Mengen Mohn haltiger Speisen kann zur Beeinträchtigung des Reaktionsvermögens führen und für Kleinkinder, Alte und Kranke (YOPI) ein Risiko darstellen. Müdigkeit, Antriebslosigkeit, Kopfschmerzen und Schwindel können auftreten.

Nicotin

- **Nicotin**

- Tabak ist reich an Nicotin (2-8%). Nicotin ist stark toxische, lethale Dosis 50-100 mg, ist in ca. 5 Zigaretten enthalten. Aus dem Rauch einer Zigarette werden 0,9-1,7 mg Nicotin absorbiert.
- In Lebensmitteln gilt für Nicotin der Standard Höchstwert (maximum residue level, MRL) von 0,01 mg/kg FG, kann oft nicht eingehalten werden. Vorschlag der EFSA: Hagebutten 0,3 mg/kg, frische Kräuter 0,4 mg/kg, Tee 0,6 mg/kg, Kamille 4 mg/kg, Kräutertees außer Kamille 0,5 mg/kg, Samen-, Frucht- und Beerengewürze 0,3 mg/kg und Rinden- und Wurzelgewürze 4 mg/kg (EFSA Journal 2011; 9(3):2098).
- ADI: 0,0008 mg/kg Körpergewicht
- Speisepilze (Steinpilz, Trüffel, Pfifferlinge) enthalten geringe Mengen an Nicotin (0,02-1,1 mg/kg FG entspricht 0,2-9,9 mg/kg TG). Vorschlag MRL von 1,17 mg/kg TG für getrocknete Pilze (EFSA Journal 2009, RN-286).
- Nachtschattengewächse (Solanaceae) enthalten von Natur aus Spuren an Nicotin: Kartoffel, Tomaten und Paprika unter 10 µg/kg FG, Auberginen bis über 100 µg/kg FG. In Tomaten nimmt der Nicotingehalt mit der Reife ab.
- Nicotin in Teeblättern (bis über 1.500 µg/kg), vermutlich durch Kontaminationen mit Nicotin haltigen Pestiziden auf den Plantagen oder während der Produktion.
- Die Nicotinbelastung durch die Nahrung (vor allem Kartoffel) ist aber ca. 100-mal geringer als durch Passivrauchen.

Toxische ätherische Öle
Thujone

■ **Toxische Komponenten in ätherischen Ölen**

Thujon

α-und β-Thujon sind Monoterpene und kommen u.a. bei *Artemisia*-Arten (Wermut, Estragon) und beim Echten Salbei (*Salvia officinalis*) vor. α-Thujon moduliert die GABA-gekoppelten Chloridkanäle und ist neurotoxisch. Wermutextrakt als Bestanteil des Absinths; chronischer Genuss → Absinthismus → seit den 1920er Jahren verboten, heute mit Einschränkungen wieder zugelassen.

- Höchstwerte: 5 mg/kg in alkoholischen Getränken bis 25% Alkohol, 35 mg/kg in Likören mit 40% oder mehr Alkohol.

Pulegon
Menthofuran

Pulegon und Menthofuran

Diese Monoterpene sind lebertoxisch und kommen bei Minzen vor, insbesondere Polei-Minze (*Mentha pulegium*, engl.: pennyroyal). Pfefferminzöl hat bis 4% Pulegon und 9% Menthofuran.

- Höchstwerte: 25 mg/kg in Lebensmitteln, 100 mg/kg in Getränken, 250 mg/kg in Minze-haltigen Getränken, 350 mg/kg in Minze-haltigen Bonbons.

Cumarin

Cumarin

Cumarin ist der innere Ester der o-Hydroxyzimtsäure, glykosidisch gebunden oder Bestandteil von ätherischen Ölen (Gräser, Steinklee, Waldmeister (*Galium odoratum*)).

- Erlaubte Höchstmengen in Lebensmittel 2 mg/kg, Karamell-Süßwaren und Getränke 10 mg/kg.
- Zimt (Chinesischer Zimt, Kassiazimt: *Cinnamomum aromaticum* = *C. cassia*, Ceylonzimt, Echter Zimt: *Cinnamomum verum* = *C. zeylanicum*, seltener andere *Cinnamomum*-Arten): große Variabilität im Cumaringehalt: 5-3.100 mg/kg im Zimtpulver und 3-4.400 mg/kg in Zimtstangen. In Zimt-haltigen Bäckereien, Schokolade, Konfekt 3-16 mg/kg.

Toxikologie: Kopfschmerzen bei Übergenuss, im Tierversuch Leber- und Nierenschäden aber auch Carcinome. Beim Menschen wird Cumarin hauptsächlich über das unbedenkliche 7-Hydroxycumarin metabolisiert.

Furocumarine

Phototoxische Furocumarine

Es sind Cumarine mit einem zusätzlichen Furan-Ring, können Dermatitis auslösen.

- Doldenblütler (Apiaceae): Pastinak (*Pastinaca sativa*): Bergapten, Xanthotoxin, Imperatorin; Petersilie (*Petroselinum crispum*): Bergapten, Xanthotoxin; Sellerie (*Apium graveolens*): Bergapten, Xanthotoxin, Isopimpinellin; in geringen Mengen auch bei Liebstöckel und Karotten.
- Rautengewächse (Rutaceae): Schalen der Citrus-Früchte (Zitronenschale: Imperatorin, Grapefruit: Bergamottin), Weinraute (*Ruta graveolens*).

Allylbenzole

Allylbenzol-Derivate (engl. allylbenzene, auch alkenylbenzene)

Aufbau: aromatische Ring und Seitenkette mit endständiger Methylengruppe. Abbauwege über Metaboliten mit potentiell genotoxischer Wirkung. Schneller Abbau und schützender Effekt weiterer Lebensmittelinhaltsstoffe: carcinogene Wirkung beim Menschen nicht nachgewiesen.

- Estragol (= Methylchavicol): Basilikum (*Ocimum basilicum*): Fenchel (*Foeniculum vulgare*), Anis (*Pimpinella anisum*), Muskatnuss (*Myristica fragrans*, Myristicaceae), Petersilie.
- Myristicin: vor allem in der Muskatnuss, auch in ätherischen Ölen von Dille, Möhre, Petersilie. Bei Übergenuss von Muskatnuss: Übelkeit, Verstopfung, Herzrasen Halluzinationen, abortive Wirkung. Erlaubte Höchstmenge: 100 mg/kg in Mundpflegemittel.
- Safrol: im ätherischen Öl von Kampfer, Sassafras, Sternanis, Muskatnuss, Zimt. Erlaubte Höchstmenge: 50 mg/kg in Mundpflegemittel, 1 mg/kg in aromatisierten Lebensmittel, 5 mg/kg in alkoholischen Getränken.

Pflanzenschutzmittel
Allgemeines

Pflanzenschutzmittel (Pestizide und Herbizide)

Zielsetzung: (1) Pflanzen und Pflanzenerzeugnisse vor Schadorganismen schützen oder deren Einwirkung vorzubeugen, (2) unerwünschte Pflanzen oder Pflanzenteile vernichten oder ein unerwünschtes Wachstum von Pflanzen hemmen, (3) die Lebensvorgänge in einer anderen Weise als ein Nährstoff beeinflussen (Wachstumsregler).

- Wirkstoffgruppen: chlorierte Kohlenwasserstoffe (DDT, chlorierte Cyclodiene, Hexachlorbenzol), Organophosphate, Harnstoffderivate, Carbamate, Neonicotinoide.
- Persistenz in der Umwelt: chlorierte Kohlenwasserstoffe > Harnstoffderivate > Carbamate > Organophosphate
- Strikte Regelmentierung: Inverkehrbringung nach Zulassung, Karenzzeiten, Anwendungsbegrenzungen, Wartezeiten, Rückstandshöchstmengen (MRL).
- MRL (maximum residue level, Rückstandshöchstmengen): Risikobewertung unter Berücksichtigung eines Sicherheitsabstandes zwischen der erlaubten Höchstmenge und der Konzentration, bei der eine Gesundheitsgefährdung möglich ist. Standardwert 0,01 mg/kg, wenn nicht anders spezifiziert. Abrufbar von online-Datenbanken der EU (EU Pesticides Database), des Bundesamts für Verbraucherschutz und Lebensmittelsicherheit (Deutschland) oder der AGES (Österreich).
- Mehrfachkontaminationen: MRL gilt nur für Einzelsubstanz. Einsatz mehrere Pflanzenschutzmittel, um jeweils unter den MRLs zu bleiben, kann zu erhöhter Belastung führen. Noch keine ausreichende wissenschaftliche Bewertung von Mehrfachrückständen.

Aktuelle Belastungssituation

- Etwa 450 Beanstandungen pro Jahr (über den MRL-Werten) im EU-weiten Alarm- und Kontrollsystem (RASFF Report 2013). Vor allem Produkte von außerhalb der EU, auch in der EU nicht zugelassenen Substanzen vorgefunden.
- Nationales Pestizidmonitoring Österreich (2012): In 56% der beprobten Lebensmittel waren ein oder mehrere Pestizidrückstände nachweisbar (über der Bestimmungsgrenze).
- Produkte aus Biolandbau weniger belastet als aus konventionellem Landbau.

- Tees und Gewürze aus Übersee zuweilen mit überhöhten Rückständen: in den Erzeugerländern noch mangelndes Bewusstsein für Rückstände, kleinräumige Produktion, schlechte Rückverfolgbarkeit aufgrund komplexer Handelsketten.

Mykotoxine

Mykotoxine (➲ Kapitel 8.2.4)
Mykotoxine sind sekundäre Stoffwechselprodukte von (Mikro)-Pilzen, die die Kulturpflanze bereits am Feld („Feldpilze") oder das Erntegut („Lagerpilze") befallen und bereits in geringen Dosen gesundheitsschädlich wirken können.

Bedeutung

Schätzungen der WHO zufolge sind ca. 25% der Weltproduktion an Getreide von Mykotoxin bildenden Pilzen befallen. Häufig auch bei Erdnüssen, Pistazien, Haselnüssen und Paprika.
- Höchstmengen in der Verordnung (EG) Nr. 1881/2006.

Tipps für den Haushalt

Praktischer Umgang mit Lebensmitteln zur Vermeidung einer Mykotoxinbelastung:
- Bei schimmligem Geruch oder Geschmack Lebensmittel verwerfen.
- Je flüssiger die Lebensmittel (z.B. Kompott, Saft) sind, desto schneller kann sich der Schimmel und seiner Toxine ausbreiten. Solche Lebensmittel wegwerfen.
- Angebrochene Diätkonfitüren im Kühlschrank lagern (zuckerarm, schimmelanfällig).
- Angeschimmeltes Obst nicht essen und auch nicht weiter zu Kompott verarbeiten.
- Schimmelige Stellen auf einem ganzen Brotstück können großzügig ausschneiden.
- Kontamination geht oft von einzelnen angeschimmelten Nüssen aus → aussortieren.
- In der Samenhaut von Nüssen (z.B. Pistazien) meistens mehr Mykotoxine als tiefer liegende Schichten → falls möglich vor dem Verzehr entfernen.

Nitrat

Nitrat (NO_3^-)
entsteht in Böden aus mikrobiellem Abbau von organischen Stickstoffverbindungen (Remineralisierung im Stoffkreislauf), auch mit Dünger (Mineraldünger, Jauche, Gülle) in Böden eingebracht → wichtiger Pflanzennährstoff, gut wasserlöslich, in Böden leicht mobil und gut für Pflanzen verfügbar → bei Überdüngung von Pflanzen angereichert, Gefahr der Auswaschung ins Grundwasser.
- Erhöhte Nitratwerte in Pflanzen → intensive Landwirtschaft (Überdüngung). Weiterverarbeitung von Nitrat zu organischen N-Verbindungen lichtabhängig → Gemüse aus Glashäusern im Winterhalbjahr mehr Nitrat als im Sommerhalbjahr
- Geschätzte tägliche Nitrataufnahme eines Erwachsenen: 150-200 mg, davon 70% über Gemüse und 20% über das Trinkwasser. Duldbare tägliche Aufnahme 5 mg/kg Körpergewicht (WHO).

Gemüse

Nitratbelastung von Gemüse:

- Niedrig (bis 100 mg/kg): Erbsen, Paprika, Rosenkohl, Schwarzwurzel, Zwiebeln, Spargel, Tomaten, Zuckermais, Champignons
- Mittelhoch (100-500 mg/kg): Auberginen, grüne Bohnen, Blumenkohl, Cichoree, Karotten, Porree, Gurken, Kartoffeln, Rotkohl, Weißkohl, Sellerie
- Hoch (500-1.000 mg/kg): Chinakohl, Endivie, Grünkohl, Knollensellerie, Zucchini, Kohlrüben
- Sehr hoch (1.000-4.000 mg/kg): Feldsalat, Spinat, Kopfsalat, Eissalat, Rettich, Radieschen, Kohlrabi, Fenchel, Rote Rüben, Kresse, Mangold, Rucola, Rhabarber

Nitrit

Nitrit(NO_2^-)

In Pflanzen nur in sehr geringen Mengen vorhanden. Hauptquelle für den Konsumenten sind Nitritpökelsalze aus Fleischerzeugnissen. Tägliche Aufnahme ca. 1-2 mg. Duldbare tägliche Aufnahmemenge 0,2 mg/kg Körpergewicht (WHO).

Schwermetalle

Toxische Schwermetalle

Spurenelemente, die bereits in geringen Mengen beim Menschen und Nutztier eine giftige Wirkung entfalten → z.T. durch Hemmung wichtiger Enzymreaktionen

Verfügbarkeit für (Nutz)-Pflanzen im Boden: niedriger pH-Wert sowie niedrige Ton- und Humusgehalte begünstigen Aufnahme.

Schwermetallgehalt in Böden natürlich oder durch Kontaminationsquellen (z.B. Pflanzenschutz, Abfälle, industrielle Verarbeitungsprozesse, Abgase, Erzabbau- und Verarbeitung).

Quecksilber

Quecksilber:

Von Pflanzen kaum aufgenommen, höhere Gehalte gelegentlich bei Steinpilz- und Champignon-Arten.

- PTWI (provisionally tolerable weekly intake) = Methylquecksilber 3,3 µg/kg KG.

Blei

Blei:

Von Pflanzen nur in geringem Umfang aus Boden aufgenommen, Hauptkontamination über Luftweg → höchste Bleigehalte in Blattgemüse mit großer, rauer Oberfläche → küchenübliche Reinigung ↓ bis zu 70%; Trinkwasser aus Bleirohren.

- EU-Grenzwerte (mg/kg): Gemüse 0,1; Kohlgemüse, Blattgemüse; Kulturpilze 0,3; Früchte 0,1; Beeren und kleine Früchte 0,2.
- PTWI = 25 µg/kg KG Grenzwert für Trinkwasser: 40 µg/l (FAO/WHO).

Cadmium

Cadmium:

Als Spurenelement in Böden, mobil, für Pflanzen gut aufzunehmen; Anwendung von Klärschlamm und Phosphatdünger → mögliche zusätzliche Kontaminationsquelle.

- EU-Grenzwerte (mg/kg): Getreide 0,1; Kleie, Keimlinge, Weizenkörner, Reis 0,2; Sojabohnen 0,2, Gemüse, Früchte 0,05; Blattgemüse, frische Kräuter, Sellerie, Kulturpilze 0,2; Sprossgemüse, Wurzelgemüse, Kartoffel 0,1.
- PTWI = 7 μg/kg KG; Grenzwert für Trinkwasser 5 μg/l (FAO, WHO).
- Nutzpflanzen tendenziell höhere Cd-Gehalte (Einführung höherer Grenzwerte steht zur Diskussion): Gemüse: Spinat, Sellerie, (Salat); Diätetische Nahrungsmittelergänzung: Sonnenblume, Sesam, Leinsamen, Mohnsamen, (Buchweizen); Arzneipflanzen: Johanniskraut, Kamille, Schafgarbe, Weidenrinde, Birkenblätter; Genussmittel: Tabak, Kakao.

CAVE: Besonders Raucher unterliegen einer höheren Cd-Belastung durch den Cd-Gehalt des Tabaks!

Arsen

Arsen:
Verschiedene Meeresalgen, vor allem Braunalgen, enthalten bis 100 mg/kg As. Toxizität abhängig von der Bindung: organisches As kaum toxisch (Arsenosugars), As(III)- toxischer als As(V)-Verbindungen.

CAVE: Einige Drogen aus der ayurvedischen, chinesischen oder tibetanischen traditionellen Medizin sind mit schwermetallhaltigen Mineralien (Zinnober HgS, Realgar As_4S_4) versetzt.

8.3 Verderb und Qualitätsabweichungen von Lebensmitteln

8.3.1 Verderb – Allgemeines

Definition „Verderb"

Definition „Verderb"
- „Nachteilige Veränderungen am Lebensmittel, die dazu führen, dass das Lebensmittel für den menschlichen Verzehr unbrauchbar wird, werden als Verderb bezeichnet" (Fehlhaber).
- „Sensorische Veränderungen eines Lebensmittels durch mikrobielle Aktivitäten, produkteigene oder bakterielle Enzyme, Sauerstoff, UV-Licht und andere. Der Verderb kann durch Entstehung toxischer Stoffe auch zu Lebensmittelvergiftungen führen" (Römpp-Lexikon).
- „Für den menschlichen Genuss ungeeignet" (➲ LMSVG §5), früher „verdorben": „Die bestimmungsgemäße Verwendbarkeit ist nicht gewährleistet"

Qualitätsabweichungen

Qualitätsabweichungen
- Veränderung in Geruch, Geschmack und Aussehen
- sind zum Teil Vorstufe oder Indikator eines Verderbs
- CAVE: verdorben ≠ gesundheitsschädlich!!!

Verderbsursachen

Verderbsursachen
- mikrobiologisch
- chemisch/biochemisch
- biologisch
- physikalisch

CAVE: Interaktionen zwischen mikrobiologischen und chemischen Veränderungen beachten!

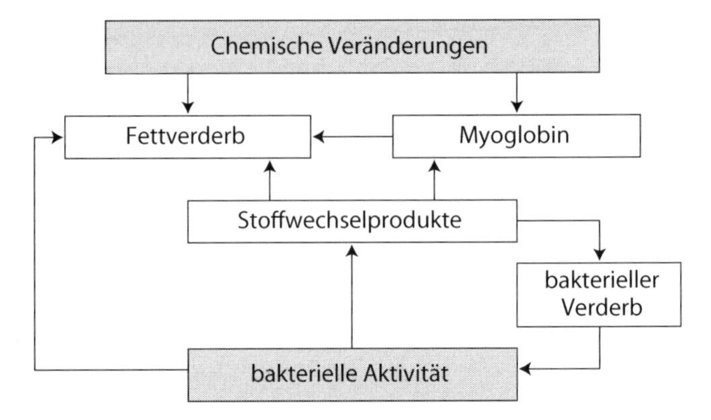

Abbildung 50: Interaktionen zwischen mikrobiologischem und chemischem Verderb

8.3.2 Mikrobieller Verderb

Produktmikroflora

Die Produktmikroflora ergibt sich aus (➲ Abbildung 51):
- der mikrobiellen Kontamination der Rohstoffe (initiale Flora),
- dem Produktionsprozess (Erhitzen, Gefrieren, Bestrahlen, Zusatz von Starter-/Schutzkulturen, ...),
- der Neukontamination während Herstellung und Lagerung,
- den Entwicklungsmöglichkeiten für die anwesenden Keime.

Steuerung Mikroflora

Die Produktmikroflora kann gesteuert werden durch:
- Kontaminationsverhütung
  Verhinderung der Kontamination mit unerwünschten Keimen durch Hygienemaßnahmen (➲ Kapitel 5)
- Maßnahmen nach erfolgter Kontamination
  - Beeinflussung des mikrobiellen Wachstums (➲ Kapitel 8.1.2)
    - Wachstum unerwünschter Keime hemmen
    - Wachstum erwünschter Keime fördern (→ Fermentation ➲ Kapitel 8.4.6, ➲ Kapitel 10.4.3.2)
  - Abtötung unerwünschter Keime (Dekontamination ➲ Kapitel 8.4.5)

Dominierende Keimflora

Diejenigen Keime der Flora, die die verschiedenen Prozessstufen überleben und deren Aktivität am wenigsten von den „intrinsic", „extrinsic" und „implicit

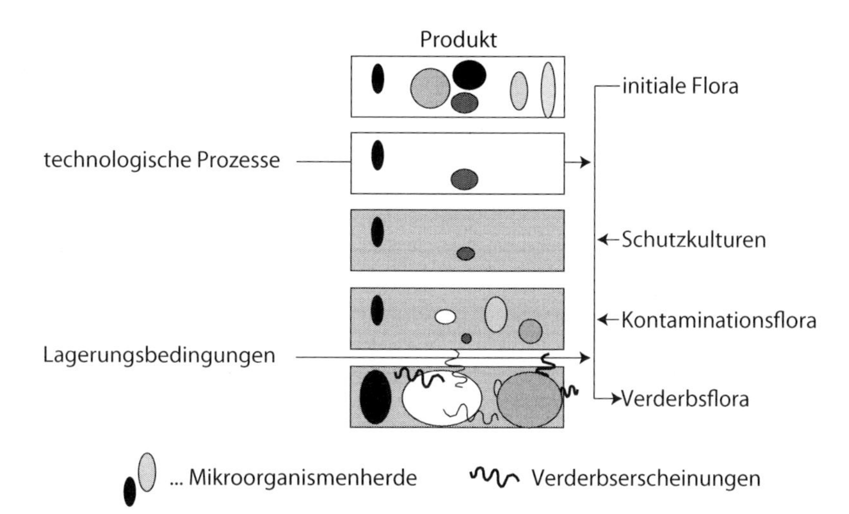

Abbildung 51: Entwicklung der Produktmikroflora im Verlauf des Herstellungsprozesses

factors" (➲ Kapitel 8.1) gehemmt wird, werden über die anderen Keimarten dominieren → spezifische Kolonisierung des Produktes → Zusammensetzung der Produktmikroflora bzw. der Verderbsflora („spoilage association") ist beeinflussbar!

Bemerke: Es wird sich diejenige Mikroorganismengruppe durchsetzen, die sich unter den gegebenen Bedingungen am schnellsten vermehren kann!

Steuerungsmaßnahmen

Maßnahmen, um das Wachstum (Bakterielles Wachstum ➲ Kapitel 8.1.2)

- unerwünschter Keime zu hemmen
  - lag-Phase so lang wie möglich (λ so groß wie möglich)
  - exponentielle Vermehrung so langsam wie möglich (→ geringe Steigung in log-Phase = lange Generationszeit = ϕ so klein wie möglich
  - Ausgangsniveau unerwünschter Keime so gering wie möglich (κ so klein wie möglich)
  - Wenn Lebensmittel noch genusstauglich sein sollte: Keimreduktion in der Absterbephase so schnell wie möglich (D so klein wie möglich)
- erwünschter Keime zu fördern
  - lag-Phase so kurz wie möglich (λ so klein wie möglich)
  - exponentielle Vermehrung so schnell wie möglich (ϕ so groß wie möglich)
  - Ausgangsniveau erwünschter Keime so hoch wie möglich (κ so groß wie möglich)
  - Keimreduktion in der Absterbephase so langsam wie möglich (D so groß wie möglich)

Kombinationen von Maßnahmen

Verschiedene Maßnahmen zur Steuerung des mikrobiellen Wachstums zumeist in Kombination angewendet → Hürdentechnologie (➲ Kapitel 8.4.10).

Lebensmittel tierischer Herkunft enthalten viele Substanzen, die als Substrat für mikrobielles Wachstum dienen. Neben Wasser und anorganischen Stoffen stellen die folgenden wichtige Nährstoffe dar:

Proteine

1. Proteine

Eiweißreiche Lebensmittel sind für die proteolytische Mikroflora hervorragende Substratlieferanten.
Sie werden durch bakterielle Enzyme abgebaut:

- extrazelluläre bakterielle Peptidasen → Peptide und Aminosäuren → Aufnahme in die Zelle →
- intrazelluläre Peptidasen bauen aufgenommene Peptide weiter zu Aminosäuren ab →
- Aminosäuren werden durch intrazelluläre bakterielle Enzyme decarboxyliert (Decarboxylasen) und desaminiert (Desaminasen, Transaminasen)

Decarboxylierung

Decarboxylierung führt zur Bildung von CO_2 und (biogenen) Aminen (z.B. Histamin, Tyramin, Putrescin, Cadaverin), die zum Teil toxisch sind und – in großen Mengen – geschmackliche Veränderungen hervorbringen.

Desaminierung

Desaminierung führt zur Bildung von NH_3 und der entsprechenden Säure, weitere **„oxidative" Desaminierung** zu anderen Abbauprodukten (z.B. Indol oder Skatol aus Tryptophan, oder H_2S aus Cystein). Diese Abbaustoffe führen eindeutig zu geruchlichen und geschmacklichen Abweichungen

Fette

2. Fette

In fettreichen Lebensmitteln verursacht die lipolytische Mikroflora (Pilze und Bakterien):

- extrazelluläre hydrolytische Abspaltung der Fettsäuren vom Glycerin; dies bewirkt eine Säuerung, sowie ein Fehlaroma durch kurzkettige Fettsäuren
- intrazellulärer Abbau von Fettsäuren führt zu geruchsintensiven Ketonen und Alkoholen

Kohlenhydrate

3. Kohlenhydrate

Kohlenhydratreiche Lebensmittel begünstigen das Wachstum der fermentativen Mikroflora (z.B. Laktobazillen)

- extrazellulärer Abbau von langkettigen Kohlenhydraten (z.B. Stärke, Glykogen) → zu kleineren Einheiten
- intrazelluläre Metabolisierung von Zucker

Metaboliten, die die sensorische Beschaffenheit des Lebensmittels beeinflussen sind z.B.

- CO_2 und Ethanol (Hefen)
- Milchsäure (homofermentative Milchsäurebakterien)
- CO_2 und Ethanol oder Essigsäure (heterofermentative Flora)

- Buttersäure (saccharolytische Clostridien)
- Verschiedene Säuren, aber auch Diacetyl and 2,3-Butandiol (fakultativ anaerobe Bakterien)

Die wachstumsbestimmenden Faktoren der Mikroflora (➲ Kapitel 8.1.3) bestimmen die Zusammensetzung der Verderbsflora („spoilage association") auf/in dem Lebensmittel.
Lebensmittel mit gewissen a_w-, pH- und Eh – Werten stellen unterschiedlich günstige Wachstumsbedingungen dar (Tabelle 53 illustriert dies für z.B. pH-Werte)

Tabelle 56: pH-Bereiche verschiedener Lebensmittelgruppen

pH-Bereich	Lebensmittel	pH-Wert
Alkalisch	Eiklar	bis 9,6
pH >7,0	Krebsfleisch	≈ 7,3
Neutral	Frischfleisch, schlachtwarm	7,2
pH 7,0 – 6,5	Milch	7,0 – 6,8
	Garnelen	7,0 – 6,8
	Austern	6,7 – 6,3
	Geflügel	6,7 – 6,3
Schwach sauer	Fisch	6,6 – 5,7
pH 6,5 – 5,3	Kochschinken, Brühwurst, Leberwurst	6,4 – 6,0
	Schweinefleisch, gereift	6,0 – 5,6
	Rindfleisch, gereift	5,8 – 5,4
	Rohschinken	5,8 – 5,3
	Rohwurst, streichfähig	5,8 – 5,0
	Weißbrot	6,0 – 5,0
	Viele Gemüsesorten	6,5 – 5,0
Mittelsauer	Viele Dosenkonserven, Rohwurst, schnittfest	5,2 – 4,9
pH 5,3 – 4,5		
Sauer	Sauergemüse	4,5 – 3,5
pH 4,5 – 3,7	Tomaten	4,4 – 4,0
	Joghurt	4,2 – 3,8
	Mayonnaise	4,1 – 3,0
	Viele Obstsorten	4,5 – 3,0
Stark sauer	Sauerkraut	3,7 – 3,1
pH <3,7	Äpfel, Apfelsaft	3,5 – 3,3
	Pflaumen	3,0 – 2,8
	Zitronen	2,4 – 2,2

Zu beachten in Bezug auf intrinsische Faktoren ist dabei:

Wasseraktivität

- Wasseraktivität (a_w -Wert)
  Das in unterschiedlichen Lebensmitteln für bakterielles Wachstum zur Verfügung stehende Wasser bestimmt auch deren Verderblichkeit:

  Leicht verderblich

  - **Leicht verderblich** (ein Großteil der Verderbsflora kann wachsen).
    Beispiele:
    Flüssige Lebensmittel (z.B. Milch)
    Fleisch, Eier, Fisch a_w 0,99
    Brüh- und Kochwürste, Kochschinken a_w 0,96-0,98

  mittelgradig verderblich

  - **Mittelgradig verderblich** (Verderb z.B. durch Mikrokokken, Hefen, Schimmelpilze)
    Beispiele:
    Frische Rohwürste, Lachsschinken a_w 0,91-0,95

  kaum verderblich

  - **Kaum verderblich**
    Beispiele:
    Salami a_w 0,84-0,85
    Hartkäse a_w bis 0,80
    Hartgesalzene Fische a_w 0,80-0,70

  NB1: Der a_w-Wert des Lebensmittels wird durch Zusatz von gewissen Substanzen wie Fett, Lactose, Kochsalz und andere Salze verringert
  NB2: Interaktionen mit anderen Wachstumsfaktoren wie pH (a_w unterschiedlich bei unterschiedlichen pH-Werten und Temperaturen)

pH

- pH
  Die Säuretoleranz von Mikroorganismen auf/in Lebensmitteln (➲ Tabelle 53) kann verringert werden durch:
  - Einwirkung der Inhaltstoffe
  - reduzierten a_w-Wert
  - ungünstige Sauerstoffversorgung
  - Herstellungs- und Lagerungsbedingungen

8.3.3 Chemischer Verderb

Fettverderb

Fettverderb

Oxidativer Verderb

Oxidativer Fettverderb

Autooxidation

- Autooxidation
  - Radikalkettenreaktion
  - Bildung von Peroxiden
  - Bildung von geruchsaktiven Sekundärprodukten
  - Förderung durch Prooxidantien
  - Hemmung durch Antioxidantien

Lipoxygenasen

- Lipoxygenasen

Prooxidantien:	Antioxidantien:
Wasserstoffperoxid, Hydroperoxide, Peroxide	Vitamin E – Tocopherol
Licht	Gallussäureester
Temperatur	3-Butylhydroxyanisol
Metalle: Kupfer, Eisen, Kobalt, Mangan	Ascorbinsäure
Hämverbindungen	Nitrit
Kochsalz	Gewürze und Kräuter

8.3.4 Verderb biologischen Ursprungs

Verderb durch physiologische Ursachen

Verderb durch physiologische Ursachen
- Ebergeruch
- Geruch von Ziegen
- abweichender Geruch durch Fütterung

Verderb durch originäre Enzyme

Verderb durch originäre Enzyme
- Stickige Reifung
- Enzymatische Bräunung durch Phenoloxidasen
- Fettverderb durch Lipoxygenasen
- Verfärbung durch Peroxidasen

Verderb durch Parasiten und Schädlinge

Verderb durch Parasiten und Schädlinge
- Schaden durch Fressen, Nagen, Bohren, Verschmutzen
- Wichtige Parasiten:
  Fliegen, Käfer, Milben, Schaben, Silberfischchen, Mehlmotte
- Nager

8.3.5 Verderb physikalischen Ursprungs

Rückstand

Rückstandsbildung

Übertragung Geruch

Übertragung von Fremdgeruch und -geschmack
- Zitrusfruchtaroma auf Fleisch
- Triethylenchlorid in Schmalz

Technologie

Technologisch bedingte Fehler
- zu intensive Erhitzung (Bitterkeit)
- zu starke Räucherung
- falsche Konzentration von Zusatzstoffen
- Austrocknung (Gefrierbrand, Eier)
- Entmischung von Emulsionen

Mechanisch

Mechanische Einwirkungen

- Verpackungsschäden, Quetschen, Eierschalen

Fremdstoffe

Fremdkörper, Schmutz, Staub

8.4 Haltbarmachung von Lebensmitteln tierischer Herkunft und assoziierte Technologien

8.4.1 Einführung

Einleitung

Einleitung

Tabelle 57 stellt eine Übersicht der wichtigsten Mechanismen dar, durch die die Haltbarmachung von Lebensmitteln erreicht werden kann. Die mit einem Sternchen bezeichneten Methoden werden im Folgenden auch weiter thematisiert.

Tabelle 57: Mechanismen von wichtigen traditionellen und neueren Methoden zur Haltbarmachung von Lebensmitteln (adaptiert nach Gould, 1995, New Methods of Food Preservation, Blackie Academic Publishers, S. xvii)

Kontaminationswege unterbrechen
- Verpacken *
- Aseptisch verpacken*

Mikroflora inaktivieren
- Pasteurisieren/sterilisieren *
- Bestrahlen *
- Enzymzusatz (z.B. Lysozym)
- Hochdruckbehandlung
- Elektroschock

Wachstum der Mikroflora hemmen oder verhindern
- Kühlen/Gefrieren *
- Pökeln* unter reduziertem a_W, konservieren *,
- Trocknen *
- Säuern *, Säure-Behandlung *
- Fermentieren *
- Vakuum- oder Schutzgasverpackung *
- Chemische Mittel hinzufügen
- Mikrostruktur-Beherrschung in Wasser/Öl
- Emulgieren

8.4.2 Thermische Behandlung

8.4.2.1 Kühlen – allgemein

Allgemeines Prinzip

Allgemeines Prinzip: alle mikrobiellen Metabolisierungen verlaufen bei Annäherung langsamer und stoppen zur Gänze unter dem Gefrierpunkt
In der Lebensmittelkühlung (0-5 °C) wird mikrobieller Verderb durch psychrotrophe Mikroflora verursacht.

2 Kühlungsbereiche

Zwei Kühlungsbereiche können unterschieden werden:

- zwischen Kühlschrank (0-7 °C) und Umgebungstemperatur (10-15 °C) [verwendbar für Gemüse, Obst, ...]
- Kühlschranktemperatur (0-5 °C)

Physiologische Reaktion der Psychotrophen

Physiologische Antwort der Mikroorganismen auf Lebensmitteln auf tiefe Temperaturen – Mechanismen der Psychrotrophen diese zu bewältigen:

1. Niedrigere Stoffwechselrate (z.B. Proteinsynthese reduziert): Psychrotrophe sind an tiefe Temperaturen (durch die Struktur der Zellmembranen und -enzyme und Effizienz der Enzyme bei tiefen Temperaturen) verhältnismäßig gut angepasst.
2. Langsamerer Transport von Lösungen durch bakterielle Zellmembranen (Psychrotrophe wie *Listeria monocytogenes* haben wahrscheinlich ein kälteresistentes Zuckertransportsystem).
3. Adaptierung der Zellgröße (manche Psychrotrophen bilden größere Zellen bei niedrigen Temperaturen; man nimmt an, dass sie auch höhere RNA- und Eiweißgehalte haben als die Mesophilen).
4. Effizientere Produktion von Flagellen (z.B. *E. coli*)
5. Sauerstofflöslichkeit (-verfügbarkeit) in gekühlten Lebensmitteln nimmt bei niedrigen Temperaturen zu; die meisten Psychrotrophen sind aerob (fakultativ anaerob).

Das unterschiedliche Vermögen von Mikroorganismen ein „bacterial association" zu dominieren ist in Tabelle 58 demonstriert.

Beispiele von minimalen Wachstumstemperaturen von einigen mikrobiellen Spezies/Stämmen sind in Tabelle 59 wiedergegeben.

Tabelle 58: Bakterielle Spezies oder Stämme und deren Vermögen die „bacterial association" bei oder unter 7 °C zu dominieren (nach Jay, 1996, Modern Food Microbiology, Chapman and Hall, S 330) [wichtige über Lebensmittel übertragene Pathogene fettgedruckt]

Vermögen zu dominieren		
Gering	**Mittelmäßig**	**Groß**
Alcaligenes	*Acinetobacter*	*Pseudomonas*
Cedecea	***Aeromonas***	*Shewanella*
Chromobacterium	*Enterobacter*	***Vibrio***
Citrobacter	*Erwinia*	*Brochothrix*
Escherichia	*Flavobacterium*	*Carnobacterium*
Halobacterium	*Hafnia*	*Enterococcus*
Klebsiella	*Moraxella*	
Morganella	*Pantoea*	
Photobacterium	*Psychrobacter*	
Proteus	*Serratia*	
Providencia	***Yersinia***	
Salmonella	***Bacillus***	
Brevibacterium	***Clostridium***	
Corynebacterium	*Lactobacillus*	
Deinococcus	*Lactococcus*	
Kurthia	***Listeria***	
Leuconostoc	*Micrococcus*	
Pediococcus	*Vagococcus*	
Propionibacterium		

Tabelle 59: Minimale Wachstumstemperaturen für einige mikrobielle Spezies/Stämme; wichtige Humanpathogene sind fettgedruckt (nach Jay, 1996, Modern Food Microbiology, Chapman and Hall, p 331)

Rosarote Hefe	-34.0.	*Leuconostoc carnosum*	1.0
Schimmelpilze	-12.0	***Listeria monocytogenes***	1.0
Vibrio spp.	-5.0	***Clostridium botulinum*** (B,E,F)	3.3
Yersinia enterocolitica	- 2.0	***Salmonella panama***	4.0
Coliformes	- 2.0	***Vibrio parahaemolyticus***	5.0
Brochothrix thermosphacta	- 0.8	*Lactobacillus brevis*	6.0
Aeromonas hydrophila	- 0.5	***Salmonella typhimurium***	6.2
Enterococcus spp.	0	***Staphylococcus aureus***	6.7

CAVE: Weil Temperatur die rh- möglicherweise auch pH-Werte oder sogar andere Parameter des Lebensmittels beeinflusst, sind die angegebenen Kenndaten möglicherweise kombinierte Effekte.

8.4.2.2 Kühlen von Lebensmitteln tierischer Herkunft

Im Milchbereich (Kühlen der Rohmilch)

Herkunft der Keime

Herkunft von Keimen in der Rohmilch

Keime in der Rohmilch stammen vom Strichkanal (10-1.000/ml), aus der Stallluft (100-15.000/ml), von schmutzigen Zitzen (5.000-20.000/ml), aus Melk- und Kühlgeräten (300-3.000.000) und aus kranken Eutervierteln (pathogene Keime, 10-20.000) (➲ Abbildung 52)

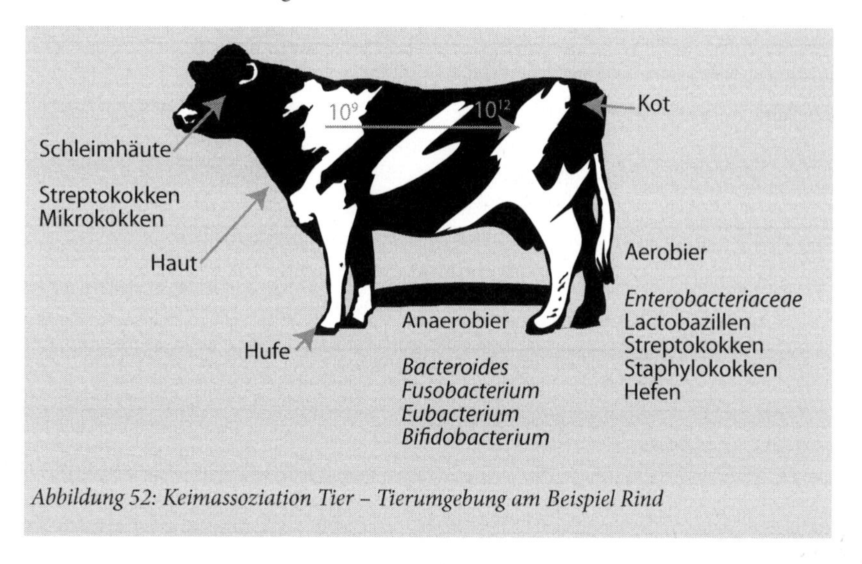

Abbildung 52: Keimassoziation Tier – Tierumgebung am Beispiel Rind

Die Milch wird in einem Milchtank gekühlt. Vorausgesetzt, dass während der Milchgewinnung und Lagerung *lege artis* vorgegangen wird, dominiert in Rohmilch die Gram-positive Mikroflora. Das Wachstum der mesophilen Mikroflora wird durch Kühlung verhindert.
Tabelle 58 listet die bakteriellen Gattungen (mit einzelnen oder allen dazugehörenden Bakterien) auf, die normalerweise nach mehreren Tagen Kühllagerung in Rohmilch nachweisbar sind.

Tabelle 60: Zusammensetzung der Mikroflora in gekühlter Rohmilch (nach Jay, 1996)

Enterococcus	*Propionibacterium*
Lactococcus	*Micrococcus*
Streptococcus	*Proteus*
Leuconostoc	*Pseudomonas*
Lactobacillus	*Bacillus*
Microbacterium	*Listeria*
Oerskovia	Coliforme

In sehr geringen Zahlen gelegentlich auch: *Mycobacterium* und psychrotrophe Sporenformer (*Bacillus* spp., *Clostridium, Nocardia*)

Änderungen

Chemisch-physikalische Änderungen

Bemerke, dass die Kühlung auch chemisch-phyikalische Auswirkungen auf Milch hat, die nicht unbedingt günstig sind, wie z.B.

Kasein/Kalzium-Gleichgewicht

- Kasein/Kalzium-Phosphat-Gleichgewicht:
  Kühlung führt zu Instabilität der Mizelle, teilweise beeinflusst durch ein gestörtes Kalzium-Phosphat-Gleichgewicht, mit den folgenden Auswirkungen:
  - Ausfall von Kaseinfraktion bei späterer Milchbehandlung, wie z.B. UHT-Erhitzung, bei Kondensmilch, Sterilmilch und Milchpulver
  - verminderte Käseausbeute
  - veränderte Gallereigenschaften
  - verlängerte Gerinnungszeit

Fettphase

- Fettphase:
  Schädigung und Umstrukturierung der Fettkügelchen zusätzlich durch Turbulenzen und Schaumbildung → Schädigung der Fettkügelchenmembran (partielle Kristallisation) → Angriffspunkt für Lipasen → Lipolyse →
  - Abnahme der Entrahmungsschärfe
  - Verminderte Fettausbeute
  - schlechterer Aufschlag
  - geschmackliche Abweichungen
  - verkürzte Haltbarkeit

Im Fleischbereich

Auf Frischfleisch können viele Mikroorganismen mehr oder weniger gut wachsen. Tabelle 61 gibt einen Überblick über die am meisten angetroffenen bakteriellen Gattungen auf unverpacktem vs. vakuumverpacktem Frischfleisch/Geflügel. Deren Prävalenz wird von den folgenden mit der Kühlung von Schlachttierkörpern (und Teilstücken) zusammenhängenden Faktoren bestimmt:

Fleischkühlung

Weitere Effekte der Fleischkühlung:

Niedrige Temperaturen

- Niedrige Temperaturen
  hemmen die Entwicklung von Mesophilen (99% der Oberflächenkeime eines frisch geschlachteten Tierkörpers). Aber: Psychrotrophe und Psychrophile (1% auf einem frisch geschlachteten Tierkörper) wachsen noch immer (➲ Kapitel 8.1.3.2)

pH-Senkung

- pH-Wert Senkung
  Glykolyse → intramuskuläre pH-Senkung im Verlauf der Kühlung (➲ Kapitel 9.2.5.2, pH). Aber: Oberflächen-pH bleibt bei ca. pH 7,0 (wegen unterschiedlicher Pufferkapazität für Fett und Fleisch) → Mikroflora kann an der Oberfläche gut wachsen.

relative Luftfeuchtigkeit

- relative Luftfeuchtigkeit (rh)
  v.a. obligate Aerobier und *Campylobacter* spp. (mikroaerophil) sehr empfindlich gegenüber ↓ rh („trockene“ Kühlung)

Tabelle 61: Die hauptsächlich vorkommenden bakteriellen Gattungen auf (gekühltem, unverpacktem) Frischfleisch vs. Geflügel und deren vakuumverpackten (VP) Frischprodukten; fettgedruckt: sehr frequent vorkommend (zusammengesetzt aus Daten von Jay, 1996)

	Frischfleisch (FF)	Geflügel (G)	VP (FF+G)
Gram +	*Bacillus*	*Bacillus*	-
	Brochothrix	*Brochothrix*	***Brochothrix***
	Carnobacterium	-	***Carnobacterium***
	Clostridium	*Clostridium*	-
	Corynebacterium	***Corynebacterium***	*Corynebacterium*
	Enterococcus	*Enterococcus*	***Enterococcus***
	Kocuria	*Kocuria*	*Kocuria*
	Kurthia	-	*Kurthia*
	Lactococcus	-	-
	Lactobacillus	-	***Lactobacillus***
	Leuconostoc	-	*Leuconostoc*
	Listeria	***Listeria***	-
	Microbacterium	*Microbacterium*	*Microbacterium*
	Micrococcus	*Micrococcus*	*Micrococcus*
	Paenibacillus	*Paenibacillus*	-
	Staphylococcus	*Staphylococcus*	*Staphylococcus*
	-	***Vagococcus***	-
	Weissella	-	*Weissella*
Gram -	***Acinetobacter***	***Acinetobacter***	*Acinetobacter*
	Aeromonas	*Aeromonas*	*Aeromonas*
	Alcaligenes	*Alcaligenes*	-
	-*	***Campylobacter***	-**
	Citrobacter	*Citrobacter*	-
	Enterobacter	*Enterobacter*	*Enterobacter*
	Escherichia	*Escherichia*	-
	Flavobacterium	*Flavobacterium*	-
	Hafnia	-	-
	Moraxella	*Moraxella*	-
	Pantoea	*Pantoea*	-
	Proteus	*Proteus*	-
	Pseudomonas	***Pseudomonas***	*Pseudomonas****
	Psychrobacter	*Psychrobacter*	-
	Salmonella	*Salmonella*	-****
	Serratia	*Serratia*	*Serratia*
	Shewanella	-	-
	Yersinia	-	-

*Gelegentlich auf Schweinefleisch
**Campylobacter ist mikroaerophil
***Zeichen für fehlerhaftes Vakuum (Pseudomonas ist obligat aerob!)
****Salmonella ist fakultativ anaerob → kann also in Vakuumverpackung vorkommen

atmosphärische Umgebung

- Atmosphärische Umgebung (➲ Kapitel 8.1):
  - 10-20% CO_2: hemmt insbesondere obligat aerobe Flora (*Acinetobacter*, *Pseudomonas*, die meisten Hefen);
    Aber: 1. *Lactobacillaceae* werden nicht gehemmt und haben keine Konkurrenz mehr von Aeroben! 2. Verfärbung des Frischfleisches bei höherem pCO_2 (➲ Kapitel 9.2.5.4, Farbe). Bacon kann problemlos bei 100% CO_2 gekühlt werden.
  - Ozon (auch bakterienhemmend). Aber: Ozon stimuliert Fettoxidation → chemischer Verderb.

8.4.2.3 Gefrieren – Auftauen (➲ Kapitel 10.3.2)

Allgemeine Effekte

Allgemeine Effekte des Gefrierens auf lebende Zellen:
1. Fleischwasser friert, Kristallbildung (extrazellulär bei langsamem, intrazellulär bei schnellem Frieren), gebundenes Wasser friert nicht
2. Viskosität der Zellsubstanz steigt
3. Zytoplasmatische Gase (O_2, CO_2) gehen verloren, respiratorische Aktivität wird unterdrückt, mehr oxidative Reaktionen
4. pH-Wert der Zellsubstanz kann sich verändern (↑↓)
5. Konzentrierung zellulärer Elektrolyte auch durch Kristallisation hervorgebracht
6. Kristallisierung bewirkt einen ungünstigen kolloidalen Zustand des Protoplasmas, ungeeignet für eine gute Zellfunktion
7. Zelluläre Proteine denaturieren teilweise

Spezifische Effekte

Spezifische Effekte für mikrobielle Zellen:
1. Plötzlicher Tod durch Temperaturschock sofort nach dem Gefrieren, speziesabhängig und vor allem gültig für thermophile und mesophile Mikroflora,
2. ein Teil der überlebenden Zellen stirbt allmählich während der Gefrierlagerung ab,
3. die Anzahl der Überlebenden ist relativ klein bei Temperaturen knapp unter 0 °C (vor allem bei -2 °C), bei Temperaturen <-20 °C aber relativ groß (beachte die Erhaltung der meisten bakteriellen Isolate durch Gefriertrocknung),
4. irreversibler Stoffwechselschaden in manchen bakteriellen Zellen wodurch nach dem Auftauen höherer Nahrungsbedarf besteht (z.B. *Pseudomonas* spp.).

Beachte:
- Kokken sind resistenter als Gram-negative Stäbchen
- Salmonellen sind weniger resistent als z.B. *Staphylococcus aureus*
- Endosporen und Lebensmitteltoxine werden durch Gefrieren nicht zerstört
- Einige kleine und mikroskopisch kleine Organismen überleben den Gefrierprozess nicht (z.B. MKS-Viren, *Trichinella spiralis*)

„cryoprotectants"

Zu Lebensmitteln, auf denen mikrobielles Wachstum ≤0 °C noch längere Zeit möglich ist, gehören z.B. Fruchtsäfte, Speck (Bacon), Speiseeis und bestimmte Früchte. Diese beinhalten „cryoprotectants", die den Gefrierpunkt erniedrigen.

Auftauen

Auftauen

- Je schneller aufgetaut wird, desto größer ist die Anzahl der überlebenden Bakterien.
  CAVE: Während des Auftauens steigt die Temperatur zwar schnell zum Schmelzpunkt, bleibt aber während des langen Prozesses des Auftauens beim Schmelzpunkt und ermöglicht somit viele chemische Reaktionen wie (Re-)Kristallisation und bei extrem langsamem Auftauen sogar mikrobielles Wachstum der überlebenden Mikroflora.
- Um die gleiche Temperaturdifferenz zu überwinden, benötigt der Auftauprozess mehr Zeit als der Gefrierprozess.
- Gefrorene und danach wieder aufgetaute Lebensmittel verderben schneller:
  - Kondensierung des Wassers an der Oberfläche, worin Aminosäuren, Mineralstoffe, B-Vitamine und mögliche andere Nährstoffe konzentriert vorhanden sind.
  - Weniger Konkurrenzflora (Thermophile und manche Mesophile haben das Gefrieren nicht überlebt!).
  - Gefrieren und Auftauen fördern die Freisetzung, die Makromoleküle zu einfacheren Substanzen abbauen, die dem bakteriellen Wachstum eher förderlich sind.
- Einmal aufgetaut sollen Lebensmittel nicht noch einmal eingefroren werden! Abgesehen von sensorischer Beeinträchtigung (Textur, Geschmack) und der ernährungsphysiologischen Qualität des Lebensmittels verderben solche Lebensmittel noch viel schneller.

Im Fleischbereich

Mikrobiologische Aspekte

Die meisten Mikroorganismen wachsen in der Regel <-10 °C nicht mehr: Einige wachsen zwar nicht, die meisten MO können aber während der Gefrierlagerung überleben. Während der Gefrierlagerung ↓ Anzahl lebender Keime (50-90%). Gram-negative Keime sind empfindlicher, Sporen sehr resistent gegenüber Gefriertemperaturen.

NB: *Campylobacter* spp. können bei Kühl-/Gefriertemperaturen (+4 und -20 °C) mehrere Wochen überleben, während sie bei 15-22°C nach wenigen Tagen absterben!

CAVE: Nicht optimal gefrorenes Fleisch → ↑ Tropfsaftverlust bei Auftauen → überlebende Keime können sich schneller entwickeln als bei Frischfleisch!!!

8.4.2.4 Erhitzung von Lebensmitteln tierischer Herkunft

Erhitzung von Konsummilch

Qualitätskriterien für Rohmilch

Qualitätskriterien für Rohmilch als Ausgangsprodukt für hygienisch einwandfreie Trinkmilch:
- Coliforme abwesend in 0,1 ml
- Schimmel und Hefen abwesend in 1 ml
- *Salmonella* und *Listeria* in allen Fällen abwesend

Tabelle 62 stellt eine schematische Übersicht über die bei der Prozessherstellung bei der Trinkmilchherstellung in Molkereien zu beachtenden Hygienestufen und Maßnahmen dar.

Tabelle 62: Prozesskontrolle bei der Trinkmilchherstellung in Molkereien

Prozessstufe	Gefahren	Kontrollmaßnahmen
Rohmilchannahme	Anwesenheit von Pathogenen	Bakteriologische Untersuchung
Kühllagerung	Wachstum von Psychrotrophen	Lagerzeit limitieren, R&D zwischen Chargen
Pasteurisieren	Zeit/Temperatur Kombination nicht ausreichend	Z/T Kontrolle, R&D zwischen Chargen, Phosphatasetest negativ?
Kühlung <10 °C	Bakterielles Wachstum, Rekontamination	Rasche Kühlung, Kreuzkontamination verhindern (Roh → Pasteurisierung),
R&D zwischen Chargen		
Lagerung	Bakterielles Wachstum, Rekontamination	Temperaturkontrolle, Kreuzkontamination, Verhindern (Roh → Pasteurisierung), R&D zwischen Chargen
Abfüllen	Rekontamination der Kartons	Kartons hygienisch lagern
Kühllagerung	Bakterielles Wachstum	Temperaturkontrolle

Pasteurisierung

Pasteurisierung
Inaktivierung eventuell vorhandener pathogener Mikroorganismen in Rohmilch

Ziel

Ziel: „Hygienisierung" der Rohmilch – nicht eine Haltbarkeitsverlängerung einer Rohmilch von schlechter Qualität

Erhitzungsbedingungen werden diesem Ziel angepasst: so stark wie notwendig!!! – jedoch auch nicht mehr als notwendig!!!
Mindestbedingung FAO/WHO:
72 °C/15 s (Kurzzeiterhitzung)
63 °C/30 min (Dauererhitzung)

Erhitzungsverfahren Milch

Die gängigen Erhitzungsverfahren lassen sich unterteilen in

Thermisieren:	Temperatur	62-65 °C
	Heißhaltezeit	15-20 s
Pasteurisieren:		
Kurzzeiterhitzung	Temperatur	71-74 °C
	Heißhaltezeit	15-30 s
Hocherhitzung	Temperatur	>85 °C
	Heißhaltezeit	>2 s
Sterilisieren:		
UHT:	Temperatur	135-150 °C
	Heißhaltezeit	2-20 s
Autoklavieren:	Temperatur	>109-115 °C
	Heißhaltezeit	10-20 min

In Tabelle 63 wird gezeigt wie bei unterschiedlichen Erhitzungstemperaturen einige (meistens pathogene) bakterielle Spezies abhängig von der Zeit abgetötet werden.

Tabelle 63: Effektivität der Abtötung einiger pathogenen Bakterien bei unterschiedlichen Pasteurisierungstemperaturen (nach Heeschen, 1987)

	Zeit (in Sekunden) nötig zur Abtötung bei				
Bakterielle Spezies	**60 °C**	**65 °C**	**72 °C**	**75 °C**	**80 °C**
Salmonella Typhi	76-82	17-19	4-5	2-3	2
S. Typhimurium	135-198	36-40	6	4	2
S. Enteritidis	–*	67-70	8	5	2
S. Dublin	–	60-65	6-7	2-3	–
Brucella melitensis	175-210	32-55	18-20	10-12	2-4
B. abortus	170-175	20-43	12-18	8-9	2-3
M. tuberculosis	–	–	8-12	5-8	2-3
Staph. aureus	1080-1330	58-63	10-11	5-7	3-4
Lancefield D Streptrokokken	180-192	65-70	5-7	4-5	2
Corynebacterium diphteriae	28-31	9-10	2	2	2
E. coli O55B5	125	18	7	4	2

* – = nicht gemessen

Die bei unterschiedlichen Erhitzungstemperaturen überlebende (thermodure) Mikroflora ist schematisch dargestellt in Tabelle 64.

Tabelle 64: Zusammensetzung der thermoduren Mikroflora die eine (temperaturabhängige) Pasteurisierung überlebt bei:

72 °C	80 °C	85 °C
Sporenbildner	Sporenbildner	Sporenbildner
Microbacterium	*Microbacterium*	*Microbacterium*
Microkokken	Microkokken	
Streptokokken		

Rekontamination der Trinkmilch nach dem Pasteurisieren [mikrobiologisch charakterisiert durch höhere Gehalte an Coliformen und Hefen/Schimmel → Blähung, Nachgärung, Muffeln, Ranzigkeit] kann stattfinden

- über die Luft
- während des Abfüllens
- über kontaminierte Verpackungen und Verschlüsse

Sterilisation
Ziel

Sterilisation

Ziel:

Lange Haltbarkeit! Erreicht durch Inaktivierung möglichst aller Mikroorganismen

- Klassische Sterilisation (in der Verpackung, Flasche, Dose ...):
  110-120 °C/10-20 min
  Höchste Wärmebelastung!!!
  Längste Haltbarkeit: 1 Jahr und länger
- Ultrahocherhitzung – UHT- H-(altbar)-Milch:
  im Durchfluss erhitzt – danach abgefüllt
  wesentlich geringere Wärmebelastung!!!
  längste Haltbarkeit: einige Monate

Hocherhitzung

Hocherhitzung

Zwischen Pasteurisierung und UHT-Erhitzung
>85 °C/einige Sekunden
Bei Deklaration „hochpasteurisiert" oder „hocherhitzt" gestattet
Milch zeigt eine negative Peroxidasereaktion → Peroxidasetest
ESL-Milch (**E**xtended **S**helf **L**ife)

Pasteurisierungseffekt

Maß für die „Wärmebelastung" ist P* (Pasteurisierungseffekt):

- Pasteurisierung bei 72 °C/15 s – P*=1
- Pasteurisierung bei 74 °C/40 s – P*= 4
- „Abkochen" – P* = 3000 bis 5000

Beeinflussung der Rohmilch durch die Pasteurisierung ist sehr gering! Wirkung auf Mikroorganismen stärker temperaturabhängig als Wirkung auf Inhaltsstoffe → Erhitzung auf hohe Temperatur für kurze Zeit (UHT-Erhitzung) produktschonender bei vergleichbarer mikrobiologischer Wirkung!

Auswirkung starkes Erhitzen

Bemerke, dass starkes Erhitzen:

1. die Milch ungeeignet macht für z.B. Käseherstellung:
   In der stark erhitzten Milch schlagen sich die denaturierten Molkenproteine an der Mizellenoberfläche nieder → Milch nicht mehr „verkäsbar", da Labenzym nicht mehr angreifen kann.
2. noch weitere physikalische-chemische Änderungen hervorbringt, wie z.B.

Verluste an Lysin

- Verluste an Lysin
  „essentielle" Aminosäure, Verlust durch Reaktion der ε-Aminogruppe mit Lactose: „Maillard – Reaktion"
  - 1-2% bei Pasteurisierung
  - 6-10% bei Sterilisation

Vitaminverluste

- Verluste von Vitaminen
  v.a. B-Vitamine:
  - bei Pasteurisierung geringfügig
  - bei Sterilisation zw. 10% (B_6) und 100% (B_{12})

Indikator: Enzyme

Enzyme als Erhitzungsindikatoren

ALP

- Alkalische Phosphatase (ALP)
  wird unter den Bedingungen der Pasteurisierung „praktisch vollständig" (unter einem vorgegebenen Aktivitätswert) inaktiviert

LPO

- Lacto-Peroxidase (LPO)
  wird unter den Bedingungen der Hocherhitzung „praktisch vollständig" (unter einem vorgegebenen Aktivitätswert) inaktiviert
  → Ordnungsgemäß pasteurisierte Milch muss deshalb eine „negative" ALP-Reaktion und eine „positive" LPO-Reaktion aufweisen

Phosphatasetest

- Prinzip des qualitativen Phosphatasetests (ALP)

10 ml Lösung I
(Di-Na-Phenylphosphat)
+ 0,5 ml Milch
↓
1 Stunde bei 37 °C im Wasserbad stehen lassen
↓
+10 Tropfen Lösung II
(2,6-Dibromchinonchlorimid)
↓
15 Minuten warten
↓
Resultat:
blau: alk. Phosphatase aktiv
weiß: alk. Phosphatase inaktiv

Aufgrund von Vorgaben durch die EU muss der ALP-Test neuerdings quantitativ durchgeführt werden. Dazu steht eine FIL/IDF–Standardmethode zur Verfügung, die auf einem fluorimetrischen Prinzip basiert. Spezielle apparative Ausstattung notwendig.

Peroxidasetest

- Peroxidasetest (LPO) – „Storch"-Test

ca. 5 ml Milch
+ 1-2 Tropfen H_2O_2 (0,2%ig)
+ 2-3 Tropfen p-Phenylendiaminlösung (2%ig)
↓
Resultat:
mind. 1 min **weiß**: Peroxidase inaktiv
blau: Peroxidase aktiv

Erhitzung von Fleischwaren

Erhitzung

Erhitzung – Anwendung hoher Temperaturen

Ziele

Ziele
- Abtötung von Mikroorganismen
- Inaktivierung von Enzymen

Veränderungen

Veränderungen
- Beeinträchtigung von Geschmack, Konsistenz und Nährstoffen

Arten/Technologie

Arten und Technologie der Erhitzung

Pasteurisieren

- Pasteurisieren: Erhitzen auf etwa 70-72 °C Kerntemperatur, unterschiedliche Temperatur/Zeit-Kombinationen, nicht-sporenbildende Bakterien und vegetative Zellen der Sporenbildner großenteils eliminiert. Produkt muss gekühlt werden.
  Anwendung im Wasserbad oder in Dampfkochungsanlagen mit Luftumwälzung. Symmetrischer Temperaturverlauf vom Rande bis zum Kern = Konduktionserhitzung; Thermoelemente messen die Temperatur in Produkt und Erhitzungsmedium.

Appertisieren

- Appertisieren: (100 °C) Produkt kann problemlos längere Zeit ungekühlt gelagert werden, ohne dass Verderb auftritt.

Sterilisieren

- Sterilisieren: Erhitzung bei Temperaturen über 100 °C (in der Regel 115-121 °C); Produkt wird so lange erhitzt, dass selbst bei höheren Lagerungstemperaturen kein Verderb auftritt
  Anwendung in Autoklaven mit gesättigtem Wasserdampf (gegebenenfalls Gegendruck durch Pressluft). Temperatur und Druckregistrierung zur Ermittlung des F-Wertes (s.u.).

physikalische/chemische Vorgänge

Physikalische und chemische Vorgänge bei der Erhitzung

- Kochverluste (Wasser, Fett)
- ↓ Vitamine der B-Gruppe (manchmal bis 50%)
- Nährwert unverändert. Aber: ↑ Kaubarkeit → ↑ Zerkleinerungsgrad → ↑ Wirksamkeit Verdauungsenzyme → ↑ Verdaulichkeit
- Zartheit/Konsistenz (Gelatinierung des Kollagens, Koagulierung der myofibrillären Eiweiße)

Mikrobiologische Aspekte

Mikrobiologische Aspekte der Erhitzung

Die meisten nicht sporenbildenden Keime (z.B. *Micrococcus*, *Pseudomonas*, *Salmonella*) sind thermolabil. CAVE: *Enterococcus* spp. sind relativ thermostabil.
Pasteurisierung bei verschiedenen Temperaturen (Umgebungstemperatur meistens 80 °C → Kerntemperatur 68-72 °C) → vegetative Keime sollen nicht überleben. Anschließend Kühllagerung der Produkte!

Anaerobes Wachstum sporenbildender Keime (Clostridien) v.a. in Glas- und Metallkonserven möglich. Aber: Seit der Verwendung sauerstoffundurchlässiger Kunstdärme auch in bestimmten Würsten
Erhitzung → 40–50% Nitritverlust (bei hohen Temperaturen Zerstörung und Bindung an SH-Gruppen). Weitere Verminderung auch im Laufe der Lagerung → ↓ hemmender Einfluss auf Bakterien

Ausmaß

Ausmaß der Erhitzung

D-Wert

- D-Wert (= dezimale Reduktionszeit, Dezimalreduktionswert, ➲ Kapitel 8.1)
  Zeitspanne, der bei einer bestimmten, angegebenen Temperatur (und sonstigen äußeren Bedingungen) notwendig ist, um zur Abtötung von 90% der vorhandenen Mikroorganismen führt.
  z.B. *Salmonella typhimurium* D_{67} = 6 s (→ von 10^7 Keimen überleben bei 67 °C nach einer Erhitzungsdauer von 6 s 10^6 Keime)
  Ausmaß der Erhitzung (bzgl. der Keimabtötung) → gemessen an der Wirkung auf *Clostridium botulinum*-Sporen (thermostabilster Keim)

z-Wert

- z-Wert beschreibt den Einfluss der Temperatur auf die Abtötungszeiten
  Allgemein: je höher die Temperatur desto kürzer die Abtötungszeiten
  z-Wert = Temperaturerhöhung in °C, die eine D-Wert-Verringerung auf 1/10 bewirkt.
  $1/z = (\log D_2 - \log D_1)/(T_2 - T_1)$

Q10-Wert

- Q_{10}-Wert
  Der Q_{10}-Wert gibt an um wie viel schneller die Abtötung verläuft, wenn die Erhitzungstemperatur um 10 °C erhöht wird.
  $Q_{10} = 10^{10/z}$

Letalitätswert/-rate

- Letalitätswert/-rate
  Abtötungseffekt während einer einminütigen Hitzeeinwirkung bei einer bestimmten Temperatur. Ausgedrückt als Bruchteil des Abtötungseffektes, der während einer einminütigen Erhitzung bei 121,1 °C auftreten würde.
  $L = 10^{(T-121,1)/z}$

F-Wert

- F-Wert = die Summe der Letaleffekte → Abtötungseffekt, der bei 121,1 °C in 1 min eintritt, charakterisiert die Intensität des Sterilisationsprozesses
  Wichtigster Keim – *Clostridium botulinum* → Bezugsbasis mit z = 10 °C
  → 1,0 min bei 121,1°C entspricht
  0,1 min bei 131,1°C oder
  10,0 min bei 111,1 °C
  z.B. heißt ein F_0-Wert = 2,4, dann bedeutet das, dass man 2,4 min bei 121,1 °C (= 250 °F) braucht, um Clostridien zu eliminieren. Um die richtige Zeit-/Temperatur-Kombination zu wählen, stützt man sich auf Erhitzungsschemata.
  CAVE: Hitzepenetrationsrate für jedes Nahrungsmittel unterschiedlich → experimentell festgestellt.

Botulinum Cook – D12 Konzept

Botulinum Cook – D12 Konzept

$F = D \times (\log a - \log b)$

$F = 0{,}21 \times (12 - 0) = 2{,}52$

10^{12} Ausgangssporen – nur eine überlebt

10^{12} Konserven mit einer Spore – nur eine Konserve kontaminiert

oder 10^6 Sporen in einer Konserve – 10^{-6} überleben oder nur eine Spore in 10^6 Konserven

10^3 Sporen in einer Konserve – $F = 0{,}21 \times (3- (-12)) = 0{,}21 \times 15 = 3{,}15$ (gesetzlicher Mindestwert = 3,0)

Hygieneforderung
Leitkeim

Hygieneforderung

- Leitkeim ist *Clostridium sporogenes*
  - $D_{121,1} = 1{,}0$
  - Reduktion von 10^4 auf 1
  - $\rightarrow F = 1{,}0 \times (\log 10^4 - \log 10^0) = 1 \times 4 = 4$

Tropenkonserven – Leitkeim

- Tropenkonserven – Leitkeim ist *Bacillus stearothermophilus*
  - D121,1 = 4,5
  - Reduktion von 10^4 auf 1
  - $\rightarrow F = 4{,}5 \times (\log 10^4 - \log 10^0) = 4{,}5 \times 4 = 18$

Beeinflussung der Hitzeresistenz

Beeinflussung der Hitzeresistenz

- Substrat, Medium
  - Wassergehalt (↓ Wassergehalt → ↑ Hitzeresistenz)
  - pH-Wert (↓ pH → ↓ Hitzeresistenz)
  - Salzgehalt (↑ NaCl-Gehalt bis zu 4 % → ↑ Hitzeresistenz)
  - Phosphate / Nitrit (↑ Phosphat-/Nitritgehalt → ↓ Hitzeresistenz)
  - Fette, Eiweiße, Kohlenhydrate (↑ Fett- Eiweiß- und Zuckergehalt → ↑ Hitzeresistenz)
- Form, Stadien, Art der Mikroorganismen
  - Vegetative Keime – Sporen
  - Bakterien, Hefen, Schimmelpilze, Viren

Sterilisationsanlagen
Autoklaven

Sterilisationsanlagen
Autoklaven:
- Standautoklav → einfache Druckverteilung
- Rotationsautoklav → Druckkühlung
- Kontinuierlicher Autoklav → Gegendruck

Bemerke: Obwohl im Milchbereich einige der folgenden behandelten Haltbarmachungsverfahren (Salzen, Trocknen, Fermentieren) z.B. auch bei der Käseherstellung verwendet werden, werden die Spezifika dieser Methoden anhand von Beispielen aus dem Fleischbereich verdeutlicht.

8.4.3 Salzen/Pökeln

Definitionen

Definitionen
Salzen: Behandeln von Fleisch mit Kochsalz (keine Umrötung → sog. „weiße Ware“)
Pökeln: Behandlung mit Pökelstoffen (Nitrat oder Nitrit) → Umrötung, Umaromatisierung

Wirkung

Wirkung Salzen/Pökeln
- ↑ Salzkonzentration → ↓ a_w-Wert (➲ Kapitel 8.1.3): z.B. 7% Salz → a_w = 0,96; 22% Salz → a_w = 0,86. Chloridionen haben Einfluss auf Bakterienwachstum. Jeder Mikroorganismus hat Minimalwerte, bei denen Wachstum gerade noch auftreten kann.
- Pökeln verzögert die Fettoxidation → gepökelte Produkte sind länger haltbar als nur gesalzene
  - farbstabilisierend
  - geschmacksgebend
  - antimikrobiell
  - antioxidativ

Pökelvorgang

Pökelvorgang
Salzen unter Zugabe von:
- Kaliumnitrat (Salpeter) KNO_3
- Natriumnitrit $NaNO_2$

Pökelvorgang:
- NO_3^- → (Bakterien) → NO_2^-
- 2 NO_2^- → (pH 5,5-5,8) → NO + NO_3^-
- NO_2^- +Asc → NO + DehydrAsc
- NO +Mb → MbNO

Vor- und Nachteile
Vorteile

Vor- und Nachteile der Pökelung
- Vorteile:
  - durch Verblassung alte Ware erkennbar → Vorteil gegenüber Färben
  - 1 Zusatzstoff → 4 Wirkungen

- nur 1 Zusatzstoff, der abgebaut wird, statt mindestens 3, um ähnliche Wirkung zu erzielen

Nachteile

- Nachteile:
  - Bildung von Nitrosaminen
  - Nitrit/Nitrat-Rückstände – zu vernachlässigen bei technologisch korrekt hergestellter Ware

8.4.4 Räuchern

Ziele

Ziele

- Geruch und Geschmack
- Schutz vor Oberflächenverderb (Schimmel)
- Antioxidative Wirkung durch Rauchinhaltsstoffe und Lichtschutz

Nachteil

Nachteil des Räucherns

Bildung von krebserregenden polyzyklischen Kohlenwasserstoffen z.B. Benz(a) pyren

Räuchern – wozu?

Rauch enthält gewisse bakterizide und bakteriostatische Bestandteile. Wird aber gegenwärtig mehr zur Verbesserung der Organoleptik (Farbe, Geruch, Geschmack) verwendet.

Rauchentwicklung

Temperaturbereiche bei der Rauchentwicklung

- 100 °C → Wasserdampfbildung (viel Energie nötig)
- 300 °C → erster echter Rauch
- 500 °C → Rauchbildung komplett

(CAVE: bei 700-1.000 °C entflammt das Holz!)

Inhaltsstoffe

Inhaltstoffe

bis 300 °C werden nur unschädliche Rauchbestandteile gebildet (z.B. Phenole, Aldehyde, Ketone, Alkohole). >300 °C auch polyzyklische Verbindungen (z.B. 3,4-Benzpyren).

Bemerkung: Die verfahrenstechnischen Aspekte dieser Methode zur Haltbarmachung werden im Kapitel 10.4.3.1 weiter thematisiert.

8.4.5 Säuern

Zusatz von Genusssäuren

- Zusatz von Genusssäuren z.B. Essigsäure in Sulzen
- Marinieren z.B. in Essigsäure bei Muscheln

In der Frischfleischbearbeitung werden organische Säuren (z.B. Milch- und Essigsäure) in den USA, wo dies seit 1998 erlaubt ist, eingesetzt.
Im folgenden Abschnitt wird der Hintergrund dieser Behandlung thematisiert.

Dekontamination von Frischfleisch

Definition

Dekontamination = Maßnahmen zur Abtötung von Mikroorganismen. Methoden zur Dekontamination von frischem Fleisch:

Methoden

- Chemische Methoden
  - Organische Säuren („Genusssäuren")
  - Trinatriumphosphat
  - Chlor, Chlordioxid, u.a.
- Physikalische Methoden
  - mechanische Reinigung (Waschen mit Wasser)
  - Bestrahlung [Infrarot-, UV-, ionisierende Strahlen ➲ Kapitel 8.4.9)]
  - Thermische Verfahren u.a.

Rechtliche Aspekte

Rechtliche Aspekte von Dekontaminationsmaßnahmen für frisches Fleisch:

- • EU: Im Jahr 2011 ist von der EFSA eine Reihe von Studien über die Anwendung von Milchsäure bei Rinderschlachtkörpern und -teilstücken durchgeführt worden. Die Behandlung mit Milchsäuresprays oder -dips als antimikrobielle Maßnahme wurde unter Berücksichtigung der allgemein positiven Bewertungen unter strengen Bedingungen in der EU erlaubt [betriebliche Gefahrenanalyse, HACCP-System und strenge Überwachung der allgemeinen Hygieneregeln (➲ VO (EU) Nr. 101/2013)].
- USA: Zahlreiche Dekontaminationsverfahren zugelassen. Vermehrte Anwendung ab Jänner 1998, da „Pathogen Reduction Performance Standards" des „Mega Reg"-Programms (= mega regulations) zur Verminderung von *Salmonella* und *E. coli* erreicht werden müssen.
- Standpunkt WHO: Starke ↓ lebensmittelbedingter Erkrankungen durch wirksame, toxikologisch einwandfreie Dekontaminationsverfahren möglich. Aber: Dekontaminationsmaßnahmen sind nur dann effektiv, wenn andere Hygienevoraussetzungen stimmen [Tiergesundheit, hygienische Fleischgewinnung]! (➲ Kapitel 5)

Organische Säuren

Beispiel: Organische Säuren

Prinzip

1-3%ige (v/v) Milch- oder Essigsäurelösungen (allein oder in Kombination; Anwendungstemperatur bis 55 °C) durch Besprühen in Sprühkammern, Eintauchen oder andere (experimentelle) Verfahren wie elektrostatische Dispersion auf Fleischoberfläche aufgebracht → ↓ Keimzahl um 1-3 $\log_{10}$ kbE/cm^2 (10-1000fache Reduktion).

Wirkungsspektrum

Wirkungsspektrum:

- Pathogene
  - sehr wirksam gegen *Campylobacter*, *Yersinia*
  - wirksam gegen *Salmonella*
  - wenig wirksam gegen *E. coli*, *Listeria monocytogenes*
- gute Wirksamkeit gegen Verderbsflora

Wirkungsweise

Wirkung beruht auf 3 Effekten:
- ↓ pH (➲ Kapitel 8.1.3.1)
- spezifischer Effekt des Säuremoleküls (heteropolar → oberflächen-aktiv)
- Dissoziationsgrad der Säure: am effektivsten in undissoziierter Form → pH < 5,5 notwendig. Undissoziierte Säure durchdringt Bakterienwand → Dissoziation im Zellinnern (≈ neutraler pH) → ansäuern Zelle

Einflussfaktoren auf Wirksamkeit

Wirksamkeit wird beeinflusst durch:
- Fettgehalt
  Antimikrobieller Effekt auf fetthaltigen Oberflächen > mageren Oberflächen (Fleisch → ↑ Pufferkapazität → Neutralisation Säure)
- Säure-Mischung
  Kombinationen von Milch- und Essigsäure mit Zitronen- oder Ascorbinsäure (→ Verbesserung der Farbstabilität). Benzoesäure → besonders effektiv gegen Hefen und Pilze (➲ Kapitel 8.1.3.1).
- Bakterielle Anhaftung
  Fest auf der Oberfläche anhaftende Keime → ↓ empfindlich → so rasch wie möglich behandeln
- Oberflächenkontamination
  wirksam nur bei geringem Kontaminationsgrad → bester Zeitpunkt wäre unmittelbar nach Entbeinen oder Portionieren (frische Schnittflächen).

Sensorische Effekte

Sensorische Aspekte der Anwendung organischer Säuren:
- Geruchs-, Geschmacks- und Aromaabweichungen (insbesondere bei Essigsäure)
- Farbverlust bei zu intensiver Einwirkung
- ↓ intrazellulärer pH-Wert → myofibrilläre Kontraktion → leicht ↑ Tropfsaftverluste (➲ Kapitel 9.2.6).

8.4.6 Fermentation

Definition

Definition
Fermentation basiert auf dem Wachstum von bestimmten erwünschten Mikroorganismen und den dabei gebildeten Stoffwechselprodukten → Haltbarmachung durch Antagonismus
Fermentation = Abbau von Kohlenhydraten → Milchsäurebildung (manchmal auch CO_2) → Wachstum der proteolytischen und lipolytischen Flora gehemmt.

Einteilung Fermentationsflora

Einteilung der Fermentationsflora anhand ihrer Stoffwechselleistung:
- homofermentative Flora → bilden nur Milchsäure
- heterofermentative Flora → bilden neben Milchsäure z.B. auch CO_2, Essigsäure, Ethylalkohol

Zusätze

Zusätze

- Ausreichender Zusatz wichtig, insbesondere bei niedrigen Fermentationstemperaturen (bei höheren weniger wichtig); Prozentsatz abhängig vom Produkt: 0,2% Glukose (→ langsam fermentierende Produkte) bis 0,5% (→ schnell fermentierende Produkte)
- Andere Zusatzstoffe (Salz, Nitrit) kritisch abstimmen (→ auch Milchsäurebakterien werden hierdurch gehemmt!)

Starterkulturen

- Bakterielle Starterkulturen (mindestens 10^6 kbE/g) zur besseren Steuerung der Fermentation zusetzen, z.B. *Pediococcus cerevisiae*, *Lactobacillus plantarum*, *Lactobacillus pentosus*, *Lactobacillus sake*, *Lactobacillus curvatus* oder Mischungen (*Lactobacillus* spp. + *Staphylococcus carnosus*). Starterkulturen zur gezielten Schimmelbildung – keine Mykotoxinbildner.

CAVE: Starterkulturen sollen auf die Bildung biogener Amine (z.B. Histamin, Tyramin, Phenylethylamin) überprüft werden! (➲ Kapitel 8.2.8.4)
Ein Beispiel für Fermentation ist im Kapitel Rohwurst (➲ Kapitel 10.4.4.3) angeführt.

8.4.7 Trocknen

Wasserentzug → ↓ a_w-Wert → Hemmung des Bakterienwachstums. Meist nur in Verbindung mit anderen Konservierungsverfahren

Wichtige Begriffe

Wichtige Begriffe

- Wasseraktivität (➲ Kapitel 8.1.3.1)
- Gleichgewichtsfeuchte = $a_w \times 100$

Bemerke: Die verfahrenstechnischen Aspekte dieser Methode zur Haltbarmachung werden unter Kapitel 10.4.3.3 weiter thematisiert.

8.4.8 Einsatz von chemischen Substanzen

Chemische Konservierung in der Fleischwarenherstellung beschränkt sich in erster Linie auf Verwendung von Konservierungsmitteln (wie z.B. Benzoesäure oder Sorbinsäure), die nur für die Oberflächenbehandlung gegen Schimmelbildung bei getrockneten Frischfleischerzeugnissen und bei Geleeüberzügen von Pasteten zugelassen sind.

8.4.9 Physikalische Konservierung

Obwohl es auch weitere Methoden gibt (Elektroschock, Hochdruckbehandlung), wird im Folgenden nur die Bestrahlung als Beispiel für physikalische Methoden der Haltbarmachung thematisiert.

Ionisierende Strahlung

Ionisierende Strahlung

Bestrahlung mit ionisierenden Strahlen → dosisabhängige Abtötung von Mikroorganismen → „kalte Pasteurisation".

- β- und γ-Strahlen → Schädigung von bakteriellem Erbgut (DNS) und Zellmembranen, Bildung H_2O_2 und OH-Radikale (Zellgifte) aus H_2O → Absterben Mikroorganismen
- α-Strahlen → geringe Eindringtiefe → ungeeignet
- Neutronen-Strahlen → induzieren Radioaktivität → ungeeignet
- Röntgenstrahlen → kostenintensiv → keine praktische Anwendung.

Anwendung

Anwendbar für feste und halbfeste rohe Lebensmittel, die vor dem Verkauf keiner Hitzebehandlung unterzogen werden können. Notwendige Strahlungsdosis abhängig von gewünschtem Effekt und Zusammensetzung des Bestrahlungsgutes (➲ Tabelle 65).

Tabelle 65: Notwendige Strahlendosis zur Erzielung des genannten Effekts in verschiedenen Lebensmitteln (modifiziert nach Müller und Müller, 1996)

	Dosis in kGy
Verhinderung Auskeimen, Reifeunterbrechung	0,05-0,15
Kartoffeln, Zwiebeln, Knoblauch	0,15
Vernichtung tierische Schädlinge	0,1-1,0
Trichinellen in Schweinefleisch	0,2
Getreideflocken, Trockenfrüchte	1,0
Verminderung Keimzahl	0,1-1,0
Fischfilet, frische Garnelen	1,0
Schlachttierkörper Geflügel	3,0
Geflügelfleisch, Eiweiß	5,0
Tiefgefrorene Garnelen	7,0
Froschschenkel	8,0
Gewürze, Trockengemüse, Getreideflocken	10,0

Rechtliche Aspekte

Rechtliche Aspekte:

- IAEA (International Atomic Energy Agency) / WHO: Codex Alimentarius General Standard for Irradiated Foods (1984) → keine gesundheitliche Beeinträchtigung solange Dosis < 10 kGy.
- EU: Anwendung für Fleisch strikt limitiert. Seit Mitte 1997 ist die Bestrahlung von Gemüse, Kräutern usw. in der EU erlaubt.
- USA: seit 12/97 Bestrahlung freigegeben
  - zur Abtötung von Mikroorganismen in/auf frischem und gefrorenem rotem Fleisch (Rind, Lamm, Schwein), Geflügel, Gewürzen, Enzymen
  - zur Abtötung von Trichinellen (Schwein)
  - zur Abtötung von Insekten (Früchte, Gemüse, Getreide)

Bestrahlung von Lebensmitteln (1 oder mehrere Produkte) derzeit in 40 Staaten erlaubt (in 12 gegen pathogene Keime beim Geflügel, in 7 Staaten gegen pathogene Keime in Fleisch)

8.4.10 Hürdenkonzept

Das Hürdenkonzept, das eine Kombination aus mehreren oben genannten Haltbarmachungsmechanismen darstellt, wird anhand zweier Beispiele („Hürdentechnologie bei der Rohwurstherstellung", „Hürdentechnologie bei der Herstellung von Rohpökelwaren") in Kapitel 10 ausführlich thematisiert.

8.4.11 Verpackung

Allgemeines

(➲ Kapitel 1.2.6). Grundsätzlich trägt der **Lebensmittelabfüller/-abpacker** die Gesamtverantwortung für das verpackte Produkt (➲ VO (EG) Nr. 178/2002 Abschnitt 4). Entsprechend muss er sich auch hinsichtlich aller verwendeten Kontaktmaterialien, Packmittel und Packhilfsmittel absichern. Vor allem gilt es

Bedingungen

- **Kontaminationen jeglicher Art zu vermeiden** (➲ VO (EG) Nr. 852/2004)
- **Migration** (aus Verpackung ins LM) **zu verhindern oder zu limitieren (SML)**
- die Bedingungen des **LM-Zusatzstoffrechts einzuhalten** (bei Dual Use Stoffen).

Konformitätserklärung

Dabei hilft die **Konformitätserklärung** (KE), wo diese für FCM rechtlich vorgeschrieben ist, z.B. für Kunststoffe [➲ VO (EU) Nr. 10/2011 Anhang IV]; bei Mehrschichtverbund (zwischen Karton/Papier und Kunststoff) KE derzeit nur für die Kunststoffschicht(en) vorgeschrieben. Aufgrund unterschiedlichster Bauweisen/Zusammensetzungen von FCM aus Kunststoff ist die KE kein Standardformblatt und oft schwer zu lesen.

Sonderschritt

Wenn der Abpacker das Packmittel (physikalisch, chemisch) verändert, wird er für diesen Teilschritt zum fertigen Produkt selbst zum FCM-„Hersteller" (z.B. Tiefziehen und Kleben oder Heißsiegeln); dadurch unterliegt er Dokumentations- und Kontrollpflichten (QM, QS) gemäß VO (EG) Nr. 2023/2006, FCM-„GMP-VO".
Alle Dokumente und Belege sind auf Verlangen der amtl. Kontrolle (Behörde) zugänglich zu machen (Art. 7 Z.3).

Verpackung tierischer Lebensmittel

Die Produkthygiene der Verpackung ist bei empfindlichen LM von besonderer Bedeutung. Neben Rohstoffauswahl und Produktionsbedingungen der Packmittel beim FCM-Produzenten (unter Bedachtnahme auf Normen, wie z.B. EN 15593 Hygienemanagement bei der Herstellung von LM-Verpackungen) sind in der Folge und

hygienische Lagerung

im LM-Betrieb auch die Lagerbedingungen des fertigen Verpackungsmaterials zu beachten; weitere Handhabung und ggf. Entkeimungsschritte. Bei einer nachträglichen Entkeimung (z.B. H_2O_2, Sattdampf, Heißluft, Ozon, UV, Gammastrahlen, ...)

- muss Verpackungsmaterial der Methode standhalten
- dürfen keine Rückstände davon in der Verpackung bleiben
- muss die Effizienz der Entkeimung hoch genug sein. Eigenkontrollen vorsehen.

Packstoffe

Häufige Packstoffe in diesen Bereichen: Kunststoffe, Metalle, Papier und Verbundmaterialien (-kartone); auch Glas, selten Keramik (für Pasteten). Kunststoffe sind grundsätzlich Polymere mit vielerlei interessanten Eigenschaften; rasante Entwicklung seit den 1950er Jahren; aus fossilen aber auch nachwachsenden organischen Rohstoffen herstellbar.

Packmittel

Packmittel (Verpackungsmittel) ist Hauptbestandteil einer Verpackung, Behältnis. Dient verschiedenen Funktionen; technische/maschinelle Verarbeitbarkeit wichtig:

- mit geringem Vorfertigungsgrad (Bahn oder Zuschnitt) für Einschlag/ Folien, Beutel, Sack, Faltschachtel, ...
- mit hohem Vorfertigungsgrad (füllfertig), z.B. Becher, Tasse, Dose, Kiste, Fass, ...

Packhilfsmittel

Verpackungshilfsmittel bilden zusammen mit dem Packmittel die funktionsfähige Einheit einer LM-Verpackung. Dazu zählen z.B. Verschließmittel (kommen mit dem Packgut in Berührung) wie Deckel, Stopfen, Dichtungen, ferner Schutzmittel (Trockenmittel, Schutzgas), oder Einsätze/Einlagen im Packmittel. Auch Verschließetikett, Polstermittel, Aufreißvorrichtungen, Klebestreifen, Clip, usw.

Einflussfaktoren

Begriff „Kontamination" gemäß VO (EG) Nr. 852/2004 umfasst mikrobiologische, biologische, chemische und physikalische Ursachen. Unter Voraussetzung der hygienischen Handhabung sind außerdem eine Vielzahl von Parametern bei der Verpackung tierischer LM zu berücksichtigen; etwa: Luft-/ Gasdichtheit oder funktionelle Barriere, Temperaturführung, Eignung für z.B. Fett, Aromadichtheit, ggf. Lichtschutz, etc. (➲ Kapitel 8.2.8.4).

Verpackung von Milch und Milchprodukten

Produktionstechnische Temperaturen (z.B. bei der thermoplastischen Verformung von Kunststoffen) reichen nicht immer aus, um alle (auch vegetative) Formen von Mikroorganismen zu eliminieren. Die Pack(hilfs)mittel müssen dann vor dem Befüllen keimfrei gemacht werden; das gilt auch für Joghurt. Pasteurisierte Milch wird in keimarme Packmittel abgefüllt, keimdicht verschlossen, kühl gelagert. Becher/Schalen/Tiefziehformen aus PP, PS, PE; Schlauchbeutel aus Kunststoff, PET-Flaschen; Alu- und kunststoffkaschierte Packmittel (Karton-/Mehrschichtverbund), Verschlüsse, usw.

Aseptische Verpackung

Aseptische Verpackung – Milch

H-Milch, UHT-Milch: Schon seit den 1920er Jahren wird in der Milchindustrie Trinkmilch aseptisch abgefüllt. Für diese Art der Verpackung ist es wesentlich, jede Kontamination von Milch während des Abfüllens zu vermeiden. Packmittel und Abfüllmaschine sind zu sterilisieren (Heißluftverfahren 360 °C oder Sprühverfahren mit 35% Wasserstoffperoxid).

Vorgehensweise

Vorgehensweise

1. Sterilisierung aller Oberflächen, die vor dem Verpackungsvorgang mit Milch in Kontakt sind (CAVE: Effizienz abhängig vom Entwurf der technischen Ausstattung)
2. zusätzliche Dekontamination von Oberflächen, die normalerweise nicht mit Milch in Berührung kommen (Kopfräume, tote Winkel, einige innere Oberflächen)
3. Schaffung von aseptischen Abfüllumgebungen (z.B. festgelegte Luftstandards, Vermeidung von Luftturbulenzen), in der Regel durch Beibehaltung von Überdruckbedingungen während Verarbeitung, Lagerung und während des Abfüllvorganges, um Keime von den sterilen Bereichen fernzuhalten
4. mikrobiologische Dekontamination der Verpackungmaterialien durch Hitze, Chemikalien, UV-Licht, Bestrahlung und Vermeidung von Rekontamination der Verpackungen
5. Erhitzung der Milch gefolgt von einer Kühlung vor der Abfüllung

NB: Vermeidung der Rekontamination nach der Abfüllung ist von größter Wichtigkeit.

Verpackung von Fleisch und Fleischprodukten

Verpackung

Bereits Fleischreifung unter spezifischen Bedingungen wie Kühllagerung und Dauer, aber je nach verwendetem Reifungsverfahren ist auf die evtl. erforderlichen (z.B. selektiven) Permeationseigenschaften des Packstoffes (Folie, Beutel) zu achten. Schutz vor mikrobieller Kontamination erforderlich.
Zahlreiche weitere Anwendungen dienen dem Transport, der Lagerung, dem Handel bis zum Verbraucher und sind darauf ausgerichtet, eine Haltbarkeitsverlängerung unter Wahrung des Frischeeindrucks zu erzielen.

Häufige Packmittel

Häufige Packmittel

Folien (Einschlag-, Schrumpf-, Stretchfolien), Beutel, Tassen/Schalen, Becher; Weithalsgläser, Dosen aus Weiß- und Aluminiumblech auch für Sterilkonserven; Tuben, Netze, ...; Saugeinlagen (auf mechan./physikal.Basis); aktives Material i.d.R. mit chemischem Agens.
Fleischverpackung ist organoleptisch neutral und im Regelfall keimarm, sauerstoffdurchlässig, für H_2O-Dampf undurchlässig, wasserdicht, kältebeständig. Für fetthaltiges Fleisch ist spezielle Eignung (weichmacherfrei/Migration), Fettdichtheit, Lichtschutz, Aromadichtheit relevant.

Auch tiefgefrorenes Fleisch wird in Kunststofffolie verpackt, Augenmerk auf geringe H_2O-Dampfdurchlässigkeit des zu verwendenden Kunststoffes und eng anliegende Umhüllung sonst Gefrierbrand.

Verpackung in Folien
Eigenschaften
Verpackungsfolie

Verpackung in Folien (Fleisch und Fleischprodukte)
Die verschiedenen Typen von Verpackungstechniken für Fleisch basieren meist auf der Verwendung von Folien („flexible packaging").
Wesentliche Eigenschaften dieser Verpackungsfolien sind:

- Schutz des Inhalts → Widerstandsfähigkeit gegenüber mechanischen Einwirkungen (Durchlöcherung, Zerreißen, Durchscheuern)
- Barriere gegen atmosphärischen O_2
- geeignet für Kennzeichnungszwecke (→ ratsam sind migrationsarme Etikettenkleber/Druckfarben))
- geeignet für Verschweißung
- geeignet für maschinelle Verarbeitung

Material und Aufbau

Verpackungsfolien bestehen in der Regel aus Kunststoffen (z.B. Polyamid, Polyethylen). Es gibt sie in unterschiedlichen Qualitäten/Stärken, abhängig von ihrem beabsichtigten Verwendungszweck. Folien selten einschichtig, ggf. bis zu zehn Schichten (Kunststoffe/Kleber) → Eigenschaften, Barrierewirkung↑. Oft werden mindestens dreischichtige Verbundfolien verwendet, wobei im Prinzip die

Außenschicht
Mittelschicht
Innenschicht

- Außenschicht hauptsächlich eine mechanische Schutzfunktion darstellt und geeignet für Kennzeichnung (Bedrucken, Bekleben) sein soll,
- Mittelschicht die Gasbarriere (Kunststoffe, Aluverbund) darstellen und die mechanische Struktur bewahren soll,
- Innenschicht die Verschweißbarkeit ermöglichen und mit dem verpackten Fleisch verträglich sein soll.

Besonders wichtig, vor allem bei der Vermarktung von „regalfertigen" Portionen, ist die Erscheinung (Attraktivität) des Fleisches. Diese wird hauptsächlich von der Fleischfarbe bestimmt, sodass das Verpackungsmaterial auch darauf hinzielt, eine möglichst dicke Schicht des kirschroten Oxymyoglobins hervorzubringen, um das darunter liegende unattraktive graubraune Metmyoglobin zu maskieren (➲ Kapitel 9.2.6).

Fleischverpackung
Umhüllen
Mikroflora

Wichtigste Arten der Fleischverpackung:

1. **Umhüllen**
   Prinzip: Umhüllen von Fleisch mit O_2-durchlässigen Folien → attraktives Erscheinungsbild + Gewichtsverlust ↓, Austrocknungsgrad ↓
   Dominierende Mikroflora: aerob, v.a. *Pseudomonas*, *Acinetobacter*, *Psychrobacter* ← Mikrobielles Wachstum nicht gehemmt
   CAVE:
   - „*keep it fresh*": nur Fleisch mit sehr niedrigem Ausgangskeimgehalt
   - „*keep it cold*": strenge Kühlung zur Vermeidung mikrobiellen Wachstums
   - „*keep it moving*": schnelle Vermarktung wegen beschränkter Haltbarkeit

Vakuumverpackung

2. Vakuumverpackung

Generell gasdichte Verpackung, wobei die Gase aus der Umgebung und den Zwischenräumen des Produktes entfernt wurden („vakuumiert"). Der (Luft-)O_2 ist der Vakuumpackung meist weitgehend entzogen.

Beispiele

Die Vakuumverpackung wird auch für Reifungsbeutel verwendet:

- Nassreifung („Wet Aging"): Vakuumbeutel für H_2O-Dampf undurchlässig, wasserdicht, luftdicht
- Trockenreifung („Dry Aging"): Diese Membranbeutel zur Reifung sind nur nach außen H_2O-dampfdurchlässig (Gewichtsverlust beim Fleisch), aber nach innen luftdicht.

Verwendung nicht nur für Frischfleisch, sehr häufig auch für gefrorenes Fleisch oder Fisch, Wurst, Geflügel. Geslicete Ware/Aufschnitt verklebt leicht → besser MAP.

Vorgang

Prinzip: Fleisch in Folienbeutel mit ausreichender Gasundurchlässigkeit verpacken, Absaugen des O_2 (Hemmung des Keimwachstums), Verschweißen (Vorbeugung gegen Kontamination aus Umgebung) → Haltbarkeit (Lagerzeit) ↔ längere (Durch-)Reifung in der Verpackung hygienisch vertretbar → Verbesserung der sensorischen Eigenschaften (➲ Kapitel 9)

Mikroflora

Dominierende Mikroflora: folienabhängig dominiert eine mikroaerophile/anaerobe Mikroflora → Gram-positive Bakterien, v.a. Milchsäurebakterien, *Brochothrix thermosphacta*.

CAVE:

Fleisch mit pH >6,0 → Wachstum von proteolytischen Bakterien und Gefahr des Wachstums von Pathogenen wie *Aeromonas*

NB1: Größter Nachteil einer Vakuumverpackung ist die schlechtere Entfernung des Restsauerstoffs als bei einer Schutzgasspülung vor dem Verschließen;
pO_2 ↓ → Metmyoglobinbildung → unattraktive Fleischfarbe → meist Großpackungen, selten „regalfertige" Produkte.

NB2: vakuumverpackte gepökelte Ware: Nitrosomyoglobin ist anfällig für Oxidation → Farb-, Geruchs- und Geschmacksabweichungen → tiefes Vakuum (bis zu 93,5%) ist gefordert, sehr sauerstoffdichte Folie.

Bemerkung: Mit der Vakuumverpackung verwandte Verfahren sind die Schutzgasverpackungen (s.u. Pkt.3., Pkt.4.). In der Literatur sind die Begriffe nicht immer klar unterschieden. Sie stehen jedoch in gewissem Zusammenhang.
Die Vakuumpackung kann als schwächster Fall einer MAP angesehen werden: Nach der anfangs erfolgten Änderung der Atmosphäre durch weitgehenden Luftentzug werden biologische Aktivitäten fortgesetzt (biochemische Prozesse bzw. lebende Mikroorganismen). Dadurch kommt es zu mehr oder weniger starken Modifikationen in der Zusammensetzung der Restatmosphäre in der Vakuumpackung, CO_2↑, O_2↓. Doch schon Vakuumieren allein wäre ein einfaches Modifizieren der Packungsatmosphäre. Hingegen schlägt die CAP bereits eine Brücke zu den „Aktiven Verpackungen".

MAP

3. **Modified Atmosphere Packaging (MAP)**
   Prinzip: Verwendung einer formstabilen Verpackung, Entfernung der Luft durch Absaugung und/oder Gasspülung, nach dem Evakuieren wird MAP teilweise oder ganz mit Schutzgas (Einzelgas oder Gasgemisch) aufgefüllt (Rückbegasen). Dann wird die Verpackung hermetisch dicht (heiss-)versiegelt. Keine nachfolgenden (Kontroll-)Maßnahmen mehr zur Konstanthaltung der Atmosphäre in der Verpackung. Kühltemperaturen. Besonders dichte Folien stellen sicher, dass die Packungsatmosphäre nicht entweicht oder Umgebungsluft nicht in die MAP eindringen kann.

MAP Gasmischungen

   Typische Gasmischungen bestehen in unterschiedlichen Verhältniszahlen aus:
   N_2: geruchloses Trägergas ohne antimikrobielle Eigenschaften, verdünnt nur den O_2 in der Gasmischung → geringere O_2 Verfügbarkeit für die Mikroflora.
   CO_2: das bei weitem wichtigste Gas zur Verpackung von LM als MAP wegen bester bakteriostatischer und fungistatischer Eigenschaften. Als Haupt-Sauerstoffverdränger hemmt es die aerobe Flora am meisten → microaerophile Verhältnisse; mikrobielle Hemmwirkung (Bildung von H_2CO_3 mit Oberflächenwasser des Fleisches → Dysfunktion von bakteriellen Zellmembranen und Enzymen, Nährstoffaufnahme↓). Erst signifikant bei Konzentrationen >10%, da sich CO_2 im Fleisch löst. Übliche Konzentration 70-75%.
   O_2: v.a. um die Oxymyoglobinbildung herbeizuführen (attraktive Farbe). Übliche Konzentration bis 25-30%.

Mikroflora

   Dominierende Mikroflora
   Mikroaerophil bedingtes Wachstum von Gram-positiver Flora (Milchsäurebakterien), die langsamer wachsen als die aerobe Flora auf unverpacktem Fleisch.

Wirksamkeitskriterien

   Die Wirksamkeit einer MAP hängt ab von
   - der Art des Lebensmittels, sowie Qualität und Ausgangszustand des LM
   - der Auswahl/Zusammensetzung des Gasgemisches; Lagertemperatur
   - Hygiene während Handhabung und Verpackung
   - Volumenverhältnis Gas/Produkt
   - den Barriereeigenschaften des Verpackungsmaterials.

Vakuumverpackungen und MAP (ohne O_2 im Schutzgasgemisch) sind nützlich für fetthaltige LM, da sie durch Reduktion der Einwirkung von O_2 das Ranzigwerden der Fette verzögern.

CAP

4. **Controlled Atmosphere Packaging (CAP)**
   Diese Verpackung kommt von der Großraum-Lagertechnik der CAS (Controlled Atmosphere Storage) bei Obst und Gemüse, und hat sich (auch für Fleisch und Milchprodukte) zuletzt durch die Anwendung aktiver Agentien in Richtung des Active Packaging entwickelt.
   Prinzip: anfangs zwar ähnlich MAP, aber durch die Auswahl von hochqualitativen Mehrschichtfolien mit extrem geringer Gasdurchlässigkeit (oft im

Verbund mit Nichtkunststoffmaterialien wie Aluminium in der Matrix) und Monitoring, Kontrolle der Gaszusammensetzung, kann die Atmosphäre in der Verpackung letztlich konstant gehalten werden. Durch Verwendung von Releasern/Absorbern innerhalb der Packung oder der Folie selbst ist sie als aktives System (➲ Active Packaging) zu betrachten.

Active packaging

5. Active („smart") packaging

Bemerke: Ein Paradigmenwechsel, da LM-Verpackungen sonst weitgehend inert sein müssen.

Prinzip: Verwendung von Folienmatrizes, die entweder „Absorber" (Fänger) oder „Releaser" (Emittenten/Freisetzer) von Stoffen während der Lagerung sind.

Die Grenzwerte des EU-Zusatzstoffrechts müssen immer eingehalten werden.

Definition in Rahmen-VO

„Aktive" Verpackungen gem. Definition der VO (EG) Nr. 1935/2004 sind FCM

- die dazu bestimmt sind, die Haltbarkeit eines verpackten LM zu verlängern
- oder dessen Zustand zu erhalten bzw. zu verbessern.

Sie enthalten gezielt Bestandteile, die

- ▸ **Stoffe** an das verpackte Lebensmittel
- ▸ oder die das LM umgebende Umwelt

abgeben oder diesen **entziehen** können.

Denkbar ist jede technologische Funktion im Einklang mit der LM-Zusatzstoff-Gesetzgebung, z.B. O_2 oder CO_2 oder Extrakte mit antimikrobiellem Effekt auf LM [etwa: Rosmarinextrakt → Antioxidans; Nisin (E234/235) aus *Lactobacillus lactis* → Konservierungsmittel].

NICHT „aktiv"!

NICHT als aktiv gelten z.B. antimikrobielle Oberflächensubstanzen ohne Funktion auf das Lebensmittel oder die das LM umgebende Umwelt in der Verpackung; oder antimikrobielle Prozesshilfen, die zwar während der Produktion des FCM verwendet werden, aber nicht mehr im FCM (Verpackung) vorhanden sind.

Info in der KE

NB: Für „Aktive Verpackungen" und für „Dual Use"-Kunststoffadditive gelten die Grenzwerte laut EU-Zusatzstoffrecht [➲ VO (EG) Nr. 1333/2008] im LM; darüber muss die Konformitätserklärung Auskunft geben.

Schrumpffolien

6. Verpackung in Schrumpffolien/hautenge („skin-tight") Verpackungen

Prinzip: Anwendung einer spezifischen Verpackungstechnologie unter kurzer Wärmeeinwirkung, die gewährleistet, dass praktisch kein Kopfraum in der Verpackung existiert; Schrumpffolie legt sich straff um das formstabile LM. Vor allem verwendet für die Verpackung von Gefrierfleisch zur Verhinderung der Bildung eines Wasserfilms während des Auftauvorganges zwischen Produkt und Folie (was in Vakuumverpackungen geschieht).

Intelligente Verpackungen

7. **„Intelligente Verpackungen"**
   „Intelligente" FCM sind solche, mit denen der Zustand eines verpackten Lebensmittels oder die das LM umgebende Umwelt überwacht wird. Intelligente Materialien zeigen bestimmte Ereignisse und Bedingungen an, z.B.:
   - Speicherung von Produktinformation auf RFID-Microchip
   - Mikromechanische oder mikroelektronische Detektion von Feuchte, Temperatur, Druck, sonst. Umweltbedingungen
   - Frischeindikatoren detektieren mikrobiologische Metaboliten wie CO_2, H_2S, EtOH, organische Säuren, Toxine, Enzyme (zeigen Änderung der Farbe oder Flüssigkristallformation)
   - Temperaturindikatoren (Unterbrechung der Kühlkette).

8.4.12 Konserven

Konserven sind haltbar gemachte Lebensmittel in unterschiedlichen, zur längeren Aufbewahrung geeigneten Packmitteln (Behältnissen). Die Prinzipien der Haltbarmachung durch Konservenherstellung sind die Verpackung und Erhitzung.

Technologische Einzelheiten dieser bedeutenden Verpackungsart einschließlich der verwendeten Materialien ➲ Kapitel 10.4.3.4

8.5 Küchenhygiene

8.5.1 Allgemeines

Epidemiologie

Salmonellose tritt 3 × häufiger familiär (= in Privathaushalten) auf als kollektiv (= durch Gemeinschaftsverpflegungen). 50-80% der „foodborne diseases" sind **familiäre** Ausbrüche → küchenmäßige Zubereitung = größte Gefahr. Beispiele:

England/Wales	1989 - 1991	Salmonellose	→ zu 86% familiär
		Campylobacteriose	→ zu 97% familiär
Niederlande	≈ 1989	Salmonellose und Campylobacteriose	→ zu 80% familiär
Spanien	1982 - 1995	'foodborne diseases'	→ zu 50% familiär
Tessin	1989 - 1995	Salmonellose	→ Kollektivausbrüche = minimaler Anteil
		Campylobacteriose	→ zu 100% familiär

nicht familiär, sondern über **Gemeinschaftsverpflegung** erfolgten Ausbrüche in:

Schottland	1996	*E. coli* O157:H7	→ Kollektivausbruch durch Gemeinschaftsverpflegung, die durch einen Metzger zubereitet wurde
Österreich	2006	Noroviren	→ Ausbrüche durch Kantinenessen im Burgenland und Lienz (Osttirol)

Anmerkung: familiäre Ausbrüche sind nicht nur auf falsche Behandlung der Lebensmittel im Haushalt zurückzuführen, sondern auch auf fertig zubereitete, kontaminierte oder toxische Produkte (in den Daten enthalten).

Einteilung Küchen

Einteilung Küchen:
- Gemeinschaftsverpflegungen (Krankenhausküchen, Kantinen, etc.) geringe Auswahl an Speisen in großen Mengen produziert → gleichförmige Tätigkeit pro Person → ↓ Gefahr Kreuzkontaminationen; Aber: ↑ Warmhaltezeiten; ↑ Unterbrechung Kühlkette
- Restaurants große Vielfalt an Speisen in relativ geringen Mengen → zahlreiche Handgriffe bzw. Tätigkeiten von derselben Person auszuführen → ↑ Gefahr Kreuzkontamination
- Privathaushalte geringe Produktionsmengen, kleiner Personenkreis (viele Fehler-möglichkeiten je nach Gewohnheiten und hygienischem Wissen)

8.5.2 Grundlagen für küchenhygienische Fehler

Konsumenten-gewohnheiten

Sich ändernde **Konsumgewohnheiten** (Fast Food, Convenience Produkte) → oft negativer Einfluss auf Lebensmittelsicherheit. Beispiele:
- Bevorzugung „natürlicher" (= wenig konservierter) Produkte → ↓ Hemmschwellen für Bakterien
  - Trend zu „exotischen" (fremdländischen) Produkten →
  - Herstellerland → genügend hohe Anforderungen bzgl. Lebens-mittelsicherheit?
- Kontamination mit exotischen Keimarten bzw. Serotypen
- Trend zum Großeinkauf 1 × pro Woche in weiter entfernt liegenden Einkaufszentren
  - ↑ Dauer des Einkaufs, ↑ Weg zwischen Handel und Haushalt → ↑ Unterbrechung Kühlkette
- Kapazität heimischer Kühlgeräte für große Mengen ausreichend?
- ↓ Wissen und Erfahrung des Konsumenten im Umgang mit Lebensmitteln durch verlängerte Distanz zwischen Urproduktion und Konsum

Kontaminationsquellen

Als Kontaminationsquellen im Küchenbereich kommen in Betracht

Primäre

- Primäre Kontaminationsquelle:

Rohmaterial

  - Rohmaterial

    Alle Lebensmittel (außer Sterilkonserven) enthalten Mikroorganismen:
    - Frisches Fleisch → überwiegend Staphylokokken, *Enterobacteriaceae*, *Pseudomonaceae*;
    - Pflanzliche Lebensmittel → überwiegend Sporenbildner, Schimmelpilze; Gemüse/Obst aus eigenem Anbau: Düngung mit Mist, Wässerung mit Flusswasser → Pathogene möglich → Gefahr bei Rohverzehr

Sekundäre

- Sekundäre Kontaminationsquellen:

Mensch

  - Mensch
    - Hände, Kleidung etc. (→ Vektorfunktion für Lebensmittelkeime; Quelle für Staphylokokken, Fäkalkeime)
    - Ausscheidung Krankheitserreger [z.B. fäkal-orale Route bei Übertragung Shigellose und Virushepatitis (v.a. Kindergärten; auch bei Einnahme gemeinsamer Mahlzeiten mit den Fingern)]

Arbeits-/Kontaktflächen

Geräte

  - Arbeits-/Kontaktflächen, Arbeitsgeräte
    - alle Küchen sind mit Mikroorganismen kontaminiert (ubiquitär sind: Koagulase negative *Micrococcaceae*, *Bacillus* spp.)
    - Arbeitsflächen (z.B. Schneidbretter aus Holz oder Kunststoff)
    - Arbeitsgeräte (z.B. Schlagobersmaschine; Schneidemaschine → noch in 41. Schnittprobe wurden aufgeimpfte Testkeime nachgewiesen)
    - Spülbecken, Wischlappen, Reinigungsutensilien (= feuchte Umgebung → v.a. Quelle für *Enterobacteriaceae*)
    - Hand- und Geschirrtücher (v.a. Quelle für *Staphylococcus*)
    - Kühlschrank (v.a. psychrotrophe Keime)

Umgebung

  - Umgebung
    - Trinkwasser (→ Verderbsflora)
    - Mülleimer
    - Heimtiere (Hund/Katze → Übertragung von *Salmonella*, *Campylobacter* möglich)
    - Fliegen, Insekten, Nagetiere

8.5.3 Stationen negativer Beeinflussung

Grundlegende Fehler im Umgang mit LM

3 Gruppen von Fehlern im Umgang mit Lebensmitteln:
- mangelhafte Kontaminationsverhütung (Hygiene)
- unvollständige Dekontamination des Lebensmittels
- unzureichende Vermehrungshemmung für Mikroorganismen

häufigste Fehler

Die häufigsten Fehler im Umgang mit Lebensmitteln, die zum Ausbruch von Lebensmittelvergiftungen führen, sind (WHO, 1995):
- „undercooking" (→ unvollständige Dekontamination)
- fehlerhaft ausgeführtes Auftauen
- unzureichende Kühlung nach Zubereitung
- zu frühes Herstellen der Mahlzeit

  } → unzureichende Vermehrungshemmung
- Kreuzkontamination (→ mangelhafte Kontaminationsverhütung)

Einkauf und Transport

Einkauf → Lebensmittel verlässt die ihm zugeordnete und für seine Güte und Qualität maßgeblichen Aufbewahrungsbedingungen.
- Erwerb von Lebensmitteln aus unsicheren Quellen. Strenge lebensmittelrechliche Anforderungen → im Handel erhältliche Lebensmittel zumeist in einwandfreiem Zustand.
- Kontamination durch Handhabung und Verpackung (z.B. Handkontakt beim Aufschneiden von Wurstwaren)
- Unterbrechung Kühl- oder Tiefkühlkette zwischen Einkauf und haushaltsmäßiger Einlagerung (z.B. warmes Auto ohne Kühltasche)

Lagerung

Fehler bei der **Lagerung** der Lebensmittel:
- unzureichende Beachtung der notwendigen Aufbewahrungsbedingungen:
  - Temperatur
    Temperaturabweichung der Kühlgeräte (Kühlschrank >5 °C, Gefrierschrank >-18 °C)
  - Luftfeuchtigkeit
    Feuchtigkeitsniederschlag auf Produkten (z.B. häufiges Öffnen Kühlschrank → Kondensation)
- Lagerungsdauer
  - vom Hersteller angegebene Aufbewahrungsfrist deutlich überschritten
  - fehlende Datierung der Waren in Tiefkühlgeräten
  - Leicht verderbliche, unverpackte Lebensmittel länger als 48 h aufbewahrt (gilt auch im Kühlschrank <5 °C)
- Kontaminationen durch
  - andere Lebensmittel (Kontakt gekochte ↔ rohe Lebensmittel)
  - Auftauwasser
  - Schmutz, Staub
  - Ungeziefer (Insekten, Nager)

Zubereitung

Fehler bei der **Zubereitung** der Lebensmittel:
- Kontaminierte Zutaten in falsch hergestellten Lebensmitteln (z.B. Sporenbildner in Gewürzen zusammen mit unzureichender Warmhaltetemperatur)
- Herstellung der Zubereitung viel zu früh vor dem Servieren (→ zu geringe Warmhaltetemperatur → Erwärmung kühlungsbedürftiger Lebensmittel)
- Unzureichende Erhitzung oder Heißhaltung
  - Kerntemperatur <74 °C. Besonders zu beachten bei

    - ▸ Produkten mit innerem Keimgehalt (Rouladen, Hackbraten)
    - ▸ großen Fleischstücken
    - ▸ gefrorenen oder nicht vollständig aufgetauten Lebensmitteln
    - ▸ aufzuwärmenden Speisen (Bakterien könnten gewachsen sein)
  - Warmhaltung <65 °C (→ Auskeimen Sporen von *Clostridium perfringens* und *Bacillus cereus*; sind Enteritiserreger vorzugsweise in Gemeinschaftsverpflegungen)
- Unzureichende Kühlung (erhitzte Produkte → fehlende Konkurrenzflora → Gefahr der besonders raschen Vermehrung von Pathogenen, insbesondere Enterotoxinbildnern)
  - Kühltemperatur >5 °C
  - Abkühlzeit >2 h
  - Auftauen von Speisen bei Temperaturen >5 °C (→ Oberflächentemperatur ↑ → Vermehrung Oberflächenkeime)
- Kontaminationen durch
  - Arbeitsflächen
    - ▸ z.B. Schneidbretter → Kreuzkontamination rohe ↔ zubereitete Lebensmittel
    - ▸ z.B. Aufschlagen salmonellenhaltiger Eier → Kontamination Hände → Kontamination Utensilien und Arbeitsflächen → Kontamination Produkte bei Zubereitung
  - Personen (Infektionen, mangelnde Körperhygiene)
  - Heimtiere

8.5.4 Empfehlungen

Grundsätze

Die Angst des Konsumenten vor mikrobiellen Lebensmittelvergiftungen ist groß. Statt sich selbst, misstraut er dem Lebensmittelhersteller. **Information und Motivation** sind daher unerlässliche Voraussetzungen für Fortschritte in der Küchenhygiene. In Gemeinschaftsküchen ließen sich bisher allein durch Monitoring-Maßnahmen schon Verbesserungen erreichen → ↑ Problembewusstsein (➲ Abbildung 53;➲ Abbildung 54). Für weitere Verbesserungen → intensive Personalschulung! Kurze Schulungen = geringer Effekt.
Zur Vermehrung brauchen Mikroorganismen **Feuchtigkeit, Wärme und Zeit** → für Trockenheit, Temperaturen <5 °C oder >65 °C und sehr kurze Lagerfristen sorgen!

Einkauf und Transport

Beim **Einkauf und Transport**:
- Einhaltung Kühlkette, ggf. Kühltasche verwenden

Lagerung

Bei der **Lagerung**:
- Lagerungsbedingungen beachten
- Kontrolle Haltbarkeitsfristen
- Lebensmittel nur abgedeckt bzw. in verschlossenen Behältern lagern
- Hierarchie der Anordnung beachten: zubereitete Lebensmittel nur oberhalb von rohen platzieren

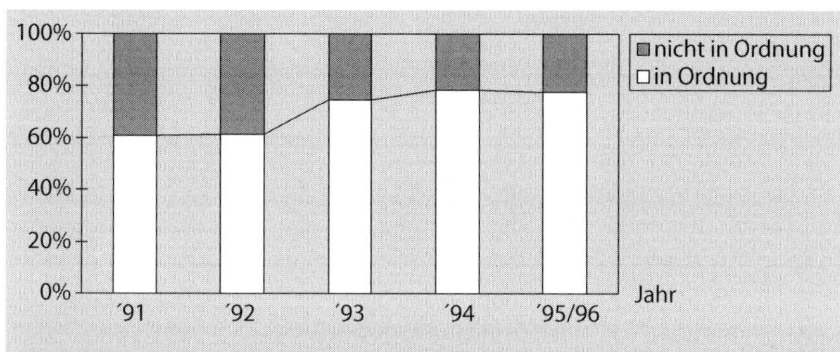

Abbildung 53: Die Personalhygiene in Truppenküchen des Österreichischen Bundesheeres

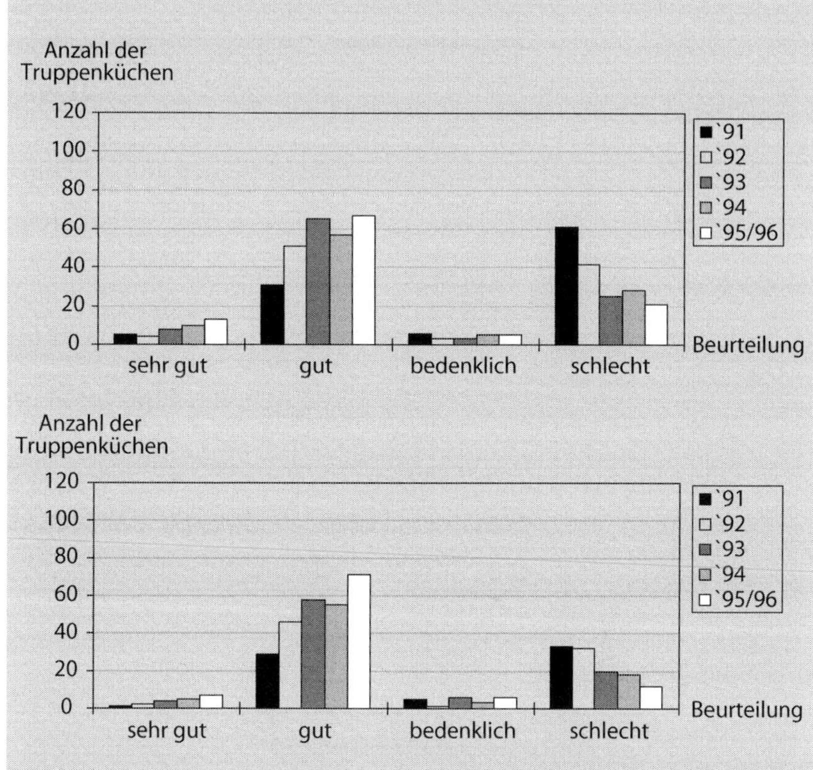

Abbildung 54: Die Beurteilung zweier spezifischer Küchenoberflächen von 1991-1996 als Beispiel für die Wirksamkeit von jährlichen Überprüfungen (Hofer et al., *1997)*

- Kühl-/Gefriergeräte
  - Temperaturen kontrollieren (Thermometer!)
  - Dimension und Leistung den Einkaufsgewohnheiten (Menge und Frequenz) anpassen, d.h. nicht überladen mit ungekühlten bzw. ungefrorenen Produkten

Zubereitung

Bei der **Zubereitung**:
- stark angetaute Lebensmittel sofort verwerten
- Vorkochen von Speisen und Aufbewahrung über Tage vermeiden
- Kerntemperatur >74 °C (Bratenthermometer verwenden)
- Warmhaltetemperaturen >65 °C
- Schnelle Abkühlung hergestellter Speisen bei Kaltverzehr (in <2 h auf < 10°C)
- Reste nur frisch verwerten, Küchenabfälle sauber entsorgen
- Kontaminationen verhindern
  - getrennte Arbeitsbereiche für rohe und zubereitete Produkte
  - getrennte Bestecke für unterschiedliche Gerichte oder Chargen
  - saubere Geräte und Arbeitsflächen
  - Haustiere so halten, dass sie Lebensmittel nicht kontaminieren können

Reinigung und Desinfektion

Reinigung und Desinfektion:
- Lappen, Tücher, Schwämme, Bürsten etc. sauber und trocken halten
- Maschinengespültes Geschirr → i.d.R. bakteriologisch einwandfrei
- Geräte (z.B. Schneide- und Schlagobersmaschine) zur Reinigung demontieren
- Im Haushalt sind Desinfektionsmittel grundsätzlich überflüssig. In Groß- oder Restaurantküchen kann an kritischen Stellen desinfiziert werden (durch Einsatz eines Präparates mit bakteriziden Zusätzen kann die Keimbelastung an kritischen Stellen in 90 % der Fälle beseitigt werden). Aber: Nur bei häufiger Anwendung und direkt nach einer kontaminierenden Tätigkeit lässt sich der Keimgehalt dauerhaft senken!
- zum Trocknen Einwegtücher verwenden
- Persönliche Hygiene
  - Wunden abdecken (Handschuhe; CAVE: bei längerem Tragen → feuchtwarmes Klima → ausgezeichnete Vermehrungsbedingungen für Bakterien!)
  - Händedekontaminationspräparate verwenden, Stückseife aus dem Verkehr ziehen

Weiterführende Literatur

Altkofer, W., B. Brauer, U. Gerbracht, K. Grob, H. Haffke, R. Helling, O. Kappenstein, D. Österreicher (2010). Lebensmittelkontaktmaterialien – Gute Herstellungspraxis und Konformitätsarbeit. Deutsche Lebensmittelrundschau, vol.106 (2), 68-73a.

Anderson, R.M., C.A. Donnelly, N.M. Ferguson, M.E.J. Woolhouse, C.J. Watt, H.J. Udy, S. Mawhinney, S.P. Dunstan, T.R.E. Southwood, J.W. Wilesmith, J.B.M. Ryan, L.J. Hoinville, J.E. Hillerton, A.R. Austin und G.A.H. Wells (1996). Transmission dynamics and epidemiology of BSE in British cattle. Nature 382, 779-788.

Buncic, S. (2006). Integrated food safety and veterinary public health. GABI, Wallingford, UK, 386 pp.

Buncic, S. (2014). Public Health Hazards. B. Control of Biological Meat-Borne Hazards. In: Ninios, T., J. Lundén, H. Korkeala and M. Fredriksson-Ahomaa (Eds.). Meat inspection and control in the slaughterhouse, Wiley Blackwell, pp. 334-353.

Morris, J.G. and M. Potter (Eds.) (2013). Foodborne infections and intoxications. 4th Edition, Academic Press, 568 pp.

Diehl, J.F. (2000). Chemie in Lebensmitteln. Rückstände, Verunreinigungen, Inhalts- und Zusatzstoffe. Wiley-VCH, Weinheim.

Frederiksson-Ahomaa, M. (2014). Public Health Hazards. A. Biological Hazards. In: Ninios, T., J. Lundén, H. Korkeala and M. Fredriksson-Ahomaa (Eds.). Meat inspection and control in the slaughterhouse, Wiley Blackwell, pp. 277-333.

Gould, G.W. (Ed.) (1995). New methods of food preservation. Blackie academic & professional. 324 pp.

Granum, P.E., J.M. Tomas und J.E. Alouf (1995). A survey of bacterial toxins involved in food poisoning: a suggestion for bacterial food poisoning toxin nomenclature. Int. J. Food Microbiol. 28, 129-144.

ICMSF (2012). Microbial Ecology of Foods V1: Factors Affecting Life and Death of Microorganisms. Elsevier, 348 pp.

ICSMF (1996). Microorganisms in foods 5. Characteristics of microbial pathogens. London: Blackie Academic & Professional.

Jay, J.M., M.J. Loessner und D.A. Golden (2005). Modern Food Microbiology, 7th Ed., Springer.

Johler, S., P.S. Tichaczek-Dischinger, J. Rau, H.M. Sihto, A. Lehner, M. Adam and R. Stephan (2013). Outbreak of staphylococcal food poisoning due to SEA-producing *Staphylococcus aureus*. Foodborne pathogens and disease 10(9), 777-781.

Lopman, B.A., M.H. Reacher, Y. van Duijnhoven, F.-X. Hanon, D. Brown and M. Koopmans (2003). Viral gastroenteritis outbreaks in Europe, 1995-2000 – Research, Emerging infectious diseases.

Luf, W. (2000). Dioxin und andere umweltbedingte Rückstände. Ernährung 24 (2), 1-5.

Mossel, D.A.A., J.E.L. Corry, C.B. Struijk and R.M. Baird (1995). Essentials of the Microbiology of Foods. Chichester (UK): John Wiley & Sons.

Motarjemi, Y. und F.K. Käferstein (1997). Global estimation of foodborne diseases. World health statist. quart. 50, 30-50.

Nau, H., P. Steinberg und M. Kietzmann (2003). Lebensmitteltoxikologie. Rückstände und Kontaminanten: Risiken und Verbraucherschutz. Parey, Berlin.

Paulsen, P. and F.J.M. Smulders (2004). Reduction of the microbial contamination of carcasses and meat cuts with particular reference to the application of organic acids. In: Smulders, F.J.M. and J.D. Collins (Eds.): Food Safety Assurance and Veterinary Public Health, Vol. 2: Safety assurance during food processing. Wageningen Academic Publishers, Wageningen, NL, pp. 177-199.

Ray, B. and A. Bhunia (2013). Fundamental food microbiology. 5th edition. CRC press, 663 pp.

Smulders, F.J.M. and J.D. Collins (Eds.) (2002). Food safety assurance and veterinary public health, Vol. 1: Food safety assurance in the pre-harvest phase. Wageningen Academic Publishers, Wageningen, NL, 395 pp.

Smulders, F.J.M. and J.D. Collins (Eds.) (2004). Food safety assurance and veterinary public health, Vol. 2: Food safety assurance during food processing. Wageningen Academic Publishers, Wageningen, NL, 442 pp.

Smulders, F.J.M., B. Nørrung and H. Budka (Eds.) (2013). Food safety assurance and veterinary public health. Vol. 6, Foodborne viruses and prions and their significance for public health. Wageningen Academic Publishers, pp. 375.

Ternes, W., A. Täufel, L. Tunger und M. Zobel (2005). Lexikon der Lebensmittel. 4. Auflage, Hamburg: Behrs´s. 2134 pp.

Trevisani, M., G. Diegoli and G. Fedrizzi (2014). Public Health Hazards. C. Chemical Hazards and their Control. In: Ninios, T., J. Lundén, H. Korkeala and M. Fredriksson-Ahomaa (Eds.). Meat inspection and control in the slaughterhouse, Wiley Blackwell, pp. 354-384.

Vagsholm, I. (2014). Control, Monitoring and Surveillance of Animal Health and Animal Infectious Diseases at the Slaughterhouse. In: Ninios, T., J. Lundén, H. Korkeala and M. Fredriksson-Ahomaa (Eds.). Meat inspection and control in the slaughterhouse, Wiley Blackwell, pp. 249-276.

Zweifel, C. and R. Stephan (2014). Decontamination of Carcasses. In: Ninios, T., J. Lundén, H. Korkeala and M. Fredriksson-Ahomaa (Eds.). Meat inspection and control in the slaughterhouse, Wiley Blackwell, pp. 439-452.

EU-Rechtsakte und österreichische Bundesgesetze

Auflistung der in Kapitel 8 angeführten EU-Rechtsakte und österreichischen Bundesgesetze in Langtiteln und mit dem Datum der letzten Änderung (Stand Februar 2015):

EU-Rechtsakte:

Verordnung (EG) Nr. 999/2001 des Europäischen Parlaments und des Rates vom 22. Mai 2001 mit Vorschriften zur Verhütung, Kontrolle und Tilgung bestimmter transmissibler spongiformer Enzephalopathien, ABl. L 147 vom 31.5.2001, S. 1-40; zuletzt geändert durch Verordnung (EU) Nr. 1148/2014 der Kommission vom 28. Oktober 2014, ABl. L 308 vom 29.10.2014, S. 66-79.

Verordnung (EG) Nr. 178/2002 des Europäischen Parlaments und des Rates vom 28. Januar 2002 zur Festlegung der allgemeinen Grundsätze und Anforderungen des Lebensmittelrechts, zur Errichtung der Europäischen Behörde für Lebensmittelsicherheit und zur Festlegung von Verfahren zur Lebensmittelsicherheit, ABl. L 031 vom 01. 02.2002, S. 1-24.; zuletzt geändert durch Verordnung (EU) Nr. 652/2014 des Europäischen Parlaments und des Rates vom 15. Mai 2014, ABl. L 189 vom 27.6.2014, S. 1-32.

Verordnung (EG) Nr. 1831/2003 des Europäischen Parlaments und des Rates vom 22. September 2003 über Zusatzstoffe zur Verwendung in der Tierernährung, ABl. L 268 vom 18.10.2003, S. 29-43; zuletzt geändert durch Verordnung (EG) Nr. 767/2009 des Europäischen Parlaments und des Rates vom 13. Juli 2009, ABl. L 229 vom 1.9.2009, S. 1-28.

Verordnung (EG) Nr. 2160/2003 des Europäischen Parlaments und des Rates vom 17. November 2003 zur Bekämpfung von Salmonellen und bestimmten anderen durch Lebensmittel übertragbaren Zoonoseerregern, ABl. L 325 vom 12.12.2003, S. 1-15; zuletzt geändert durch Verordnung (EU) Nr. 517/2013 des Rates vom 13. Mai 2013, ABl. L 158 vom 10.6.2013, S. 1-71.

Verordnung (EG) Nr. 852/2004 des Europäischen Parlaments und des Rates vom 29. April 2004 über Lebensmittelhygiene, ABl. L 139 vom 30.4.2004, p. 1-54; zuletzt geändert durch Verordnung (EG) Nr. 219/2009 des Europäischen Parlaments und des Rates vom 11. März 2009, ABl. L 87 vom 31.3.2009, S. 109-154.

Verordnung (EG) Nr. 853/2004 des Europäischen Parlaments und des Rates vom 29. April 2004 mit spezifischen Hygienevorschriften für Lebensmittel tierischen Ursprungs, ABl. L 139 vom 30.4.2004, S. 55-205; zuletzt geändert durch Verordnung (EU) Nr. 1137/2014 der Kommission vom 27. Oktober 2014, ABl. L 307 vom 28.10.2014, S. 28-29.

Verordnung (EG) Nr. 854/2004 des Europäischen Parlaments und des Rates vom 29. April 2004 mit besonderen Verfahrensvorschriften für die amtliche Überwachung von zum menschlichen Verzehr bestimmten Erzeugnissen tierischen Ursprungs, ABl. L 139 vom 30.4.2004, S. 206-320; zuletzt geändert durch Verordnung (EU) Nr. 633/2014 der Kommission vom 13. Juni 2014, ABl. L 175 vom 14.6.2014, S. 6-8.

Verordnung (EG) Nr. 1935/2004 des Europäischen Parlaments und des Rates vom 27. Oktober 2004 über Materialien und Gegenstände, die dazu bestimmt sind, mit Lebensmitteln in Berührung zu kommen und zur Aufhebung der Richtlinien 80/590/EWG und 89/109/EWG, ABl. L 338 vom 13.11.2004, S. 4-17; zuletzt geändert durch Verordnung (EG) Nr. 596/2009 des Europäischen Parlaments und des Rates vom 18. Juni 2009, ABl. L 188 vom 18.7.2009, S. 14-92.

Verordnung (EG) Nr. 396/2005 des Europäischen Parlaments und des Rates vom 23. Februar 2005 über Höchstgehalte an Pestizidrückständen in oder auf Lebens- und Futtermitteln pflanzlichen und tierischen Ursprungs und zur Änderung der Richtlinie 91/414/EWG des Rates, ABl. L 70 vom 16.3.2005, S. 1-16.

Verordnung (EG) Nr. 2073/2005 der Kommission vom 15. November 2005 über mikrobiologische Kriterien für Lebensmittel, ABl. L 338 vom 22.12.2005, S. 1-26, zuletzt geändert durch Verordnung (EU) Nr. 217/2014 der Kommission vom 7. März 2014, ABl. L 69 vom 8.3.2014, S. 93-94.

Verordnung (EG) Nr. 2075/2005 der Kommission vom 5. Dezember 2005 mit spezifischen Vorschriften für die amtlichen Fleischuntersuchungen auf Trichinen, ABl. L 338 vom 22.12.2005, S. 60-82; zuletzt geändert durch Durchführungsverordnung (EU) Nr. 1114/2014 der Kommission vom 21. Oktober 2014, ABl. L 302 vom 22.10.2014, S. 46-50.

Verordnung (EG) Nr. 1888/2006 der Kommission vom 19. Dezember 2006 zur Festsetzung der Höchstgehalte für bestimmte Kontaminanten in Lebensmitteln, ABl. L 364 vom 20.12.2006, S. 5-24; zuletzt geändert durch Verordnung (EU) Nr. 1327/2014 der Kommission vom 12. Dezember 2014, ABl. L 358 vom 13.12.2014, S. 13-14.

Verordnung (EG) Nr. 2023/2006 der Kommission vom 22. Dezember 2006 über gute Herstellungspraxis für Materialien und Gegenstände, die dazu bestimmt sind, mit Lebensmitteln in Berührung zu kommen, ABl. L 384 vom 29.12.2006, S. 75-78; zuletzt geändert durch Verordnung (EG) Nr. 282/2008 der Kommission vom 27. März 2008, ABl. L 86 vom 28.3.2008, S. 9-18.

Verordnung (EG) Nr. 372/2007 der Kommission vom 2. April 2007 zur Festlegung vorläufiger Migrationsgrenzwerte für Weichmacher in Deckeldichtungen, die dazu bestimmt sind, mit Lebensmitteln in Berührung zu kommen, ABl. L 92 vom 3.4.2007, S. 9-12; zuletzt geändert durch Verordnung (EG) Nr. 597/2008 der Kommission vom 24. Juni 2008, ABl. L 164 vom 25.6.2008, S. 12-13.

Verordnung (EG) Nr. 206/2009 der Kommission vom 5. März 2009 über die Einfuhr für den persönlichen Verbrauch bestimmter Mengen von Erzeugnissen tierischen Ursprungs in die Gemeinschaft und zur Änderung der Verordnung (EG) Nr. 136/2004, ABl. L 77 vom 24.3.2009, S. 1-19; zuletzt geändert durch Verordnung (EU) Nr. 519/2013 der Kommission vom 21. Februar 2013, ABl. L 158 vom 10.6.2013, S. 74-171.

Verordnung (EG) Nr. 470/2009 des Europäischen Parlaments und des Rates vom 6. Mai 2009 über die Schaffung eines Gemeinschaftsverfahrens für die Festsetzung von Höchstmengen für Rückstände pharmakologisch wirksamer Stoffe in Lebensmitteln tierischen Ursprungs, zur Aufhebung der Verordnung (EWG) Nr. 2377/90 des Rates und zur Änderung der Richtlinie 2001/82/EG des Europäischen Parlaments und des Rates und der Verordnung (EG) Nr. 726/2004 des Europäischen Parlaments und des Rates, ABl. L 152 vom 16.6.2009, S. 11-22.

Verordnung (EU) Nr. 37/2010 der Kommission vom 22. Dezember 2009 über pharmakologisch wirksame Stoffe und ihre Einstufung hinsichtlich der Rückstandshöchstmengen in Lebensmitteln tierischen Ursprungs, ABl. L 15 vom 20.1.2010, S. 1-72; zuletzt geändert durch Durchführungsverordnung (EU) Nr. 967/2014 der Kommission vom 12. September 2014, ABl. L 272 vom 13.9.2014, S. 3-5.

Verordnung (EU) Nr. 165/2010 der Kommission vom 26. Februar 2010 zur Änderung der Verordnung (EG) Nr. 1881/2006 zur Festsetzung der Höchstgehalte für bestimmte Kontaminanten in Lebensmitteln hinsichtlich Aflatoxinen, ABl. L 50 vom 27.2.2010, S. 8-12.

Verordnung (EU) Nr. 10/2011 der Kommission vom 14. Januar 2011 über Materialien und Gegenstände aus Kunststoff, die dazu bestimmt sind, mit Lebensmitteln in Berührung zu kommen, ABl. L 12 vom 15.1.2011, S. 1-89; zuletzt geändert durch Verordnung (EU) Nr. 865/2014 der Kommission vom 8. August 2014, ABl. L 238 vom 9.8.2014, S. 1-2.

Verordnung (EU) Nr. 101/2013 der Kommission vom 4. Februar 2013 über die Verwendung von Milchsäure zur Verringerung mikrobiologischer Oberflächenverunreinigungen von Rinderschlachtkörpern, ABl. L 34 vom 5.2.2013, S. 1-3.

Richtlinie 96/22/EG des Rates vom 29. April 1996 über das Verbot der Verwendung bestimmter Stoffe mit hormonaler bzw. thyreostatischer Wirkung und von ß- Agonisten in der tierischen Erzeugung und zur Aufhebung der Richtlinien 81/602/EWG, 88/146/EWG und 88/299/EWG, ABl. L 125 vom 23.5.1996, S. 3-9; zuletzt geändert durch Richtlinie 2008/97/EG des Europäischen Parlaments und des Rates vom 19. November 2008, ABl. L 318 vom 28.11.2008, S. 9-11.

Richtlinie 96/23/EG des Rates vom 29. April 1996 über Kontrollmaßnahmen hinsichtlich bestimmter Stoffe und ihrer Rückstände in lebenden Tieren und tierischen Erzeugnissen und zur Aufhebung der Richtlinien 85/358/EWG und 86/469/EWG und der Entscheidungen 89/187/EWG und 91/664/EWG, ABl. L 125 vom 23.5.1996, S. 10-32; zuletzt geändert durch Richtlinie 2013/20/EU des Rates vom 13. Mai 2013, ABl. L 158 vom 10.6.2013, S. 234-239.

Richtlinie 97/78/EG des Rates vom 18. Dezember 1997 zur Festlegung von Grundregeln für die Veterinärkontrollen von aus Drittländern in die Gemeinschaft eingeführten Erzeugnissen, ABl. L 24 vom 30.1.1998, S. 9-30; zuletzt geändert durch Richtlinie 2013/20/EU des Rates vom 13. Mai 2013, ABl. L 158 vom 10.6.2013, S. 234-239.

Richtlinie 2002/32/EG des Europäischen Parlaments und des Rates vom 7. Mai 2002 über unerwünschte Stoffe in der Tierernährung – Erklärung des Rates, ABl. L 140 vom 30.5.2002, S. 10-22; zuletzt geändert durch Verordnung (EU) Nr. 1275/2013 der Kommission vom 6. Dezember 2013, ABl. L 328 vom 7.12.2013, S. 86-92.

Richtlinie 2003/99/EG des Europäischen Parlaments und des Rates vom 17. November 2003 zur Überwachung von Zoonosen und Zoonoseerregern und zur Änderung der Entscheidung 90/424/EWG des Rates sowie zur Aufhebung der Richtlinie 92/117/EWG des Rates, ABl. L 325 vom 12.12.2003, S. 31-40; zuletzt geändert durch Richtlinie 2013/20/EU des Rates vom 13. Mai 2013, ABl. L 158 vom 10.6.2013, S. 234-239.

Richtlinie 2003/100/EG der Kommission vom 31. Oktober 2003 zur Änderung von Anhang I zur Richtlinie 2002/32/EG des Europäischen Parlaments und des Rates über unerwünschte Stoffe in der Tierernährung, ABl. L 285 vom 1.11.2003, S. 33-37.

Bundesgesetze:

Verordnung des Bundesministers für soziale Sicherheit und Generationen über Höchstwerte von Rückständen von Schädlingsbekämpfungsmitteln in oder auf Lebensmitteln pflanzlichen und tierischen Ursprungs (**Schädlingsbekämpfungsmittel-Höchstwerteverordnung – SchäHöV**), **BGBl. II Nr. 441/2002**; zuletzt geändert durch BGBl. II Nr. 175/2012 vom 30.05.2012.

Bundesgesetz zur Überwachung von Zoonosen und Zoonoseerregern (**Zoonosengesetz**), **BGBl. I Nr. 128/2005**.

Bundesgesetz über Sicherheitsanforderungen und weitere Anforderungen an Lebensmittel, Gebrauchsgegenstände und kosmetische Mittel zum Schutz der Verbraucherinnen und Verbraucher (**Lebensmittelsicherheits- und Verbraucherschutzgesetz – LMSVG**), **BGBl. I Nr. 13/2006**; zuletzt geändert durch BGBl. I Nr. 67/2014 vom 11.08.2014.

Verordnung des Bundesministers für Gesundheit über Lebensmittelhygieneanforderungen an Einzelhandelsbetriebe (**Lebensmittelhygiene-Einzelhandelsverordnung**), **BGBl. II Nr. 92/2006**; zuletzt geändert durch BGBl. II Nr. 349/2012 vom 18.10.2012.

Verordnung der Bundesministerin für Gesundheit und Frauen über Rohmilch und Rohrahm (**Rohmilchverordnung**), **BGBl. II Nr. 106/2006**.

Verordnung des Bundesministers für Gesundheit über Hygieneanforderungen bei der Direktvermarktung von Lebensmitteln (**Lebensmittelhygiene-Direktvermarktungsverordnung**), **BGBl. II Nr. 108/2006**; zuletzt geändert durch BGBl. II Nr. 210/2012 vom 21.06.2012.

Verordnung der Bundesministerin für Gesundheit und Frauen über die Schlachttier- und Fleischuntersuchung sowie die Untersuchung von Fischereierzeugnissen (**Fleischuntersuchungsverordnung 2006 – FlUVO**), **BGBl. II Nr. 109/2006**; zuletzt geändert durch BGBl. II Nr. 204/2014 vom 20.08.2014.

Verordnung der Bundesministerin für Gesundheit und Frauen über Kontrollmaßnahmen betreffend bestimmte Stoffe und deren Rückstände in lebenden Tieren und Lebensmitteln tierischer Herkunft (**Rückstandskontrollverordnung 2006**), **BGBl. II Nr. 110/2006**; zuletzt geändert durch BGBl. II Nr. 24/2009 vom 23.01.2009.

Verordnung der Bundesministerin für Gesundheit, Familie und Jugend zur Verhinderung der Einschleppung und Verbreitung der Tuberkulose der Rinder (**Rindertuberkulose-verordnung**), **BGBl. II Nr. 322/2008**; zuletzt geändert durch BGBl. II Nr. 279/2014 vom 07.11.2014.

9 Substrateigenschaften von Lebensmitteln tierischer Herkunft[5]

9.1 Milch – Zusammensetzung und Qualität

ÖLMB

Definition nach dem Österreichischen Lebensmittelbuch (➲ Codex Alimentarius Austriacus Kapitel B32)
Milch ist das durchmischte, unveränderte Gesamtgemelk eines oder mehrerer Milchtiere. Milch ohne Artenbezeichnung: Kuhmilch

Behandlungsverfahren

Ausschließlich zulässige Behandlungsverfahren sind
- mechanische Reinigung
- Tiefkühlung
- Entlüftung

„Milchtypen"

Definition von „Milchtypen"
- Einzelmilch: Gesamtgemelk einer Kuh unmittelbar nach Melkung
- Tagesgemelk: gemischtes Gesamtgemelk aller Melkungen eines Tages
- Mischmilch: die gemischten Einzelmilchen einer Produktionsstätte
- Sammelmilch: Mischmilch aus verschiedenen Erzeugungsstätten

9.1.1 Morphologie und Physiologie der bovinen Milchdrüse

Euterviertel

Die Euterviertel sind durch ein Aufhängeband getrennt, ohne Verbindung untereinander; Versorgung durch den Leistenkanal.

Alveole

Alveole (0,1-0,25 mm) → kleinste morphologische Einheit, mit einem einschichtigen Epithel (zylindrisch – prismatisch); Sekretion apokrin (Ruptur der Zellwand).

Zitze

Zitze hat mehrschichtiges Plattenepithel an der Oberfläche und im Bereich der Zitzenspitze, zwischen Drüsen- und Zitzenzisterne: Fürstenbergscher Venenring → Ringfalte aus Bindegewebe und zirkulär angeordneten Venen. Unspezifische Abwehr (Ubiquitin)

[5] In diesem Kapitel werden nur die Substrateigenschaften der Lebensmittel landwirtschaftlicher Nutztiere diskutiert. Kapitel 6 („Wildfleisch", „Fischereierzeugnisse" und „Bienenhaltung und Bienenprodukte") behandelt die spezifisch mit diesen Lebensmitteln zusammenhängende Thematik.

Tabelle 66: Milchdrüsenkomplexe

Tierart	Drüsenkomplexe (Symmetrie)	Milchgänge
Rind	2	8-12
kl. Wdk	1	9
Pferd	1	2-3 Hohlräume
Schwein	6-8	3 Hohlräume
Hund	4-5	8-20
Katze	4	5-7

Entwicklung der Milchdrüse

Mammogenese

Entwicklung der Milchdrüse

- Mammogenese
  Embryonale und juvenile Entwicklung bis zur Ausbildung des Organs in den letzten zwei Trächtigkeitswochen.
  Milchdrüse = modifizierte Schweißdrüse = Hautorgan
  Milchlinien = 2-3-fach geschichtete Epidermis → Epidermiszellen senken sich ein = Milchleisten
  Milchgänge und Mammarknospen entwickeln sich; Alveolen entstehen durch bläschenförmige Ausstülpung (Knospung) der Endstücke der Milchgänge.

  Hormoneinflüsse

  Hormonelle Steuerung:
  - Vor der Pubertät unter Einfluss von:
    - Wachstumshormonen
    - Schilddrüsenhormonen
    - Insulin und Glukokortikoiden
  - Während der Pubertät und Trächtigkeit:
    - Milchgangsentwicklung unter Östrogeneinfluss
    - lobulär-alveoläres Wachstum unter synergistischem Östrogen- und Progesteroneinfluss

Laktogenese

Hormoneinflüsse

- Laktogenese
  Einsetzen der Milchbildung im letzten Trächtigkeitsdrittel (Erstgebärende) oder gegen Ende der Trockenperioden.
  - Im letzten Drittel der Trächtigkeit einsetzende, kurz vor der Geburt intensive Milchsekretion und Immunoglobulintransfer aus dem Blut unter Einfluss von:
    - Östrogen bei ↓ der hemmenden Progesteronwirkung kurz vor der Geburt
  - Förderung der Milchbildung unter Einfluss von:
    - Prolaktin
    - plazentärem Wachstumshormon
    - Schilddrüsenhormonen
    - Nebennierenrindenhormonen

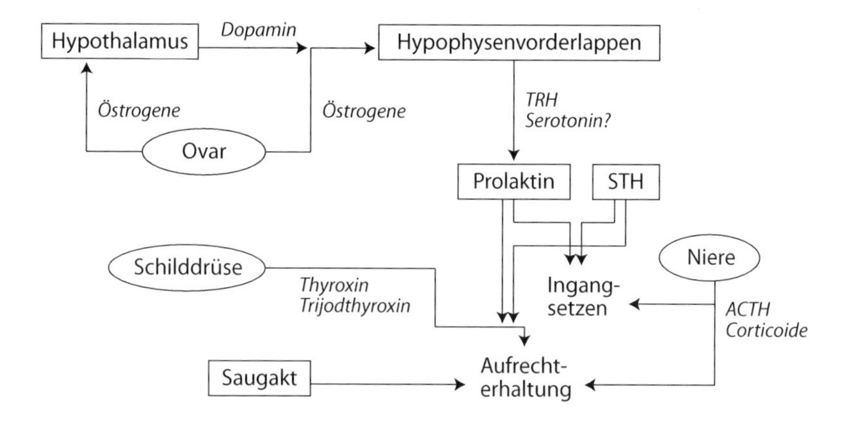

Abbildung 55: Milchsekretion

Galaktogenese
Hormoneinflüsse

- Galaktogenese
  Aufrechterhaltung der Milchsekretion während der Laktationsperioden
  - Einfluss auf die Milchbildung:
    - Wachstumshormone
    - Schilddrüsenhormone
    - Nebennierenrindenhormone
    - Prolaktin (nicht essentiell)
  - wesentlich für regelmäßige Euterentleerung und damit auch für Aufrechterhaltung der Milchsekretion:
    - Oxytozin

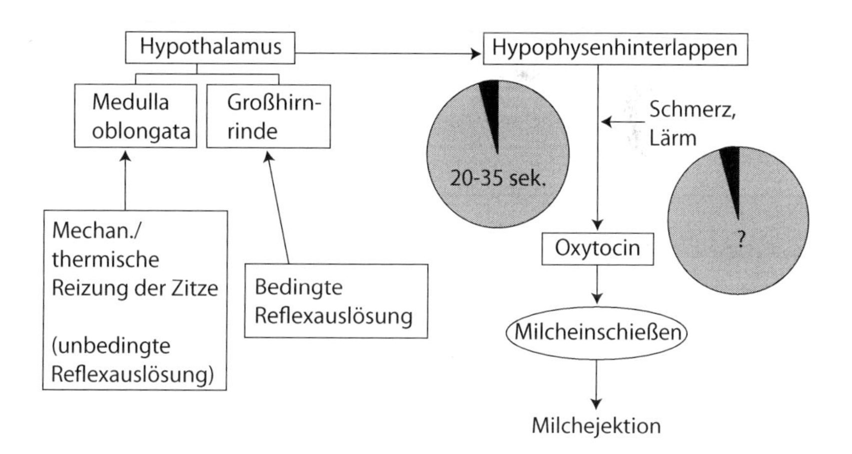

Abbildung 56: Milchausschüttung/-ejektion

Tabelle 67: Laktationsparameter

Tierart	Laktationspeak (Wo)	Leistung (kg)
Rind	3-5	20-35
Kl. Wdk.	4	2,5-3,5
Pferd	4	8-14
Schwein	3	8-11

9.1.2 Biosynthese von Milchbestandteilen

Richtwerte

Markante Richtwerte
Für 1 Liter Milch müssen 500 Liter Blut durch das Euter fließen, daher sind für eine Tagesmilchmenge von 20 Litern ca. 10.000 Liter Blut notwendig.
Produktion/Tag ca.:
- 1 kg Milchfett
- 1 kg Milchzucker
- 0,75 kg Milcheiweiß

Vorstufen der Milchinhaltsstoffe

Synthese von Vorstufen der Milchinhaltsstoffe
aus Nährstoffen des Futters durch mikrobielle Fermentation in den Vormägen, z.B. Azetat, Propionat, Butyrat, ...

Milchfett

Synthese von Milchfett
- kurz- bis mittelkettige Fettsäuren (60 Mol%, 40 Gew.%, C4-C14, wenige C16) → in Milchdrüse synthetisiert
- längerkettige Fettsäuren → aus Blutlipiden
- Glycerin → 70% aus Glucoseabbau, Rest aus Blutlipiden
- Phospholipide → Synthese aus Pool
- Cholesterin → Synthese und direkt aus Blut

Milchprotein

Synthese von Milchprotein

in Milchdrüse	aus Blut
Kaseine	Immunglobuline
Molkenproteine (teilweise)	BSA
α–Lactalbumin	
β–Lactoglobulin	

Synthese von Laktose

Synthese von Laktose

UDP-Galactose + Glucose $\xrightarrow{\text{Laktosesynthetase}}$ Laktose

NB: Laktosesynthetase = Galactosyltransferase wird aktiviert durch α–Lactalbumin; die Synthese von α-Lactalbumin und Laktose ist bei Mastitis und Sekretionsstörungen verringert.

Vitamine, Mineralstoffe, Spurenelemente

Vitamine, Mineralstoffe und Spurenelemente

→ aus dem Blut, werden in der Milchdrüse in ihrer Konzentration verändert

- Ca → 13x ↑
- P und K → 10x ↑
- Na+ und Cl- → ↓

NB: Bei Sekretionsstörungen und Mastitis ist das aktive Selektionsvermögen der Milchdrüse gestört

9.1.3 Chemische Zusammensetzung

9.1.3.1 Milchfette und Lipide

Milchbestandteile aus verschiedenen Phasen

Milchbestandteile aus verschiedenen Phasen

- Emulsion:
  - Milchfettkugeln 3 μm (1-15 μm)
- Kolloidale Lösung:
  - Kaseinmicellen 0,1 μm (0,01-0,3 μm)
  - Serumproteine 0,01 μm
- Echte Lösung:
  - Mineralstoffe <1 μm
  - Laktose <1 μm

Wiegner'sches Gesetz

NB: „Wiegner'sches Gesetz“: Je größer die einzelnen Teilchen der Milchbestandteile, desto höher die Konzentrationsschwankungen

Fette und Fettbegleitstoffe

Fette und Fettbegleitstoffe

Glyceride

- Glyceride (Fette im engeren Sinn) sind Ester des dreiwertigen Alkohols Glycerin mit Fettsäuren
  - Triglyceride 98%
  - Diglyceride 0,3-1,6%
  - Monoglyceride 0,02-0,1%

Phospholipide

- Phospholipide 0,8%

Sterine

- Sterine
  - Cholesterin 0,25-0,40%

Minderbedeutende Begleitstoffe

- Minderbedeutende Begleitstoffe
  - Freie Fettsäuren Spuren

- Wachse — Spuren
- Kohlenwasserstoffe — Spuren

Fettlösliche Vitamine

- Fettlösliche Vitamine
  - Vitamin A — 1,0 – 8,5 ppm
  - Carotinoide — 8,0 – 10,0 ppm
  - Vitamin E — 2 – 50 ppm
  - Vitamin D — Spuren
  - Vitamin K — Spuren

Milchfett-Fettsäuren Einteilung

Einteilung der Milchfett-Fettsäuren

- Kettenlänge
- Gesättigt – Ungesättigt
  - Anzahl der Doppelbindungen (isoliert – konjugiert)
  - Cis – trans – Isomerie
  - ω–3, ω–6

NB: Typisch für Milchfette von Wiederkäuern ist der hohe Anteil an kurzkettigen Fettsäuren, das Überwiegen von Ölsäure unter den ungesättigten Fettsäuren und die Funktion als wesentliche Quelle von CLA (= Conjugated Linoleic Acids)

Fettsäuren und Butterqualität

Einfluss der Fettsäurezusammensetzung auf die Qualität von Butter

- Glyceride, die ungesättigte Fettsäuren enthalten, haben niedrigeren Schmelzpunkt.
- In der Grünfütterungsperiode ist der Anteil an ungesättigten Fettsäuren wesentlich höher als im Winter.
- „Sommerbutter" ist deshalb auch deutlich weicher und streichfähiger.
- Durch den höheren β-Karotingehalt in der Grünfütterungsperiode ist die Butter deutlich gelb gefärbt und gut unterscheidbar von der weißen harten „Winterbutter".

Ernährungsphysiologie

Ernährungsphysiologische Aspekte des Milchfetts

- Verdaulichkeit >95%
- Resorption des Milchfetts zum Teil direkt über Kapillarspalten in die Lymphe
- Hoher Gehalt an kurzkettigen Fettsäuren bewirkt durch die leichtere Verdaulichkeit geringere Belastung des Organismus

Veränderung

Nachteilige Veränderung des Milchfetts durch

- Oxidation
  - induziert durch weißes Licht
  - induziert durch UV-Strahlung
  - Metallkatalyse (Cu, Fe)
- Lipolyse
  - durch LPL (Lipoproteinlipase) nach Schädigung der Hüllenmembran
  - bei pathologischen Zuständen

  - mikrobiell
- Anreicherung fettlöslicher Schadstoffe
- Aufnahme von Geruchsstoffen

9.1.3.2 Stickstoffhaltige Substanzen

Milcheiweiß – Hauptkomponenten

Eiweißgehalt

Milcheiweißanteil ca. 3,3% (N × 6,38; ca. 95% der stickstoffhaltigen Substanzen) setzt sich wie folgt zusammen:
- Kaseine ≈ 80%
- Molkenproteine ≈ 20%
- Minorkomponenten

Der Gehalt an essentiellen Aminosäuren in Milch ist in Tabelle 74 dargestellt (➲ Kapitel 9.2.3.5).

Kasein

Kaseingewinnung

Gewinnung von Kasein durch:
- Säurefällung, bei pH 4,6 ist der isoelektrische Punkt erreicht (Säurekasein)
- durch Labfällung (Labkasein)

Prozentueller Anteil der Kaseinfraktionen am Kaseinkomplex:

α_{s1}-Kasein	55%	κ-Kasein	15%
β-Kasein	27%	γ-Kasein	3%

Struktur

Struktur
Die Kaseinkomponenten lagern sich zu hochmolekularen kugelförmigen Gebilden (Mizellen) zusammen mit einem mittleren Durchmesser von ca. 90 μm. Kalziumphosphate bewirken eine Verbindung der einzelnen Subkomponenten (Submizellen).
An der Oberfläche κ-Kasein, infolge seines hydrophilen Kohlenhydratanteils Wasserlöslichkeit des Kaseins (Schutzkolloid).
Labenzym spaltet bei der Käseerzeugung den kohlenhydratreichen Proteinteil ab → Kasein wird bei Anwesenheit von Ca-Ionen unlöslich.

Molkenproteine

Molkenproteine
Proteine, die nach Säurefällung des Kaseins in Lösung bleiben

Albuminfraktion

- Albuminfraktion (in halbgesättigter Ammoniumsulfatlösung löslich)
  - α-Lactalbumin
  - β-Lactoglobulin
    (in Wasser unlöslich aber in verdünnten Salzlösungen löslich – Verhalten wie Globuline)
  - Blutserumalbumin (BSA)

Globulinfraktion

- Globulinfraktion (in halbgesättigter Ammoniumsulfatlösung unlöslich)
  - Immunglobuline
  - Lactoferrin und Transferrin
  - Membraneiweiße

Milcheiweiß ernährungsphysiologisch

Ernährungsphysiologische Aspekte des Milchproteins

1 Liter Milch deckt 40–50% der empfohlenen Tagesmenge an Eiweiß und 80–90% der Tagesmenge an tierischem Eiweiß.

Biologische Wertigkeit:

- Milcheiweiß 88
- Kasein 72
- Lactalbumin 124

Hygiene

Hygienische Aspekte des Milchproteins

- Veränderungen der Eiweißzusammensetzung bei Erkrankungen des Tieres; bei Sekretionsstörungen u. Mastitis: Kasein ↓, Molkenproteine ↑.
- Bildung unerwünschter Geruchs- und Geschmacksstoffe durch saprophytäre Mikroorganismen.
- Methional-Bildung („Lichtgeschmack") unter Lichteinfluss (➲ Kapitel 9.1.5.1).
- Höhere Temperaturen bewirken: Molkenproteinfällung und Labfähigkeit ↓.

Reststickstoffsubstanzen (Nonprotein Nitrogen, NPN)

Anteil am Gesamtstickstoff

Reststickstoffsubstanzen machen ca. 5% des Gesamtstickstoffes aus.
Dazu gehören:

Harnstoff	50%	Hippursäure	1,4%
Kreatin	4%	Peptid-N	10,8%
Kreatinin	4,2%	Ammoniak-N	3%
Harnsäure	3%	α-Aminos.-N	14,9%
Orotsäure	5,1%	L-Carnitin (β-Hydroxy-g-Trimethylaminobuttersäure)	180 mmol/l

Bemerke: Hauptkomponente Harnstoff!

9.1.3.3 Enzyme der Milch

Einteilung

Einteilung der Milchenzyme

Oxidoreduktasen	Hydrolasen
Peroxidase	Lipoproteinlipase
Katalase	Phosphatasen (saure und alkalische)
Xanthinoxidase	Amylasen
Superoxiddismutase	Plasmin (Protease)

Wirkung/Bedeutung

Wirkung und Bedeutung der wichtigsten Enzyme der Milch

Peroxidase

- Peroxidase
  Spaltet aus Peroxiden atomaren Sauerstoff ab und überträgt ihn leicht auf andere Stoffe. Wird bei Temperaturen von 85 °C, die einige Sekunden einwirken, zerstört.
  Komponente des antibakteriellen Abwehrsystems (LP-System):
  LP + SCN^- + H_2O_2 → antibakteriell wirkende Oxidationsprodukte
  Bedeutung: Zum Nachweis der Wärmebehandlung der Milch nach dem Hocherhitzungsverfahren.

Katalase

- Katalase
  Spaltet aus Wasserstoffperoxid Sauerstoff in molekularer Form ab, hoher Anteil in Kolostralmilch, Milch altmelkender Kühe oder in Milch von euterkranken Kühen, wird beim Pasteurisieren zerstört.
  Bedeutung: In normaler Milch nicht oder nur in sehr geringen Mengen zu finden → Vorhandensein gibt Aufschluss über hygienischen Zustand bzw. über Abnormität der Milch (Katalasenachweis).

Lipase

- Lipase
  Zählt zu den Esterasen, die unter Hydrolyse der Esterbindungen Fette spalten. Als originäres Enzym in der Milch in geringen Mengen.
  Bedeutung: Bakterielle Lipasen lassen auf starke Kontamination oder Rekontamination mit Keimen schließen. Zerstörung bei Anwendung des Hocherhitzungsverfahrens mit T >85 °C. Lipase spaltet Milchfett bei defekten Fettkügelchenmembranen → erhebliche Geruchs- und Geschmacksveränderungen in Milch und Milchprodukten (Ranzigkeit). Problematisch als bakterielle Lipase in Rahm und Butter infolge Rekontamination.

Phosphatase

- Phosphatase
  Katalysieren die Hydrolyse von Phosphorsäureestern.
  - Alkalische Phosphatase
    Optimal aktiv bei pH 9,0-9,5. Ab 70-75 °C wird sie zerstört;
    Bedeutung: Inaktivierung ist Nachweis einer ausreichenden Wärmebehandlung der Milch zur Gewährleistung der hygienischen Sicherheit.
  - Saure Phosphatase
    Optimal aktiv bei pH 4,0-5,5. Wird bei etwa 100 °C zerstört → übersteht als hitzestabiles Enzym die Pasteurisation.

Bedeutung: Wesentlich hitzestabiler als Alkalische Phosphatase → Kurzzeiterhitzungsnachweis funktioniert daher nur im alkalischen Milieu.

α-Amylase (Diastase)

- α-Amylase (Diastase)
  Originäre Carbohydrase der Milch; kommt in geringen Mengen vor und baut Stärke zu Maltose ab. Optimal aktiv bei pH 7,4 und 44 °C; beim Pasteurisieren zerstört, jedoch nicht für Pasteurisierungsnachweis.
  Bedeutung: eher gering, da beim Pasteurisieren zwar zerstört, aber für Pasteurisierungsnachweis nicht verwendet.

Proteasen

- Proteasen
  Bauen Proteine und deren Spaltprodukte unter Aufspaltung der Peptidbindung ab. Milch enthält geringe Mengen einer originären Protease, die an das Kasein gebunden ist und die Pasteurisation übersteht. Bakterielle Proteasen werden in erheblichem Umfang von erwünschten und unerwünschten Mikroorganismen gebildet.
  Bedeutung: Sie spalten Eiweiß zu gewünschten Abbaustufen (z.B. Käsereifung), verursachen aber auch Fäulnis und Geschmacksfehler und setzen teilweise für das Wachstum von Mikroorganismen wichtige Aminosäuren frei.

Lactase

- Laktase
  Bakterielle Carbohydrase; vor allem durch den Stoffwechsel von Milchsäurebakterien und Hefen gebildet.
  Bedeutung: Spaltet Laktose in Glucose und Galactose → Voraussetzung für Milchsäuregärung und alkoholische Gärung in Sauermilchprodukten.

9.1.3.4 Laktose

reduzierendes Disaccharid aus Glucose und Galactose
Laktosegehalt der Milch beträgt ca. 4,7%
Zusammen mit Salzen Teil des osmotischen Systems, daher relativ konstante Konzentration
Süßkraft ist gering (27% von Saccharose)

Ernährungsphysiologische Aspekte

Ernährungsphysiologische Aspekte der Laktose

- Ca-Absorption ← mikrobielle Milchsäurebildung
- Wirkung auf Darmflora ← Förderung der Milchsäurebakterien
- Malabsorption und Intoleranz ← verringerte Laktaseaktivität und Galaktoseintoleranz

Hygiene

Hygienische Aspekte der Laktose

- Reduktion der Synthese bei fieberhaften Erkrankungen und Mastitis
- Abbau durch saprophytäre Mikroorganismen zu Milchsäure
- Bildung von Maillardprodukten und Karamelisierung unter Einwirkung hoher Temperaturen

9.1.3.5 Vitamine

Einflüsse auf Vitamingehalt

Einflüsse auf den Vitamingehalt Milch

- Grünfütterung → Vitamin A ↑, Vitamin E ↑
- Mastitis → Vitamin C ↓
- Sonneneinstrahlung → Vitamin D↑
- Kobaltgehalt → Vitamin B_{12} ↑
- Pansenflora → Vitamin K↑

9.1.3.6 Mineralstoffe und Spurenelemente

Mineralstoffgehalt ist konstant zw. 0,7-0,9%. Ca und P sind die wesentlichsten Komponenten. Sie sind durch Fütterung kaum beeinflussbar: hormonale Steuerung, jahreszeitlicher Einfluss.

Ca und P

Kalzium und Phosphor in der Milch

Kalzium		Phosphor	
Ca^{2+} (echt gelöst)	30%	Anorg. Phosphat (gelöst)	30%
Kasein gebunden	20%	Kaseingebunden	20%
Kolloidal	50%	Kolloidales Kalziumphosphat	50%

Spurenelemente

Spurenelemente Milch

Hauptsächlich organisch gebunden

- Cu, Fe, Zn, Mn an Fettkugelmembran
- Fe an Lipide und Proteine
- Cu, J, Se, Zn an Proteine
- J, Zn (auch anorganisch)

Hohe Schwankungsbreite durch

- Fütterung, Jahreszeit, Laktationsstadium
- Enzymaktivität
  - Alkalische Phosphatase → Mn, Zn
  - Xanthinoxidase → Mb
- Vitamin B_{12} → Co

Einflüsse

Einflüsse von Tier und Umwelt

- Stoffwechselerkrankungen (Hypocalcämie) → Ca ↓
- Eutererkrankungen → K ↓, Na u. Cl ↑
- Hohe Temperaturen → Ca-Ionen fallen als unlösliches Ca-Phosphat aus

9.1.3.7 Organische Säuren

Zitronensäure

- Zitronensäure
  - Gehalt 0,19%, Hauptkomponente (90%) der in der Milch vorhandenen organischen Säuren
  - Pufferfunktion und Ausgangsprodukt für Aromasubstanzen in gesäuerten Milchprodukten
  - Gehalt durch fieberhafte Erkrankungen, Mastitis und Sekretionsstörungen erniedrigt

Neuraminsäure

- Neuraminsäure
  - Gehalt 0,02%, 80% als NANA [N-Acetylneuraminsäure (Sialinsäure)] an κ-Kasein gebunden
  - für Stabilität des Kaseins in Lösung mitverantwortlich

Nucleinsäuren

- Nucleinsäuren
  Orotsäure (Uracil-4-Carbonsäure) – Gehalt in der Milch 75 mg/l, mit 80% Hauptkomponente der Nucleinsäuren.

Andere

- In sehr geringen Mengen
  Capron-, Caprin-, Ameisen-, Essig-, Brenztrauben-, Phosphoenolbrenztrauben-, Milch-, Benzoe-, Hippur-, Oxal-, Salicylsäure.

Beeinflussung

Beeinflussung des Gehaltes an organischen Säuren in der Milch

- Fieberhafte Erkrankungen und Mastitis → Zitronen-, Sialin- und Orotsäure ↓
- Mikrobieller Abbau von Milchzucker → Milch- und Brenztraubensäure ↑
- Lipolyse (durch originäre Lipoproteinlipase bzw. mikrobielle) → Buttersäure ↑
- Starke Hitzeeinwirkung → Ameisensäure ↑

9.1.3.8 Gase

frisch gemolkene Rohmilch

Gehalt in frisch gemolkener Rohmilch

- Kohlendioxid 6%
- Stickstoff 3%
- Sauerstoff 0,4-1,1%

Stehen an der Luft bewirkt

- Entweichen von CO_2
- Aufnahme von O_2 und N_2
- Azidität ↓
- Dichte ↑

9.1.4 Physikalische Eigenschaften der Milch

9.1.4.1 Dichte

Definition

Definition
Masse/Volumen

Veränderungen

Veränderungen der Dichte durch
- Temperatur
  ↑ Temperatur → ↓ Dichte:
  15 °C → Sammelmilch 1,0320-1,0337
  20 °C → Sammelmilch 1,0310-1,0327
- Entrahmung
  ↓ Fett → ↑ Dichte:
  Bei 20 °C hat Magermilch einen Mittelwert von 1,035.
- Fett
  ↑ Fett → ↓ Dichte
- Eiweiß, Laktose und Mineralstoffe
  ↑ dieser Substanzen → ↑ Dichte
  Bedeutung: Dichte ist ein Indikator für Verfälschung, und zwar für den Nachweis der Verfälschung durch Verwässerung (↓ Dichte) und Entrahmung (↑ Dichte).

9.1.4.2 Gefrierpunkt

Gefrierpunkts-erniedrigung

Gefrierpunktserniedrigung des Wassers in der Milch von Anzahl der gelösten Teilchen (Teilchenzahl) und somit in erster Linie vom Milchzucker- und Salzgehalt bestimmt

Osmotischer Druck

Osmotischer Druck hängt ebenfalls nur von Zahl der echt gelösten Teilchen ab, biologische Systeme versuchen diesen konstant zu halten → Gefrierpunkt (und auch osmotischer Druck) der Milch ist ziemlich konstant und daher idealer Verfälschungsindikator

Verwässerungskontrolle

Gefrierpunkt als Verwässerungskontrolle
- Milch – Garantiemengen – Verordnung: bei vierteljährlichen Kontrollen darf Grenzwert von -0,515 °C nicht überschritten werden
- Toleriert wird Abweichung von 0,004 °C → erst bei Wert von -0,510 °C Verdacht auf Fremdwasser
- Absoluter Bezugswert → Stallprobe

9.1.4.3 Oberflächenspannung

Oberflächen- (Grenzflächen-) Spannung ↓ z.B. durch:
- Milcheiweiß
- freie Fettsäuren (diese werden z.B. erhöht durch mechanische Schädigung und Ovarialzysten)

Bemerke: in Milch erniedrigt im Vergleich zum Lösungsmittel Wasser Vergleich Wasser/Milch: Wasser = 72 dyn/cm Milch = 52 dyn/cm – dies ermöglicht Schaumbildung

9.1.4.4 Viskosität

Definition

Definition
Viskosität [gemessen in Centipoise (cP), Maß für innere Reibung und Zähigkeit]; Vergleich: Wasser: 1,0 cP/Milch: 1,5-4,2 cP
Viskosität wird bestimmt von z.B. Kasein (über Dispersitätsgrad) und Fett (über Größe und Zusammenballung der Fettkugeln)

9.1.4.5 Elektrische Leitfähigkeit

Elektrische Leitfähigkeit ist abhängig von den Ionen-Konzentrationen (Na^+, K^+, Ca^{2+}, Cl-, Phosphationen) und hat einen Normalwert von 40-50 $\Omega\ cm^{-1}$ (ausgedrückt als spezifischer Widerstand)
Bedeutung: Übergang von NaCl in die Milch z.B. bei Mastitis (salziger Geschmack)

9.1.4.6 Azidität

pH-Wert

pH-Wert der Milch wird beeinflusst durch saure und alkalische Substanzen wie z.B. CO_2, Eiweiß, saure Phosphate, Zitronensäure
pH-Wert der Milch: 6,6-7,0

Veränderungen durch:
- Entweichen von CO_2
- Milchsäurebildung

Säuregrad

Titrationsazidität
Säuregrad (SH° = Soxhlet-Henkel Grad)
1 SH° = 1ml 0,25N NaOH/100 ml Milch

Normalbereich: 6-7; Summe aller Säurekonzentrationen wird erfasst
Bedeutung: Unterschreitung bei Verwässerung, Krankheiten (Mastitis), niedriger Eiweißgehalt, Neutralisation; Überschreitung bei starken Phosphatdüngergaben, hohem Eiweißgehalt, Altmelke Milch, Ca-Stoffwechselstörung

9.1.4.7 Redoxpotential

Potential an einer Platinelektrode wird gemessen; wird durch potentialbestimmende Redoxpaare bewirkt wie H^+/H_2, Ascorbinsäure/Dehydroascorbinsäure, Riboflavin/Riboflavinoxid.

Normalwert (nach dem Melken): +0,25 Volt
- Erniedrigung des Redoxpotentials durch
  - Erhitzen (Bildung freier SH-Gruppen)
  - Milchsäurebakterien
  - pH ↓
- Erhöhung des Redoxpotentials durch O_2

9.1.4.8 Fluoreszenz

Erzeugt durch UV-Anregung:
- Kuhmilch → stark kanariengelb
- Büffelmilch → keine Fluoreszenz
- Frauenmilch → blau

Bedeutung: Diese Unterschiede können für eine Verfälschungskontrolle herangezogen werden.

9.1.5 Zusammensetzung der Milch verschiedener Spezies

Bunge'sche Regel

BUNGE'sche Regel
Je schneller sich der Säuger entwickelt, desto stärker ist die mineralische Zusammensetzung der Muttermilch auf den Bedarf des Säuglings an Mineralstoffen abgestimmt und desto höher ist der Proteingehalt.

Tabelle 68: Verdopplungszeit des Geburtsgewichtes (Tage)

Kind	180	Ziege	20
Fohlen	60	Lamm	15
Kalb	50		

Tabelle 69: Kaseinmilcharten und Albuminmilcharten

Kaseinmilcharten		**Albuminmilcharten**	
Spezies	**Kasein: Albumin/Globulin**	**Spezies**	**Kasein: Albumin/Globulin**
Rind	80:20	Pferd	65:35
Schaf	80:20	Esel	65:35
Ziege	75:25	Hund	50:50
Rentier	81:19	Mensch	60:40

Im Eiweiß der Frauenmilch, der Milch von Einhufern und Fleischfressern liegt ein engeres Verhältnis von Kasein zu Albumin/Globulin vor als in der Milch von Wiederkäuern. Albuminmilcharten flocken beim Gerinnen mit Säure oder Lab feiner aus als Kaseinmilcharten.

Tabelle 70: Hauptbestandteile der Milch verschiedener Säuger (Gew. %) [Quelle: Fahr, R.-D., von Lengerken, G. (Hrsg.). Milcherzeugung, Grundlagen, Prozesse, Qualitätssicherung. Deutscher Fachverlag, 2003.

Spezies	**Wasser**	**Fett**	**Protein**	**Lactose**	**Asche**
Mensch	87,6	3,8	1,0	7,0	0,2
Büffel	82,8	7,4	3,8	4,8	0,8
Kuh	87,0	4,0	3,3	4,7	0,7
Schaf	80,7	6,4	5,0	4,8	1,0
Ziege	86,8	3,4	2,9	4,8	0,8
Pferd	88,8	1,9	1,5	6,2	0,5

9.1.5.1 Beeinflussung der Milchzusammensetzung und -qualität

Einflüsse des Milchtieres

20% Genetik – 80% Umwelt

Rasseeinfluss

Rasseeinfluss
Niederungsviehrassen haben ↑ Milchmenge aber ↓ Gehalt an Inhaltsstoffen als Höhenviehrassen. Keine Unterschiede bei Laktose, Vitamin A und Carotin, jedoch Unterschiede bei Riboflavin, Vitamin B_6 und B_{12}

Einzeltiereinfluss

Einzeltiereinfluss
Große Schwankungen abhängig vom genetischen Potential

Laktationsstadium

Laktationsstadium

Kolostrum → blutähnlich, gelblichbraun, schleimig, Übergang von plazentärer Ernährung zu Ernährung durch Milchdrüse.
Immunglobuline stark ↑, Laktose stark ↓, Vitamin A, Ca, Co stark ↑
Bemerke, dass hierdurch Geschmacksveränderungen auftreten (bitter/salzig)
altmelke Milch → Kalzium und Chloride ↑, salziger Geschmack

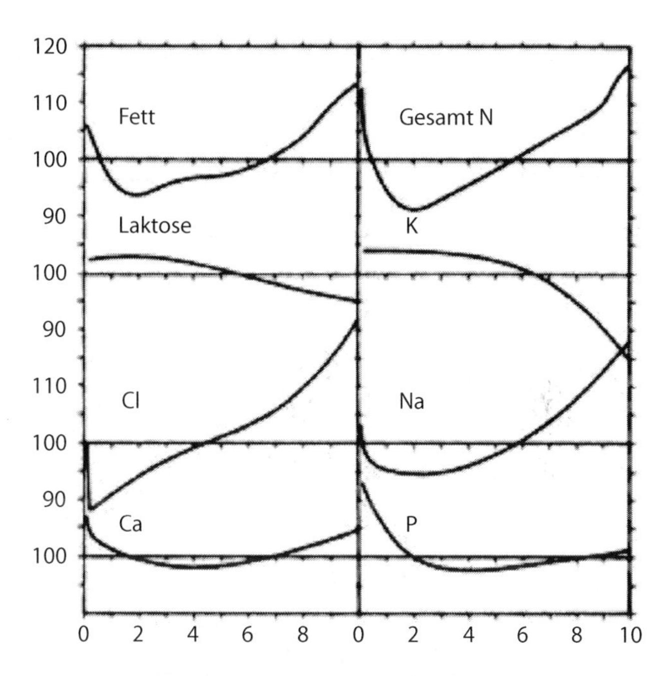

Abbildung 57: Die ungefähre Beziehung zwischen einigen Milchkomponenten und dem Laktationsstadium, wobei auf der x-Achse die Laktationsmonate und auf der y-Achse der Gehalt in % (Durchschnittsgehalt = 100) aufgetragen sind (modifiziert nach Walstra und Jenness, 1984, John Willey&Sons, Dairy Chemistry and Physics)

Alter

Alter

Kasein ↓ und Laktose ↓ (0,05-0,1% pro Jahr)

Brunst

Brunst

Teilweise Milchsekretion ↓ durch Ovarialhormone ↑ und Hemmung der Oxytocinwirkung. Fettgehaltes ↓ bis zu 2%

Krankheiten

Krankheiten

Milchleistung und Fettgehalt ↓
Chemische (sensorische) Veränderungen, die durch Krankheiten verursacht werden, werden im folgenden Abschnitt thematisiert

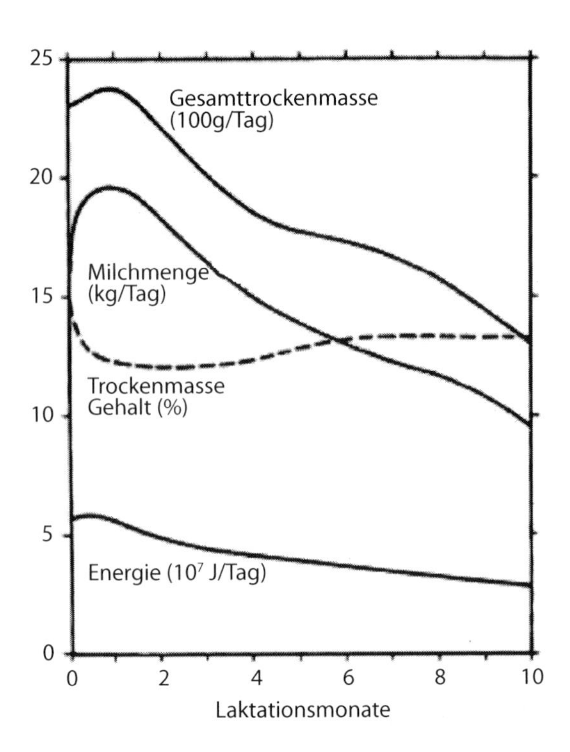

Abbildung 58: Verlauf von Milchleistungsparametern während der Laktationsperiode (modifiziert nach Walstra und Jenness, 1984, John Willey&Sons, Dairy Chemistry and Physics)

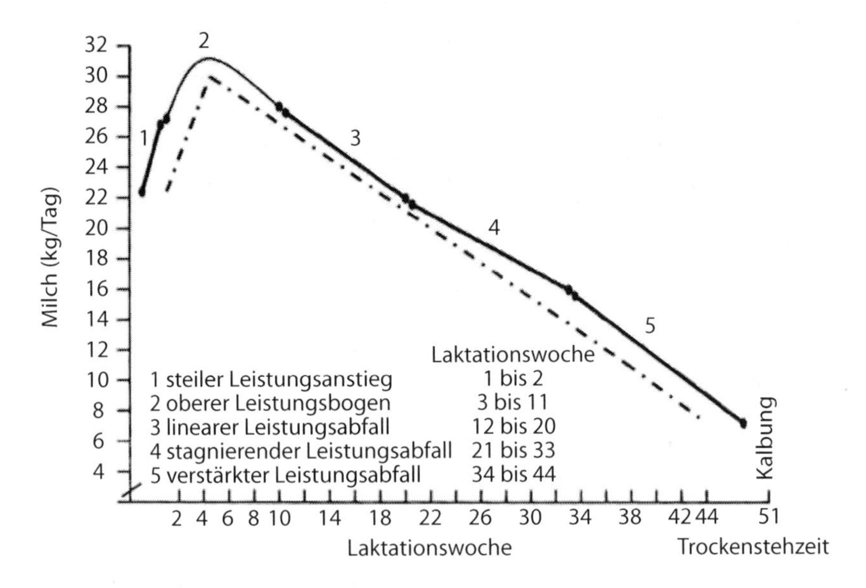

Abbildung 59: Verlauf der täglichen Milchmenge während der Laktationsperiode (nach Huth, 2003. Milcherzeugung, Grundlagen, Prozesse, Qualitätssicherung, Fahrt und von Lengerken, Hrsg., Deutscher Fachverlag)

Einflüsse der Umgebung

Chemische Veränderungen

Chemische Veränderungen
Chemische Veränderungen können über die folgenden Mechanismen zu sensorischen Veränderungen der Milchbestandteile führen:
a. Enzymatische Hydrolyse von Fett und Eiweiß
b. Oxidation
c. Katalyse der „normalen" chemischen Reaktionen in Milch (z.B. durch erhöhte Temperaturen)
d. Wirkung von Licht

Die Zusammensetzung bzw. Qualität der Milch kann somit von verschiedenen Faktoren oder Fehlerquellen beeinflusst werden. Diese lassen sich wie folgt gliedern:

Krankheitsbedingte Faktoren

a. Krankheitsbedingte Faktoren
- Acetonämie, Ketose: fischiger, talgiger Geschmack
- Fieberhafte Erkrankungen: bitter/schweißähnlich
- Mastitiden: aromaarmer/bitterer/salziger Geschmack (➲ Tabelle 71)

Übersicht Mastitis

Kurze Übersicht – Mastitis (➲ Lehrunterlagen Buiatrik):

Definition

Definition:
Entzündung der Milchdrüse (deren milchbildernde, speichernde und ableitende Teile)

Bedeutung

Wirtschaftliche Komponente:
Sehr bedeutsam, da selbst in gut geführten Milchbetrieben jede zweite bis dritte Kuh während der Laktation erkrankt → Milchverluste durch Wartefristen bei akuten Mastitiden, Milchminderleistungen bei chronischen und subklinischen Formen, vorzeitiger Abgang von Kalbinnen und Kühen, verminderte Rohmilchqualität (Produktionsausfälle in der milchverarbeitenden Industrie, etc.), Behandlungs- und Sanierungskosten:
Verluste in Österreich werden (hauptsächlich wegen verminderter Milchleistung bei subklinischer Form) jährlich mit 150-200 Euro pro Kuh und Jahr geschätzt.

Gesundheitsrisiko für Konsumenten

Gesundheitsrisiko für den menschlichen Verbraucher:
Gefahr der Übertragung von pathogenen Mikroorganismen und deren Toxinen über Milch.

Ursachen

Ursachen:
In erster Linie Euterentzündungen durch bakterielle Erreger, selten durch Pilze (Hefen) und Algen (Prototheken).

Diagnostik

Diagnostik: durch die Kombination folgender Befunddaten

erhöhte Zellzahl+Anamnese+grobsinnliche Untersuchung des Milchsekrets + bakterielle Untersuchung BU

Zellzahl/ml Milch	Euterpathogene Mikroorganismen (BU)	
	nicht nachgewiesen	**nachgewiesen**
<150.000	normale Sekretion	latente Infektion
>151.000-250.000	Sekretionsstörung (unspezifische Mastitis)	subklinische Mastitis wahrscheinlich
>250.000	Mastitis	Infektion

Heute geht man davon aus, dass bereits Zellgehalte von >150.000 Zellen/ml Milch Gesundheitsstörungen der Milchdrüse zeigen.

Zur Diagnostik und Überwachung hat sich folgende Vorgangsweise bewährt:
- Schätzung des Zellgehaltes mittels Schalmtest (California-Mastitis-Test)
- Aseptische Milchprobenentnahme bei allen laktierenden Kühen mit anschließender zytologischer und mikrobiologischer Untersuchung
- Zählung der Zellen mit automatischem Zellzählgerät
- Klinische Untersuchung von Zitzen und Euter
- Überprüfung der Melkmaschine, Rohrleitungen und Milchkammern

Tabelle 71: Veränderung der Milchbestandteile während Mastitiden

Laktose	Abnahme	Verminderte Synthese
Fett	Abnahme	Verminderte Synthese
Kasein (ges.)	Abnahme	Verminderte Synthese
Molkenproteine (ges.)	Zunahme	Übertritt aus dem Blut
Gesamtprotein	Unbedeutend	Gegenläufige Veränderung der Komponenten
Chlorid	Zunahme	Übertritt aus dem Blut
Natrium	Zunahme	Übertritt aus dem Blut
pH-Wert	Zunahme	Übertritt alkalischer Substanzen aus dem Blut
Klumpenbildung	Zunahme	Übertritt von Klumpungsfaktoren des Blutes
Somatische Zellen	Zunahme	Chemotaxis

Mechanismus: Mastitis verursacht, (abgesehen von erhöhter Zahl an somatischen und bakteriellen Zellen):
1. Verschiebung der Verhältnisse der Inhaltsstoffe (milchoriginäre Stoffe nehmen ab → Biosynthese gestört, mehr Blutkomponenten in Milch; je größer die Störung, desto blutähnlicher)
2. Verringerung der Hitzestabilität →
3. Verringerung der Gerinnungszeit, Bruchfestigkeit und des Molkenablaufs
4. Verringerung der Milcharomabildung

b. Arzneimittelbedingte Faktoren (➲ Tabelle 72)
- Ätherische Öle aus Arzneimitteln pflanzlichen Ursprungs (Absinth, Anis, Arnika, Stinkasant, Fenchel, Kamille, Kümmel, Thymian) oder aus Kampfer, Croton- und Terpentinöl: deutliche Geschmacksabweichungen
- Unter Umständen: Chloroform, Äther, Morphin (Ausscheidung fraglich)
  Bemerke: Milchtreibende Präparate wie Jodkasein (Protamone) können zwar zu einer Anreicherung von Jod in Milch führen, verursachen aber kaum Geschmacksänderung.

Futterbedingte Faktoren

c. Futter/fütterungsbedingte Faktoren und Milchgeschmack
Es gibt 3 Wege über den geruchs- und geschmacksintensive Futtersubstanzen in die Milch gelangen können:
1. Direkter Kontakt der Milch mit dem Futter, Futtergeruch und Stallluft
2. Überführung des Futtergeruchs und der Stallluft über die Atemluft in die Lungen, von den Lungen ins Blut, vom Blut in die Milch
   Bemerke: Über diesen Weg schon wenige Minuten nach Inhalation feststellbar!!!
3. Mit dem Futter: über den Magen-Darm Trakt durch
   - direkte Absorption ins Blut
   - über Pansengase in das Blut, über Blut in die Milch

Das Blut hat einen zweifachen Weg für den Transport geruchs- und geschmacksintensiven Substanzen, und zwar:
- Abgabe über die Lungen an die Stallluft über Exspiration
- Abbau der Substanzen durch den Stoffwechsel

Übergangswahrscheinlichkeit

Die Wahrscheinlichkeit des Übergangs dieser Substanzen in die Milch sind:
- futter-/fütterungsabhängig:
  - Art und Menge des Futters
  - Geschwindigkeit des Freisetzens der Substanzen
  - Zeitintervall zwischen Fütterung und Milchgewinnung
- milch(gewinnungs)abhängig:
  - Milchleistung: je geringer desto höheres Risiko
  - Fettgehalt der Milch (Fette sind die Aromaträger)
  - Oberfläche/Volumen: bei Turbulenzen in der Milch kommt es zur >50-fache Aufnahme!

Tabelle 72: Arzneimittel, die über den Blutweg oder direkt in die Milch übergehen können und die aus deren Rückständen verursachten sensorischen / kompositorischen Effekte auf Milch

Pharmaka	Beispiele	Übergang	Effekte in Milch
Milchtreibende Präparate	Jodkasein	+	Jodanreicherung
Nerven-, Fiebermittel	Chloroform	?	Geschmack
	Morphin	?	Geschmack
	Äther	?	Geschmack
	Koffein	+	-
	Barbituraten	+	-
	Strychnin	+	-
	Atropin	+	-
	Nikotin	+	-
Salze	Na_2SO_4 (peroral)	-	-
	$MgSO_4$ (peroral)	-	-
	Nitrate	-	-
Ätherische Öle (pflanzlich)	Absinth, Anis usw	+	Geschmack
Antibiotika / Sulfonamide	...	+/-*	-
Pestizide (Hautbehandlung)	Organophosphate	-	-
	Carbamate	-	-
Fasziolizide	Oxycozanid	+**	-
Mittel gegen Hypoderma	...	-***	-***
Wurmmittel	Thiabendazol	-	-
	Fenbendazol	-	-
Hormone	Progesteron	-****	-
	Östrogen	+*****	-
	Prostaglandine	-	-
	Somatotropin (bST)	-	-
Euterdesinfektionsmittel	Jodophore	+	Jodanreicherung

*Abhängig von: (1) Antibiotischen Substanzen und Galenik, (2) Verabreichungsart: intramammär: 4-5 T, i.m. oder i.v: 1-2 T, (3) Dosis, (4) Milchleistung, (5) Art und Grad der Erkrankung
**Ausscheidung: 4-14 T
***Vorausgesetzt *lege artis* Behandlung (Betupfen), sonst Übergang
****Vorausgesetzt Dosis führt zu Blutwerten nicht höher als von trächtigen Kühen
*****5-8 T nach Verabreichung starker Anstieg, Senkung erst ab 15 T

- stallluftabhängig:
  - Temperatur der Stallluft
  - Konzentration der geruchs- und geschmacksaktiven Substanzen in der Stallluft

d. chemische Veränderungen des Milchfettes durch:

Lipolyse, enzymbedingt

Bildung von freien Fettsäuren aus Milchfett → ranzig, seifig entweder

- katalysiert durch milchoriginäre Lipoproteinlipasen: nur möglich wenn die Hüllenmembran beschädigt ist. Letzteres verursacht durch (1) Erkrankungen, (2) Ovarialzysten, (3) mechanische Schädigung → Aktivierung dieser Enzyme, oder
- katalysiert durch mikrobielle Lipasen (bei Keimzahlen von 10^6-10^7 log kbE/ml), oder

Oxidation

- Bildung von Aldehyden und Ketonen
- durch Autoxidation der ungesättigten Fettsäuren katalysiert durch Metalle (Fe, Cu) → ölig, talgig fischig; möglich, wenn Milch mit Fe- und Cu-haltigen Geräten in Kontakt kommt oder bei indirekter Kontamination durch Desinfektionsmittel, die diese Ionen enthalten.
- durch UV-Strahlung
  Autoxidation der ungesättigten Fettsäuren → ölig, talgig fischig

Durch Lichteinwirkung über die Reaktion:
Riboflavin $\xrightarrow{h\nu}$ Riboflavin$^{*)}$ + $^3O_2$ → u.a. „Singulettsauerstoff"

Auch andere „aktive Sauerstoffformen" können gebildet worden. Alle diese bewirken:

- Oxidation in der Fettphase (ungesättigte Fettsäuren und andere Stoffe) → Bildung von höheren Aldehyden und Ketonen (➲ metallkatalysierte Oxidation) → Oxidationsgeschmack (fischig, talgig)
- Oxidation in der fettfreien Phase (Proteine, Aminosäure) → Bildung von Methional (CH_3-S-CH_2-CH_2-CHO) → „Lichtgeschmack"

9.2 Frisches Fleisch – Struktur, Zusammensetzung, Qualität

9.2.1 Definitionen

9.2.1.1 Fleisch

Definitionen

Definitionen (➲ VO (EG) Nr. 853/2004 Anhang I):

„Fleisch"

- „Fleisch"
  alle genießbaren Teile bestimmter in VO (EG) Nr. 853/2004 genannter Tiere (z.B. Rind, Schwein, Schaf, Ziege), einschließlich Blut.

„Frisches Fleisch"

- „Frisches Fleisch"
  Fleisch, das zur Haltbarmachung ausschließlich gekühlt, gefroren oder schnellgefroren wurde, einschließlich vakuumverpacktes oder in kontrollierter Atmosphäre umhülltes Fleisch.

Bemerke: zuerst gefrorenes und wieder aufgetautes Fleisch muss beim Verkauf als solches gekennzeichnet werden (➲ LMIV, VO (EU) Nr. 1169/2011).

9.2.1.2 Schlachttierkörperqualität

Schlachtqualität

Schlachtqualität

Schlachtqualität = Wert des Schlachttierkörpers bemessen nach dem Fleisch: Fett: Knochen - Verhältnis.

CAVE: Schlachtqualität ≠ Fleischqualität!!!

Nach EU-Kriterien wird die Schlachtqualität allein auf Basis des Fleisch-Fett-Verhältnisses beurteilt. In vielen Ländern werden noch weitere Kriterien berücksichtigt, um fleischqualitätsmindernde Zuchtstrategien zu verhindern.

Konformation („Typ"): schließt Messung des Fleisch-Knochen-Verhältnisses ein (z.B. Windhund → ausgezeichnetes Fleisch-Fett-Verhältnis aber <u>keine</u> gute Konformation).

Fleischfülle ist bezogen auf

1. Fleisch-Fett-Verhältnis (→ Fettgehaltsklasse)
2. Fleisch-Knochen-Verhältnis (→ Fleischigkeitsklasse)

Die Preisberechnung berücksichtigt beide Parameter!

Rind

- Schlachtqualität Rind
  Große Unterschiede zwischen Produktionsart (z.B. Milch-/Fleischrassen) → verschiedene Subkategorien (z.B. Geschlecht und Alter: Mastkalb – Mastkalbin; Kühe am Ende der Laktation; ältere – jüngere)
  Klassifizierungssystem für Rinderhälften → gemeinschaftliches Handelsklassenschema für Schlachtkörper ausgewachsener Rinder (➲ VO (EG) Nr. 1234/2007 Art. 42 Abs. 1 lit. a in Verbindung mit Anhang V Teil A und

VO (EG) Nr. 1249/2008 mit Durchführungsbestimmungen); in Österreich ergänzt → Handelsklassen für Rinderschlachtkörper (➲ Schlachtkörper-Klassifizierungs-Verordnung, BGBl II Nr. 71/2011).

Klassen

Klassifizierung in Handelskategorien erfolgt anhand Muskelfleisch- und Fettanteil (unabhängiger Klassifizierungsdienst):
- Geschlecht und Alter: Klassen A-E
  A = Jungstier, B = Stier, C = Ochse, D = Kuh, E = Kalbin
- Fleischigkeit: Klassen E, U, R, O, P
  „E" = außergewöhnliche Muskelfülle, „P" = geringe Muskelfülle
- Fett: Klassen 1-5
  „1" = sehr mager, „5" = sehr fett

Schwein

- Schwein
  Klassifizierungssystem für Schweinehälften → gemeinschaftliches Handelsklassenschema für Schlachtkörper von Schweinen (➲ VO (EG) Nr. 1234/2007 Art. 42 Abs. 1 lit. b in Verbindung mit Anhang V Teil B und VO (EG) Nr. 1249/2008); in Österreich ergänzt → Verordnung: Handelsklassen für Schweineschlachtkörper (➲ Schlachtkörper-Klassifizierungs-Verordnung, BGBl II Nr. 71/2011).
  Klassifizierung nach Muskelfleischanteil in Prozent:
  - S = ≥60%
  - E = 55 bis <60%
  - U = 50 bis <55%
  - R = 45 bis <50%
  - O = 40 bis <45%
  - P = <40%

  NB: Bestrebungen die Klasse S zu erreichen stehen im Widerspruch zu Anstrengungen PSE-Fleisch zu verringern!!!

9.2.2 Fleischstruktur

Fleischstruktur

Fleischstruktur (➲ Abbildung 60; ➲ Abbildung 61):
- Makroskopie (➲ Anatomie):
  - Spindelförmig
  - unipennate, bipennate, multipennate Muskeln
- Lichtmikroskopie (➲ Histologie)
- Ultrastruktur (➲ Kapitel 9.2.5.1; ➲ Abbildung 60; ➲ Abbildung 61)

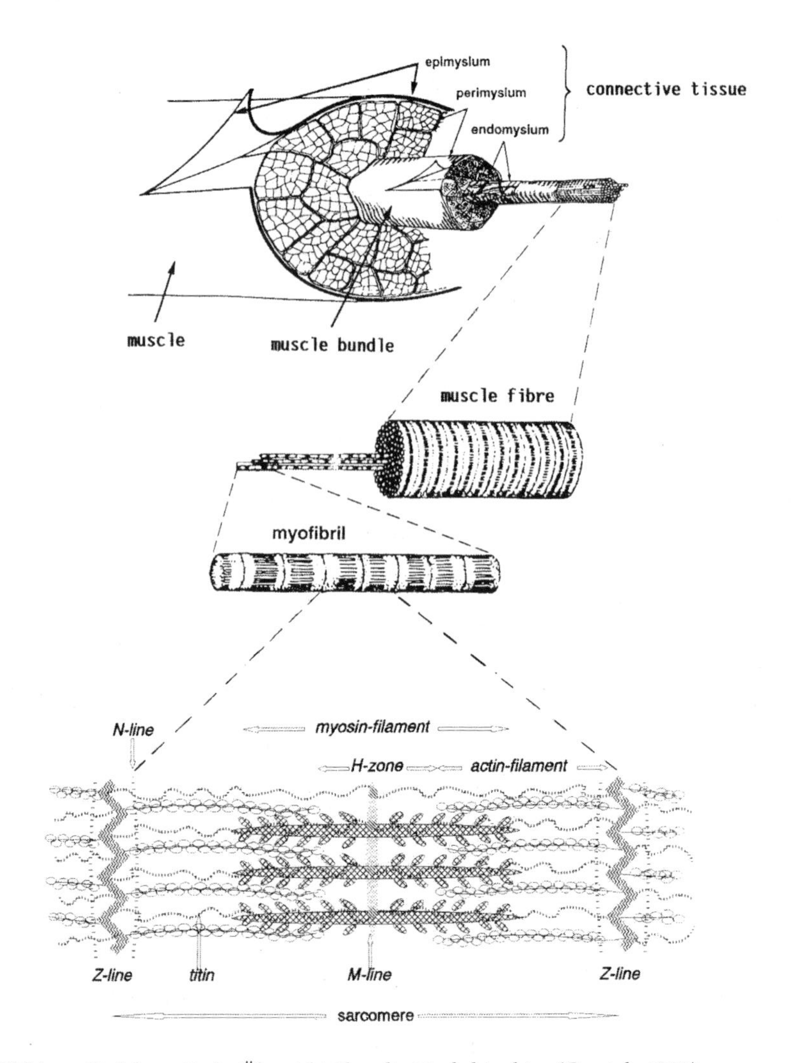

Abbildung 60: Schematische Übersicht über die Muskelstruktur (Geesink, 1993)

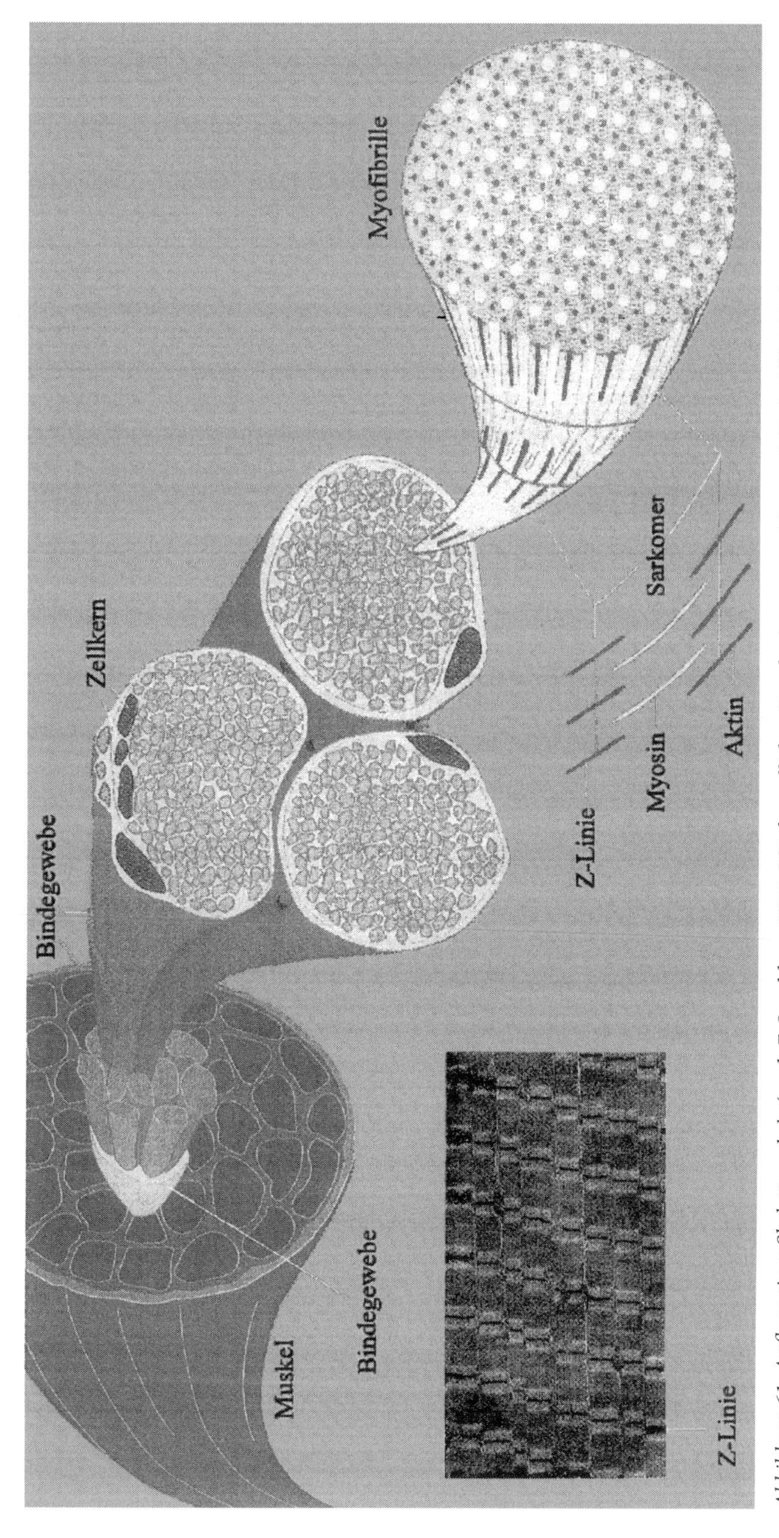

Abbildung 61: Aufbau eines Skelettmuskels (nach F. Smulders, 1996. Mit freundlicher Genehmigung von ‚Natuur & Techniek', 1997)

9.2.3 Biochemische Zusammensetzung

Ernährungsphysiologische Bedeutung

Ernährungsphysiologische Bedeutung von Fleisch
Aufgrund seiner Nährstoffzusammensetzung kann Fleisch einen wesentlichen Beitrag zu einer ausgewogenen Ernährung darstellen.

Ein immer wieder geäußerter Kritikpunkt ist der mutmaßlich hohe Anteil an ungesunden Fetten und der hohe Cholesterolgehalt des Fleisches. Allerdings enthalten die meisten Frischfleischstücke <10% Fett, der Anteil an ungesättigten Fettsäuren (FS) beträgt >50%, wovon der Hauptanteil von einfach ungesättigten FS gebildet wird. Der Cholesterolgehalt von Frischfleisch liegt zwischen 40 und 75 mg Cholesterol/100 g und ist kaum vom Fettgehalt abhängig. Das Fleischeiweiß zeichnet sich durch eine hohe biologische Wertigkeit aus. Der Anteil an Kohlenhydraten ist äußerst gering.

Fleisch ist überdies natriumarm. Zudem sind viele Mineralstoffe wie Kalium, Magnesium, Zink, Eisen und Selen in Fleisch besonders gut verfügbar, wobei bereits mit dem Verzehr geringer Mengen an Fleisch >15% der empfohlenen täglichen Aufnahme erreicht werden können. Der Anteil an Vitaminen, insbesondere der B-Gruppe, ist besonders hoch. Nur ein kleines Stück Fleisch reicht aus, um den Vitamin-B12-Tagesbedarf eines Erwachsenen abzudecken. Weiters ist noch der Gehalt an Gycosaminglykanen im Bindegewebe zu erwähnen, deren Ingestion für den Aufbau von Knorpeln und Gelenken unentbehrlich ist. Fleisch und seine Erzeugnisse sind nährstoffdichte Lebensmittel. Der durchschnittliche österreichische Verbraucher nimmt täglich ca. 165 g Fleisch und Fleischerzeugnisse zu sich, woraus sich eine Menge von 27 g Eiweiß und 30 g Fett/Kopf und Tag ergibt. Bei einer Energieaufnahme von 2.000 kcal kommen etwa 19% davon von Fleisch und seinen Erzeugnissen.

Nicht unerwähnt bleiben soll hier, dass die Schadstoffbelastung bei Fleisch und Fleischerzeugnissen gering ist, was in den letzten Jahren europaweite Untersuchungen gezeigt haben. Ein Angriffspunkt gegen Fleischerzeugnisse ist auch die Vielzahl der angeblich verwendeten Zusatzstoffe. In Wirklichkeit ist das Gegenteil der Fall. Traditionellerweise werden neben dem für die Umrötung notwendigen Nitrit oder Nitrat nur Ascorbinsäure (Vitamin C) sowie gegebenenfalls Phosphate und Glutamat, die auch natürlich im Fleisch vorkommen, eingesetzt.

Schädliche, zum Teil krebserregende Substanzen entstehen vor allem bei der Zubereitung von Fleisch und Fleischerzeugnissen oder bei nicht fachgerechter Anwendung technologischer Verfahren. So entstehen heterozyklische Amine beim Braten oder Grillen von Fleischstücken bei hohen Oberflächentemperaturen. Nitrosamine können beim starken Braten oder Grillen von gepökeltem Fleisch entstehen, insbesondere wenn noch größere Mengen an Restnitrit vorliegen. Polyzyklische Kohlenwasserstoffe (u.a. Benz(a)pyren) werden in geringen Mengen beim Räuchern gebildet. Mengen, die über den bestehenden Grenzwerten liegen, entstehen jedoch nur bei nicht fachgerechter Räucherung.

Der Verbraucher hat es selbst in der Hand den möglichen Gefahren durch den Fleischkonsum aus dem Weg zu gehen. So kann er übermäßiges anhaftendes Fett entfernen, das zu starke Braten und Grillen insbesondere von gepökeltem Fleisch vermeiden oder beim Einkauf von Fleischerzeugnissen eine gezielte Auswahl treffen. Gegen eine Einschränkung des Fleischverzehrs kann nichts eingewendet werden, der völlige Verzicht auf Fleisch ist aber nicht unproblematisch (➲ Kapitel 9.2.4).

9.2.3.1 Nährstoffgehalte

Zusammensetzung

Gehalt an Rohnährstoffen von Muskelfleisch (quergestreift):

Wasser	76%
Eiweiße (N_2-Verbindungen)	21%
Fette	1,5%
Anorganische Stoffe	1,0%
Glykogen/Milchsäure	bis 1,0% *
	Σ 100%

* NB: Pferdefleisch bis 2% Glykogen/Milchsäure → süßer

Gehalte an Nährstoffen (➲ Tabelle 73).

9.2.3.2 Vitamine

Vitamine

Vitamine im Fleisch (➲ Tabelle 73).

- Vit. A (Retinol)
- Vit. B-Komplex (reichlich)
  NB: Vit. B_{12} ausschließlich in tierischen Lebensmitteln und fermentierten Produkten (z.B. Sauerkraut) zu finden, lebensnotwendig für Wachstumsvorgänge und Blutbildung. Bereits ein kleines Stück Rindfleisch deckt Tagesbedarf eines Erwachsenen.
- wenig andere Vitamine

9.2.3.3 Elemente

Mengenelemente

Mengenelemente im Fleisch (➲ Tabelle 73)

- Calcium: 100 mg/kg (Bedarf 800-1.300 mg/Tag)
- Magnesium: 200 mg/kg
- Natrium: ≈ 700 mg/kg
- Kalium: ≈ 3.000 mg/kg

Tabelle 73: Nährwert-Tabelle, durchschnittliche Gehalte in 100 g (nach Radke, 1999)

	Energie	Eiweiß	Fett	Kohlen-hydrate	Fe	Ka	Mg	Zn	Se	Vitamin						Choles-terin .	Purin
										A	B_1	B_2	Niacin	B_6	B_{12}		
	kJ	g	g	g	mg	mg	mg	mg	µg	µg	mg	mg	mg	mg	mg	mg	mg
Schwein																	
Fleisch, mager	452	21,8	2,4	0	1,5	387	26	1,9	1	6	0,90	0,28	10,0	0,48	3,0	65	52
Fleisch, mittelfett	732	20,0	9,8	0	1,4	378	25	2,3	k.A.	5	0,80	0,22	8,4	0,47	2,0	68	46
Fleisch, fett	1.358	15,5	29,0	0	1,2	293	19	1,8	k.A.	4	0,60	0,16	6,2	0,34	1,0	63	33
Herz	363	16,9	2,1	Sp	4,3	257	20	2,2	88	80	0,46	1,06	10,2	0,43	2,7	115	170
Hirn	553	10,6	9,0	Sp	3,6	312	20	1,6	17	9	0,16	0,28	6,9	0,19	2,8	2.000	34
Leber	556	21,2	4,5	0,5	22,0	350	21	5,9	58	39.000	0,31	3,20	11,8	0,60	39,0	340	135
Niere	402	17,0	3,2	0,8	10,0	240	18	0,4	300	60	0,34	1,80	12,2	0,55	15,0	365	89
Rind																	
Fleisch, mager	443	21,2	2,4	Sp	2,0	370	20	4,2	3	15	0,23	0,26	12,3	0,40	5,0	52	43
Fleisch, mittelfett	648	20,6	8,1	Sp	2,4	343	19	3,8	3	18	0,18	0,22	9,3	0,36	3,8	64	40
Fleisch, fett	1.020	17,4	19,5	Sp	2,2	310	17	3,3	3	20	0,16	0,19	8,5	0,32	2,6	65	40
Herz	548	16,8	6,0	Sp	5,0	286	25	2,0	47	4	0,51	0,91	10,9	0,28	9,9	150	70
Leber	506	20,3	2,1	1,6	7,1	290	17	5,1	35	15.000	0,30	2,90	19,8	0,70	65,0	265	181
Niere	510	16,6	5,1	0,9	9,5	245	20	1,1	250	330	0,30	2,25	10,1	0,39	33,4	375	85
Zunge	927	16,0	15,9	Sp	3,0	255	9	3,5	k.A.	4	0,14	0,29	7,7	0,13	5,0	108	50
Kalb																	
Fleisch, mager	422	21,3	0,8	0	2,1	360	25	3,0	k.A.	Sp	0,14	0,27	11,5	0,40	2,0	70	50
Fleisch, mittelfett	644	20,1	6,5	0	1,9	331	15	2,8	k.A.	Sp	0,13	0,25	9,8	0,37	1,9	72	50
Rücken	566	20,6	4,3	0	1,9	340	16	1,9	k.A.	Sp	0,13	0,26	10,0	0,38	1,9	71	50
Bries	452	17,2	3,4	0	2,0	385	20	1,9	k.A.	18	0,10	0,17	6,2	0,03	6,0	290	340
Herz	494	15,9	5,1	0	3,5	265	25	0,2	k.A.	6	0,55	1,00	10,0	0,29	11,0	130	75
Leber	518	19,2	4,1	1,0	8,0	320	20	8,5	40	22.000	0,28	2,60	20,0	0,90	100	360	110
Niere	561	16,7	6,4	1,0	11,5	290	18	1,8	260	210	0,37	2,43	10,5	0,50	25,0	380	85
Lamm																	
Schlögel	1.003	17,9	18,7	0	1,7	310	22	2,8	k.A.	Sp	0,14	0,25	4,5	0,20	2,0	75	50
Rücken	1.576	14,6	35,4	0	1,2	230	17	2,1	k.A.	Sp	0,09	0,16	7,0	0,15	1,0	77	49
Gulasch	1.313	15,6	28,0	0	1,2	260	18	3,1	k.A.	Sp	0,10	0,18	7,5	0,17	2,0	68	49

	Energie	Eiweiß	Fett	Kohlen-hydrate	Fe	Ka	Mg	Zn	Se	Vitamin						Chole-sterin .	Purin
										A	B_1	B_2	Niacin	B_6	B_{12}		
	kJ	g	g	g	mg	mg	mg	mg	µg	µg	mg	mg	mg	mg	mg	mg	mg
Wild																	
Hase	487	21,6	3,0	0	2,4	400	20	1,0	k.A.	Sp	0,09	0,06	12,0	0,30	1,0	65	35
Hirsch	600	21,0	5,0	0	5,0	330	30	3,0	k.A.	5	0,23	0,30	10,0	0,50	5,8	58	53
Reh, Keule	443	21,4	1,3	0	3,0	310	30	0,5	k.A.	Sp	0,22	0,25	9,3	0,28	4,5	60	35
Reh, Rücken	552	22,5	3,6	0	3,0	340	30	0,5	k.A.	Sp	0,20	0,25	9,4	0,26	4,0	65	35
Wildschwein	493	19,5	4,0	0	k.A.	k.A.	k.A.	k.A.	k.A.	Sp	k.A.	k.A.	k.A.	k.A.	k.A.	65	50
Geflügel																	
Ente, mit Haut	1.797	11,3	42,5	0	2,4	210	15	1,3	k.A.	50	0,14	0,30	5,9	0,33	1,8	120	50
Ente, Brust	510	19,5	4,8	0	2,4	290	20	1,9	k.A.	30	0,35	0,45	9,5	0,34	3,0	100	50
Ente, Leber	606	18,2	4,6	3,0	10,0	250	20	2,5	k.A.	12.000	0,35	2,50	13,7	0,76	50,0	515	82
Fasan, mit Haut	890	32,0	9,3	0	5,3	260	22	1,3	k.A.	25	0,09	0,13	15,0	0,66	1,0	50	45
Gans, mit Haut	1.641	15,9	33,6	0	1,9	420	23	1,3	23	65	0,12	0,26	9,7	0,39	0,8	90	55
Gans, Schlögel	723	22,3	7,5	0	2,0	420	25	1,3	k.A.	30	0,10	0,24	10,5	0,58	1,9	80	37
Huhn, mit Haut	1.092	18,0	18,8	0	1,5	350	30	1,1	6	50	0,08	0,14	12,6	0,35	0,5	75	53
Huhn, Brust	457	22,8	1,0	0	1,1	265	27	0,7	6	27	0,07	0,09	15,0	0,30	0,4	60	58
Huhn, Schlögel	472	20,6	2,4	0	1,8	250	30	3,1	14	30	0,10	0,24	9,5	0,30	0,3	70	37
Huhn, Leber	594	22,0	4,7	0,6	7,4	220	13	3,2	66	12.800	0,32	2,50	16,9	0,80	23,0	550	90
Perlhuhn	700	23,4	6,4	0	1,5	350	30	1,1	k.A.	10	0,08	0,16	11,3	0,35	0,4	75	53
Pute, mit Haut	606	20,6	6,9	0	0,8	270	20	1,6	k.A.	10	0,10	0,18	11,0	0,46	1,4	90	40
Pute, Brust	481	24,1	1,0	0	1,0	330	20	1,8	k.A.	1	0,08	0,11	14,2	0,50	1,0	60	50
Pute, Schlögel	518	20,5	3,6	0	2,0	280	17	2,4	k.A.	5	0,10	0,23	7,4	0,30	3,0	75	40
Pute, Leber	571	21,0	5,0	1,0	9,0	250	20	3,0	k.A.	11.000	0,35	2,00	15,0	0,75	30,0	500	90
Rebhuhn	1.031	35,5	9,0	0	2,0	400	36	0,6	k.A.	k.A.	0,10	0,15	12,7	0,15	0,8	90	50
Taube	960	27,8	13,2	0	1,5	410	34	1,7	k.A.	8	0,10	0,28	10,5	0,82	0,4	69	50
Wachtel	504	22,4	2,3	0	4,5	280	31	2,7	k.A.	17	0,13	0,17	13,3	0,67	0,5	44	50
Wildente	609	12,2	9,4	0	4,1	250	20	0,8	k.A.	80	0,35	0,27	6,0	0,53	0,6	80	50

k.A.: keine Angabe; Sp: in Spuren

Spurenelemente

Wichtige Spurenelemente, z.B.:
- Eisen: 10 mg/kg (Schweinefleisch) bis 20 mg/kg (Rindfleisch)
  Fe wird in Haemform (Hb, Mb) besser aufgenommen als in jeder anderen Form (➲ Kapitel 9.2.5).
- Zink: 20 mg/kg (Schweinefleisch) bis 40 mg/kg (Rindfleisch)
  Gehalt ist muskelabhängig.

9.2.3.4 Fette

Fleischfette

Fette in Fleisch
- Triglyceride
- Strukturlipide in Membranen
- Cholesterin (Muskelfleisch: 0,4-0,9 g/kg; Leber: 2,8 g/kg; Niere: 3,5 g/kg; Hirn: 30 g/kg). NB: in menschlicher Leber wird täglich ≈ 2 g gebildet

Selbst in magerem Fleisch ernährungsbedingt ca. 2% Fett (!) → Marmorierung („marbling“)

Fettsäuren

Fettsäuren
- Essentielle Fettsäuren (mehrfach ungesättigt).
  Momentan werden n-6 (omega 6, ω_6) und n-3 (ω_3)-Fettsäuren als wichtig betrachtet. Zur ersten Kategorie (n-6) trägt Fleisch kaum bei. Im Fleisch vor allem n-3 Fettsäuren wichtig (Fisch besonders reich an n-3 Fettsäuren!)
- Fettsäurezusammensetzung bei monogastrischen Tieren teilweise über Fütterung manipulierbar

Konsistenz

Konsistenz
Konsistenz abhängig von Gehalt an ungesättigten Fettsäuren: ↑ ungesättigte Fettsäuren → weichere Konsistenz. Tierartliche Unterschiede:
- Schaf: sehr hart
- Rind: hart
- Schwein: weich
- Pferd: ölartig

Fettassoziierte Stoffe
- Fettlösliche Vitamine (A, D, E, K)
- Fette sind Aromaträger!

9.2.3.5 Eiweiße

Fleischeiweiße

„Protein" stammt vom griechischen Wort „πρωτος" = protos, „erstes", „wichtigstes"

Vorkommen

Vorkommende Eiweiße im Fleisch

3-14%	Kollagen
65%	Actomyosin
30%	Sarkoplasmatische Proteine, inkl. 1% Myoglobin (speziesabhängig)

Verdaulichkeit

- Natives Eiweiß nicht immer zu verdauen → enzymatische Proteolyse ist wichtig.
- Denaturierung (→ tertiäre Struktur geht verloren) z.B. bei langem Erhitzen → Löslichkeit ↓, Aggregation ↑, Verdaulichkeit ↓.
  Aber: denaturierte Eiweiße für proteolytische Enzyme besser zugänglich!

Aminosäuren

Aminosäuren (➲ Tabelle 74):
Eiweiße → aufgebaut aus 20 verschiedenen Aminosäuren. Der Mensch kann nicht alle selber bilden (→ essentielle Aminosäuren)

Tabelle 74: Gehalte an essentiellen Aminosäuren im Eiweiß (mg/g) verschiedener Lebensmittel und täglicher Bedarf (mg/g; nach FAO/WHO, 1973)

Aminosäure	Gehalt in					tgl. Bedarf	
	Ei	Fleisch	Milch	Bohnen	Weizen	Kind	Erw.
Valin	74	50	69	60	42	41	18
Leucin	90	82	99	95	70	56	25
Isoleucin	68	52	64	53	42	37	18
Lysin	63	93	78	74	20	75	22
Threonin	50	47	46	48	28	44	13
Met+ CySH	54	42	33	16	31	34	24
Phe+Tyr	104	86	100	107	79	34	25
Tryptophan	17	13	14	14	11	4,6	6,5

Met+CySH: Methionin + Cystein; Phe+Tyr: Phenylalanin + Tyramin

9.2.4 Vegetarismus

Formen des Vegetarismus

Formen des Vegetarismus
- Lacto-Vegetarismus: kein Fleisch; Milch/Milchprodukte werden verzehrt
- Lacto-ovo-Vegetarismus: kein Fleisch; Milch/Milchprodukte und Eier/Eiprodukte werden verzehrt
- Veganismus: überhaupt keine Lebensmittel tierischer Herkunft

Gesundheitsgefahr durch Vegetarismus

Besteht ernährungsphysiologische Gefahr durch Vegetarismus?
- Lacto- und Lacto-ovo-Vegetarismus:
  - Durch Variation des Speiseplanes Problemen bezüglich des Eiweißbedarfs vorbeugen, z.B.
    - Getreide: ↓ Lysin, ↑ schwefelhaltige Aminosäuren
    - Hülsenfrüchte: ↑ Lysin, ↓ schwefelhaltige Aminosäuren
  - Deckung des Eisenbedarfs bleibt kritisch
  - größtes Problem: Große Mengen müssen aufgenommen werden, um den Bedarf zu decken! Besondere Problemgruppen sind
    - Kinder (essen wenig im Verhältnis zum hohen Bedarf)
    - Kranke und alte Menschen (↓ Appetit)
- Veganismus:
  nicht ungefährlich wegen Mangel an:
  - Vit. B12. In pflanzlichen Produkten nicht vorkommend, nur in einigen fermentierten Produkten (z.B. Tempeh = fermentiertes Sojaprodukt, Marmite® = hydrolysierte Hefe)
  - Calcium
  - Vit. B2
  - Vit. D
  - Eisen
  - Jod

9.2.5 Fleischqualität

Fleischqualität

Abbildung 62 beinhaltet die biologischen Hauptvorgänge in der Muskulatur und deren Beziehung zu einigen wichtigen physikalisch-chemischen („sensorischen“) Fleischqualitätsparametern.

9.2.5.1 Muskelphysiologie und Fleischqualität

Energiestoffwechsel in vivo

Energiestoffwechsel *in vivo*

Energiequellen

Zwei wichtige Energiequellen:
- Creatinphosphat (CP) → rasche Energiebereitstellung
- Glykogen → längerfristige Energiebereitstellung. ATP-Bedarf → ↑ Glykogenabbau →

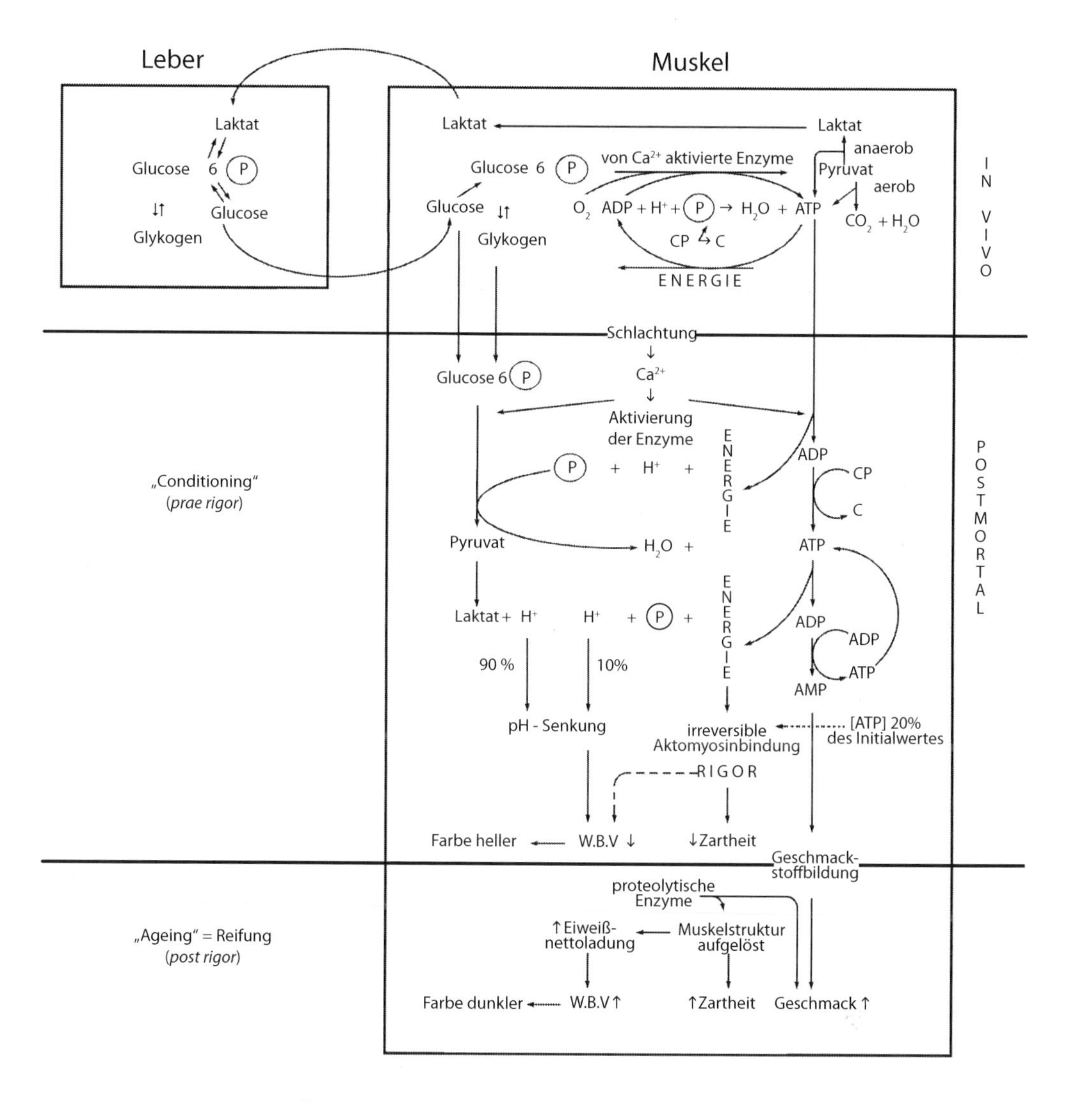

Abbildung 62: Schematischer Übersicht über den Kohlenhydrat- und ATP-Stoffwechsel in Relation zu einigen Fleischqualitätparametern (angepasst nach Smulders, 1984)

- bei ausreichender O_2-Versorgung (aerober Abbau) → Endprodukte CO_2 + H_2O
- bei zu geringer O_2-Versorgung (anaerober Abbau) → Endprodukt Laktat. Intakte Blutversorgung (Muskel *in vivo*) → Abfuhr Laktat zur Leber → Umwandlung zu Glukose (Cori-Zyklus)

Verhältnisse post mortem

Verhältnisse *post mortem* (➲ Abbildung 62)

- Nach Schlachtung massive Kalziumfreisetzung im ZNS
- ↓ aerober Stoffwechsel (kein O_2 vorhanden) → ↓ Restenergiereserven (ATP, CP, Glykogen) → Laktatbildung → ↓ pH Muskulatur (anfänglich Plateau durch CP-Abbau und Puffervermögen des Muskels)
- Longitudinale Schrumpfung (➲ Abbildung 63)
  Wenn ca. 80% der ursprünglichen Energiereserven verbraucht sind → zuwenig ATP → kein Lösen von Aktin-Myosin-Querverbindungen → Beginn *Rigor mortis*

physikalisch-chemische Veränderungen

Mit diesen Vorgängen verbunden sind physikalisch-chemische Veränderungen → Beeinflussung sensorische Fleischqualität (= Qualitätseigenschaften, die mit den Sinnen feststellt werden können; ➲ Kapitel 9.2.6)

„lateral shrinkage"

- Laterale Schrumpfung („lateral shrinkage"); geht mit pH-Senkung einher Rigorbeginn → Annäherung der Myofilamente (➲ Abbildung 63) → Auspressen von Wasser

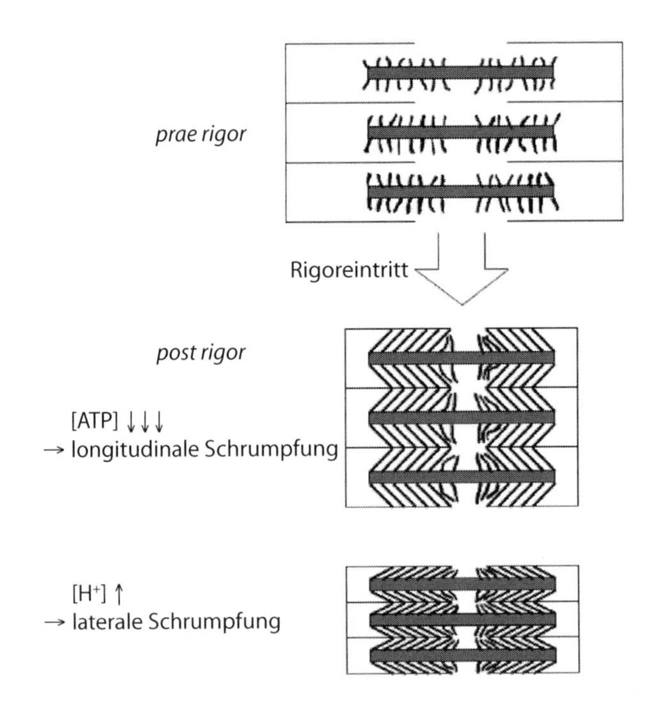

Abbildung 63: Longitudinale und laterale Schrumpfung der Sarkomere nach Rigoreintritt; schematischer Überblick über die Schrumpfung einer Myofibrille aufgrund der Bildung von Aktomyosin. Die obere Abbildung zeigt den entspannten Zustand, die unteren den Rigor-Zustand

Wasserbindung

- Veränderung der Wasserbindungseigenschaften der Muskelproteine:
  ↓ pH → Erreichen des isoelektrischen Punktes (= pH-Wert, bei dem Balance zwischen positiv und negativ geladenen Gruppen besteht) → Proteine können keine bipolaren H_2O-Moleküle anziehen → Wasserverlust des Muskels (= „drip loss" = Tropfsaftverlust).

Farbe

- Farbaufhellung:
  Licht wird vom Wassermantel an der Muskeloberfläche reflektiert. ↓ Wasserhaltekraft → ↑ Wasser an Oberfläche → ↑ Farbaufhellung.

Zartheit

- Zartheit:
  - zuerst: [ATP] ↓↓↓ → Muskelkontraktion während Eintritt des *Rigor mortis* (= longitudinale Schrumpfung) → ↑ myofibrilläre Dichte → ↓ Zartheit (pro Volumeneinheit muss mehr Material durchbissen werden)
  - später: Fortschreitende Proteolyse → Myofilamente zum Teil zerstört → ↑ Zartheit

Geschmack

- Geschmack:
  - Bildung von ATP-Metaboliten (IMP, Inosin, Hypoxanthin, Xanthin etc.) → ↑ Geschmacksintensität
  - Proteinabbau → Glutaminsäure
  - Fettabbau → Aldehyde, Ketone

9.2.5.2 pH

pH-Wert

Glykolyse der Muskelenergiereserven (Glykogen, CP, ATP) → ↓ pH. Es sind zu unterscheiden:

Schnelligkeit

- Schnelligkeit der pH-Senkung
  Je ↑ Temperatur desto schneller pH-Senkung (➲ Abbildung 64)

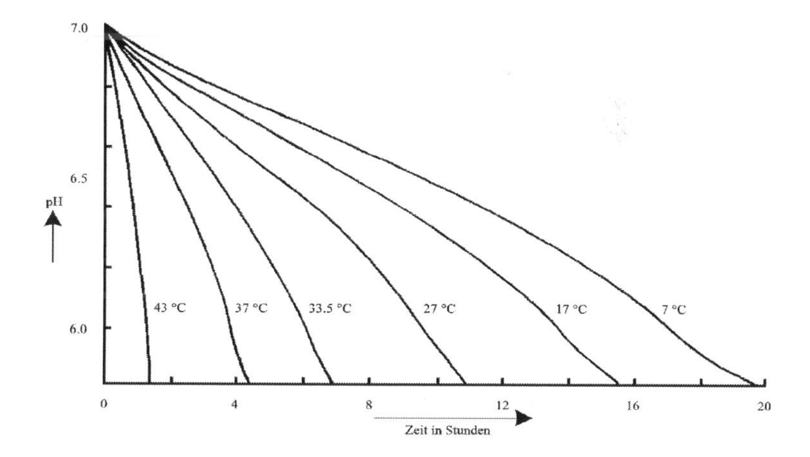

Abbildung 64: Temperatur und pH-Senkungsgeschwindigkeit im M. longissimus des Rindes (nach Marsh, 1954)

- Normalgeschwindigkeit bei Wiederkäuer-, Schweine- und Geflügelfleisch (➲ Abbildung 65; ➲ Abbildung 66; ➲ Abbildung 67)
- Abweichungen: z.B. PSE (➲ Abbildung 65; ➲ Abbildung 66; ➲ Kapitel 9.2.6.1), Bewegungen bei ineffektiver Betäubung von Geflügel ➲ Abbildung 67)

End-pH

- pH-Endwert
  Je ↑ Energiereserven und je länger Enzymaktivität desto ↓ End-pH
  - Normal-Endwerte bei üblichen Kühlungsraten (➲ Abbildung 65; ➲ Abbildung 66; ➲ Abbildung 67)

Abweichung: z.B. DFD (➲ Abbildung 65; ➲ Abbildung 66; ➲ Kapitel 9.2.6.1), Hampshire-Effekt (➲ Abbildung 66; ➲ Kapitel 9.2.6.1; ➲ Kapitel 9.2.6.2)
Der pH beeinflusst Wasserbindung (und damit die Farbe) und Geschmack (➲ Kapitel 9.2.5.1).

Muskel-pH Senkungsprofile

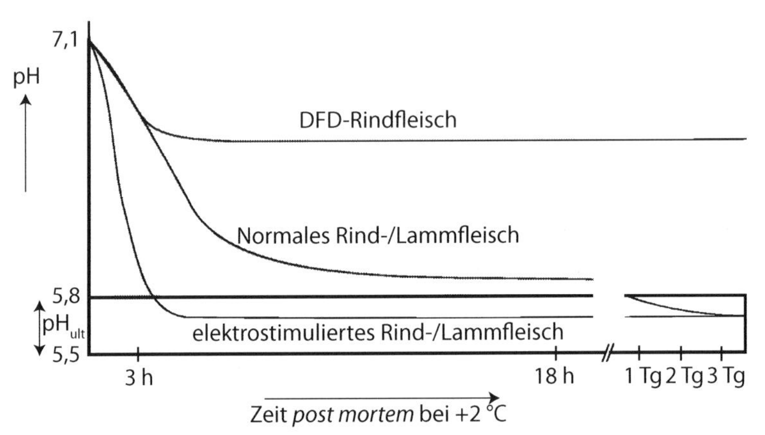

Abbildung 65: Geschwindigkeit der pH-Senkung, End-pH-Bereich und wichtige Abweichungen beim Fleisch der Wiederkäuer

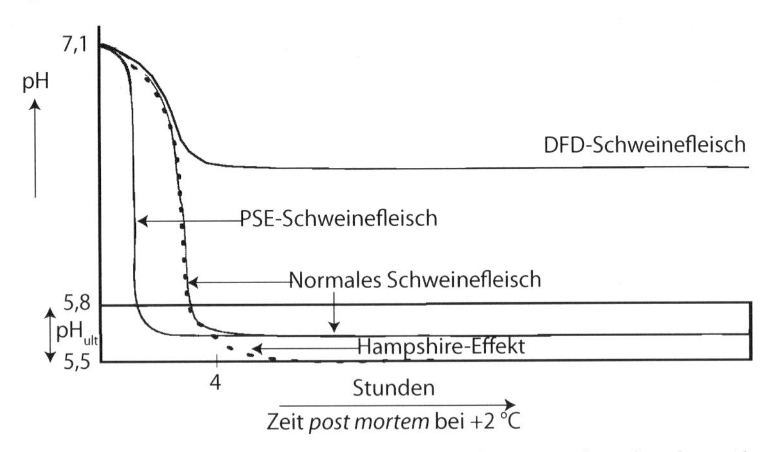

Abbildung 66: Geschwindigkeit der pH-Senkung, End-pH-Bereich und wichtige Abweichungen bei Schweinefleisch

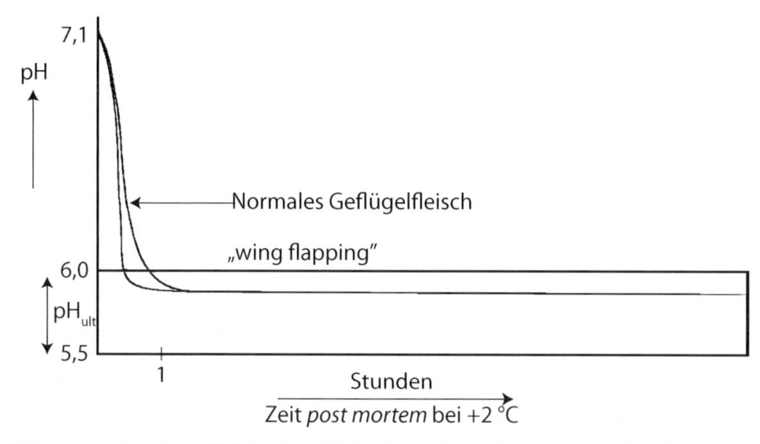

Abbildung 67: Geschwindigkeit der pH-Senkung, End-pH-Bereich und wichtige Abweichungen bei Geflügelfleisch

9.2.5.3 Wasserbindung

Wasserbindung

Unterscheide:
- bei Frischfleisch: „water holding capacity" (Wasserhaltevermögen) → Vermögen, fleischeigenes Wasser im Muskel zu halten
- bei Fleischerzeugnissen: „water binding capacity" (Wasserbindevermögen) → Vermögen, zusätzliches Wasser aufzunehmen

wichtigste Wasserbindungsmechanismen

Wichtigste Wasserbindungsmechanismen in Frischfleisch:
- myofibrilläre Dichte bzw. Schrumpfung der Myofibrillen: abhängig von longitudinaler (Sarkomerverkürzung) oder lateraler Schrumpfung (➲ Abbildung 63)
- Denaturierung von sarkoplasmatischen Eiweißen und Myosin
- Änderungen im osmotischen Druck: bei pH-Senkung werden extrazelluläre Räume hyperosmotisch → Migration von Wasser aus Muskelzellen
- Flüssigkeitszunahme innerhalb des Muskels: Tropfsaft fließt vorwiegend schwerkraftbedingt durch extrazelluläre Räume in Richtung Schnittfläche

Formen

Wasser ist in Frischfleisch in folgenden Formen gebunden:
- durch molekulare Strukturen immobilisiert (sog. Hydratwasser)
- elektrostatisch gebundenes Wasser
- strukturell (in Proteinmatrix) gebundenes Wasser → kann durch longitudinale und laterale Schrumpfung ausgepresst werden.

9.2.5.4 Farbe

Farbe

Farbe (= Farbton und Farbintensität) wird bestimmt von Lichtabsorption durch im Muskel vorhandene Pigmente (v.a. Myoglobin, weniger Hämoglobin und Cytochrom) und Reflexion am Wassermantel.

Farbton

- Farbton wird bestimmt von chemischer Form des Myoglobins (pO_2-abhängig; ➲ Abbildung 68):
  - hoher pO_2 → Oxygenierung (= O_2-Anlagerung) von Myoglobin (Fe^{2+}) → Bildung von Oxymyoglobin (MbO_2) → kirschrote, attraktive Farbe
  - niedriger pO_2 (aber nicht bei $pO_2 = 0$, ➲ Abbildung 69) → Oxidation Myoglobin (Mb; Fe^{2+}) zu Metmyoglobin (MMb; Fe^{3+}) → graubraune, unattraktive Farbe

  NB1: Alle 3 Mb-Formen kommen gleichzeitig im Frischfleisch vor (➲ Abbildung 70). Unterschiedliche Schichtdicke bei verschiedenen pO_2.

  NB2: Durch Bildung von H_2S und NH_3, unter anderem bei hohen Keimzahlen, können Sulphmyoglobin (SMb) und Cholemyoglobin (ChMb) gebildet werden. Das Vorkommen eines oder beider dieser Pigmente erklärt die Grünverfärbung von Fleisch mit hoher bakterieller Kontamination.

Farbstabilität

  NB3: MMb-Bildung kann nicht vermieden werden, sollte aber unter Kontrolle gehalten werden. Solange das reduzierende Enzymsystem (MRA = „MMb reducing activity") noch funktioniert (Schädigung z.B. durch Licht- und Temperatureinflüsse): MMb → Mb → MbO_2 laufen in beiden Richtungen ab und damit wird „Farbstabilität" erreicht (➲ Abbildung 70).

Farbintensität

- Wassermantel um Muskel bewirkt Lichtreflexion → Beeinflussung Farbintensität (➲ Kapitel 9.2.5.1).

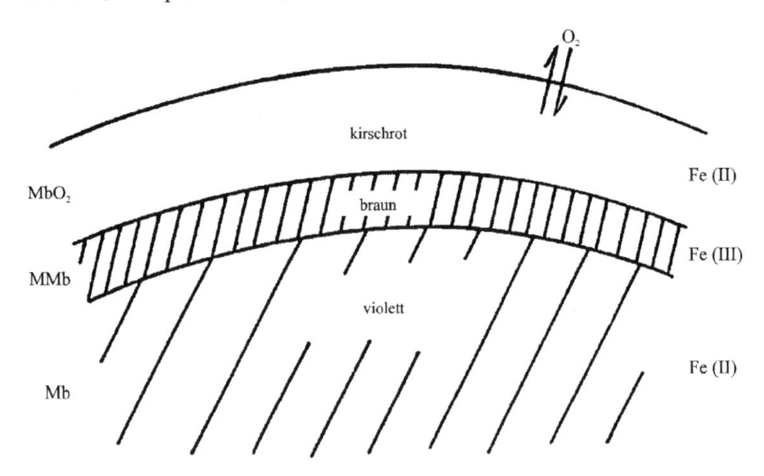

Abbildung 68: Die unterschiedlichen Myoglobinschichten an der Frischfleischoberfläche (nach Skibsted, 1996)

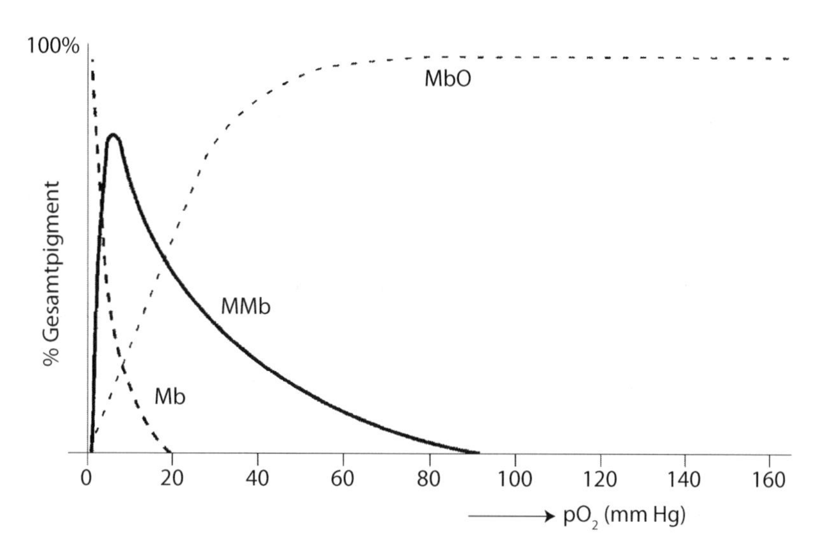

Abbildung 69: Einfluss des O_2-Partialdrucks (pO_2) auf den chemischen Zustand des Myoglobins (nach Smulders et al., *1991)*

Mb-Formen

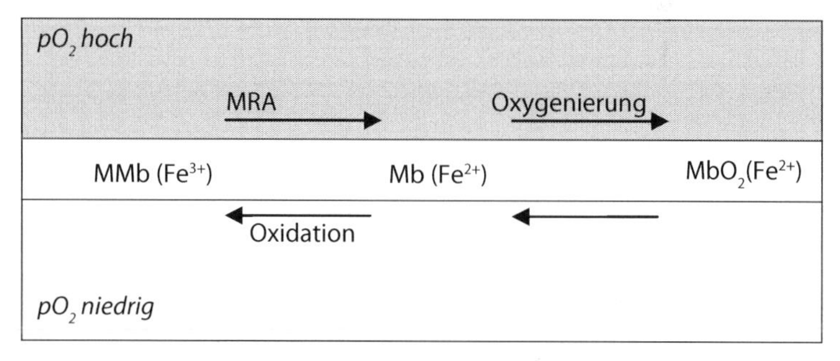

Abbildung 70: Myoglobinformen im Frischfleisch

9.2.5.5 Zartheit

Zartheit

Die Zartheit frischen Fleisches wird beeinflusst durch:

Bindegewebe

- Bindegewebe (Hintergrundzähigkeit = „background toughness")
  ↑ Alter → ↑ Quervernetzungen zwischen Kollagenmolekülen → ↓ Löslichkeit Kollagen → ↑ Zähigkeit
  NB: Während der Lagerung (bis ca. 10 Tage beim Rind) keine Veränderungen des Bindegewebes → nur bei der Fleischzubereitung zu beeinflussen (Erhitzen >80 °C → Kollagen „gelatiniert").

Fett

- Fett (CAVE: Einfluss fraglich!)
  Bei Schweinefleisch nur kritisch wenn <1% Fett → zäheres Fleisch. Bei sehr hohem Fettanteil (USA) → ↓ feste Strukturen pro Volumeneinheit zu zerbeißen („Verdünnungseffekt").

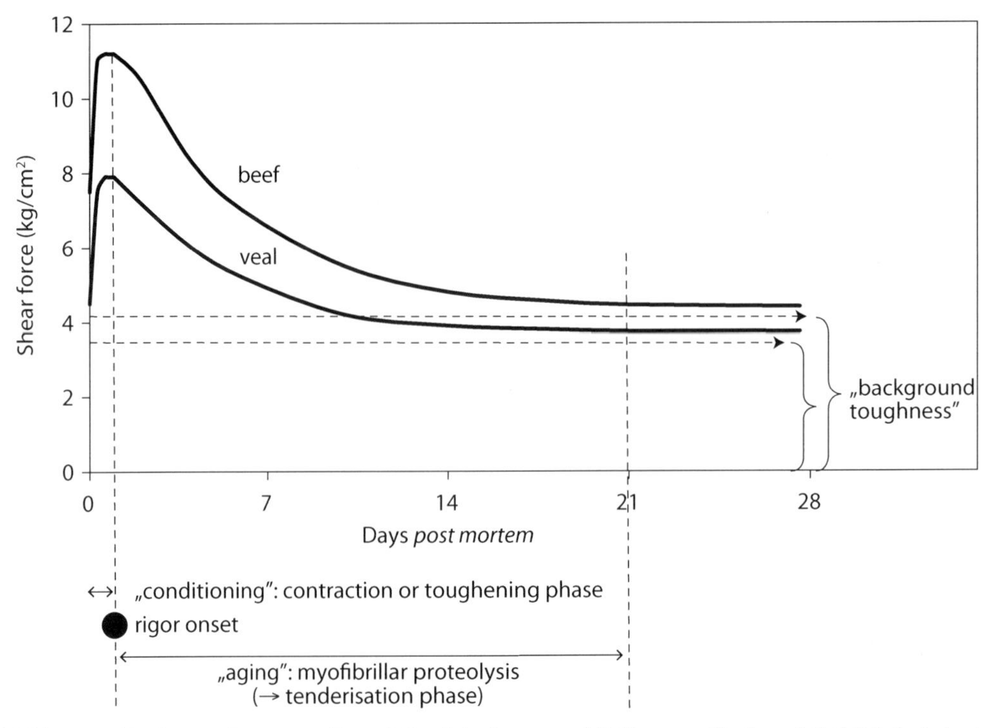

Abbildung 71: Zartheitsänderungen während Konditionierung und Reifung von Rind- und Kalbfleisch, festgestellt durch Scherkraftmessung (je höher die „shearforce", desto zäher das Fleisch) (von Smulders et al.*, 2014).*

Myofibrilläre Dichte

- Myofibrilläre Dichte nimmt zu (bedingt durch longitudinale und laterale Schrumpfung) → man hat durch mehr Substanz zu beißen

Proteolyse

- Proteolytisch bedingte Zartheitsveränderungen während der Lagerung (➲Abbildung 69), die zur Fragmentation des Muskelgewebes führen (➲Abbildung 72)

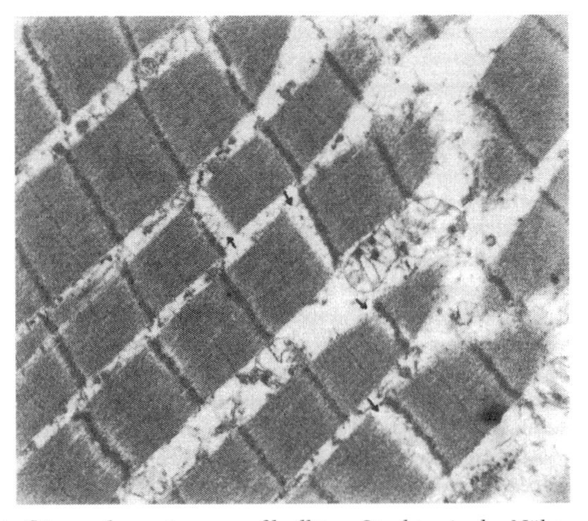

Abbildung 72: Auflösung der nativen myofibrillären Struktur in der Nähe von den Z-Linien (siehe Pfeile) im bovinen M. longissimus *nach 14-tägiger Reifung bei 2-4 °C (Quelle: P. Koolmees).*

Wichtigster Effekt! Beruht auf der Wirkung von 2 Enzymsystemen:

- „Calpaine" (= sarkoplasmatische Proteinasen. Hauptaktivität bei pH >6,0, weniger aktiv bei pH <6,0 → wichtig früh *post mortem*) und deren Inhibitoren „Calpastatine" (Unterschiede in Reifungsgrad und Reifungsendergebnis zwischen Tierarten sind größtenteils erklärbar durch die unterschiedlichen Calpastatingehalte in deren Muskeln)
  NB: Calpaine sind bei den üblichen Kühltemperaturen die wichtigsten proteolytischen Enzyme.
- „Cathepsine" [= lysosomale Proteinasen. Freigesetzt durch lysosomale Membranschädigung bei ↓ pH; vor allem aktiv bei pH <6,0; eigentlich nur relevant unter Lagerung bei hohen Temperaturen („high temperature conditioning" bei 5-10 °C) und deren Inhibitoren „Cystatine".

NB: Reifungsprofile verschiedener Tierarten sind unterschiedlich. Faustregel: je schneller die Glycolyse desto schneller die Reifung.

9.2.5.6 Geschmack

Geschmack

Geschmack („flavour") wird vor allem durch Geschmacks- und Geruchsempfindungen bestimmt. Ob man alle (es gibt >800 flüchtige Komponenten, die das Aroma in zubereitetem Fleisch bestimmen!) tatsächlich wahrnimmt, hängt davon ab, wie sensibel das Individuum ist. Rezeptoren im Mund sind grundsätzlich in der Lage die 4-5 Geschmacksempfindungen süß, salzig, sauer, bitter und „umami" zu unterscheiden. Aber hunderte bis tausende Geruchskomponenten werden von epithelialen Rezeptoren wahrgenommen, entweder durch Rezeptoren der Nase oder des hinteren Gaumenbereichs während des Kauens. Die nicht flüchtigen oder wasserlöslichen Komponenten mit geschmacklichen oder taktilen Eigenschaften sind:

- anorganische - und Natriumsalze von bestimmten Säuren (salzig)
- Hypoxanthine (ATP-Metabolit), Peptide und gewisse Aminosäuren (bitter)
- Zucker und einige Aminosäuren (süß)
- Säuren (sauer)

Die Bildung von erwünschten Geschmacksreaktionen ist vor allem auf die Maillard-Reaktion und die Lipidoxidation während des Erhitzens zurück zu führen.

Bekannte geschmacksgebende Komponenten sind:

- ATP-Metaboliten (z.B. IMP, Inosin, Hypoxanthin, Xanthin) → typischer Fleischgeschmack
- fettlösliche Aromakomponenten (z.B. Carbonylverbindungen)
- Milchsäure als „Akzentuator" (organische Säuren im Allgemeinen bewirken eine Akzentuierung des Geschmacks → z.B. Zitronensäure für diverse Gerichte verwendet). DFD-Fleisch (➲ Kapitel 9.2.6.1) → ↓ Laktat gebildet → fader Geschmack!
- Zubereitungsbedingte Komponenten, z.B. Pyrazine usw. (v.a. in brauner Kruste)

- Ammoniak, Schwefelwasserstoff, usw. [abhängig von (fortschreitender, evtl. bakterieller) Proteolyse]
- Glykogen: Pferdefleisch: 2% Restglykogen → süßer als z.B. Rindfleisch.

9.2.6 Beeinflussung der sensorischen Fleischqualität und wichtige Fleischabweichungen

9.2.6.1 Farbe und Erscheinungsbild

Farbeinflüsse in vivo

Einflüsse beim lebenden Tier

Spezies

- Speziesunterschiede:
  ↑ Tendenz zur MMb-Bildung in der Reihenfolge Rind → Schwein → Lamm

Rasse

- Rasseunterschiede:
  - Holstein-Friesian-Rinder haben mehr NAD → Sauerstoffverbrauch ist höher als bei Kreuzungen

„Hampshire-Effekt"

  - „Hampshire-Effekt" (bei Schweinen)

Ursache

    - Ursache: genetisch bedingt: dominant erbliches Gen [RN-(„Napole")- oder PRKAG3-Gen]. Bei Hampshire-Rasse und deren Kreuzungen beobachtet.

Wirkung

    - Wirkung: normale Geschwindigkeit der pH-Senkung zu tieferen Endwerten (➲ Abbildung 66) → Fleisch hat normale Glykolyserate aber ↑ Glykolysepotential.
      Fleisch ist blass und feucht, aber nicht so exsudativ wie PSE. Wird manchmal RN-Fleisch genannt.
      Hauptproblem: ↓ Ausbeute bei der Kochschinkenherstellung wegen ↓ Wasserbindungsvermögen

Geschlecht

- Geschlechtsunterschiede:
  Kühe gewöhnlich dunkleres Fleisch mit gelberer Farbkomponente als Stiere (CAVE: Auch das Alter hat diesen Effekt und Stiere werden gewöhnlich jünger geschlachtet als Kühe!)

Ernährung

- Ernährung:
  - ↑ Energiezufuhr → ↑ Marmorierung
  - Vitamin E in Nahrung → antioxidative Wirkung → ↓ MMb-Bildung? (in amerikanischen Studien nachgewiesen)
  - Wachstumsförderer (β-Agonisten, Anabolika) → ↓ Hämgehalt

Umgang mit Tieren

- Umgang mit den Tieren vor der Schlachtung. 2 wichtige Abweichungen:

PSE

  - PSE (**p**ale-**s**oft-**e**xudativ, bei Schweinefleisch)

Ursache

    - Ursache: genetisch bedingt: vererbbare Punktmutation (Base, die das Ryanodin-Rezeptorprotein-gen RyR1 kodiert) am Halothanlokus. → gestörter Mitochondrienstoffwechsel → fördert das „porcine stress syndrome" („PSS" = Maligne Hyperthermie-Syndrom „MHS") bei Schweinen.
      NB: Basierend auf den klassischen Halothan-Tests [nur die homozygot positiven (NN) zeigen Muskelsteifigkeit in den Gliedmaßen, anstatt der Entspannung nach Halothan-Narkose (wie bei

Nn und nn)], nahm man an, dass PSS rezessiv vererbt wird. Mittlerweile hat man aber festgestellt, dass die heterozygoten (Nn) Fleischcharakteristika zeigen, die zwischen NN und nn liegen → intermediäre Vererbung.

Wirkung

- ▸ Wirkung: Stress → Störung Mitochondrienstoffwechsel → versagende Thermoregulation → Hyperthermie (oft tödlich), Proteindenaturierung.
  Im Fleisch rasche ↓ pH zu normalen Endwerten (pH 5,5-5,8)! (➲ Abbildung 66).
  Denaturierung von Myosin (und sarkoplasmatischer Proteine) → ↓ Wasserbindung (water holding capacity) → ↑ Tropfsaftverlust („exudative") → Lichtreflexion durch Wasserschicht → blasses Aussehen („pale") (➲ Kapitel 9.2.5.4)
  Wasseraustritt aus Muskelfasern → ↓ Turgor → weiche Konsistenz („soft")

Vorbeugung

- ▸ Vorbeugung:
  - ◆ Genetische Maßnahmen (Halothantest, DNA-Tests an Blut oder Knorpel)
  - ◆ Schonende Tierbehandlung (**PSE tritt auch bei Halothan-negativen, aber schonungslos behandelten Tieren auf!**) UND Mindestruhezeit vor Schlachtung: 2 Stunden
  - ◆ Rasche Kühlung nach Schlachtung

DFD

- DFD (**d**ark-**f**irm-**d**ry, bei Rind- und Schweinefleisch)

Ursache

- ▸ Ursache: langanhaltender Stress → Erschöpfung der Muskelenergiereserven (Glykogen)
  - ◆ Schlechte Behandlung vor der Schlachtung (z.B. ungeeignete Wartestallbedingungen, schonungslose Behandlung)
  - ◆ adrenergische Aktivierung der Glykolyse
  - ◆ niedrige Glykogengehalte in der Muskulatur durch fehlerhafte oder mangelhafte Ernährung oder Hungern

  Bemerke: bei Rindern keine Nüchterungszeit vor dem Transport (→ Salmonellenproblem!), bei Schweinen aber üblich (12-18 h), um Eintragung von Darminhalt bzw. -bakterien zu reduzieren; deswegen bei Schweinen auch DFD möglich

Wirkung

- ▸ Wirkungen: Erschöpfung Energiereserven → kein Substrat für Milchsäurebildung nach Schlachtung → ↑ End-pH (normaler pH von 5,5-5,8 nicht erreicht; ➲ Abbildung 65; ➲ Abbildung 66).
  End-pH 6,0-6,7 → Proteine weit entfernt vom isoelektrischen Punkt → ↑ Wasserbindung („water holding capacity") →
  - ◆ ↑ Turgor → Konsistenz fest („firm") (CAVE: Konsistenz ≠ Zartheit ➲ Kapitel 9.2.6.3)
  - ◆ Wasserschicht an Oberfläche dünn → Oberfläche leimig (klebrig) und trocken („dry")
  - ◆ Wasserschicht an Oberfläche dünn → ↓ Lichtreflexion → dunkle Farbe („dark")

- Erschöpfung ATP-Reserven → wenig ATP-Metaboliten, zusammen mit ↓ Milchsäure → fader Geschmack (➲ Kapitel 9.2.6.4)
- Hoher End-pH → rascher Verderb: für normale Verderbsflora zu wenig Kohlenhydrate → Entwicklung einer mehr proteolytischen Flora, die bei hohem pH gut wächst → schon bei geringerer Keimzahl Geruchsabweichungen
  Aber: Wegen hoher Wasserbindungskapazität zur Herstellung von Kochschinken und Brühwürsten gut geeignet (nicht für Rohwürste!).

Vorbeugung

- Vorbeugung: Vermeidung von Langzeitstress (v.a. Beladen, Transport, zu lange Wartezeit am Schlachthof: negative Wirkung von Rangkämpfen bei Rind und Schwein → Schweine nicht länger als 4 h am Schlachthof warten lassen; Stiere separat aufstallen vor der Schlachtung)

Einflüsse bei Schlachtung und Karkassenbehandlung

Einflüsse bei der Schlachtung und Tierkörperbehandlung

- Betäubung → kann Blutflecken („blood splash" = Petechien) bewirken (➲ Kapitel 4)
- Elektrostimulation (➲ Kapitel 9.2.6.3) → sehr schnelle ↓ pH → Eiweißdenaturierung → ↓ Wasserbindung → blasseres Fleisch (nicht so gravierend wie bei PSE, nicht unattraktiv)
- Warmzerlegung → erlaubt schnellere Kühlung → ↓ Proteindenaturierung → ↑ Wasserbindung → dunklere Farbe
- Kontaminationsrate: (aerobe Lagerung): viel *Pseudomonaceae* → grüne Verfärbung, ↓ Farbstabilität

Einflüsse der Verpackung

Einflüsse der Fleischlagerung und -verpackung

- Licht und Temperatureinflüsse: MRA-Funktion ↓ → Farbstabilität ↓
- Kontrolle der Gasatmosphäre um das Fleisch → Beeinflussung des pO_2 → Änderung Mb-, MbO_2-, MMb-Verhältnisse abhängig von O_2-Durchlässigkeit der Verpackung (➲ Kapitel 8.4.11).
- Gezielte Beeinflussung der Dicke der MbO_2-, MMb- u. Mb-Schicht im Fleisch durch Schutzgasverpackung (= MAP) (➲ Kapitel 8.4.11)
  Bemerke: obwohl im Allgemeinen bei MAP CO_2 und O_2 (letzteres führt zu einer erhöhten Dicke der Oberflächenschicht von MbO_2) verwendet wird, wird in den USA manchmal CO in sehr niedrigen Konzentrationen (0,4%) zugegeben. Daher wird Carboxymyglobin gebildet, das ähnlich attraktive kirschrote Farbe wie MbO_2 hat, aber weitaus stabiler ist. Größte Sorge: Fleisch könnte frisch aussehen, obwohl es möglicherweise bereits längst verdorben ist.

9.2.6.2 Wasserhaltevermögen des Fleisches

in vivo *Einflüsse*

Einflüsse beim lebenden Tier

Spezies
- Speziesunterschiede:
  Zusammenhang mit der Glykolysegeschwindigkeit: kein PSE in langsam glykolysierenden Muskeln (z.B. Rind) (➲ Abbildung 65)

Rasse
- Rasseunterschiede:
  stressempfindliche/-resistente Schweine, Hampshire Effekt (➲ Kapitel 9.2.6.1)

Ernährung
- Ernährung:
  Wachstumsförderer (z.B. β-Agonisten)→ ↓ Wasserhaltefähigkeit

Umgang mit Tieren
- Umgang mit den Tieren (➲ Kapitel 9.2.6.1)

Einflüsse Schlachtung

Einflüsse bei Schlachtung und Weiterbehandlung

Glykolyse
- Glykolysegeschwindigkeit und End-pH (➲ Kapitel 9.2.5.3, pH)

Zerlegezeitpunkt
- Zeitpunkt der Zerlegung:
  (komplizierte, nicht lineare Beziehung)

Größe Muskelstücke
- Zerkleinerungsgrad (Größe der Muskelstücke):
  je ↑ Oberfläche, desto ↑ Tropfsaftverlust

Fleischtemperatur
- Fleischtemperatur:
  - Temperatur → Einfluss auf Proteinintegrität: 15 °C optimal. Zu kalt oder zu warm → negative Effekte (➲ Abbildung 73; ➲ Kapitel 9.2.6.3)
  - Muskelverkürzung (➲ Abbildung 73; ➲ Kapitel 9.2.6.3)
  - Verpackung, Gefrieren und Auftauen
    abhängig von Eiskristallbildung. Grundsatz: schnell einfrieren, langsam auftauen (➲ Kapitel 8.4.2.3)

Einflüsse bei Zubereitung

Einflüsse bei der Zubereitung
- Zubereitung im Haushalt
  Trockene Hitze → Wasserverdunstung
  Feuchte Hitze (Kochen unter Druck) → ↑ Kochverlust. Grundsatz: Überkochen ist schädlich. > 60 °C starke Schrumpfung des Kollagennetzes → Auspressen Fleischsaft

9.2.6.3 Zartheit

in vivo *Einflüsse*

Einflüsse beim lebenden Tier

Spezies
- Speziesunterschiede:
  Bindegewebsgehalt, Fettgehalt, Anfälligkeit für Kältekontraktion, ↓ Proteolysekapazität in der Reihenfolge Geflügel → Schwein → Lamm → Rind

Genetik
- Genetische Effekte:
  Hinweise, dass Zartheitseigenschaften vererbbar sind: Einige Vater-/Muttertiere produzieren Nachwuchs mit zarterem Fleisch als andere.

Geschlecht
- Geschlechtsunterschiede:
  Stiere → ↑ Bindegewebe als Kühe. Aber: viele Zartheitsunterschiede durch unterschiedliches Schlachtalter und abhängig vom Muskel.

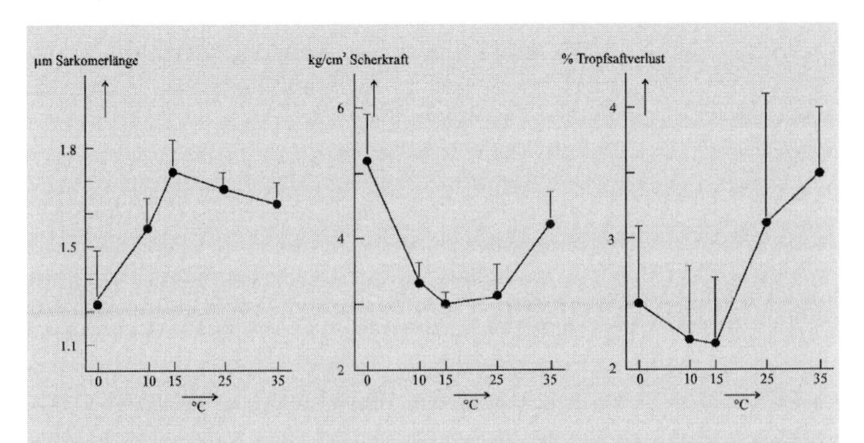

*Abbildung 73: Effekt einer 5stündigen Konditionierungsperiode bei verschiedenen Temperaturen auf Sarkomerlänge, Scherkräfte und Tropfsaftverlust von elektrostimuliertem, warmzerlegtem Rindfleisch (*M. longissimus*), bestimmt nach 7-tägiger, vakuumverpackter Lagerung (nach Smulders* et al., *1984)*

Alter

- Altersunterschiede:
  Alter → beeinflusst Löslichkeit von Kollagen → abhängig vom Grad der Vernetzung zwischen Tropokollagenmolekülen: ↑ Alter → ↑ Vernetzungen → zäheres Fleisch (längere Erhitzungszeiten erforderlich)

Rationsgestaltung

- Rationsgestaltung:
  hochenergetische Ration → ↑ Marmorierung → „Verdünnung" der Proteinmatrix → ↓ dichte Substanz ist zu durchbeißen

Wachstumsförderer

- Wachstumsförderer:
  z.B. Clenbuterol lenkt Stoffwechsel in anabole Richtung → ↓ Calpain-und ↑ Calpastatinaktivität → *post mortem* ↓ proteolytische Kapazität

Umgang mit Tieren

- Umgang mit dem Tier:
  z.B. DFD-Fleisch (höherer pH) fördert Calpainaktivität (aktiver bei pH >6,0) → DFD-Fleisch normalerweise zarter. CAVE: Der Begriff „firm" bezieht sich auf die Konsistenz, nicht auf die Zartheit!

Einflüsse Schlachtung

Einflüsse bei Schlachtung und Weiterbehandlung

Kühlungsrate / Kälteverkürzung

Mechanismus

- Kühlungsrate und „cold shortening" (Kälteverkürzung):
  primär ein Problem von Spezies mit langsamer Glykolyse (Wiederkäuer). Intensität des *Rigor mortis* [Grad des Ineinandergreifens („interdigitation") von Aktin und Myosin] stark temperaturabhängig. Kühlung zu schnell → Rücktransport von Ca^{2+}-Ionen ins sarkoplasmatische Retikulum ineffektiv, zusätzlich Freisetzung von Ca^{2+} aus Mitochondrien → ständige Stimulation von glykolytischen Enzymen und ATPasen → Stimulation Muskelkontraktion → stärkeres Ineinandergreifen von Aktin/Myosin als gewöhnlich → ↑ myofibrilläre Dichte (= ↓ Sarkomerlänge) → mehr Substanz zu durchbeißen → Fleisch zäher (= ↑ Scherkräfte, ➲ Abbildung 63, ➲ Abbildung 73)

Faustregel: Temperatur <12-10 °C und noch genug Energie zur Kontraktion (pH >6,0-6,1) → „cold shortening“ (Kälteverkürzung)

Vorbeugung
Cold shortening

Vorbeugung:

- Langsame Kühlung von Muskeln mit langsamer Glykolyse (manchmal Lagerung bei relativ hohen Temperaturen (high temperature conditioning) (➲ Abbildung 71 zeigt kombinierte Effekte von Elektrostimulation und „high temperature conditioning“)
- wenn schnelle Kühlung:
  - sicherstellen, dass Energiereserven im Muskel großteils verbraucht sind, wenn kritischer Temperaturbereich (12-10 °C) erreicht wird → Elektrostimulation früh *post mortem*.
    Elektrostimulation: Stromfluss durch Karkasse → ↑ Energieverbrauch → rasche ↓ pH (➲ Abbildung 65)
  - Strecken der wichtigsten Muskeln → Tierkörper am Beckenknochen (anstelle Achillessehne) aufgehängt („tenderstretch“, „pelvic suspension“) → ↓ Muskelverkürzung in einigen Tierkörperteilen

Thaw shortening

- „thaw-shortening“: „cold-shortening“-ähnliches Verkürzungsphänomen beim Auftauen von Fleisch, das vor Rigoreintritt eingefroren wurde
  NB: ↑ Risiko der Muskelverkürzung (und somit der Zähigkeit) bei Warmzerlegung → Elektrostimulation (manchmal kombiniert mit „high temperature conditioning“) absolut notwendig, um Zartheitsproblemen vorzubeugen.

Heat shortening

Bemerke: erhebliche postmortale Muskelkontraktionen (und folglich zäher Werden des Fleisches) tritt auch auf, wenn der Rigor mortis *bei hohen Temperaturen eintritt (➲ Abbildung 73). Dies ist der Fall bei unzureichend gekühlten Schlachttierkörpern (z.B. einigen Wildwiederkäuern). Dieses Phänomen wird als „Heat shortening“ oder „Rigor contracture“ bezeichnet.*

Einflüsse Zubereitung
Erhitzungstemperatur

Einflüsse bei der Zubereitung

- Erhitzungstemperatur
  Erhitzen von Fleisch beginnt mit einem Zäherwerden:

40-50 °C:	↑ Denaturierung von myofibrillären Proteinen (→ 3-4 mal zäher als roh)
65-70 °C:	maximales Schrumpfen von Bindegewebe und myofibrillären und sarkoplasmatischen Proteinen (wiederum 2 mal zäher)
70-80 °C:	Fleisch fest und „well done“
80-100 °C:	Auflösen des Bindegewebes (gelatinieren), Fleisch brüchig, aber sehr trocken.

→ Steak besser länger bei 65 °C erhitzen als kurzzeitig bei höheren Temperaturen. Bei sehr hochwertigem Material auch sehr kurz bei hoher Temperatur (→ Oberflächenerhitzung, Kern noch roh = „saignante“ = „blutig“). Bei weniger wertvollen Muskeln z.B. vom Nackenbereich (↑ Bindegewebsgehalt) lange > 80 °C (zur Gelatinierung des Kollagens) erhitzen.

9.2.6.4 Fleisch Geruch und Geschmack

in vivo *Einflüsse*

Einflüsse beim lebenden Tier

Spezies

- Speziesunterschiede:
  Offensichtlich (z.B. Pferdefleisch süßer als Rindfleisch , wegen höherer Menge an Restglykogen; ➲ Kapitel 9.3.2.1). Konsumentenpräferenz traditionsabhängig

Rasse

- Rassenunterschiede:
  Bos taurus (europäische Rassen) schmeckt anders als *Bos indicus* (z.B. Brahmantyp- Rinder)

Geschlecht

- Geschlechtsunterschiede:
  z.B. Ebergeruch unkastrierter männlicher Schweine, wahrscheinlich in Abhängigkeit vom Gehalt an Androstenon und Skatol

Fütterung

- Fütterung: z.B.
  - Schaf mit Rapssamenfütterung → Fleischgeschmack nach gekochtem Kohl; Schweinefütterung mit zu viel mehrfach ungesättigten Fettsäuren → Fleisch mit Fischgeschmack
  - überhöhte Energiegehalte → Marmorierung ↑ → mehr Geschmack durch höheren Gehalt an Aromakomponenten

Umgang mit Tieren

- Umgang mit dem Tier:
  DFD-Fleisch → wenig ATP-Metaboliten, zu wenig Milchsäure (➲ Kapitel 9.2.5.6) → fader Geschmack

Einflüsse Schlachtung

Einflüsse bei Schlachtung und Weiterbehandlung

Bakterielle Kontamination

- Bakterielle Kontamination:
  abhängig von vorherrschenden Bakterienspezies, z.B.
  - aerober Verderb (*Pseudomonaceae* und *Enterobacteriaceae*) → schwefelige Geruchs- und Geschmacksabweichungen möglich
  - anaerober Verderb (*Lactobacillaceae* und *Brochothrix thermosphacta*) → käsige und milchige Geschmacksabweichungen dominieren

Lipid(per)oxidation

- Lipid(per)oxidation:
  - zerkleinertes Fleisch (entbeintes Huhn/Truthuhn). Von Knochenmark evtl. freigesetzte Hämgruppen fungieren als Katalysator (Vergleich Autooxidation in Milch ➲ Kapitel 9.1.5.1)
  - Fleisch mit sehr langer Gefrierlagerung Anfälligkeit für Oxidation (ranziger Geschmack) (➲ Gefriertoleranzen Kapitel 10.3.2)

Lagerzeit

- Lagerzeit:
  Ab dreitägiger Lagerung frisch erschlachteter Karkassen → aus Muskellipiden zunehmend „zyklische Carbonylverbindungen" gebildet. Übrigens, bei fettfreiem Fleisch fehlen diese Komponenten, die als wichtig für Rindfleischgeschmack erachtet werden.
  Bemerke: Es wurde kürzlich festgestellt, dass MAP-Verpackungen oxidative Veränderungen und damit auch organoleptischen Veränderungen herbeiführen können.

Einflüsse bei Zubereitung

Einflüsse bei der Zubereitung

Thiole

- Thiolbildung:
  Zucker und schwefelhaltige Aminosäuren bilden Thiole, einige dieser haben fleischigen Geschmack. ↑ Schwefelbildung aus schwefel-haltigen Aminosäuren mit ↑ Kochdauer und -temperatur.

Pyrazin

- Pyrazinbildung:
  Beginn im Temperaturbereich 70-100 °C, optimal bei 120 °C. Pyrazine generell gefunden in der braunen Oberfläche von erhitztem Fleisch. Sie sind wichtig für Fleischgeschmack.

„Warmed over" Geschmack

- „Warmed over"-Geschmack:
  entwickelt sich nach dem Kochen von Fleisch durch Oxidation von intramuskulären Phospholipiden und Fettsäuren. Reaktion wahrscheinlich katalysiert durch Eisen (speziell non-Häm).

9.2.6.5 Reifungsfehler

Reifungsfehler
Einflussfaktoren

Stickige Reifung

Bestimmte Faktoren behindern eine optimale Reifung → überschießende Enzymaktivität → nachteilige Veränderungen insbesondere von Wildbret:

- hohe Außentemperaturen
- mangelnde Möglichkeit zur Auskühlung (dichte Lagerung warmer Tierkörper)

Erscheinungsbild:

- kupferrote Färbung des Fleisches
- widerlich süßer Geruch
- Fleisch wird mürbe und weich

Weiterführende Literatur:

Fahr, R.D. und G. von Lengerken (Hrsg.) (2003). Milcherzeugung – Grundlagen, Prozesse, Qualitätssicherung.. Deutscher Fachverlag,.

Fox, P.F. and P.L.H. McSweeney (1998). Dairy Chemistry & Biochemistry. Publ. Springer, 478 pp.

Godber, J.S. (1994). Nutritional value of muscle foods. In: Kinsman, D.M., A.W. Kotula, B.C. Breidenstein (Eds.). Muscle Foods. New York: Chapman & Hall, p. 430-455.

Griffiths, M. (Ed.) (2010). Improving the safety and quality of milk: milk production and processing (Vol. 1). Elsevier.

Hofbauer, P and F.J.M. Smulders (2011). The muscle biological background of meat quality including that of game species. In: Paulsen, P., A. Bauer, M. Vodnansky, R. Winkelmayer and F.J.M. Smulders (2011) (Hrsg.). Game meat hygiene in focus: Microbiology, epidemiology, risk analysis and quality assurance. Wageningen Academic Publishers, 352 pp.

Jensen, W.K., C. Devine and M. Dikeman (Eds.) (2004). Encyclopedia of Meat Sciences. Elsevier Academic Publishers Press, Amsterdam.

Lawrie, R. and D. Ledward (Eds.). Lawrie´s Meat Science, 7th edn. CRC. Press, 442 pp.

Roginski, H.J., J.W. Fuguay and P.F. Fox (Eds.) (2003). Encyclopedia of Dairy Sciences. Elsevier Academic Publishers Press, Amsterdam.

Smulders, F.J.M., P. Hofbauer and G.H. Geesink (2014). The Conversion of Muscle to Meat. In: Ninios, T., J. Lundén, H. Korkeala and M. Fredriksson-Ahomaa (Eds.). Meat inspection and control in the slaughterhouse, Wiley Blackwell, pp. 399-421.

Swatland, H.J. (1995). On-Line evaluation of meat Lancaster (Pennsylvania, USA): Technomic, 347 pp.

Weiterführende Websites:

Österreichisches Lebensmittelbuch (Codex Alimentarius Austriacus, 2005).
IV. Auflage,
Kapitel B14 – Fleisch und Fleischwaren
Kapitel B32 – Milch und Milchprodukte
https://www.verbrauchergesundheit.gv.at/lebensmittel/buch/codex/kapitel.html.

EU-Rechtsakte und österreichische Bundesgesetze

Auflistung der in Kapitel 9 angeführten EU-Rechtsakte und österreichischen Bundesgesetze in Langtiteln und mit dem Datum der letzten Änderung (Stand Februar 2015):

EU-Rechtsakte:

Verordnung (EG) Nr. 853/2004 des Europäischen Parlaments und des Rates vom 29. April 2004 mit spezifischen Hygienevorschriften für Lebensmittel tierischen Ursprungs, ABl. L 139 vom 30.4.2004, S. 55-205; zuletzt geändert durch Verordnung (EU) Nr. 1137/2014 der Kommission vom 27. Oktober 2014, ABl. L 307 vom 28.10.2014, S. 28-29.

Verordnung (EG) Nr. 1234/2007 des Rates vom 22. Oktober 2007 über eine gemeinsame Organisation der Agrarmärkte und mit Sondervorschriften für bestimmte landwirtschaftliche Erzeugnisse (Verordnung über die einheitliche GMO), ABl. L 299 vom 16.11.2007, S. 1-149; zuletzt geändert durch Verordnung (EU) Nr. 517/2013 des Rates vom 13. Mai 2013, ABl. L 158 vom 10.6.2013, S. 1-71.

Verordnung (EG) Nr. 1249/2008 der Kommission vom 10. Dezember 2008 mit Durchführungsbestimmungen zu den gemeinschaftlichen Handelsklassenschemata für Schlachtkörper von Rindern, Schweinen und Schafen und zur Feststellung der diesbezüglichen Preise, ABl. L 337 vom 16.12.2008, S. 3-30; zuletzt geändert durch Durchführungsverordnung (EU) Nr. 148/2014 der Kommission vom 17. Februar 2014, ABl. L 46 vom 18.2.2014, S. 1-2.

Verordnung (EG) Nr. 1169/2011 des Europäischen Parlaments und des Rates vom 25. Oktober 2011 betreffend die Information der Verbraucher über Lebensmittel und zur Änderung der Verordnungen (EG) Nr. 1924/2006 und (EG) Nr. 1925/2006 des Europäischen Parlaments und des Rates und zur Aufhebung der Richtlinie 87/250/EWG der Kommission, der Richtlinie 90/496/EWG des Rates, der Richtlinie 1999/10/EG der Kommission, der Richtlinie 2000/13/EG des Europäischen Parlaments und des Rates, der

Richtlinien 2002/67/EG und 2008/5/EG der Kommission und der Verordnung (EG) Nr. 608/2004 der Kommission, ABl. L 304 vom 22.11.2011, S. 18-63; zuletzt geändert durch Delegierte Verordnung (EU) Nr. 78/2014 der Kommission vom 22. November 2013, ABl. L 27 vom 30.1.2014, S. 7-8.

Bundesgesetz:

Verordnung des Bundesministers für Land- und Forstwirtschaft, Umwelt und Wasserwirtschaft über Handelsklassen für Rinder- und Schweineschlachtkörper sowie über die Einstufung von bis zu zwölf Monate alten Rindern (**Schlachtkörper-Klassifizierungs-Verordnung**), **BGBl. II Nr. 71/2011**.

10 Lebensmitteltechnologie

10.1 Allgemeines

Im Weißbuch der Lebensmittelsicherheit (2000) wurde unter anderem festgelegt, dass das europäische Lebensmittelrecht in Richtung Sicherstellung eines hohen Standards der Lebensmittelsicherheit ergänzt und modernisiert werden muss. Damit wurde auch darauf gezielt und *expressis verbis* erwähnt, dass GHP von den Industriesektoren unterschiedlicher Bereiche festgelegt und durchgeführt werden muss. Das liegt in der Eigenverantwortung der Unternehmer (➲ VO (EG) Nr. 852/2004). Dabei liegt die Kontrolle von Lebensmitteln tierischer Herkunft jedoch größtenteils im Verantwortungsbereich von (amtlichen) Tierärzten.

In der VO (EG) Nr. 854/2004 wird die Relevanz der Lebensmitteltechnologie für den veterinärmedizinischen Beruf noch einmal bestätigt, indem die Europäische Kommission die (amtlich tätigen) Tierärzte verpflichtet, nachweisen zu können, dass sie die wesentlichen Konzepte der Lebensmittelbe- und -verarbeitung und der Lebensmitteltechnologie beherrschen (➲ Kapitel 1).

Das bedeutet, dass der wissenschaftliche Hintergrund zur Ermöglichung von Kontroll- und Auditierungstätigkeiten im Rahmen der Ausbildung gelehrt und von Tierärzten beherrscht werden muss. Um ernst zu nehmende Gesprächspartner in einem multidisziplinären Risikomanagement-Ansatz („One Health“) sein zu können, müssen Tierärzte Herstellungsverfahren kennen, verstehen und die damit assoziierten hygienisch gefährlichen „major risk areas“ erfassen können.

Jeder (neue) technologische Prozess bedeutet erhöhte Bestrebungen in Richtung Qualität und Lebensmittelsicherheit, was immer auch Kontrollen nach sich zieht. Um technologische „Fehlentwicklungen“ zu verhindern ist es notwendig, dass der amtliche Tierarzt bereits von der frühesten Planungsstufe an involviert ist. Zwar sind viele Fachleute aus unterschiedlichen Bereichen der Lebensmittelproduktion mit der Erhaltung von Qualität und Sicherheit befasst, die Aufgabe des Tierarztes ist es jedoch, die gesamte Lebensmittelkette („from stable to table“) zu überblicken. Das bedeutet aber kontinuierliche Weiterbildung, um den Beruf trotz stetiger Innovationen und neuer Anforderungen hoch qualifiziert ausführen zu können.

Vor allem in der Primärproduktion (Tiergesundheit, Stallhygiene, Prävalenzrate), aber auch in der Ver- und Bearbeitung sowie bei Transport und Vermarktung von Lebensmitteln müssen Tierärzte mögliche chemische, biologische und physikalische Gefahren erkennen und abschätzen können sowie damit umzugehen wissen.

Das bedeutet natürlich nicht, dass Veterinärmediziner voll ausgebildete Lebensmitteltechnologen sein müssen (auch nicht im Bereich Lebensmittel tierischer Herkunft!), allerdings wird erwartet, dass das erforderliche Basiswissen vorhanden ist, um z.B. Auditierungs- und Inspektionstätigkeiten durchführen oder aktiv bei Risikomanagement-Szenarien (HACCP) notwendige Maßnahmen setzen zu können.

„Lebensmitteltechnologie" ist daher nicht nur die praktische Umsetzung von Haltbarmachungsverfahren (➲ Kapitel 8.4), sondern ist unmittelbar mit der Lebensmittelsicherheit (also einem tierärztlichen Kerngebiet) verbunden. Gemeinsam mit dem Wissen aus den vorangegangenen Kapiteln wird in diesem Kapitel die Basis für das Verständnis des nachfolgenden Kapitels 11 (Qualität und Qualitätssicherung) geschaffen

Dazu einige Beispiele:

- Im Rohmaterial befindliche „biologische" Gefahren, wie z.B. Pathogene vegetative Bakterien, die auf rohem Fleisch vorkommen können, werden bei der Brühwurstherstellung großteils durch Erhitzung verringert (Mechanismus ➲ Kapitel 8.4.2.4; Technologie ➲ Kapitel 10.4.4.1), wobei der Temperatur-Zeit Verlauf im Produkt kritisch ist („CCP" ➲ Kapitel 11.4.2).
- Bei der Herstellung von Rohwürsten kann es andererseits durch die Verwendung von gefrorenem Schweinefleisch, von Nitritpökelsalz und durch die Trocknung (Verringerung der Wasseraktivität ➲ Kapitel 8.1.3.1) zur Inaktivierung von *Trichinella spiralis* kommen.
- Bei fermentierten Lebensmitteln werden auch mikrobielle Interaktionen („Starterkulturen", „Schutzkulturen") zur Beherrschung unerwünschter und pathogener Bakterien genützt.
- Umgekehrt können fehlerhafte Produktionsabläufe zu gesundheitsschädlichen Produkten führen. Dies gilt nicht nur für biologische Gefahren, sondern auch für chemische Gefahren und Fremdkörper.

10.2 Technologie der Milchbe- und -verarbeitung

In der Regel sind Tierärzte kaum tätig in der Überprüfung von Be- und Verarbeitung von Rohmilch zu Milchprodukten. Folgender Abschnitt stellt darum – zur Illustration – nur die wichtigsten Stufen der Milchtechnologie dar.

10.2.1 Milchproduktgruppen – allgemein

Produktgruppen aus oder mit Milch

Milch als Ausgangsstoff oder als Bestandteil von

- Konsummilch (z.B. Vollmilch)
  Weg der Milch vom Landwirt zum Konsumenten:
  Die Rohmilch wird vom Landwirt von der Molkerei übernommen, dort in Rahm und Magermilch separiert, danach durch definierten Rahmzusatz auf einen bestimmten Fettgehalt (z.B. 3,6%) standardisiert, homogenisiert, pasteurisiert, abgefüllt, verpackt und in den Handel ausgeliefert.

- Milchprodukte auf Fettbasis (z.B. Butter)
- Milchmischerzeugnisse (z.B. Fruchtjoghurt)
- Milchdessertprodukte (z.B. Pudding)
- Haltbarprodukte (z.B. H-Milch)
- Industriestoffe (Futtermittel) (z.B. Milchpulver)
- Dauermilchprodukte (z.B. Kondensmilch)
- Sauermilchprodukte (z.B. Sauermilch)
- Milchprodukte auf Eiweißbasis (z.B. Käse)

fermentierte Milchprodukte

Verwendung von Mikroorganismen für die Erzeugung fermentierter Milchprodukte

- Starterkulturen („Säurewecker")
  Selektierte, definierte lebensfähige Mikroorganismen in Rein- oder Mischkultur → Verbesserung von Aussehen, Geruch, Geschmack und Haltbarkeit.
  Milchsäurebakterien: Streptokokken, Laktobazillen
- Zusatzkulturen:
  Propionsäurebakterien, Rotschmiere-Kulturen, Schimmelpilz- und Hefekulturen

10.2.2 Vereinfachtes Produktionsschema für Sauermilchprodukte

Sauermilchprodukt, mit Früchten → Fruchtjoghurt

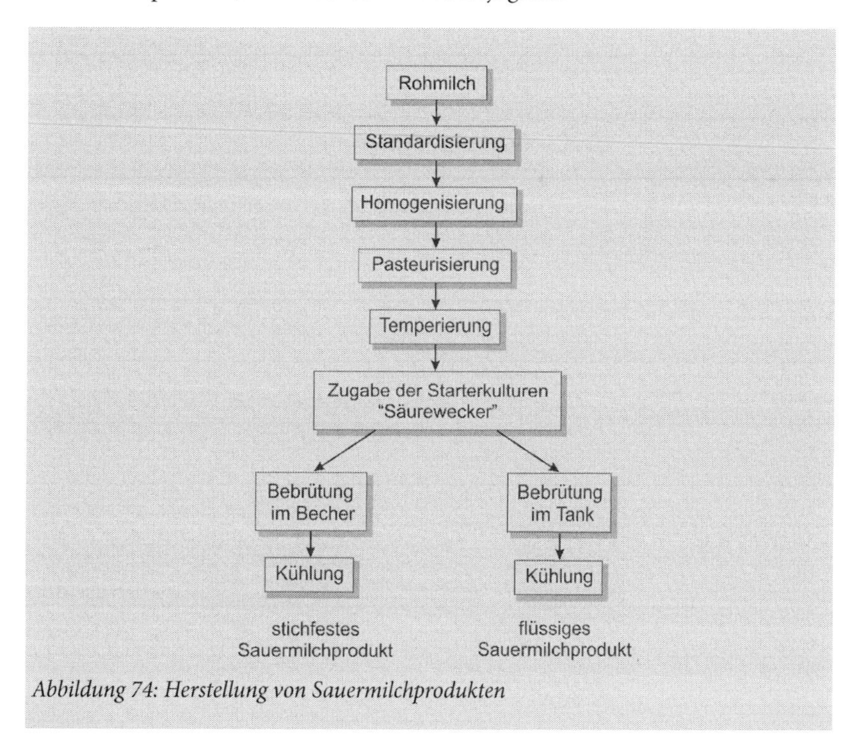

Abbildung 74: Herstellung von Sauermilchprodukten

10.2.3 Butterherstellung

Butter → Wasser-in-Fett-Emulsion,
Süßrahm- und Sauerrahmbutter

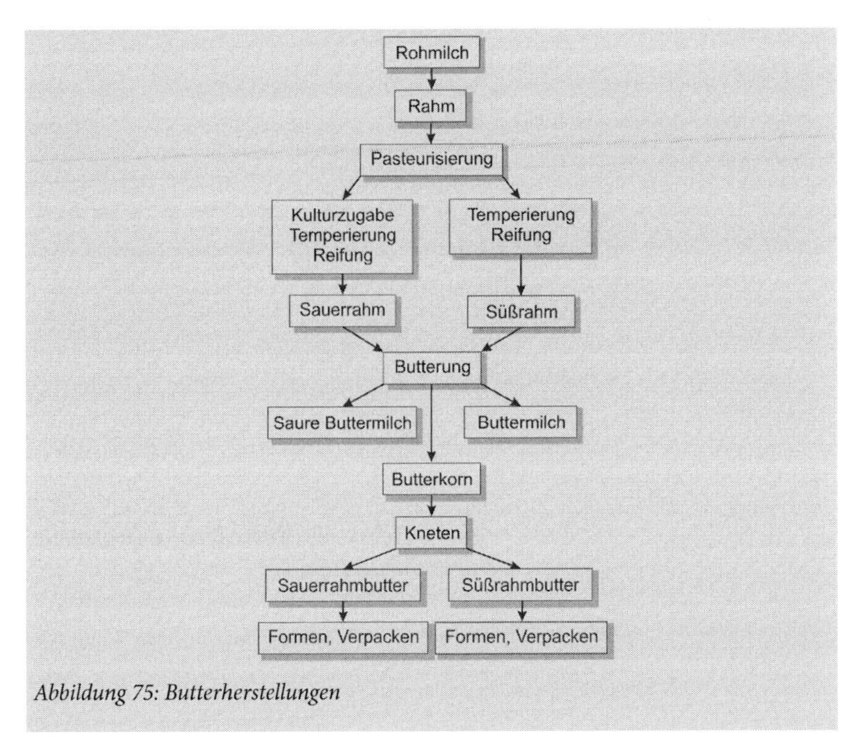

Abbildung 75: Butterherstellungen

10.2.4 Käseherstellung

Käsedefinitionen im Codex

Definitionen Käse nach dem österreichischen Lebensmittelbuch (➲ Codex Alimentarius Austriacus Kapitel B32):

- Käse:
  Käse sind frische oder in verschiedenen Graden der Reife befindliche Erzeugnisse, die aus dickgelegter Käsereimilch hergestellt sind.
- Molkenkäse:
  Erzeugnisse aus Molke – durch Säurefällung, Hitzefällung und/oder Entzug von Wasser hergestellt.
- Sauermilchkäse:
  Hergestellt aus Sauermilchtopfen (z.B. Quargel)
- Käsezubereitungen:
  Bestehen aus Käse und anderen Lebensmitteln, wobei mind. 51% der Trockenmasse des Endproduktes aus Käsetrockenmasse besteht.
- Schmelzkäse:
  Schmelzkäse und Schmelzkäsezubereitungen werden aus Käse, mit und ohne Zutaten, durch Erhitzen hergestellt.

Tabelle 75: Einteilung nach Wassergehalt in fettfreier Käsemasse (Wff%)

Käse	**Wff%**
Hartkäse	56
Halbharter Schnittkäse	52-60
Schnittkäse (im eigentlichen Sinn)	54-63
Halbweicher Schnittkäse	61-69
Weichkäse	>60
Sauermilchkäse	60-73
Frischkäse	>73

Wff (%) = 100 × Wasser (%)/(100 – Fett (%))

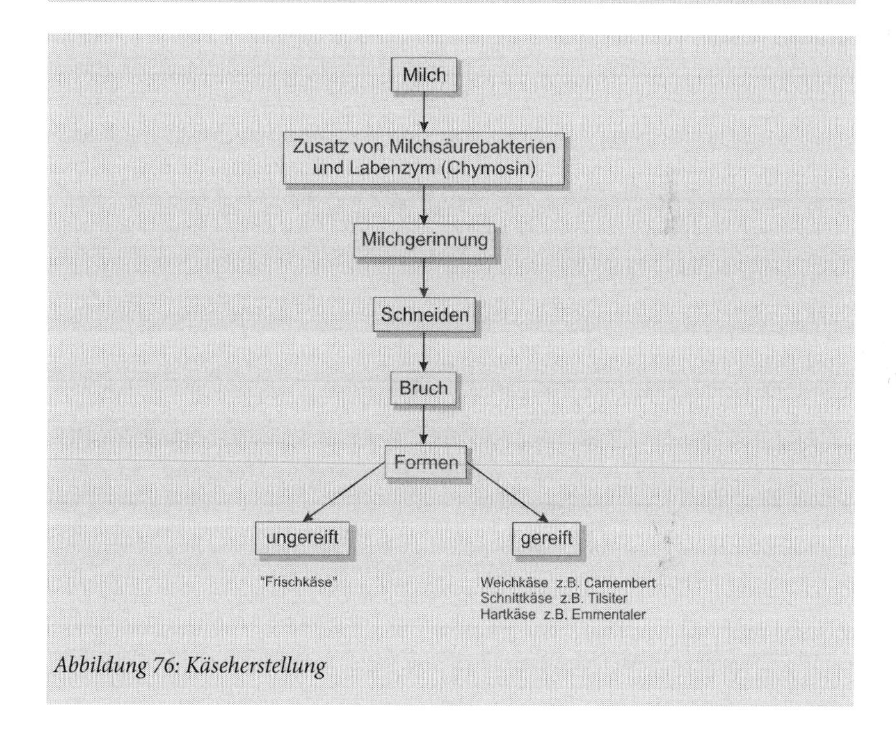

Abbildung 76: Käseherstellung

10.3 Technologie der Frischfleischbe- und -verarbeitung

10.3.1 Technologische Aspekte der Frischfleischkühlung

Kühlkapazität

Kühlkapazität
Kühlkapazität bestimmt relative Luftfeuchtigkeit: ↓ rh → ↑ Grad der Abtrocknung → Hemmung bakteriellen Wachstums. Aber: ↓ rh → ↑ Gewichtsverlust Tierkörper bzw. Fleisch → wirtschaftlicher Verlust
Der Entwurf des Kühlbereiches ist äußerst wichtig!!! Kühlkapazität im Verhältnis zum Raum und den zu kühlenden Produkten

- zu groß → Temperatur und niedrige Dampfspannung werden schnell erreicht → Verdampfung an den Oberflächen des noch warmen Fleisches → ↑ rh bis Maschine wieder läuft → ↑ Oberflächenfeuchtigkeit auf Tierkörpern → ↑ Keimwachstum
- zu niedrig → Maschine arbeitet länger → erzeugt länger kühlen Luftstrom → dem Fleisch wird konstant Dampf entzogen → ↓ rh → zu starke Eintrocknung → ↑↑ Gewichtsverluste

Kühlmethoden

Kühlmethoden

langsame Kühlung

- langsame Kühlung
  bei langsam glykolysierenden Tierarten (z.B. Rind, Kalb, Schaf, Lamm) wegen „cold shortening"-Gefahr.

schnelle Kühlung

- schnelle Kühlung
  bei schnell glykolysierenden Tierarten (z.B. Schwein, Geflügel), bei langsam glykolysierenden Tierarten nur in Kombination mit Elektrostimulation.
  Hohe Luftgeschwindigkeiten (≥2-3 ms^{-1}), niedrige Temperatur (bis -10 °C) und hohe Luftfeuchtigkeit (90-95%)
  Im Vergleich zur langsamen Kühlung schnellere ↓ Temperatur, ↓ Gewichtsverluste, dennoch trockene Oberfläche → effektive Hemmung des bakteriellen Wachstums.
  Vorbeugung PSE (➲ Kapitel 9.2.6.1, Farbe und Erscheinungsbild) durch Schnellkühlung (Effektivität ist fraglich): z.B. -5 °C für 12 h bei hohen Luftgeschwindigkeiten, danach „Temperierung" bei 0-2 °C (Luftgeschwindigkeit 0,3 ms^{-1})

sehr schnelle Kühlung

- sehr schnelle Kühlung
  z.B. bei Schweineschlachttierkörpern.
  Erste Stunde bis -30 °C bei hohen Luftgeschwindigkeiten (→ dünne Oberflächenschicht gefroren), danach Temperierung bei 0-2 °C

Kühlung - Transport

Gekühlter Transport
Fleisch soll vor dem Abtransport eine Innentemperatur ≤7 °C aufweisen (Nebenprodukte ≤3 °C) (➲ VO (EG) Nr. 853/2004 Anhang III Abschnitte I-IV)
Bestimmungen über Warmtransport (➲ VO (EG) Nr. 853/2004 Anhang III Abschnitt I Kapitel VII)

Kühlung während des Transportes:

- mechanisch:
  Preiswertes Verfahren, z.B. in Lkw, Zügen: darauf ausgerichtet, Temperatur zu halten (= Erwärmung vorzubeugen), nicht um Fleischtemperatur zu senken → Fleisch soll durchgekühlt aufgehängt und Temperaturschwankungen (→ Kondensation!!!) vermieden werden. Beim Laden Kühlschleusen verwenden.
  Kühlmaschinen auf Lkw → Verladen von nicht ganz durchgekühltem Fleisch möglich.
- mit Gas:
  Sicheres Verfahren. Verwendete Gase: CO_2, N_2. Vorteil: ↓Eintrocknung, Temperaturschwankungen leichter eliminiert

10.3.2 Gefrieren und Auftauen von Frischfleisch

Physikalisch-chemische Aspekte

Gefrieren

Gefrieren:

- -2 °C: Beginn der Eiskristallbildung im Fleisch
- -5 °C: ca. 85% des Wassers im Fleisch gefroren
- -30 °C: fast 100% des Wassers im Fleisch gefroren

→ Fleisch wird allgemein erst bei Lagerung um -18 °C als richtig gefroren betrachtet!

Anforderungen an Rohmaterial

Anforderungen an das Rohmaterial

- Fleisch soll vor dem Gefrierprozess chemisch und mikrobiologisch einwandfrei sein → ansonsten Probleme beim Auftauen
- Gefrieren erst wenn *Rigor mortis* eingetreten ist → Vorbeugung des „thaw shortening“ (➲ Kapitel 9.2.6.3, Zartheit)

Anforderungen an Gefriervorgang

Anforderungen an den Gefriervorgang

Geschwindigkeit des Einfrierens, v.a. das Durchlaufen des Temperaturbereiches zwischen -1 und -4 °C ist kritisch:

- zu langsam: erste Eiskristalle entstehen in interzellulären Räumen → ↑ osmotischer Druck in der restlichen Wasserphase → Wasser diffundiert von intrazellulär nach außen und kondensiert bzw. kristallisiert auf diesen Eiskristallen → Kristallgrößen bis zu 150 µm beschädigen Muskelzellen.
- schnell: schnelle Eiskristallbildung → ↓ Zeit für Wasserdiffusion → viele kleine Kristalle → ↓ Zelldeformation. Durch Umkristallisation bei Temperaturschwankungen (teilweises Auftauen) → sekundäre Kristallbildung (anwachsen Kristallgröße → ↓ kleine Kristalle)

Anforderungen an Gefrierlagerung

Anforderungen an die Gefrierlagerung

Einflussfaktoren Temperatur, Verpackung, Licht und Luft beachten.

- Oxidationsprozesse (Oxidation von Fetten findet auch noch, wenn auch langsam, bei -30 °C statt!) → Einfluss auf Farbe, Geruch, Geschmack. Oxidationsempfindlichkeit der Produkte abhängig von Art der Bearbeitung (z.B. Zerkleinerungsgrad → Sauerstoffgehalt, Tropfsaftverlust), Fettsäuresättigungsgrad und Oxidationsneigung → deswegen Zeit-Temperatur-Toleranzen für verschiedene Produkte definiert (bei raschem Einfrieren in Vakuumverpackung; andernfalls ½ oder ⅔ der angegebenen Zeit):

Tabelle 76: Gefriertoleranzen für vakuumverpacktes Frischfleisch und Fischereierzeugnisse

Rindfleisch	-18 °C:	12 Monate
	-25 °C:	18 Monate
	-30 °C:	24 Monate
Rindfleisch faschiert	-18 °C:	10 Monate
Schweinefleisch	-18 °C:	6 Monate
	-25 °C:	12 Monate
	-30 °C:	15 Monate
Schweinefleisch faschiert	-18 °C:	6 Monate
Kalbfleisch	-18 °C:	9 Monate
Lammfleisch	-18 °C:	9 Monate
Kabeljauartige Fische	-18 °C:	4-6 Monate
Thunfischartige Fische	-18 °C:	3-4 Monate
Schalentiere	-18 °C:	3-4 Monate

Verpackung

- Verpackung äußerst wichtig z.B. zur
  - Reduzierung von Eintrocknung und Oxidation
  - Gefrierbrand: Vorbeugung von „Gefrierbrand“ („freezer burn“) = Eintrocknung infolge der Sublimation (fester Stoff → Gas) des gefrorenen Wassers → dürres, hell-torfartiges Aussehen. Nimmt nach dem Auftauen kein Wasser mehr auf → Verpacken in wasserdampf-undurchlässige, eng anliegende Verpackung wichtig!

Vitamingehalt

- Vitaminverluste während Gefrierlagerung sind zu vernachlässigen.

Gefrieren – Monitoring

Überwachung des Gefrierprozesses

Die Überprüfung der oben genannten Zeit-Temperatur-Toleranzen (→ Betrugsvorbeugung) ist schwierig: In erster Linie interessieren nämlich Temperaturschwankungen und wie lange höhere Temperaturen einwirken konnten, nicht die maximalen Temperaturen.

Technologische Aspekte

Gefriertechnik

Gefriertechniken

kalter Luftstrom

- Gefrieren im kalten Luftstrom:
  Schnelligkeit: -35 bis -45 °C → 0,1-2 cm/h (Bandgefrieranlagen bis 5 cm/h). Nachteil: hohe Gewichtsverluste, Ventilatoren produzieren viel Wärme

gekühlte Platten

- Gefrieren zwischen gekühlten Platten (Geschwindigkeitsangaben für die äußeren 2-3 cm; im Inneren viel langsamer):
  Schnelligkeit: 2-4 cm/h. Vorteil: effizientere Wärmeübertragung, nehmen wenig Raum ein; Nachteil: nur anwendbar für gewisse Produktformen und -abmessungen (z.B. bestimmte Fische)

durch Immersion

- Gefrieren durch Immersion in Flüssigkeit:
  Schnelligkeit: 1-10 cm/h. Immersion z.B. in gekühlte Pökellake (besitzt ↓ Gefrierpunkt!)

flüssige Gase

- Gefrieren mit flüssigen Gasen/CO_2-Schnee:
  Schnelligkeit: 5-20 cm/h. Besprühen des Produktes z.B. mit flüssigem Stickstoff (Siedepunkt: -196 °C) → rascher Wärmeentzug → entweichendes Stickstoffgas im Gegenstrom über das Produkt geleitet. Vorteil: sehr günstige sensorische Ergebnisse (Geruch, Textur, sehr wenig Tropfsaft). Nachteil: sehr teuer!!!

Auftauen

Grundsatz Auftauen

Grundsatz beim Auftauen

- Langsam Auftauen (= Auftauen bei Kühltemperaturen von ca. 4 °C) → besseres Endprodukt, da ↓ Tropfsaft (Vitamine, lösliche Eiweiße, Salze werden mehr oder weniger wieder aufgenommen vom Gewebe)
- zu langsam ist gefährlich (➲ Kapitel 8.4.2) → reaktivierte Mikroorganismen können sich vermehren (wegen der zur Verfügung stehenden Nährstoffe)
- höhere Umgebungstemperaturen zum schnelleren Auftauen sind gefährlich → ↑ Oberflächentemperatur, während Kern noch gefroren ist → rasche mikrobielle Vermehrung auf Oberfläche (➲ Kapitel 8.4.2)

Auftauoptionen

Moderne Optionen für den Auftauvorgang

- forcierte Luftströmung (Temperatur 20 °C, hoher Feuchtigkeitsgrad). Vorteil: nur geringe Tropfsaftverluste. Nachteil: Vermehrung von Oberflächenkeimen möglich

Auftauen

- in strömendem Wasser mit Trinkwasserqualität

Deklaration

Deklarationspflicht

Gefrorenes Fleisch = Frisches Fleisch. Aber: Im Falle von Lebensmitteln, die vor dem Verkauf tiefgefroren wurden und aufgetaut verkauft werden, wird der Bezeichnung des Lebensmittels der Hinweis „aufgetaut“ hinzugefügt (➲ VO (EU) Nr. 1169/2011 Anhang VI Teil A Punkt 2).

Unterscheidung aufgetautes Gefrierfleisch/Frischfleisch

Unterscheidung aufgetautes Gefrierfleisch und Frischfleisch
Glutamat-Oxalacetat-Transaminase (GOT) kommt in der Skelettmuskulatur in Form von zwei Isoenzymen vor → GOT_M in Mitochondrien, GOT_S im Sarkoplasma. Gefrieren und Auftauen verursacht eine Schädigung der Mitochondrien und führt zur Freisetzung von GOT_M ins Sarkoplasma → Presssaft von Frischfleisch enthält nur GOT_S, von aufgetautem Gefrierfleisch GOT_S und GOT_M

10.4 Technologie der Fleischerzeugnisse

Hier werden vor allem verfahrenstechnische Aspekte behandelt, die auf Haltbarmachungsmechanismen beruhen, die bereits im Kapitel 8.4 thematisiert wurden.

10.4.1 Physikalisch-chemische Aspekte der Fleischerzeugnisse

Definition Fleischwaren

Definition Fleischerzeugnisse
Fleisch, das haltbar gemacht worden ist (z.B. durch Kochen, Räuchern, Salzen, Fermentieren; NICHT ABER durch Gefrieren!)

Auswirkungen

Auswirkungen der Behandlung:
- Farbbildung
- Wasserbindung (CAVE: „waterholding capacity" ≠ „waterbinding capacity"! ➲ Kapitel 9.2.5.3)
- Fettbindung
- Effekte von Hitzebehandlungen (➲ Kapitel 8.4.2.4)

Farbbildung

Farbbildung
Frischfleischfarbe (➲ Kapitel 9.2.5.4) → durch Zusatz von Pökelstoffen (Nitrit/Nitrat) bei Verarbeitung zu Fleischwaren geändert (sog. „Umröten").

Pökelstoffe

Pökelstoffe:

Nitrit

- Nitrit: darf nur als Nitritpökelsalz (NaCl + $NaNO_2$; Österreich: 0,4 bis 0,6% $NaNO_2$; Deutschland: 0,4 bis 0,5% $NaNO_2$) gehandelt werden. Zum Pökeln überwiegend Nitritpökelsalz verwendet.
  Bemerke: Nitrit ist an sich eine toxische Substanz (➲ Kapitel 8.2.8) und daher ist die genaue Einhaltung der oben erwähnten % Angaben wichtig. Zur Verringerung der Vermehrung von Clostridien wird es aber in diesen Mengen trotzdem verwendet.

Nitrat

- Nitrat: Nur bei Anwesenheit nitratreduzierender Keime (Micrococci), die Nitrat zu Nitrit reduzieren.

Prinzip

Nitrit wird zu Stickoxid reduziert und lagert sich an das Myoglobin unter Bildung des hitzestabilen Nitrosomyoglobins an. Reaktionsmechanismus:

Reaktionsmechanismus
- Ohne weitere Hilfsmittel:

  $3\ NO_2^- + 3\ H^+ \rightarrow 3\ HNO_2 \rightarrow 2\ NO$ (Stickoxid) $+ HNO_3 + H_2O$

  Diese Reaktion verläuft nur bei pH <6,4.
  Die Reaktionsgleichung erklärt, warum in gepökelten Produkten manchmal Nitrat gefunden wird, ohne dass Nitrat zugesetzt wurde.
- Mit Umrötehilfsmitteln (z.B. Ascorbinsäure = Asc) → Umrötung erfolgt schneller, Reduktion verläuft vollständig

  $NO_2^- + Asc^{2-} \rightarrow NO + DehydroAsc^{2-}$

  NO ist ein freies Radikal, das bereits oxidiertes Fe^{3+} wieder reduziert (und zusätzlich Lipidoxidation hemmt):

  MMb (Metmyoglobin: Fe^{3+}) + NO → MMbNO (Stickoxidmetmyoglobin: Fe^{3+}) → Farbe ändert sich von grau in „rot"

  MMbNO $\xrightarrow{\text{Autoreduktion}}$ MbNO (Nitrosomyoglobin: Fe^{2+}) → Farbe bleibt „rot"

NB: Nitrit wird in höheren Konzentrationen zugefügt als theoretisch notwendig. Gründe: Ein Teil des Nitrits geht bei anderen reduzierenden Reaktionen verloren; selbst dann ist der Wirkungsgrad von Stickoxidmyoglobin gegenüber der theoretisch erreichbaren Konzentration nur 40% (rohe Produkte) bis 70% (erhitzte Produkte: Denaturierung des MMbNO und/oder Anlagerung eines weiteren NO Moleküls).
Sauerstoff und Licht bewirken Oxidation des Nitrosomyoglobins:

$$MbNO + O_2 \xrightarrow{h\nu} MMb^+ + NO_3^-$$

→ Pökelwaren dunkel und/oder vakuumverpackt (tiefes Vakuum; ➲ Kapitel 8.4.11) aufbewahren!

Wasserbindung (Wasserhaltevermögen/Wasserbindevermögen)

Definition Wasserbindung

Definition Wasserbindung: ➲ Kapitel 9.2.5.3).

Eigenschaften einzelner Proteine

Wasserbindung abhängig von Fleischproteinen. Myofibrilläre Eiweiße haben unterschiedliche wasserbindende Eigenschaften:
- Myosin: sehr gut
- Actomyosin: weniger
- Actin: minimal

Beeinflussende Faktoren

Faktoren, mit denen die Wasserbindung verbessert und Bindung von zusätzlichem Wasser erzielt werden kann (Einsatz einzeln oder in Kombination):

- Kochsalz (NaCl)
- Phosphate
- pH-Änderung
- Erhitzung
- Tierart: Rindermuskeln haben bessere wasserbindende Eigenschaften als ähnliche Schweinemuskeln (↓ Fett → ↑ Eiweißanteil)

Kochsalz
Einsalzeffekt

Kochsalz
Einsalzeffekt: Cl^--Ionen haften bevorzugt an positiv geladenen myofibrillären Eiweißketten → homogene negativ geladene Gruppen werden abgestoßen → mehr Wasser kann strukturell gebunden werden → Quellung; bei Zusatz bis 5% Kochsalz → Senkung der Wasseraktivität, gewisse antimikrobielle Wirkung

Aussalzeffekt

Aussalzeffekt: Bei 5% Kochsalz (auf Fleischanteil berechnet) → zugesetztes Salz tritt mit den Proteinen in Konkurrenz um das Wasser → ↓ Wasserbindung
Bei >1,5% Kochsalz → Myosin wird extrahiert (insbesondere bei zerkleinertem Fleisch).

Myosinextrakt

- koaguliert bei Erhitzung → Netzwerk, das Wasser gut bindet und feste Konsistenz bewirkt (→ wichtig z.B. bei Brühwurstherstellung).
- bildet bei niedrigem pH-Wert ein Gel → festere Konsistenz (z.B. bei fermentierten Würsten)

Phosphate
Wirkung

Phosphate
Wirkung: Dissoziierung des Actin/Myosin-Komplexes zu Aktin und Myosin: Depolymerisation der dicken Filamente zu Myosinmolekülen, zusätzlich leichter ↑ pH → Myosin besser hydratisiert

Erhitzung

Erhitzung (➲ Kapitel 8.4.2.4)
verursacht Denaturierung und Schrumpfung der myofibrillären Proteine → Struktur-Umwandlung von „Sol“ zu „Gel“ (→ Netzwerkbildung)

- >40 °C → Denaturierung des Myosins (s.o); Bildung von hydrophoben und H-Bindungen
- >70 °C → Denaturierung des Aktins/Aktomyosin; Thiolgruppen (SH-) durch Oxidation in S-S Gruppen umgewandelt (→ Quervernetzung)
- dazwischen bei >60 °C → Denaturierung des Kollagens (s.u.)

Folge → Auffaltung der Polypeptidketten von Myosin und sarkoplasmatischen Eiweißen → Netzwerkbildung. In dieses Netzwerk werden Fett und Wasser eingelagert.

Bindegewebe

Bindegewebe
- Kollagen (endogen im Muskel oder hinzugefügt → Schwarte!) bindet Wasser durch kapillare Wirkung
- Isoelektrischer Punkt des Kollagens ≈ pH 7,0 → Wasserbindung teilweise abhängig vom pH-Wert des Produktes
- >60 °C Schrumpfung des Kollagens. >80 °C Gelatinierung (intermolekulare Bindungen, die Wasser immobilisieren). → Schwarte manchmal vor dem Hinzufügen zu Fleischwaren gekocht.

10.4.2 Herstellung von Fleischerzeugnissen

10.4.2.1 Maschinen zur Herstellung von Fleischerzeugnissen

Verarbeitungsmaschinen

Maschinen sind für die Herstellung von Fleischerzeugnissen unerlässlich. Die Gründe sind vielfältig (Produktion großer Mengen, Reproduzierbarkeit der Ergebnisse, Genauigkeit, Kühlung, Hygienekriterien, usw.). Vom Variantenreichtum wird hier eine Auswahl der wichtigsten Maschinen erwähnt. Es sei auch festgehalten, dass alle produktberührenden Teile und Materialien für den Lebensmittelkontakt auch den Regelungen für FCM entsprechen müssen (➲ Kapitel 1.2.6). Das wird zwar meist der Fall sein, im Betrieb und für Kontrollzwecke sollte jedenfalls die Eignung des Materials und des Designs belegt werden können (auch für Umbauten, geänderte Schmiermittel, etc.).

„hygienic design“

Bemerkung: Die Gestaltungsprinzipien des „hygienic design“ (z.B. EN ISO 14159, Hygieneanforderungen für Maschinen; EN 1672-22005 Nahrungsmittelmaschinen/Teil 2: Hygieneanforderungen, u.ä.) umfassen zumindest:
- *Materialeignung (für Lebensmittelkontakt geeignet, FCM!)*
- *glatte Oberflächen; Design für gute Reinigbarkeit und Desinfektion*
- *gute Oberflächenentwässerung/-drainage*
- *fugenlos geschweißt oder verleimt anstatt z.B. geschraubt, keine spitzen Winkel, sondern Hohlkehlen mit geeignetem Radius*
- *Verhinderung von Toträumen, die nicht gesäubert werden können*
- *Verhinderung von Produktkontamination durch Hilfsstoffe z.B. Schmierstoffe.*

Fleischwolf

Fleischwolf (Scheffel) (➲ Abbildung 77f)

Einsatzbereich

Einsatzbereich:
Gerät zur Zerkleinerung von Fleisch
Herstellung von Faschiertem, groben Roh- und Brühwürsten Vorzerkleinerung von Verarbeitungsmaterial

Arbeitsprinzip

Arbeitsprinzip:
- Förderphase: Fleisch in Einfülltrichter → Transport via Förderschnecke(n) zum Schneidsatz → ↑ Druck → Schneidgut in Schneidsatz gepresst

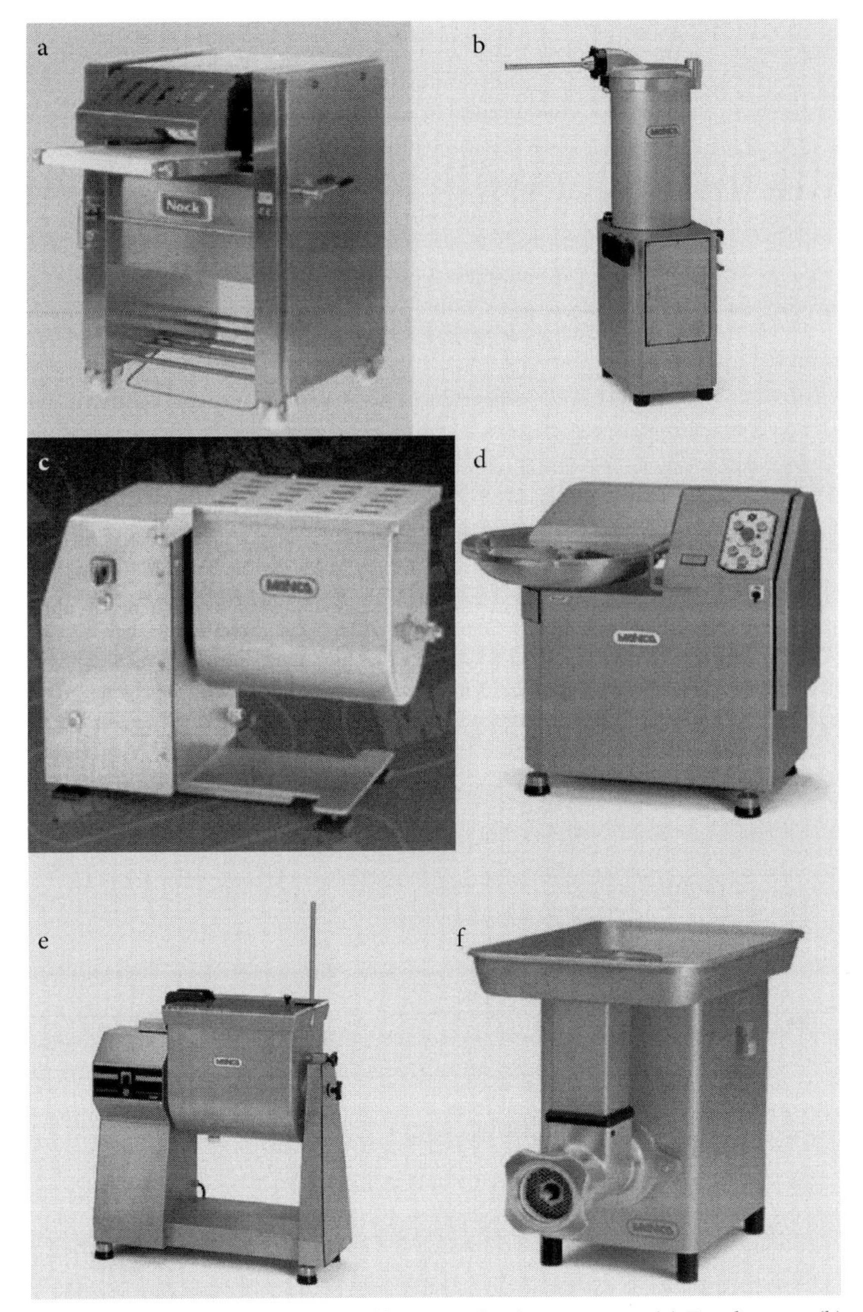

Abbildung 77: Maschinen zur Herstellung von Fleischerzeugnissen (a) Entschwarter, (b) Füller, (c) Knetmischer, (d) Kutter, (e) Tumbler, (f) Wolf. Quelle: www.bertsch-laska.at

- Schneidphase: grobe Zerkleinerung durch Vorschneider → Pressen in Bohrungen der Lochscheibe → Abtrennung dieser „Kugelkalotten" mit einem Messer unmittelbar vor der Lochscheibe → ggf. Wiederholung der Messer-Lochscheiben-Kombination mit geringerer Bohrung

Kutter

Kutter (Schneidmischer) (➲ Abbildung 77d)

Einsatzbereich

Einsatzbereich:
Gerät zum intensiven Zerkleinern und Mischen zur Herstellung von Wurstmassen. Name vom engl. „to cut".

Arbeitsprinzip

Arbeitsprinzip:
Schneidgut wird in eine sich drehende Schüssel (Kutterschüssel) gefüllt → Zerkleinerung durch rotierendes Messer. Zerkleinerungsgrad und Mischeffekt abhängig von Messertyp, Abstand Messerschneide ↔ Schüsselwand, Messer- und Schüsseldrehzahl, Schüsselvolumen und -tiefe.

Mischer

Mischer (➲ Abbildung 77c)

Einsatzbereich

Einsatzbereich:
Gerät zur Standardisierung des Rohmaterials, zum Vormischen von Rezepturen und zum Vermischen von Salz und/oder Gewürzen mit Fleisch.

Arbeitsprinzip

Arbeitsprinzip:
rotierende Trommel (ähnlich Betonmischmaschine) oder feststehende Behälter mit Rühr- bzw. Knetarm, Schrauben- oder Paddelwellen. In Handwerksbetrieben häufig kombinierte Geräte zum Mischen und Tumbeln.

Tumbler

Tumbler (➲ Abbildung 77e)

Einsatzbereich

Einsatzbereich:
Poltern, tumbeln oder massieren = mechanische Oberflächenbehandlungen bei der Herstellung von Kochpökelwaren. Bewirkt strukturelle Veränderungen der Muskelfasern (Risse, Aufbrechen Sarkolemm)
→ Extraktion und Lösung myofibrillärer Proteine → Koagulation bei Erhitzung → Muskelstücke „kleben" zusammen (z.B. Kochschinkenherstellung). Name vom engl. „to tumble".

Arbeitsprinzip

Arbeitsprinzip:
Rotierende Trommel (Betonmischer-ähnlich oder große Hohlzylinder), feststehende Behälter mit Polterarm. Überwiegend unter Vakuum betrieben → ↑ Wirkung. In Handwerksbetrieben häufig kombinierte Geräte zum Mischen und Tumbeln.

Entschwarter

Entschwarter (➲ Abbildung 77a)

Förderwalze mit spitzen Mitnehmern transportiert das zu entschwartende Fleisch zu einem Messer, welches die Schwarte abtrennt → kann auf die Dicke der Schwarte abgestimmt werden

Pökelinjektor

Pökelinjektor

Diese Maschinen bestehen aus einem Transportband und einem darüber angebrachten System von Hohlnadeln, die mit einem Lakebehälter verbunden sind → durch Auf- und Abwärtsbewegungen werden nun die Nadeln in das Fleisch gestochen → die Pökellake wird aus seitlichen Öffnungen vor der Spritze in das Fleisch gespritzt.

Füller

Füller (Wurstfüllmaschinen) (➲ Abbildung 77b)

Einsatzbereich

Einsatzbereich:
Zum Einfüllen der Wurstrohmasse (Brät) in „Behältnisse" (Därme, Dosen, Gläser)

Arbeitsprinzip

Arbeitsprinzip:

Kolbenfüller

- Kolbenfüller: Wurstrohmasse in Trichter gefüllt → durch Kolbenhübe portionsweise (= diskontinuierlich) durch ein Füllrohr gepresst.

Vakuumfüller

- Vakuumfüller: Wurstrohmasse in Trichter gefüllt → via Pumpe angesaugt in sog. Brätverdichter → in Füllzylinder gepresst

Flügelzellenfüller

- Flügelzellenfüller: In Pumpengehäuse rotiert eine exzentrische Welle mit sternförmig angeordneten Stegen. Der Raum zwischen diesen Stegen dient als Förderraum und verkleinert sich zum Ausgang, so dass die restlich Luft herausgedrückt werden kann

Clipmaschinen

Clipmaschinen

Einsatzbereich

Einsatzbereich:
Maschine zum mechanischen Portionieren und Verschließen von befüllten Wursthüllen mittels Metallclip

Arbeitsprinzip

Arbeitsprinzip:
- Automatisch: geraffte Därme auf die Tülle des Füllers geschoben → automatisch befüllt, portioniert und laufend verclipt.
- Manuell bzw. halbautomatisch: nicht mit Füller synchron geschaltet. Vornehmlich zum Verschließen gefüllter, bereits an einem Ende verschlossener Darmabschnitte.

10.4.2.2 Wursthüllen

Natürliche Wursthüllen

Natürliche Wursthüllen

- Schafsaitling
- Schweinssaitling
  Saitlinge werden aus der *Submucosa* des Dünndarms von Schaf bzw. Schwein hergestellt
- Schweinsmagen
- Schweinedickdarm
- Rinderblinddarm
- Rinderdünndarm (Kranzdarm)

alle natürlichen Hüllen sind wasserdampf- und rauchdurchlässig

Künstliche Wursthüllen

Künstliche Wursthüllen

- Hautfaserdarm – aus kollagenem Eiweiß, auch essbar (Eiweißsaitling)
- Zellulosefaserdarm
- Cellophandarm
- Kunststoffbeschichteter Zellulosefaserdarm (Top-Darm)
- Kunststoffdarm (zB. für Sülze)

Hautfaser-, Zellulosefaserdarm und Cellophanhüllen sind wasserdampf- und rauchdurchlässig; Kunststoffhüllen nicht, Gewichtsverlust ↓ und Sauerstoffzutritt ↓.

10.4.2.3 Verpacken (➲ Kapitel 8.4.11 und Kapitel 8.2.8.4)/ Maschinen zum Verpacken von Fleischerzeugnissen

Verpackungsmaschinen

Gemeinsames Know-How von Maschinenbauern und Lebensmittelherstellern führt zur (Weiter)entwicklung von bedarfsorientierten Packmaschinen, die unter (partiellem) LM-Kontakt das Endprodukt abfüllen und/oder abpacken. Auch für die Verpackungsmaschinen gelten die in das Kapitel 10.4.2.1 einführenden Sätze einschließlich „hygienic design". Eigene Normen für LM-Verpackungsmaschinen existieren [z.B. EN 15593:2008 Hygienemanagement bei der Herstellung von LM-Verpackungen].

Beispiele

Einteilung nach ganz verschiedenen Kriterien, Beispiele:

- Kolben- und Vakuumfüllmaschinen
- Tuben-Füll- und -Verschließmaschinen
- Füll- und Verschließmaschine für pastöses Gut in Tuben aus Aluminium
- Schlauchbeutelmaschinen (-Form- und Verschließmaschine),
- Hochgeschwindigkeits-Slicer mit Vakuum-Tiefziehpackmaschine,
- Thermoformer-Verpackungsmaschine,
- Vakuumverpackungsmaschinen mit Schutzgaseinrichtung,
- Skin-Verpackungsmaschinen,
- Schrumpffolienverpackungsmaschine,
- Füllmaschine für Fleischwaren in Dosen aus Weißblech,
- Füll- und Verschließsysteme,

- Schalensiegler,
- Verschlussmaschinen (Gläser, Metalldosen), usw.

Bemerke: Zu Verpackungsmaschinen gehören auch die zahlreichen Getränke-Abfüllanlagen wie die in Kapitel 8.4.11 erwähnten Maschinen zum aseptischen Abfüllen von UHT-Milch].

10.4.3 Herstellung der Fleischerzeugnisse – Verfahrenstechnik

10.4.3.1 Räuchern

Raucherzeugung

Raucherzeugung
- Glimmrauch
- Reiberauch (weniger zeitaufwendig, gut steuerbar)

Räucherverfahren

Räucherverfahren

Kalträuchern

- Kalträuchern
  Räuchertemperaturen von 8-24 °C → bewirkt die stärkste Abtrocknung bei langer Räucherdauer

Warmräuchern

- Warmräuchern
  Räuchern im Temperaturbereich zwischen Kalt- und Heißräuchern

Heißräuchern

- Heißräuchern
  Temperaturen von 70-100 °C. Intensives trockenes Heißräuchern bei >80 °C als „Braten" bezeichnet → ↑ Wasserverlust und ↑ Geschmacksbildung.

Wichtige Parameter

Wichtige Parameter beim Räuchern

Relative Feuchtigkeit

- Relative Feuchtigkeit
  soll anfänglich hoch sein, um Rauchbestandteile an der feuchten (aber nicht nassen!) Produktoberfläche zu absorbieren

Rauchkonzentration

- Rauchkonzentration
  fördert Bindung an Eiweiß und Diffusion ins Innere; Rauchkonzentration ist entweder durch viel Rauch pro Zeiteinheit zu erzielen oder im Prozess bei niedriger relativer Feuchtigkeit

Produktcharakteristika

- Produktcharakteristika
  z.B. rohe Produkte → kalträuchern (Fettschmelzung)

10.4.3.2 Fermentation

Fermentations-bedingungen

Fermentationsbedingungen
Säurebildung soll schnell (innerhalb von ≈ 36 h) stattfinden → ↓ pH von ca. 5,8 auf 5,2/4,9; auch schnellere Trocknung (Wasserbindungsvermögen bei pH 5,0 minimal) → unerwünschte Flora gehemmt

10.4.3.3 Trocknen

Arten des Trocknens

Arten des Trocknens
- Lufttrocknen → Austrocknen durch warme oder heiße bewegte Luft (Rohwürste, Parmaschinken, Bündnerfleisch, Stockfisch)
- Gefriertrocknen (Fleischeinlagen in Instantgerichten wie Fertigsuppen)

10.4.3.4 Konserven (➲ Kapitel 8.4.12; ➲ Kapitel 10.4.4.5)

Haltbarmachung

Erhitzung = eigentliche Maßnahme zur Haltbarmachung. Hitzeresistenz der Mikroorganismen wird durch Zusammensetzung des Konserveninhalts beeinflusst!
- pH-Wert: ↓ pH → ↓ Hitzeresistenz
- NaCl-Konzentration: ↑ NaCl-Gehalt bis zu 4% → ↑ Hitzeresistenz
- Kohlenhydrat-Konzentration: ↑ Zuckergehalt → ↑ Hitzeresistenz
- Fette: ↑ Fettgehalt → ↑ Hitzeresistenz
- Nitrit und Phosphat: ↑ Nitrit-/Phosphatgehalt → ↓ Hitzeresistenz

Einteilung

Einteilung der Konserven
- Halbkonserven
  Pasteurisiert → nur gekühlt haltbar
- Vollkonserven
  in mittleren Breiten ungekühlt ≥3 Jahre haltbar
- Tropenkonserven
  ungekühlt bei hohen Temperaturen haltbar

Konservendosen
Aufbau

Konservendosen
Aufbau:
- Rumpf mit aufgefalztem Boden und Deckel
- Rumpf, Boden und Deckel meist mit „Sicken“ = Querrinnen versehen → entlasten Deckel- und Bodenfalze bei Druckunterschieden zwischen Doseninnenraum und Außenatmosphäre (→ Autoklaviervorgang)

Falz

- Falzen (Bördeln) der Büchsen: Falzmaschine biegt den Deckel um den Büchsenrand und drückt dann beides gegen den Büchsenrumpf zusammen. Manchmal wird in der Naht eine dünne Kunststoffschicht („compound“) verarbeitet.

Ein *lege artis* Vorgehen garantiert eine absolute Dichtheit!

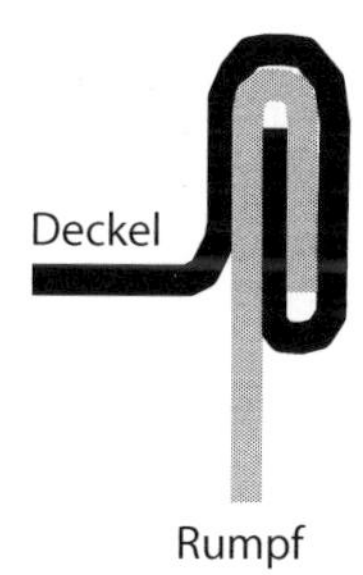

Deckel

Deckel oft als Aufreißdeckel (Ring-Pull; Stahl-Ringpull) ausgeführt.

Konservenmaterial

Konservenmaterial

- Weißblechdosen
  Stahlblech mit elektrolytisch angebrachter Zinnschicht. Innenseite oft mehrfach lackiert (verniert):
  - Schutz des Zinns gegen chemische (Säuren, Salze, Phosphate) und mechanische Einflüsse (z.B. während Abkühlphase nach Erhitzung)
  - elastische Auflage zur Abdeckung kleiner Risse im Zinn → keine Korrosion. In dauerfeuchten Lagerräumen entsteht evtl. Rost am Falz (→ Fehler)
- Aluminiumdosen [eloxiert (= elektrolytisch oxidiert) oder lackiert]
  Bemerke: Kein Rosten der Behältnisse am Verschlussrand/Falz auch bei Dauerfeuchte
- Aluminiumleichtbehältnisse (Innenseite mit farbloser Kunststofffolie überzogen)
- Kunststoffschalen
- Gläser (z.B. mit Schraubdeckel aus Metall)
- Verbundfolien

Produktionsfehler

Fehler bei der Konservenherstellung → mangelhafter Verschluss

- Falzmaschinen nicht richtig eingestellt
- Extrem eingestellte Verschlussrollen (gewisse Rostanfälligkeit am Falz)
- Falzrand beschädigt (oder verschmutzt)
- Produktion von Büchsen in mehreren Größen (dauerndes Umstellen der Falzmaschine)
- Überfüllung der Büchsen
- Feder- oder Flatterbombage (Bombage s.u.): Können auf Druck reponiert werden, kehren sich danach aber wieder nach außen. Ursache: zu großer Deckel.

Veränderungen
Bombagen

Veränderungen von Konserven

- Bombagen = Auftreibung der Dosen, wobei sich Boden und/oder Deckel vorwölben
  - Bakterielle Bombagen durch gasbildende Mikroorganismen. Häufigste und gefährlichste Bombage!
    Ursachen:
    - Untererhitzung: Sporen von Mikroorganismen überleben
    - „Leck-Infektionen" (Sekundärinfektion): Eindringen von Mikroorganismen durch Mikroläsionen (zumeist am Falzrand) während des Abkühlvorgangs (Abkühlung → ↓ Druck) → bei mikrobiologischer Untersuchung immer nahe am Falzrand zu finden → Falzrandkontrolle und Kühlwasser keimarm halten.
  - Chemische Bombagen nur bei Konserven, die Carbonate enthalten, welche sich in Kohlendioxid umwandeln können.
  - Physikalische Bombagen:
    - Stauchungsbombage durch äußere Einwirkung
    - Temporäre Überdehnungsbombagen (Kälte- und Frostbombagen)

Bakterieller Verderb

- Bakterieller Verderb ohne Bombage:
  - *Bacillus subtilis* (→ Erweichung Doseninhalt)
  - Mikrokokken (Sauerwerden)

Korrosion

- Korrosion → zerstörend (innen: beginnt an fehlerhaften Stellen der Zinnschicht; außen: bei längerer hoher Feuchte)

Marmorierung

- Marmorierung (matte Verfärbung, ggf. bei eiweißreichen Konserven und hohen Temperaturen → sulfidische Korrosion, ...)

10.4.4 Einteilung der Fleischerzeugnisse

Einteilung

Einteilung der Fleischerzeugnisse

- Brühwürste: Brätwürste und Fleischwürste
- Rohwürste: Schnittfeste Rohwürste mit und ohne Belag und streichfähige Rohwürste
- Kochwürste: Leberwürste, Blutwürste, Sulzwürste
- Pökelwaren: Kochpökelwaren und Rohpökelwaren

Weitere Unterteilung

Weitere Unterteilung der einzelnen Fleischerzeugnisse
Unterteilung in Sorten von Spitzensorte bis Sorte 3
Unterschiede zwischen den Sorten:

Unterschiede zwischen den Sorten:

	Spitzensorte/Sorte 1	Sorte 3
Kollagen	wenig	mehr
Fett	wenig	mehr
Stärke	wenig/keine	mehr

10.4.4.1 Brühwurst

Definition Brühwurst

Definition Brühwurst
Laut ÖLMB (➲ Kapitel B14, Fleisch und Fleischerzeugnisse): **Brühwürste** und **gebratene Würste** sind aus Brät oder unter Mitverwendung von Brät unter Zugabe von Gewürzen hergestellte Würste, die einer Erhitzung unterzogen werden.
Man unterscheidet Brät- (→ nur Brätmasse) und Fleischwürste (→ Brätmasse mit Fleischstücken).

Definition (Mager)brät

Definition (Mager)brät
ist ein durch intensive Zerkleinerung von Fleisch unter Schüttung von Wasser (Eis) und Zusatz von Nitritpökelsalz oder Kochsalz und Salpeter („rotes Brät“) oder unter Zusatz von Kochsalz („weißes Brät“) hergestelltes Zwischenprodukt

Wird Fett zugegeben entsteht eine homogene Masse, die ebenfalls als Brät bezeichnet wird (➲ Brätwürste)

Zutaten

Zutaten

- Fleisch — Ascorbinsäure
- Speck — Phosphate
- Wasser/Eis — Geschmacksverstärker
- Gewürze — Stärke
- Nitritpökelsalz — Erhitzung auf ca. 72 °C im Kern zum Teil geräuchert

Herstellung

Herstellung von Brät

Herstellung erfolgt im Kutter

Kutterverfahren

Kutterverfahren

3-Phasen oder Fettbrätverfahren
2-Phasen oder Magerbrätverfahren
1-Phasen oder Gesamtbrätverfahren

Fettbrätverfahren

- Fettbrätverfahren
  - Fleisch mit Gesamtmenge von Salz (ca. 2% auf Gesamtmenge), Kutterhilfsmittel und Eis kuttern, Temperatur kühl halten (ca. 6 °C) = Magerbrät
  - Fett sahnig kuttern, nicht über 18 °C = Fettbrät
  - in das Fett nach und nach Magerbrät einarbeiten und bis max. 12 °C kuttern (emulgieren) = Brühwurstbrät

Magerbrätverfahren

- Magerbrätverfahren
  - Fleisch mit Gesamtmenge von Salz (ca. 2% auf Gesamtmenge), Kutterhilfsmittel und Teil des Eises kuttern, Temperatur kühl halten (ca. 6 °C) = Magerbrät
  - Fettgewebe zugeben und kuttern, danach das restliche Eis und kuttern bis max. 12 °C = Brühwurstbrät

Gesamtbrätverfahren

- Gesamtbrätverfahren
- Fleisch und Fett wolfen
- Gesamtmenge von Salz (ca. 2% auf Gesamtmenge), Kutterhilfsmittel kurz trocken kuttern
- Eis auf 2-3 mal zugeben und kuttern (emulgieren) bis max. 12 °C = Brühwurstbrät

Kuttern unter Vakuum

Kuttern unter Vakuum:

Viel Luft im Brät – Auswirkung auf Farbveränderungen, Ranzigkeit, mangelnde Farbhaltung

Vorteile Vakuumkutter

Vorteile Vakuumkutter

- intensiveres Aroma
- bessere Umrötung
- bessere Farbhaltung
- festeres, kompakteres Brät
- Luftaustausch durch Stickstoff

- Wirkung bezüglich Farbe verstärkt
- gute Temperaturkontrolle

Hygiene bei der Herstellung

Zu beachtende Hygieneregeln bei der Herstellung:
- Rohfleisch von erhitzten Produkten trennen
- Personalhygiene
- separate Geräte für Bearbeitung „roh" und „gekocht"
- Betriebshygiene (Wasserqualität, Luftstrom von reinen zu unreinen Bereichen usw.)
- Haltbarkeit bei Aufschnittware durch Rekontamination verkürzt
- Kühlung unbedingt notwendig

Brätwürste

Brätwürste

fein zerkleinert
z.B. Pariser, Extrawurst, Frankfurter, Klobasse, Kalbspariser, Extrawurst in Stange, Feine Extra, Knacker, Frankfurter, Leberkäse, Burenwurst

Typische Rezepturen

Typische Rezepturen

Pariser	Knacker
47 Teile Rindfleisch I und/oder Schweinefleisch I	49 Teile Rindfleisch II und/oder Schweinefleisch II
20 Teile Speck II	18 Teile Speck II
33 Teile Wasser	33 Teile Wasser
1% Kartoffelstärke	2% Kartoffelstärke

Abbildungen ➲ weiterführende Websites

Fleischwürste

Fleischwürste

enthalten sichtbares, gepökeltes Fleisch
und oft sichtbaren Speck
Krakauer, Wiener, Bratwürstel, Debreziner

Herstellung

Herstellung
- Entsprechendes Brät herstellen
- Bei grober Einlage (z.B. Krakauer):
  - Fleischeinlage pökeln und tumbeln
  - Unter das Brät untermischen
- Bei feinkörniger Einlage (z.B. Wiener)
  - Brät mit Fleisch und Speck auf die gewünschte Körnigkeit kuttern, oder
  - Fleisch und Speck mit dem Brät mischen (kurze Zeit kuttern) und die gesamte Masse auf die gewünschte Körnigkeit wolfen

Typische Rezepturen

Typische Rezepturen

Krakauer	Wiener
70 Teile gepökeltes, mageres, sehnenarmes Schweinefleisch, grob gestückt	45 Teile Schweinefleisch I oder Rindfleisch I
30 Teile Brät 30	25 Teile Speck I
1% Kartoffelstärke	30 Teile Brät 30

Abbildungen ➲ weiterführende Websites

Gebratene Würste

Gebratene Würste
- Fleischwürste trocken erhitzt und geräuchert
- typisches Aroma
- österreichische Spezialität

z.B. Polnische

Brühdauerwürste

Brühdauerwürste
- Brühwürste, die weiter abgetrocknet werden
- Bei Raumtemperatur haltbar
- Wasser:Eiweiß mind. 1,8

z.B. Zillertaler Bergwurst

Produktionsfehler

Produktionsfehler
- mangelhafte Rohstoffauswahl
- falsche Dosierung der Zusatzstoffe
- zu geringe Kerntemperatur

Zu beachten

NB: Bei nicht gepökelten Produkten ist die Oxidationsstabilität herabgesetzt → Waren werden schneller ranzig

10.4.4.2 Kochwurst

Definition Kochwurst

Definition

Laut ÖLMB (➲ Kapitel B14, Fleisch und Fleischerzeugnisse): Kochwürste sind Wurstwaren, die vorwiegend aus vorgekochtem, teils auch gepökeltem Ausgangsmaterial unter Zugabe von Kochsalz und Gewürzen hergestellt und dann nochmals einer feuchten Erhitzung, evtl. auch einer Räucherung unterzogen werden.

Ausgangsmaterial

Ausgangsmaterial

Fleisch, Fettgewebe und je nach Art Innereien, Blut, Schwarten, Semmeln, Graupen und dergleichen. Leber und Fettgewebe werden i.d.R. lediglich vorgebrüht, Blut wird stets roh verarbeitet.

Erhitzungsarten

Erhitzungsarten
1. technologisch bedingte Erhitzung (Erhaltung der Streichfähigkeit)
2. Erhitzung zur Haltbarmachung

Zutaten

Zutaten
zusätzlich zu Brühwürsten Emulgatoren

Zusammenhalt des fertigen Produktes

Zusammenhalt des fertigen Produktes
- durch erstarrtes Fett (Streichwürste) oder
- durch gelatiniertes Kollagen (Sulzen) oder
- durch hitzekoaguliertes Bluteiweiß (Blutwürste)

Produkte

Produkte
- Pasteten (streichfähig, schnittfest)
- streichfähige Kochwürste (Leber-, Zwiebelstreichwurst etc.)
- Sulzwürste (Presswurst, Haussulz etc.)
- Blut- und Zungenwürste
- Aspik- und Geleeprodukte

Zu beachten

Kochwürste besitzen i.d.R. eine geringe Haltbarkeit
zu langsame Abkühlung → Gefahr der Vermehrung von *Clostridium perfringens* und *Bacillus cereus*

Leberwürste

Leberwürste

Herstellung

Herstellung
- im Kutter
  - Leber fein zerkleinern
  - Fleisch und Speck vorgaren
  - Kuttern mit Salz, Gewürzen etc.
- bei groben Leberwürsten Einlagen zumischen (Leber oder Fleisch/Speck)
- füllen
- erhitzen auf 75 °C bei 80-85 °C
- evtl. kalträuchern
- evtl. mit Tauchmasse überziehen

Typische Rezepturen

Typische Rezepturen

Kalbsleberstreichwurst	Zwiebelstreichwurst
30 Teile Leber vom Schwein oder Kalb 25 Teile mageres Schweine- oder Kalbfleisch II 45 Teile fette Abschnitte	15 Teile Leber 20 Teile Schweinskopffleisch mit Schwarte 15 Teile Innereien 10 Teile gekochte Schwarten 40 Teile fette Abschnitte mit Schwarte

Abbildungen ➲ weiterführende Websites

Blutwürste

Blutwürste

Herstellung

Herstellung

- Blut-Schwarten-Masse
  - Schweineblut pökeln
  - Schweineschwarten vorgaren
  - Blut und Schwarten kuttern
- grobe Einlagen
  - Schweineleber pökeln und wolfen
  - Schweinefleisch und -speck würfeln und vorgaren
- Blut-Schwarten-Masse und Einlagen mischen und würzen
- füllen
- erhitzen auf 75 °C bei 80-85 °C
- evtl. kalträuchern

Typische Rezepturen

Typische Rezepturen

Zungenwurst	Schnittblutwurst
mindestens 50 Teile gepökelte, geschälte Schweinszungen, Rindszungen oder Kalbszungen, Speck, Schwarten	mindestens 30 Teile Schweinskopffleisch mit Schwarte, Schwarten, Speck
höchstens 50 Teile Brühe und Schweineblut	höchstens 70 Teile Blut und Brühe

Abbildungen ➲ weiterführende Websites

Sülzen

Sülzen

Herstellung

Herstellung

- Bindemasse
  - Gelatine vorquellen und in heißes Wasser einrühren ODER
  - Schwarte vorgaren und mit heißem Wasser kuttern
- Grobe Einlage
  - Fleisch, Innereien oder Speck pökeln, vorgaren und würfeln/wolfen
  - Gemüse blanchieren und zerkleinern
- Bindemasse und grobe Einlage mischen und würzen
- füllen
- erhitzen auf 75 °C bei 80-85 °C

Typische Rezepturen

Typische Rezepturen

Presskopf	Haussulz
mindestens 50 Teile gepökeltes oder ungepökeltes, gekochtes, mageres Schweinefleisch oder Schweinskopffleisch mit Schwarte höchstens 50 Teile Aspik oder Gelee	mindestens 30 Teile gepökeltes oder ungepökeltes, gekochtes Schweinskopffleisch mit Schwarte, Schwarten, evtl. Herz, Zunge; bei Geflügelsulz Geflügelfleisch höchstens 50 Teile Aspik oder Gelee; allfällige Restmenge Gemüse oder gekochtes Ei

Abbildungen ➲ weiterführende Websites

Aspik-/Geleeprodukte

Aspik- und Geleeprodukte

Herstellung

Herstellung

Schinken, Zunge, Geflügelbrust...

Schinken, Zunge, Geflügelbrust und dgl. in Aspik oder Gelee:

magere, gepökelte Schinkenstücke, gepökelte, geschälte Zungenstücke, Geflügelbrustfleisch ohne Haut und dgl., auch mit Obst, Gemüse oder Pilzen; in Aspik oder Gelee.

Der Fleischanteil im Fertigprodukt beträgt mind. 50 Teile.

Beefblock, Rindfleisch

- Beefblock, Rindfleisch in Aspik oder Gelee:

  mageres, gepökeltes, bindegewebsarmes Rindfleisch, zerkleinert, evtl. mit Pilzen; in gewürztem Aspik oder Gelee; in Kunstdarm abgefüllt oder in Blockform.

  Der Fleischanteil im Fertigprodukt beträgt mind. 50 Teile.

Kochwürste zum Braten

Zum Braten bestimmte Kochwürste

Herstellung

Herstellung

Bratleberwurst

- Bratleberwurst
  Schweinskopffleisch mit Schwarte, Innereien, Schwarten, fette Abschnitte und Leber (mind. 5 Teile); Weißbrot und Cerealien (nicht über 10 Teile); Brühe (nicht über 12 Teile).

Bratblutwurst

- Bratblutwurst
  Schweinskopffleisch mit Schwarte und Schweineblut; Weißbrot und Cerealien (nicht über 5 Teile); Brühe (nicht über 5 Teile); Milch je nach Ortsüblichkeit

10.4.4.3 Rohwurst

Geschichtliches

Rohwurstproduktion in China schon seit 2500 Jahren! In Europa durch Italiener vor etwa 260 Jahren „erfunden" und von deutschem Metzger (Butleb) vor 210 Jahren im deutschsprachigen Raum eingeführt.
Vor etwa 155 Jahren beginnen 2 italienische Metzger in Budapest „ungarische Salami" herzustellen – diese war nicht fermentiert und wurde nur erhitzt gegessen.
Derzeit besteht großes Interesse an Rohwürsten weltweit.
Rohwurstherstellung ist eine relativ „unpräzise" Technologie:

- nur bei gravierenden Fehlern entsteht ein untaugliches Produkt
- auch wenn nur die Grundbedingungen (GMP) eingehalten werden (v.a. ↓ pH und/oder a_w), erlaubt diese Technologie die Herstellung von vielen (relativ unterschiedlichen) Erzeugnissen.

Definition

Definition

Laut ÖLMB (➲ Kapitel B14, Fleisch und Fleischerzeugnisse): Rohwürste werden aus rohem Fleisch und Speck unter Zugabe von insbesondere Salpeter und Kochsalz oder Nitritpökelsalz, sowie Zucker- und Zuckerarten und Gewürzen hergestellt und gelangen in der Regel in unerhitztem Zustand zum Verzehr.
Es werden schnittfeste und streichfähige Rohwürste unterschieden.

Rohmaterial

Rohmaterial

- ausschließlich Schweinefleisch und -fett; geschmacks- und traditionsbedingt in Frankreich, Ungarn. Nach ÖLMB für ungarische Salami vorgeschrieben
- 1/3 Schweinefleisch, 1/3 Rindfleisch, 1/3 Fett; am meisten verwendet in deutschsprachigen Gebieten
- ausschließlich Rindfleisch und -fett; selten vorkommend, u.a. wegen schwieriger Trocknung
- Rindfleisch und Schafsfett (→ „Schafsgeruch"); in muslimischen Gebieten (z.B. Türkei)

NB: Rohmaterialien müssen von einwandfreier Qualität sein (mikrobiologisch, physikalisch-chemisch); z.B. oxidiertes Fett (lange Gefrierlagerung!) → Farb-

und Geschmacksabweichungen; mikrobiell belastetes Material → Bildung biogener Amine

Zutaten/Zusatzstoffe

Zutaten/Zusatzstoffe
- Fleisch
- Speck
- Gewürze
- Nitrat oder Nitritpökelsalz
  - produktabhängig: 2,5-3%
  - Nitrit (als Nitritpökelsalz) oder Nitrat → Umrötung und gleichmäßige Farbe, Verzögerung Fettoxidation, Vorbeugung Clostridien-Wachstum
- Ascorbinsäure
- Zucker (Glucose, Saccharose und Maltodextrine) als Substrat für die Fermentationsflora, als Streckungsmittel für Gewürze und zur Abrundung des Geschmacks
- Starterkulturen (Fermentationsflora und Schimmelstarter)

Allgemeines

Hürdentechnologie in der Rohwurstherstellung

Milchsäurebakterien (*Lactobacillaceae*) konkurrieren mit zahlreichen Pathogenen, die im Rohmaterial vorhanden sein können. Durch Kombination von Hemmfaktoren (Hürden) sollen Pathogene ausgeschaltet werden → Grundbedingung der Produktsicherheit bei Rohwürsten.

Hürden bei der Rohwurstherstellung (Abbildung nach Leistner, 1992):

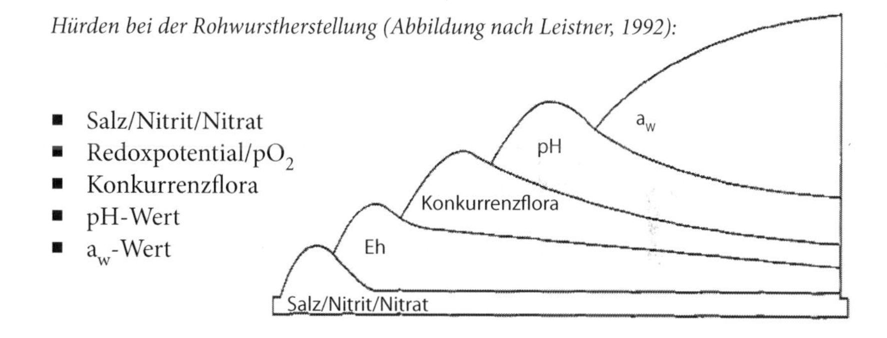

Pökelsalz

Nitrit (➲ Kapitel 8.4.3)
Nitrit, üblicherweise als Nitritpökelsalz hinzugefügt, wird während Fermentation teilweise abgebaut → nur am Anfang effektiv gegen Clostridien; Nitrat nur bei Nitratpökelung (d.h. bei Zusatz von Mikrokokken)

Redoxpotential

Redoxpotential (E_h) (➲ Kapitel 8.1.3.1)
anfänglich durch Lufteinschlag beim Zerkleinern relativ hoch → Zusatz von Ascorbinsäure oder Ascorbat (→ Antioxidantien) und Zucker → ↓ Eh

Wirkung:
- ↑ Nitritwirkung (Nitrit wirkt besser bei ↓ Eh)
- Hemmung von Pseudomonaden (strikte Aerobier) → Verderb wird vorgebeugt
- Selektive Bevorzugung der *Lactobacillaceae* → macht diese Keimgruppe konkurrenzfähig

Nach längeren Reifungszeiten steigt der Eh wieder an → dann müssen andere Hürden die Hemmwirkung übernommen haben.

Konkurrenzflora

Konkurrenzflora (➲ Kapitel 8.1.3.3; ➲ Kapitel 8.3.2)
Milchsäurebakterien hemmen Pathogene (z.B. Salmonellen, Listerien, Staphylokokken, Clostridien), möglicherweise auch durch Bildung von „Bakteriozinen" [= von manchen Milchsäurebakterien gebildete Eiweiß-Komponenten, die das Wachstum von anderen (pathogenen) Gram-positiven Keimen hemmen]. CAVE: nicht jedes Milchsäurebakterium ist ein Bakteriozinbildner!

Starterkulturen

Sicherstellung der richtigen Fermentationsflora durch Verwendung von **Starterkulturen**. Eingesetzt werden:
- Mikroorganismen der Gattungen *Lactobacillus*, *Staphylococcus*, *Micrococcus*, z.B.
  - *L. sake, L. curvatus, L. plantarum*
  - *S. xylosus, S. carnosus, S. saprophyticus*
  - *M. varians*

  Micrococcaceae (Staphylokokken und Mikrokokken) wachsen während der Reifung schlecht oder gar nicht → müssen in ausreichender Zahl zugesetzt werden!

  Wirkung

  Wirkung:
  - Bildung von Milchsäure → Säuerung
    Die gewählten Spezies müssen „homofermentativ" sein (Milchsäure), aber nicht „heterofermentativ" (d.h. keine Essigsäure, H_2O_2, H_2S, CO_2, usw. bilden)
  - Nitratreduktion bei Nitratpökelung (Mikrokokken)
- Hefen (z.B. *Debaryomyces hansenii*)
  Wirkung:
  - ↓ Eh
  - verantwortlich für Proteolyse und Lipolyse (→ Aromabildung)
  - bilden Katalase → antioxidative Wirkung
  - Oberflächeninokulation → feine weiße Schicht = „sausage bloom" (z.B. in Frankreich)
- Schimmelpilze (z.B. *Penicillium nalgiovense*)
  zur Oberflächeninokulation (→ typisches Ansehen), die verwendeten Schimmelpilze dürfen keine antibiotisch wirksamen Stoffe (→ Resistenzbildung) oder Mykotoxine bilden

Wirkung:
- Abschirmen von Licht und Sauerstoff (→ beugt Oxidation vor)
- Aromabildung
- Antagonismus mit unerwünschten Schimmelpilzen (➲ Kapitel 8.1.3.3)

pH-Wert

pH-Wert (➲ Kapitel 8.1.3.1)
Voraussetzung: kein (zumindest <20%) DFD-Fleisch (➲ Kapitel 9.2.6.1) verwenden, v.a. in kurzgereiften Produkten mit noch relativ viel Wasser ist der pH-Wert eine sehr wichtige Hürde
NB: Zusatz von Glucono-Delta-Lacton → ↓ pH-Wert weiter. Aber: in Österreich nicht üblich.
Während der Lagerung → ↑ pH-Wert → andere Hürden sind dann wichtiger!

a_w-Wert

a_w-Wert (➲ Kapitel 8.1.3.1)
stetige ↓ a_w-Wert während der Lagerung → die einzige Hürde, die immer wichtiger wird, vor allem in langgereiften Produkten!
NB: Schnelligkeit und Ausmaß der a_w-Wert-Senkung abhängig von der Rezeptur (z.B. Salzgehalt), Reifungstemperatur (z.B. Trocknung) und Reifungsdauer.

Rohwurstarten

Rohwurstarten

Schnittfeste Rohwürste

- Schnittfeste Rohwürste
  - mit Schimmelbelag – Salami
  - ohne Schimmelbelag – Kantwurst

Streichfähige Rohwürste

- Streichfähige Rohwurst
  - Mettwürste

Rohwürste mit Belag

Rohwürste mit Belag
- Ungarische Salami
- Salami nach italienischer Art
- Haus- und Heurigensalami
- Trocknungsverlust je nach Sorte zwischen 32 bis 35%
- weniger stark abgetrocknete Produkte
  - Dekorsalami
  - „Frische Salami“

Herstellung

Herstellung
- Fett gefroren, Fleisch zumindest angefroren verwenden
- Auf die gewünschte Körnigkeit mit Gewürzen, Pökelsalz etc. kuttern, Kutterendtemperatur –2 bis 0 °C
- Reifung
  - Temperatur 15-18 °C
  - Relative Luftfeuchtigkeit 90-75%
  - mind. 8 Wochen Reifezeit

Typische Rezepturen

Typische Rezepturen

Ungarische Salami	Haussalami
trotz Schimmelbelag leicht geräuchert,	im Schnittbild wie ungarische Salami
Durchmesser ca. 6 cm, Körnung 2-3 mm	
Reifung ca. 12 Wochen	kürzer gereift
nur aus Schweinefleisch	aus Schweine- und Rindfleisch
Rezeptur lt. Codex	Rezeptur lt. Codex
72 Teile mageres sehnenarmes Schweinefleisch	70 Teile Rindfleisch I und II oder mageres Schweinefleisch
28 Teile Speck	30 Teile Speck
Abtrocknung ca. 35%	Abtrocknung ca. 32%

Abbildungen ➲ weiterführende Websites

Rohwürste ohne Belag

Rohwürste ohne Belag

- Am bekanntesten
  - Kantwurst als Aufschnittware und
  - Hauswürstel roh, Kaminwurzen, Landjäger etc. als Würstchen direkt zum Abbeißen.
- Untergeordnete Bedeutung
  - Cervelat, Plockwurst und dgl.
- Abtrocknung ca. 30%.
- Hauswürstel roh, Knoblauchwürstel oder Pußtawürstel
  - Abtrocknung von nur 15% eher zum Erhitzen
  - Stärkere Abtrocknung auch üblich

Herstellung

Herstellung

- Fett gefroren, Fleisch zumindest angefroren verwenden
- Auf die gewünschte Körnigkeit mit Gewürzen, Pökelsalz etc. kuttern Kutter↑endtemperatur –2 bis 0 °C
- Reifung
  - Temperatur 20-24 °C
  - Relative Luftfeuchtigkeit 90-75%
  - Reifezeit abhängig von Kaliber aber kürzer als Salami

Typische Rezepturen

Typische Rezepturen	
Kantwurst	**Hauswürstel**
Beliebte Rohwurst ohne Belag typischer rechteckiger Querschnitt Rezeptur lt. Codex	
ca. 2/3 Rindfleisch II oder mageres Schweinefleisch	70 Teile Rindfleisch II oder mageres Schweinefleisch
ca. 1/3 Speck	30 Teile Speck
Abtrocknung ca. 30%	Abtrocknung min. 15%
Abbildungen ➲ weiterführende Websites	

Streichfähige Rohwürste

Streichfähige Rohwürste
Mettwürste, fein und grob, Zwiebelmettwurst
nicht so typisch für Österreich

10.4.4.4 Pökelwaren

Einteilung

Einteilung
- Rohpökelwaren
- Kochpökelwaren

Rohpökelwaren

Rohpökelwaren

Definition

Definition
Laut ÖLMB (➲ Kapitel B14, Fleisch und Fleischerzeugnisse): Rohpökelwaren sind aus Schweinefleisch oder Rindfleisch hergestellte Fleischerzeugnisse, die trocken oder nass gepökelt, gegebenenfalls kalt geräuchert und je nach Art mehr oder weniger getrocknet werden. Rohpökelwaren sind zum Rohverzehr bestimmt.

geräuchert

Produkte geräuchert
- Schinkenspeck
- Hamburger Speck
- Osso Collo
- Lachsschinken
- Bündnerfleisch
- Luftgetrocknete Produkte z.B. Parma-Schinken
- Westfähler Schinken

ungeräuchert

Produkte ungeräuchert
- Parma-Schinken
- Jamon Serrano

Hürdentechnologie

Hürdentechnologie bei der Herstellung von Rohpökelwaren
Die Art und Reihenfolge der einzelnen Hürden sind bei Rohschinken und Rohwurst verschieden.

Ausgangssituation

Im Innern eines Rohschinkens (speziell beim Knochenschinken) sind zu Beginn nur wenige Mikroorganismen vorhanden. Vorkommen können z.B. kältetolerante *Enterobacteriaceae* → Vermehrung bei geringem Eh-Wert möglich → Fäulnis → ↓ Tiefenkeimgehalt des Rohmaterials notwendig.

Hürden

Wichtige Hürden bei der Herstellung von Rohpökelwaren:
- pH-Wert
- Temperatur
- a_w-Wert

pH-Wert

pH-Wert:
Nur Fleisch mit normalem pH-Endwert (5,5-5,8) verwenden, kein DFD-Fleisch. Bei langgereiften Produkten ↑ pH-Wert während der Reifung (bedingt durch Proteolyse) → pH nur am Anfang eine wichtige Hürde.

Temperatur

Temperatur:
Noch wichtiger als niedriger pH-Wert. Die Temperatur soll zumindest solange <5 °C gehalten werden, bis genügend Kochsalz in den Schinken diffundiert ist.

a_w-Wert

a_w-Wert:
↓ a_w-Wert durch Salzen und Austrocknung. Wichtiger als bei Rohwürsten → ↑ Prozentsatz Salz verwendet → a_w-Wert <0,96 und schnellere Diffusion ins Schinkeninnere → kein Wachstum von *Enterobacteriaceae* und *Clostridium botulinum*.
Erst dann kann der Rohschinken ohne Kühlung getrocknet, gereift oder geräuchert werden, wobei sich das gewünschte Aroma bildet.

Pökelmethoden
Trockenpökelung

Pökelmethoden
- Trockenpökelung
  - Einreiben mit Salz → NPS 50 g/kg Fleisch, evtl. Kochsalz mit Salpeter und Gewürzen
  - entstehende Lake kann ablaufen
  - Pökeltemperatur <5 °C
  - Umpacken alle 7 Tage
  - evtl. Pressen
  - Durchbrennen
  - evtl. Wässern
  - Trocknen und evtl. Räuchern
    - Lufttrocknen bei 12-18 °C, 90-75% rF für ca. 4-8 Wochen
    - Räuchern bei 15-18 °C, 90-75% rF für ca. 6-8 Wochen

Nass-/Trockenpökelung

- Kombinierte Nass-Trocken-Pökelung
  - Einreiben mit Salz
  - gebildete Eigenlake läuft nicht ab
  - Umpacken alle 7 Tage, Auffüllen mit 20%iger Lake
  - evtl. Pressen oder Durchbrennen
  - evtl. Wässern
  - Trocknen und evtl. Räuchern
    - Lufttrocknen bei 12-18 °C, 90-75% rF für ca. 4-8 Wochen
    - Räuchern bei 15-18 °C, 90-75% rF für ca. 6-8 Wochen

Nasspökelung

- Nasspökelung
  - Einlegen in 20%iger Lake; Fleisch-Lake-Verhältnis ca. 1:2 bis 1:3; Dauer ca. 2-2,5 Tage pro kg Fleisch
  - evtl. Pressen oder Durchbrennen
  - evtl. Wässern
  - Trocknen und evtl. Räuchern
    - Lufttrocknen bei 12-18 °C, 90-75% rF für ca. 4-8 Wochen
    - Räuchern bei 15-18 °C, 90-75% rF für ca. 6-8 Wochen

Spritzpökelung

- Spritzpökelung

Durchbrennen

Durchbrennen

- Konzentrationsausgleich zwischen Rand und Kern durch Diffusion
- Während des Durchbrennens wird
  - das Pökelaroma verbessert
  - die Pökelfarbe stabilisiert
  - die Zartheit verbessert
- Dauer ca. 2-2,5 Tage/kg Fleisch bei 5 °C

Kochpökelwaren

Kochpökelwaren

Definition

Definition

Laut ÖLMB (➲ Kapitel B14, Fleisch und Fleischerzeugnisse): Kochpökelwaren sind spritzgepökelte oder nassgepökelte Fleischstücke, die nach der Pökelung (Surfleisch) oder nach einer darauf folgenden Heißräucherung oder nach feuchter Erhitzung oder nach trockener Erhitzung an Verbraucher abgegeben werden. Bei Surfleisch nimmt der Verbraucher die Durcherhitzung der Pökelwaren im Zuge der Zubereitung vor.

Einteilung

Einteilung

- Kochpökelwaren vom Schwein
  - Surfleisch, z.B. Schopf oder Zunge, gepökelt
  - Kochpökelwaren vom Schlögel, z.B. Beinschinken, Pressschinken
  - Kochpökelwaren von anderen Teilstücken, z.B. Selchroller, Teilsames, Kaiserfleisch
  - Sonstige Kochpökelwaren, z.B. Toastblock
- Kochpökelwaren aus Rindfleisch
- Kochpökelwaren aus Geflügelfleisch

Herstellung

Herstellung

- Spritzpökelung
  - bei gepökelter Zunge Aderspritzverfahren
- Tumbeln bis 24 h oder Einlegen in Lake 1-3 Tage
- Füllen
  - in Formen und evtl. Heißräuchern
  - in rauchdurchlässige Hüllen und Heißräuchern
  - in undurchlässige Hüllen
- Erhitzen auf 65-68 °C meistens mit Stufenkochung

10.4.4.5 Fleischkonserven (➲ Kapitel 10.4.3.4; ➲ Kapitel 8.4.12)

Definition

Definition

Fleischkonserven sind durch Hitze haltbar gemachte Fleischerzeugnisse, Fleischgerichte und Gerichte mit Fleisch in luftdicht verschlossenen, geeigneten Behältnissen (Dosen, Gläser, etc.).
Sie müssen sicher (gesundheitlich unbedenklich), stabil gegen Verderb und qualitativ hochwertig sein.

Weiterführende Literatur:

Jensen, W.K., C. Devine and M. Dikeman (Eds.) (2004). Encyclopedia of Meat Sciences. Elsevier Academic Publishers Press, Amsterdam.

Potter, N.N. und J.H. Hotchkiss (1995). Food Science, 5. Aufl. New York: Chapman & Hall.

Prändl, O., A. Fischer, T. Schmidhofer und H.J. Sinell (1988). Fleisch – Technologie und Hygiene der Gewinnung und Verarbeitung, Stuttgart: Ulmer, 265-592.

Roginski, H.G.J., J.W. Fuguay and P.F. Fox (Eds.) (2003). Encyclopedia of Dairy Sciences. Elsevier Academic Publishers Press, Amsterdam.

Sielaff, H. (1996). Fleischtechnologie, Hamburg: Behr's, 181-256 und 361-510.

Smulders, F.J.M., F. Toldrá, J. Flores und M. Prieto (Eds.) (1992). New technologies for meat and meat products: Fermentation in starter cultures. Muscle enzymology and meat ageing quality control systems. ECCEAMST, Utrecht, die Niederlande.

Weiterführende Websites:

Österreichisches Lebensmittelbuch (Codex Alimentarius Austriacus, 2005).
IV. Auflage,
Kapitel B14 – Fleisch und Fleischwaren
Kapitel B32 – Milch und Milchprodukte
https://www.verbrauchergesundheit.gv.at/lebensmittel/buch/codex/kapitel.html.

Bildmaterial zu Wurstsorten z.B.

Fleischwaren Berger GesmbH & Co KG
http://www.berger-schinken.at/de/produkte/

Wiesbauer – Österreichische Wurstspezialitäten Gmbh
http://www.wiesbauer.at/

Wiberg GmbH
http://www.wiberg.eu/de/fleischwaren/rezepte/

EU-Rechtsakte und österreichische Bundesgesetze

Auflistung der in Kapitel 10 angeführten EU-Rechtsakte in Langtiteln und mit dem Datum der letzten Änderung (Stand Februar 2015):

EU-Rechtsakte:

Verordnung (EG) Nr. 853/2004 des Europäischen Parlaments und des Rates vom 29. April 2004 mit spezifischen Hygienevorschriften für Lebensmittel tierischen Ursprungs, ABl. L 139 vom 30.4.2004, S. 55-205; zuletzt geändert durch Verordnung (EU) Nr. 1137/2014 der Kommission vom 27. Oktober 2014, ABl. L 307 vom 28.10.2014, S. 28-29.

Verordnung (EG) Nr. 854/2004 des Europäischen Parlaments und des Rates vom 29. April 2004 mit besonderen Verfahrensvorschriften für die amtliche Überwachung von zum menschlichen Verzehr bestimmten Erzeugnissen tierischen Ursprungs, ABl. L 139 vom 30.4.2004, S. 206-320; zuletzt geändert durch Verordnung (EU) Nr. 633/2014 der Kommission vom 13. Juni 2014, ABl. L 175 vom 14.6.2014, S. 6-8.

Verordnung (EG) Nr. 1169/2011 des Europäischen Parlaments und des Rates vom 25. Oktober 2011 betreffend die Information der Verbraucher über Lebensmittel und zur Änderung der Verordnungen (EG) Nr. 1924/2006 und (EG) Nr. 1925/2006 des Europäischen Parlaments und des Rates und zur Aufhebung der Richtlinie 87/250/EWG der Kommission, der Richtlinie 90/496/EWG des Rates, der Richtlinie 1999/10/EG der Kommission, der Richtlinie 2000/13/EG des Europäischen Parlaments und des Rates, der Richtlinien 2002/67/EG und 2008/5/EG der Kommission und der Verordnung (EG) Nr. 608/2004 der Kommission, ABl. L 304 vom 22.11.2011, S. 18-63; zuletzt geändert durch Delegierte Verordnung (EU) Nr. 78/2014 der Kommission vom 22. November 2013, ABl. L 27 vom 30.1.2014, S. 7-8.

11 Qualität und Qualitätssicherung

11.1 Qualitätsbegriff

Einteilung Qualität

Mit dem Begriff „Qualität" sind sehr unterschiedliche Vorstellungen verbunden. Man unterscheidet:
- Objektive Qualität (Beschaffenheit)
- Subjektive Qualität (Güte)

11.1.1 Objektive Qualität (Beschaffenheit)

Definition objektive Qualität

Definition „Qualität" nach ÖNORM EN ISO 9000 (2005)[6]: „Grad, in dem ein Satz inhärenter Merkmale Anforderungen erfüllt".

Q-Merkmal

Objektive Qualität → unabhängig von den subjektiven Eindrücken des Konsumenten → bestimmt auf Basis der materiellen Zusammensetzung und der Produkteigenschaften (objektivierbar bzw. quantifizierbar) → **„Qualitätsmerkmal"** = die Qualität mitbestimmendes Merkmal. Jedes Qualitätsmerkmal ist messbar (z.B. pH, Tropfsaftverlust) oder einer Kategorie zuordenbar (z.B. Fleisch-Fett-Verhältnis).

Qualitätsbestimmende Faktoren

Folgende Parameter werden herangezogen:
- sensorische Eigenschaften
- ernährungsphysiologische Eigenschaften
- hygienisch-toxikologische Eigenschaften
- verarbeitungstechnologische Eigenschaften

Sensorische Eigenschaften

Sensorische Eigenschaften
Werden mit Hilfe der Sinne (Sehen, Schmecken, Riechen, Tasten, Hören) erkannt → Aussehen, Geschmack, Geruch, Saftigkeit, Zartheit bzw. Festigkeit (➲ Tabelle 77; ➲ Kapitel 9.2).
Sensorische Eigenschaften bestimmen Genusswert des Produktes!

Ernährungsphysiologische Eigenschaften

Ernährungsphysiologische Eigenschaften
Art und Menge von Nährstoffen (z.B. Eiweiß, Fett, Vitamine, Mineralstoffe; ➲ Tabelle 73; ➲ Tabelle 78; ➲ Kapitel 9.2).
Der Nährstoffgehalt ist wesentlich für eine gesunde Ernährung.

[6] Die mittlerweile zurückgezogene Norm DIN EN ISO 8402 (1995) definierte Qualität als „Gesamtheit von Merkmalen und Merkmalswerten (= Eigenschaften) einer Einheit (= eines Produktes oder einer Tätigkeit) bezüglich ihrer Eignung, festgelegte und vorausgesetzte Erfordernisse zu erfüllen". Eine ähnliche Definition ist in IEC 2371 angegeben.

Tabelle 77: Sensorische Qualitätsmerkmale nach Hofmann (1987)

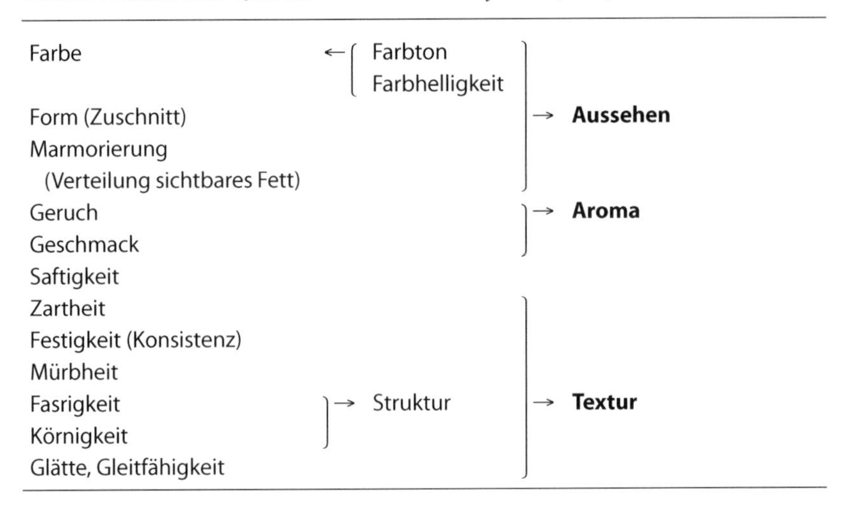

Farbe	←	Farbton Farbhelligkeit	→	**Aussehen**
Form (Zuschnitt)			→	**Aussehen**
Marmorierung (Verteilung sichtbares Fett)			→	**Aussehen**
Geruch			→	**Aroma**
Geschmack			→	**Aroma**
Saftigkeit				
Zartheit			→	**Textur**
Festigkeit (Konsistenz)			→	**Textur**
Mürbheit			→	**Textur**
Fasrigkeit	→	Struktur	→	**Textur**
Körnigkeit	→	Struktur	→	**Textur**
Glätte, Gleitfähigkeit			→	**Textur**

Tabelle 78: Ernährungsphysiologische Qualitätsmerkmale, modifiziert nach Hofmann (1987)

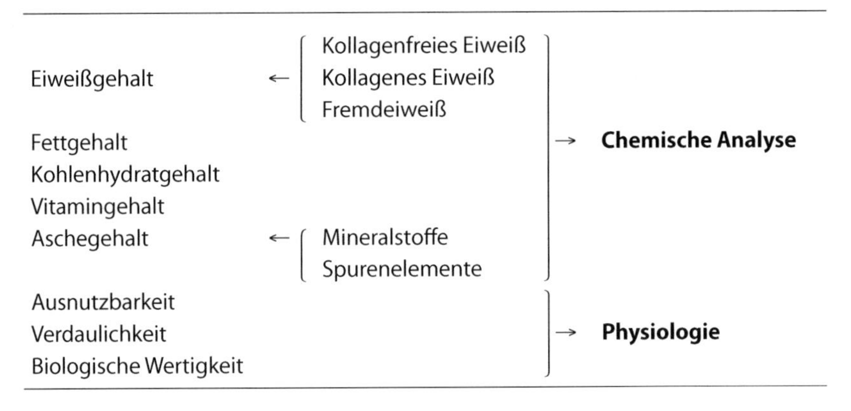

Eiweißgehalt	←	Kollagenfreies Eiweiß Kollagenes Eiweiß Fremdeiweiß	→	**Chemische Analyse**
Fettgehalt			→	**Chemische Analyse**
Kohlenhydratgehalt			→	**Chemische Analyse**
Vitamingehalt			→	**Chemische Analyse**
Aschegehalt	←	Mineralstoffe Spurenelemente	→	**Chemische Analyse**
Ausnutzbarkeit			→	**Physiologie**
Verdaulichkeit			→	**Physiologie**
Biologische Wertigkeit			→	**Physiologie**

Hygienisch-toxikologische Eigenschaften

Hygienisch-toxikologische Eigenschaften
Alle Einflüsse, die für die menschliche Gesundheit und den Verderb des Produktes relevant sind (z.B. Mikroorganismen, pH-Wert, a_w-Wert, Pökelstoffe, Redoxpotential, Temperatur, Rückstände; ➲ Kapitel 8).

Verarbeitungstechnologische Eigenschaften

Verarbeitungstechnologische Eigenschaften
Eignung des Fleisches für verschiedene Zubereitungszwecke im Haushalt und für die Herstellung von Fleischerzeugnissen (z.B. Gehalt an und Zustand von Eiweißen und Fetten, Wasserbindung/Safthaltung, Bindegewebsgehalt, Gewebestruktur, pH-Wert, Fleischfarbe, Mikroorganismengehalt; ➲ Tabelle 80; ➲ Kapitel 8; ➲ Kapitel 9)

Tabelle 79: Hygienisch-toxikologische Qualitätsmerkmale ergänzt nach Hofmann (1987)

Mikroorganismen	←	Parasiten Bakterien Sporen Schimmelpilze Viren
Haltbarkeitseinflüsse	←	pH-Wert a_w-Wert Eh-Wert
Zusatzstoffe	←	Nitrat Nitritpökelsalz Konservierungsmittel
Rückstände (Beispiele)	←	Antibiotika Hormone Thyreostatika Pestizide Toxine toxische Schwermetalle Radionuklide Polyzyklische aromatische Kohlenwasserstoffe Nitrat, Nitrit, Nitrosamine
Fremdkörper	←	metallische Fremdkörper nichtmetallische Fremdkörper

Tabelle 80: Verarbeitungstechnologische Qualitätsmerkmale nach Hofmann (1987)

Wasserbindungsvermögen		
Eiweiß	→	Gehalt Zustand
Fette	→	Gehalt Zustand
Gehalt an Bindegewebe und Sehnen		
Festigkeit (Zähigkeit)		
Struktur		
pH-Wert		
Farbe		

11.1.2 Güte (Subjektive Qualität)

Subjektive Qualität

Beinhaltet neben (!) den objektiven Qualitätsmerkmalen die subjektiven Wertvorstellungen des Verbrauchers (z.B. psychologische/emotionale und ethisch-moralische Aspekte wie Tierschutz und Religionsvorschriften) → Güte ist nicht exakt zu definieren und im Laufe der Zeit Veränderungen unterworfen. Aber: Unter Beteiligung repräsentativer Personengruppen (Verbraucher, Handel, Hersteller) können Kriterien bestimmt werden, die die Güte eines Produktes ausmachen.
Letztlich entscheidet die persönliche Wertschätzung der Verbraucher über den wirtschaftlichen Erfolg eines Produktes!

Gütezeichen in Österreich

Für Lebensmittel besteht in Österreich eine Vielzahl so genannter „Gütezeichen", die – je nach Zielrichtung – in folgende Kategorien eingeordnet werden können:

- Produkte aus biologischer Landwirtschaft,
- Produkte aus artgerechter Tierhaltung,
- Produkte aus integrierter Produktion,
- Produkte mit gehobener Qualität bzw. laufend kontrollierte Produkte.

Eine genauere Übersicht bieten folgende Websites:

www.konsument.at/guetezeichen

www.lebensmittel-guetezeichen.at/startseite.html

Auf EU-Ebene gibt es

- Lebensmittel mit geschützter Ursprungsbezeichnung „g.U." (➲ VO (EU) Nr. 1151/2012)
- Lebensmittel mit geschützter geografischer Angabe „g.g.A." (➲ VO (EU) Nr. 1151/2012)
- garantiert traditionelle Spezialitäten „g.t.S." (➲ VO (EG) Nr. 509/2006)

Lebensmittel aus ökologischer Landwirtschaft (Gemeinschaftsemblem!) (➲ VO (EG) Nr. 834/2007)
→ EU Ebene: „DOOR" Datenbank

11.2 Gewährleistung gleich bleibender Qualität

Kontrollsysteme

Nach Umfang der Maßnahmen zur Sicherstellung der gewünschten Produktqualität werden unterschieden:
- (End-) Produktprüfung
- Prozesskontrollen
- Systemkontrollen

11.2.1 (End-) Produktprüfung

Produktkontrollen

Meist stichprobenartige [in einigen Fällen – z.B. bei Prüfung mit Röntgengerät oder Metalldetektor, allgemein bei nicht Material verbrauchenden Untersuchungen – wäre auch die Grundgesamtheit prüfbar] Überprüfung der Produkte (am Ende der Produktionslinie → Endproduktkontrollen) → Ergebnis dieser Stichprobe wird als gültig für die Gesamtheit der Produkte angesehen. Nachteile:
- Bei unakzeptabler Abweichung → Überarbeitung, evtl. Vernichtung der gesamten Produktcharge → wirtschaftlicher Verlust
- Pathogene Mikroorganismen im Produkt zumeist nur in geringer Anzahl und inhomogen verteilt → theoretisch sehr große Stichprobe notwendig → unwirtschaftlich
- Mikrobiologische Ergebnisse für leicht verderbliche Produkte häufig erst vorliegend, wenn Produkt bereits vermarktet → Rückrufaktion → wirtschaftlicher Verlust und Schädigung des Ansehens der Firma

11.2.2 Prozesslenkung

Prozesskontrollen

Prozesslenkung soll den Herstellungsprozess eines Produktes auf Betriebsebene unter Kontrolle bringen! CAVE: Der deutsche Begriff „Kontrolle" ist doppeldeutig! Kontrolle bedeutet:

Bedeutung von „Kontrolle"

1. Überprüfung (→ engl.: „check")
2. Beherrschen (→ engl.: „control" → „everything is under control").

Im Qualitätssicherungswesen ist das „Beherrschen" = „unter Kontrolle haben" eines Prozesses gemeint!

Definition Prozess

Definition „Prozess"

Gesamtheit der an der Herstellung eines Produktes (oder der Erbringung einer Dienstleistung) beteiligten Elemente.

Prozesse werden in einzelne Prozessstufen untergliedert. Auf jede Prozessstufe wirken interne und externe Störfaktoren, die entweder Zufalls- oder systematische Einflüsse sein können (➲ Abbildung 78).

Beherrschte Prozesse

Beherrschte Prozesse
Prozesse, die Abweichungen nur aufgrund von Zufallseinflüssen beinhalten und keine systematischen Störfaktoren aufweisen. Das Erreichen von beherrschten Prozessen ist das Ziel aller Qualitätssicherungssysteme (➲ Kapitel 11.3).

Prozessqualität

Prozessqualität
Dynamische Einflussfaktoren während des Produktionsprozesses werden unter dem Begriff „Prozessqualität" zusammengefasst. Nachfolgend sind Beispiele für Einflussfaktoren bei Fleisch angeführt.

Physiologische Faktoren

- Physiologische Faktoren
  z.B. Spezies, Alter, Geschlecht, Haltungs-, Fütterungs-, Transport- und Schlachtungsbedingungen.

Physikalische Faktoren

- Physikalische Faktoren
  z.B. Kühlmethode, Art und Umstände der Zerlegung, Zerkleinerung und Verarbeitung.

Biochemische Faktoren

- Biochemische (postmortale) Faktoren
  Biochemische Veränderungen nach dem Schlachten (ATP-Abbau, Muskelstarre, Fleischreifung, Proteinabbau).

Q-Sicherung, Q-Kontrolle

Optimierung der Produktionsbedingungen (= Verbesserung der Prozessqualität), damit das Produkt die gewünschte Beschaffenheit (→ Qualitätsmerkmale ➲ Kapitel 11.1) aufweist, wird als Qualitätssicherung bezeichnet (➲ Kapitel 11.3).
Qualitätssicherung ist nicht mit der Prüfung der Qualitätsanforderungen (= Qualitätskontrolle) gleichzusetzen; Qualität kann nicht durch Produktprüfungen erzeugt werden!

11.2.3 Systemlenkung

Systemkontrollen

Betriebsübergreifende Konzepte zur Beherrschung einer ganzen Produktionskette (nicht an den Grenzen der Betriebe endend) → jeder Prozessschritt der gesamten Produktionskette soll beherrscht werden.

Qualitätskreis

Ineinandergreifen aller qualitätswirksamen Maßnahmen → Modell „**Qualitätskreis**" (from conception to consumption; from stable to table; from farm to fork; usw. ➲ Abbildung 78).

LIQUA, LISA

Prozesskontrolle aller am Produktionsprozess beteiligten Stufen → Systemkontrolle. Beispiele:

- LIQUA (longitudinally integrated quality assurance)
  mehrere Qualitätsmerkmale berücksichtigt. Beispiele: AMA-Gütesiegel (A); IKB (= Integrale Keten Beheersing; NL).
- LISA (longitudinally integrated safety assurance)
  nur hygienisch-toxikologische Qualitätsmerkmale berücksichtigt

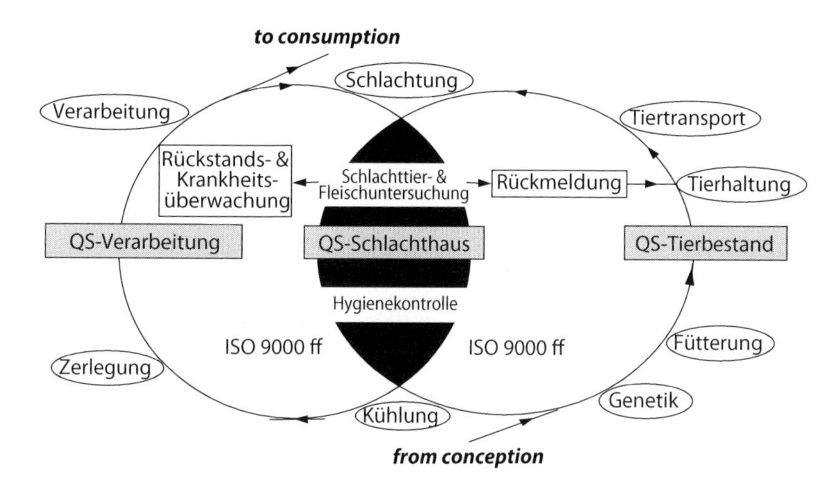

Abbildung 78: Qualitätskreis Fleischverarbeitung (Köfer, 1997)

11.3 Qualitätsmanagement

11.3.1 Bedeutung für die Lebensmittelproduktion

Qualität und Absatzchancen

In den westlichen Industrienationen → Überversorgung der Menschen mit Fleisch → Hersteller müssen ihre Absatzchancen auf dem Markt langfristig verbessern bzw. sichern → zunehmende Bedeutung von Qualitätsaspekten.

Eigenkontrollsysteme

Jeder Hersteller ist bestrebt, die Kundenanforderungen zu erfüllen → Produkte sollen möglichst wenige bzw. keine Fehler aufweisen → Etablierung von Eigenkontrollsystemen.

Fehler

Definition „Fehler"
Fehler = jede Nichterfüllung einer Anforderung. Fehler werden nach Bedeutung der möglichen Folgeschäden in Klassen eingeteilt:

- kritische Fehler
- Hauptfehler
- Nebenfehler

Art des Fehlers hat Bedeutung im Produkthaftungsfall.

QM von Fleisch und Fleischwaren

Im Qualitätsmanagement von Fleisch und Fleischwaren sind 3 Bereiche kritisch:

Produktdefinition

- Produktdefinition
  mit Formulierung der Qualitätspolitik und der Qualitätsziele (z.B. Danske Slagterier, CMA- und AMA-Gütesiegel, IKB; ➲ Kapitel 11.2.3).

Produktstandardisierung

- Produktstandardisierung
  z.B. durch Rohmaterialspezifikation (NB: Fleisch unterliegt nach dem Schlachten erheblichen und andauernden Veränderungen).

Produktidentität

- Produktidentität
  Rückverfolgbarkeit bis zum Erzeuger → großer logistischer Aufwand, Kennzeichnung z.B. von Rindfleisch (¬ BSE-Krise).
  Grundsätzlich vorgeschrieben durch VO (EG) Nr. 178/2002: Lieferant und Abnehmer müssen bekannt sein: eine Stufe vor und eine Stufe zurück.
  Bei Rindfleisch zusätzlich obligatorische Angabe von Identitätscode, Geburtsland, Mastland, Schlachtbetrieb und Zerlegungsbetrieb (➲ VO (EG) Nr. 1760/2000; ➲ VO (EG) Nr. 1825/2000).
  NB: mit April 2015 Angabe von Ursprungsland/Herkunftsort für Fleisch von Schwein, Schaf, Ziege, Geflügel (➲ VO (EU) Nr. 1337/2013)

Aufgabe Tierärzte

Tierärztliche Aufgabe
Kontrolle und Überwachung von Lebensmitteln tierischer Herkunft → seit Einführung der „Fleischbeschau" traditionell tierärztliche Aufgabe.
Aber: Für aktuelle Probleme des Verbraucherschutzes (z.B. Salmonellen, *Campylobacter*, ...) reicht herkömmliche Fleischuntersuchung nicht aus → alle Bereiche der Fleisch- bzw. Lebensmittelproduktion sind zu überwachen → keine Berufsgruppe ist besser zur Übernahme der Verantwortung in der Fleischproduktionskette (Mast, Schlachtung, Verarbeitung, Lagerung, Verteilung, Verkauf) befähigt als Tierärzte.
Zur Bewältigung dieser Aufgabe werden zunehmend Mittel des Qualitätsmanagements verwendet → Überblick ist notwendig!

11.3.2 Maßnahmen des Qualitätsmanagements

Bemerke: Über Qualitätsmanagement bestehen teilweise widersprüchliche Ansichten → vor einer Diskussion sollte man sich mit den Diskussionspartnern über die grundlegenden Definitionen verständigen. Beispiel: Qualitätssicherung (QS) wurde ursprünglich synonym mit Qualitätsmanagement (QM) verwendet.

Q-Management

Definition „Qualitätsmanagement"
Qualitätsmanagement = Gesamtheit aller qualitätsbezogenen Tätigkeiten und Zielsetzungen. Das Qualitätsmanagement ist jener Teil der Gesamtführungsaufgabe in einem Unternehmen/Betrieb, welcher die Qualitätspolitik festlegt und zur Ausführung bringt.

Qualitätssicherung

Definition „Qualitätssicherung"
Dieser Begriff wird uneinheitlich verwendet. Manche Normen definieren Qualitätssicherung als Festlegung der Qualitätspolitik und Überwachung der in dieser Politik festgelegten Kontrollaktivitäten, andere sehen den Begriff als Synonym zu Qualitätsmanagement.

Q-Politik

Definition „Qualitätspolitik"
Zielsetzungen einer Organisation zur Qualität, festgelegt durch die oberste Leitung.

Mittel
Qualitätsplanung

Mittel des Qualitätmanagements

- Qualitätsplanung
  Auswählen, Klassifizieren und Gewichten der Qualitätsmerkmale (➲ Kapitel 11.1.1).
  - Interne Q-Planung: Gewünschte Produkteigenschaften festlegen; mitbestimmt von betrieblichen Möglichkeiten.
  - Externe Q-Planung: Von außen geforderte Qualitätsmerkmale (Normen, Gesetze, ...) z.B.
    - LMSVG, BGBl. I Nr. 13/2006
    - VO (EG) Nr. 2073/2005 über mikrobiologische Kriterien
    - VO (EG) Nr. 1881/2006 über Kontaminantenrückstände
    - VO (EG) Nr. 470/2009 über Rückstands-Höchstmengen von pharmakologisch wirksamen Stoffen

  Jede Organisation hat prinzipiell 5 Partner, deren Interessen durch die Qualitätsplanung berücksichtigt werden:
  - Kunde (→ zufrieden stellende Produktqualität)
  - Mitarbeiter (→ zufrieden stellende Arbeit und Karriereaussichten)
  - Eigentümer (→ zufrieden stellende Rendite)
  - Unterlieferanten (→ andauernde Geschäftsverbindung)
  - Gesellschaft (→ gesellschaftlich verantwortungsvolles Handeln)

Qualitätslenkung

- Qualitätslenkung
  Erkennen und Elimination systematischer Einflussgrößen → vorbeugende, überwachende und korrigierende Tätigkeiten während des Prozessablaufes → Prozesslenkung (➲ Abbildung 79)

Qualitätsprüfung

- Qualitätsprüfung
  Nachweis der Erfüllung festgelegter Forderungen anhand dokumentierter Prüfverfahren. Erforderlich sind Prüfspezifikation („was ist wie oft zu prüfen"), Prüfablaufplan („woraufhin wird untersucht"), Prüfanweisung (konkrete Arbeitsanweisung zur Durchführung einer Prüfung).

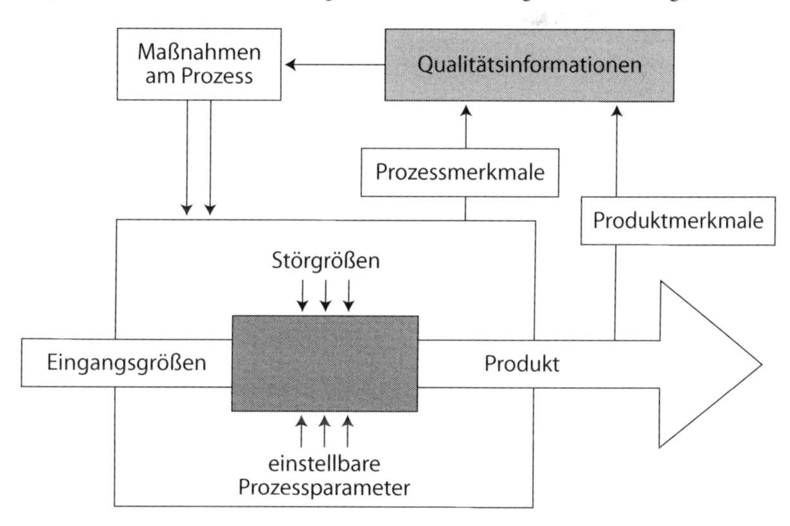

Abbildung 79: Regelkreis Qualitätslenkung (Köfer, 1995)

11.3.3 Normiertes Qualitätswesen

Normungswesen

Internationale Standardisierung (Normung)
Zur Erarbeitung von Standards für Produkte, Prozesse usw. bestehen
- nationale Normungsinstitute (z.B. ÖNORM, DIN, ...). Zur internationalen Vereinheitlichung von Normen arbeiten nationale Institute zusammen →
- europäisch: CEN (Comité Européen de Normalisation) → Erarbeitung von europäischen Normen (EN)
- weltweit: ISO (International Standardization Organisation). Nationale Institute sind ISO-Mitgliedskörperschaften.

Q-Management Normen

Normen für das Qualitätsmanagement
Schaffung von Normen zur Qualitätssicherung ging von USA aus → hohe Qualitäts- und Sicherheitsanforderungen an Kernkraftwerke und Rüstungsgüter.
Von ISO wurden Normen zum Qualitätsmanagement erarbeitet → Normen der ISO 9000-Familie → Standardisierung der Systematik für Qualitätssicherungssysteme (ISO 9000ff sind Organisationsnormen!).
Für Prüflaboratorien (= nicht-produzierendes Gewerbe) besteht auf europäischer Ebene ein ähnliches System (EN 45000ff).
Hinsichtlich Hygiene ist die spezielle ÖNORM EN ISO 22000 über Managementsysteme für die Lebensmittelsicherheit – Anforderungen an Organisationen in der Lebensmittelkette besonders wichtig.

Q-Managementsystem

Definition „Qualitätsmanagementsystem"
Die zur Verwirklichung des Qualitätsmanagements erforderlichen Organisationsstrukturen, Verfahren, Prozesse und Mittel wie Qualitätsplanung, -lenkung und -prüfung.

Ziel und Zweck

Ziel und Zweck eines Qualitätsmanagementsystems sind:
- Vermittlung von Vertrauen beim Kunden
- Schaffung von Transparenz innerhalb der Organisation
- Optimierung der Verfahren und Beherrschung der Prozesse
- Verantwortlichkeitsabgrenzungen und -zuweisungen
- Überwachung der Produkte in der Nutzungsphase im Sinne eines Regelkreises
- Generelle Förderung des Qualitätsbewusstseins
- Nachweis der Sorgfaltspflicht bei Haftungsfragen (→ Produkthaftungsgesetz)
- Internationale Anerkennung durch Zertifizierung gemäß den ISO-Normen → wertvolles Hilfsmittel zur Harmonisierung und gegenseitigen Anerkennung von wirtschaftlichen und industriellen Bereichen (z.B. ↓ Kontrollaufwand für zugelieferte Produkte)
- Bessere Konkurrenzfähigkeit und positiver Marketingeffekt

- Absicherung der Abläufe und Erhaltung des Know-hows bei Personalwechsel
- Effiziente Grundlage für die Einführung eines kontinuierlichen Qualitätsverbesserungsprogrammes

ÖNORM 9000ff

Inhalt der Normungsserie ÖNORM EN ISO 9000-9004
Die Normen geben das äußere Gerüst eines Qualitätsmanagementsystems vor (→ Organisationsnorm). Durch unterschiedliche Qualitätsziele der Unternehmen sind die Mittel, die zur Sicherstellung der gewünschten Qualität benötigt werden, unterschiedlich → vorgegebene Rahmenstruktur wird unterschiedlich ausgefüllt.

- ÖNORM 9000
  Qualität ist der Grad, in dem ein Satz inhärenter Merkmale Anforderungen erfüllt, also ob eine Ware oder Dienstleistung den gegebenen Anforderungen entspricht.
- ÖNORM 9001
  Norm zur externen Qualitätssicherungs-Nachweisführung.
  - Stellt Anforderungen an Produkte, Dienstleistungen oder Prozesse von der Produktentwicklung bis zum Kundendienst.
- ÖNORM 9004
  Leitfaden von 20 Qualitätsmanagement-Elementen, mit welchen Qualitätsmanagement-Systeme entwickelt und eingeführt werden können. Besteht aus Führungselementen, phasenübergreifenden und phasenspezifischen Elementen.

Dokumente

Dokumente im Qualitätsmanagementsystem
Zum Aufbau eines QM-Systems werden schriftliche Unterlagen (Dokumente) benötigt. Gliederung ist in der Regel hierarchisch:

QHB

- Qualitätsmanagementhandbuch (QHB)
  beschreibt den Aufbau des Qualitätsmanagementsystems → komprimierte Darstellung aller Abläufe. Kann zur Darstellung der Qualitätspolitik nach außen (z.B. ggü. Kunden, Lieferanten) dienen.

VA

- Verfahrensanweisungen (VA)
  Betriebsinterne Durchführungsbestimmungen (regeln Betriebsabläufe formal und inhaltlich → legen Struktur fest, wie etwas durchgeführt wird!)

AA

- Arbeitsanweisungen (AA)
  Betriebsinterne arbeitsplatzbezogene Anweisungen (beschreiben konkret, was an einem bestimmten Arbeitsplatz durchgeführt wird! → praktische Arbeitsanleitungen zur Durchführung einer bestimmten Tätigkeit)

Audit

Auditierung von Qualitätsmanagement-Systemen

„Audit" = systematische und unabhängige Untersuchung („Anhörung"),

- ob die qualitätsbezogenen Tätigkeiten den geplanten Anordnungen entsprechen,
- ob durch die Anordnungen die festgelegten Qualitätsziele erreicht werden.[7]

Nach Zweck des Audits werden unterschieden:

Produktaudit

- Produktaudits
  Feststellung und Beurteilung aller Maßnahmen, die für die Herstellung eines bestimmten Produktes notwendig sind.

Verfahrensaudit

- Verfahrensaudit
  Feststellung und Beurteilung aller Maßnahmen, die der Beherrschung eines bestimmten Verfahrens dienen (z.B. Beschaffung des Rohmaterials, Dokumentenverwaltung, etc.)

Systemaudit

- Systemaudit
  Feststellung und Beurteilung des gesamten Qualitätssicherungssystems eines Unternehmens

Je nach ausführender Stelle unterscheidet man

internes Audit

- interne Audits, durchgeführt durch einen Beauftragten der auditierten Organisation selbst („first party audit")

externes Audit

- externe Audits einer Organisation, beispielsweise bei einem Zulieferbetrieb („second party audit")

Zertifizierungsaudit

- Zertifizierungsaudits durch staatlich zugelassene Zertifizierungsstellen (s.u.), um die Funktionsfähigkeit des QM-Systems offiziell zu bestätigen („third party audit")

Zertifizierung

Zertifizierung von QM-Systemen

Staatlich „akkreditierte" (zugelassene) Prüfstellen überprüfen, ob das Qualitätsmanagementsystem funktioniert/wirksam ist [in Österreich sind u.a. Quality Austria und TÜV als Zertifizierungsstellen beim Bundesministerium für Wissenschaft, Forschung und Wirtschaft akkreditiert]. Wird durch das Zertifizierungsaudit bestätigt, dass das QM-System funktioniert → Erteilung eines zeitlich befristeten Zertifikats (Prüfzeichens).

Zertifizierungsstandards

In Anlehnung an Mahler *et al.* (2005) kann man folgende Zertifizierungsstandards unterscheiden:

- ISO Norm 22000 (HACCP, GMP)
- weitere ISO Normen (9000:1994ff; 9001:2000)
- Zertifizierungsmodelle im engeren Sinn (z.T. rein wirtschaftlich orientiert)
  - Einzelne Stufen, abnehmerorientiert: GLOBALGAP, ChinaGAP,, IFS, BRC
  - Kettenorientiert: IKB, QS, ...

[7] Die VO (EG) 882/2004 definiert Audit (in der deutschen Fassung Überprüfung genannt) als „eine systematische und unabhängige Prüfung, anhand deren festgestellt werden soll, ob Tätigkeiten und damit zusammenhängende Ergebnisse mit geplanten Vereinbarungen übereinstimmen und ob diese Vereinbarungen wirksam umgesetzt werden und zur Erreichung der Ziele geeignet sind". Diese VO gilt allerdings nur für amtliche Kontrollen.

11.3.4 Ökonomische Aspekte

Ökonomische Aspekte

Qualitätsmanagement kostet Geld. Die Kosten sind davon abhängig, wie hoch der Produzent seine Standards legen möchte. Die Gesamtqualitätskosten setzen sich zusammen aus:

Vorsorgekosten

- Vorsorgekosten („prevention costs“)
  Kosten für Aufbau, Unterhaltung und laufende Dokumentation des Qualitätsmanagementsystems

Bewertungskosten

- Bewertungskosten („appraisal costs“)
  Kosten für die Sicherungsmaßnahmen
  - die tatsächlichen Kosten für Bewertung von Rohmaterialien, Prozessen und Endprodukten
  - Entwicklung und Einführung von Methoden für die Bewertung

Fehlerkosten

- Fehlerkosten („failure costs“)
  - interne Fehlerkosten: Kosten zur Elimination fehlerhafter Produkte vor der Auslieferung
  - externe Fehlerkosten: Kosten, die entstehen, wenn fehlerhafte Produkte vom Kunden festgestellt werden.

Der wirtschaftlich optimale Perfektionsgrad liegt nicht bei einer 0%igen Fehlerquote, sondern bei den niedrigsten Gesamtkosten (➲ Abbildung 80).
Trotz der Kosten hilft Qualitätsmanagement Geld zu sparen (➲ Abbildung 81) Diese Abbildung war hilfreich, die niederländische Fleischindustrie zur Annahme neuer Qualitätssicherungsansätze zu bewegen.

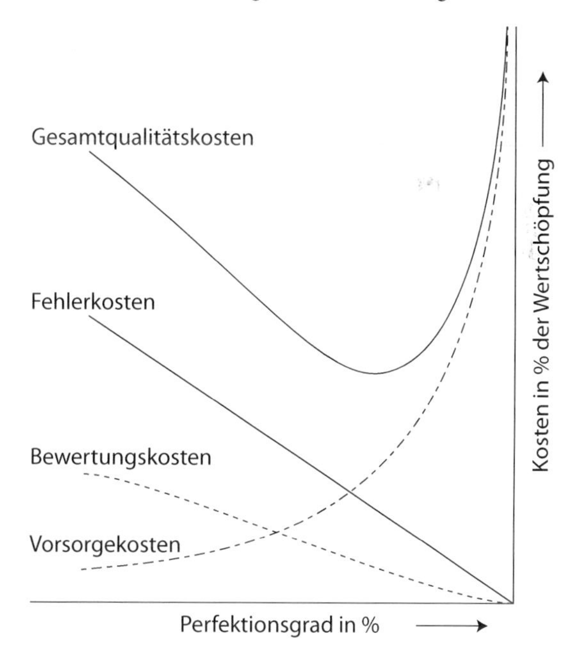

Abbildung 80: Fehler-, Bewertungs- und Vorsorgekosten im Qualitätsmanagement (Nach Gerats, 1987)

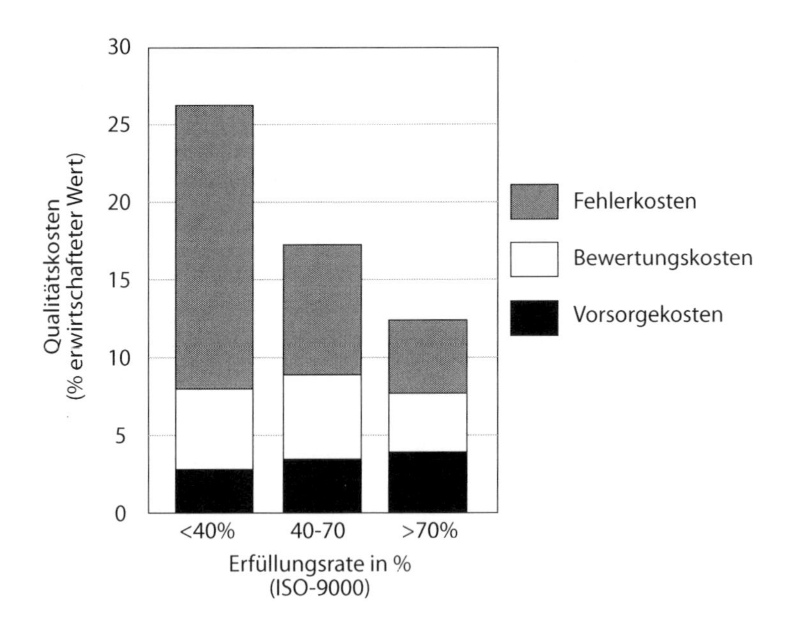

Abbildung 81: Einfluss der Übereinstimmung mit ISO 9000 Qualitätsmanagement-Bedingungen auf die Qualitätskosten in 10 niederländischen fleischverarbeitenden Unternehmen (Spitters et al., *1991)*

11.4 Werkzeuge (Tools) des Qualitätsmanagements

Werkzeuge (Tools)

Zur Qualitätslenkung steht eine Auswahl von (Qualitäts-)Werkzeugen („Tools") zur Verfügung. Werkzeuge können komplexe Verfahren, reproduzierbar beschriebene Methoden oder einfache mathematisch-statistische Techniken (z.B. Strichliste) sein. Werkzeuge sind Hilfsmittel zur Lösung der verschiedenen Aufgabenstellungen bei der Qualitätslenkung (z.B. Beschreiben, Analysieren, Prüfen, Untersuchen, Bewerten, Feststellen, Regeln, Vorbeugen, Bestätigen, Visualisieren).
Von den vielen unterschiedlichen Werkzeugen werden FMEA und HACCP beschrieben.

11.4.1 Failure Mode and Effect Analysis (FMEA)

Definition FMEA

Methode zur Prozessanalyse, um bei Entwicklung und Herstellung eines Produktes möglicherweise auftretende Fehler so frühzeitig zu erkennen, dass Fehlerverhütungsmaßnahmen noch wirksam werden.
FMEA dient in einem normenkonformen Qualitätsmanagementsystem (➲ Kapitel 11.3.3) als Werkzeug zur Fehlerursachenanalyse und laufenden Qualitätsverbesserung.

Vorgehen

Vorgehen

Prozessanalyse unter Berücksichtigung technischer Qualitätsaspekte (→ Prozessqualität)

Je nach Ziel des jeweiligen FMEA-Einsatzes unterscheidet man:

- Konstruktions-FMEA
- Prozess-FMEA
- Produkt-FMEA

FMEA-Analyse (➲ Tabelle 81)

- Für jede Prozessstufe die möglichen Fehler auflisten
- Auflistung der technischen Größen, die in der Prozessstufe beeinflussbar sind
- Für jeden möglichen Fehler Risikobewertung der technischen Größen [nicht der Gefahren – Unterschied zu HACCP!] (➲ Tabelle 81, „Real Conditions") anhand der folgenden Parameter (R), wobei für jeden Parameter zwischen 1 (= geringes Risiko) und 10 (= hohes Risiko) Risikopunkte vergeben werden können:
  - geschätzte Wahrscheinlichkeit für das Auftreten („occurrence") des Fehlers (→ R_A)
  - die Bedeutung des Fehlers („severity") für den Kunden (→ R_B)
  - geschätzte Wahrscheinlichkeit für die Entdeckung („detection") des Fehlers vor Auslieferung des Produktes (→ R_E)

Risikobewertung

Risikoprioritätszahl

Durch Multiplikation der Risikopunkte der 3 Parameter erhält man eine Risikoprioritätszahl („risk priority number"), die die Auswirkung des Fehlers auf das Produkt bzw. den Produktionsprozess darstellt:

$$RPZ = R_A \times R_B \times R_E$$

- Identifikation von Maßnahmen, die Fehlerrisken minimieren („recommended actions") → Veränderung technischer Größen → Wiederholung von Risiko↑bewertung und Berechnung der Risikoprioritätszahl (Ziel: ↓ RPZ).
- Oder: Vorgabe einer tolerierbaren Grenze (z.B. 100 oder 270) für die RPZ → wenn eingehalten ok, wenn nicht Maßnahmen setzen!

FMEA ist vor allem für den technischen Bereich (z.B. Autoindustrie) geeignet, Elemente davon werden aber auch auf dem Lebensmittel↑sektor eingesetzt. FMEA gilt als Stand der Technik zur Fehlervermeidung und Risikobewertung im Sinne des Produkthaftungsgesetzes (Unternehmer, der fehlerhaftes Produkt herstellt und in Verkehr bringt, haftet für Sach- und Personenschäden, die durch dieses Produkt verursacht werden) → ↑ Bedeutung FMEA bei betrieblichen Eigenkontrollen.

Tabelle 81: Failure mode and potential effects analysis (FMEA), Beispiel Kochschinkenherstellung, Dokument eines spanischen Betriebes (Benlloch, 1992)

PROCESS:	Cooked ham manufacturing	TEAM LEADER:	F.F. (P. Mgr.)	RESPONSIBLE SUPERVISOR:	A.B. plant manager
PROCESS STEP:	Cooking	TEAM MEMBERS:	A.B. (QA)/S.V. (P.)		
ART. CODE:	8008 skin-on-ham	STARTING DATE:	P.C. (M.)	DATE OF FMEA (ORIGINAL)	3-5-91

OPERATION NUMBER	FUNCTION	POTENTIAL FAILURE MODE	POTENTIAL FAILURE EFFECT	▼□	POTENTIAL CAUSE OF FAILURE	REAL CONDITIONS: REAL CONTROLS	OCCURRENCE	SEVERITY	DETECTION	(NPR) RISK PRIORITY NUMBER	RECOMMENDED ACTIONS	RESPONSIBLE INDIVIDUAL & DATE	RESULTS: IMPLEMENTED ACTION	OCCURRENCE	SEVERITY	DETECTION	PRIORITY Nr OF RISK
cooking in water tanks	cooking pasteurizing	under-cooking	softness microbial spoilage health risk	▼□	low level of water bath	no	6	9	6	324	water level meter alarm system	maintenance engineer 6/91	water level	6	9	1	54
				▼□	discalibration of pt100	monthly calibra-tion	4	9	6	216	calibration daily & quality control	maintenance engineer quality inspect. 6/91	calibration and control plan imp.	4	9	1	36
				▼□	discalibration of operator thermometer	monthly calibra-tion	4	9	6	216	calibration daily & quality control	cooker supervisor quality inspector	"	4	9	1	36
		over-cooking	sub-standard product														

11.4.2 Hazard Analysis Critical Control Point (HACCP) und Hazard Analysis and Operability (HAZOP) Studien

Definition HACCP

HACCP = ein System, welches Gefahren, die für die Lebensmittelsicherheit wesentlich sind, identifiziert, bewertet und beherrscht.

Definition Gefahr

Gefahr („hazard") = ein biologisches, chemisches oder physikalisches **Agens in** oder eine **Beschaffenheit von Lebensmitteln** mit der Fähigkeit, eine für die Gesundheit nachteilige Wirkung zu verursachen.
NB: Das HACCP System bezieht sich auf (hygienisch-) toxikologische Qualitätsmerkmale! HACCP Prinzipien sind grundsätzlich auch für andere Qualitätsmerkmale anwendbar, allerdings muss dann der Begriff „Gefahr" anders definiert werden.

Im Jahr 2006 zum Beispiel wurde von der EFSA das HACCP-Prinzip als Element (der „Gefahrenanalyse"-Teil) einer Risikoanalyse (s.u.) der Faktoren verwendet, die das Wohlbefinden von Kälbern in unterschiedlichen Haltungssystemen bewerteten. Hierbei wurde „Gefahr" definiert als die Faktoren, die das Wohlbefinden von Kälbern negativ beeinflussen. Abbildung 82 zeigt das Ergebnis für Fleischkälber gehalten in intensiven Produktionssystemen.

Nach der Prozessanalyse wird ein HACCP System aufgebaut, das in ein normenkonformes Qualitätsmanagementsystem (➲ Kapitel 11.3.3) integriert werden kann.

Vorgehen
7 Prinzipien

Vorgehen
HACCP beruht auf 7 Prinzipien (Codex Alimentarius Commission, 1997)

1. Führe eine Gefahrenanalyse (mit Risikobewertung) [= **Hazard Analysis**] durch.
2. Ermittle die kritischen Kontrollpunkte (**Critical Control Points**: CCPs).
3. Lege kritische(n) Grenzwerte(n) [**critical limit(s)**] fest.
4. Richte ein System zur Überwachung (**monitoring**) der Kontrolle des CCPs ein.
5. Etabliere die Korrekturmaßnahme (**corrective action**), die vorzunehmen ist, wenn Überwachung anzeigt, dass ein bestimmter CCP nicht unter Kontrolle ist.
6. Lege Verifikationsmaßnahmen fest (**verification**), die bestätigen, dass das HACCP wirksam arbeitet.
7. Etabliere eine Dokumentation (**documentation**), die alle zu diesen Prinzipien und ihren Anwendungen gehörenden Verfahren und Protokollen umfasst.

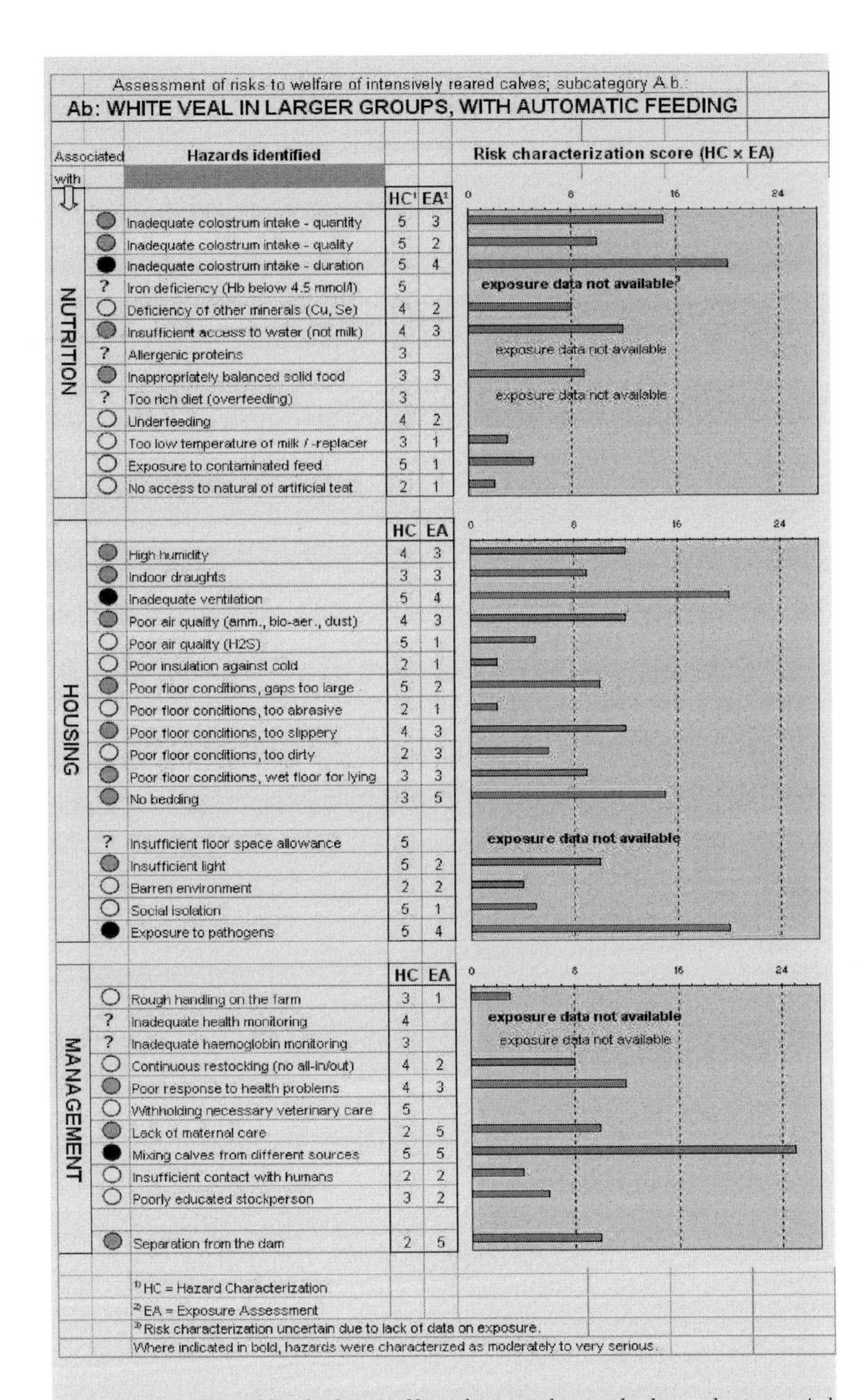

Assessment of risks to welfare of intensively reared calves; subcategory A.b.:

Ab: WHITE VEAL IN LARGER GROUPS, WITH AUTOMATIC FEEDING

Associated with		Hazards identified	HC[1]	EA[2]	Risk characterization score (HC x EA)
NUTRITION		Inadequate colostrum intake - quantity	5	3	
		Inadequate colostrum intake - quality	5	2	
		Inadequate colostrum intake - duration	5	4	
	?	Iron deficiency (Hb below 4.5 mmol/l)	5		**exposure data not available**[3]
		Deficiency of other minerals (Cu, Se)	4	2	
		Insufficient access to water (not milk)	4	3	
	?	Allergenic proteins	3		exposure data not available
		Inappropriately balanced solid food	3	3	
	?	Too rich diet (overfeeding)	3		exposure data not available
		Underfeeding	4	2	
		Too low temperature of milk / -replacer	3	1	
		Exposure to contaminated feed	5	1	
		No access to natural of artificial teat	2	1	
HOUSING		High humidity	4	3	
		Indoor draughts	3	3	
		Inadequate ventilation	5	4	
		Poor air quality (amm., bio-aer., dust)	4	3	
		Poor air quality (H2S)	5	1	
		Poor insulation against cold	2	1	
		Poor floor conditions, gaps too large	5	2	
		Poor floor conditions, too abrasive	2	1	
		Poor floor conditions, too slippery	4	3	
		Poor floor conditions, too dirty	2	3	
		Poor floor conditions, wet floor for lying	3	3	
		No bedding	3	5	
	?	Insufficient floor space allowance	5		**exposure data not available**
		Insufficient light	5	2	
		Barren environment	2	2	
		Social isolation	5	1	
		Exposure to pathogens	5	4	
MANAGEMENT		Rough handling on the farm	3	1	
	?	Inadequate health monitoring	4		**exposure data not available**
	?	Inadequate haemoglobin monitoring	3		exposure data not available
		Continuous restocking (no all-in/out)	4	2	
		Poor response to health problems	4	3	
		Withholding necessary veterinary care	5		
		Lack of maternal care	2	5	
		Mixing calves from different sources	5	5	
		Insufficient contact with humans	2	2	
		Poorly educated stockperson	3	2	
		Separation from the dam	2	5	

[1] HC = Hazard Characterization
[2] EA = Exposure Assessment
[3] Risk characterization uncertain due to lack of data on exposure.
Where indicated in bold, hazards were characterized as moderately to very serious.

Abbildung 82: Assessment of risks to welfare of intensively reared calves; subcategory A, b (white veal in larger groups with automatic feeding). Quelle: www.efsa.europa.eu

HACCP-Stichworte

Bemerke: Das HACCP Konzept wird durch folgende Stichworte charakterisiert:

- Es ist **systematisch**, d.h. geordnet und umfassend, damit nichts übersehen wird.
- Es ist **produktbezogen**, d.h. nur für ein gewisses Produkt (mit seinen spezifischen Eigenschaften und Produktkomponenten) können Gefahren und deren Risikopotential eingeschätzt und quantifiziert werden.
- Es ist **gefahrenbezogen**, d.h. es ist immer von den für das jeweilige Produkt und die jeweilige Situation relevanten, potentiellen Gefahren ausgehend und speziell auf diese ausgerichtet.
- Es ist **prozessbezogen**, d.h. immer von dem jeweiligen Prozess ausgehend und sorgfältig auf den Produktionsvorgang abgestimmt.
- Es ist **betriebsspezifisch**, d.h. speziell auf die jeweiligen betrieblichen Verhältnisse zugeschnitten und abgestimmt.

12 Aufgaben

An die oben genannten sieben Prinzipien hat sich die CAC bis heute festgehalten, sie im Lauf der Zeit jedoch durch zusätzliche Unterpunkte erweitert und interpretiert, was zu einer von der FAO/WHO-Codex Alimentarius veröffentlichten praktischen Vorgehensweise für deren Umsetzung geführt hat (die sogenannten zwölf „tasks"). Im Folgenden werden diese Aufgaben erläutert:

HACCP Team

Aufgabe 1. Stelle ein HACCP-Team zusammen

Das Team muss multidisziplinär zusammengesetzt werden, um begründete Entscheidungen treffen zu können. Beteiligte:

- Manager/Leiter des untersuchten Prozesses
- Fachleute (Lebensmittelmikrobiologen, -chemiker, -technologen, ...)
- Verantwortliche Personen für Qualitätssicherung

Produktbeschreibung

Aufgabe 2. Beschreibe das Produkt

Das Team setzt sich so lange damit auseinander, bis alle im Team Beteiligten ein volles Verständnis von den Produkteigenschaften haben.

Gebrauch

Aufgabe 3. Identifiziere den beabsichtigten Gebrauch

Der beabsichtigte Gebrauch sollte auf den erwarteten Anwendungen des Produktes durch die Endverbraucher oder Konsumenten basieren. In speziellen Fällen, z.B. bei der Gemeinschaftsverpflegung, müssen empfindliche Gruppen der Bevölkerung (YOPI) berücksichtigt werden.

Fließdiagramm

Aufgabe 4. Erstelle ein Fließdiagramm

Dieses soll zumindest alle Informationen enthalten bezüglich:

- der verwendeten Rohmaterialien
- der Prozess- und Verpackungsschritte inkl. dem Hygiene-Design der verwendeten Ausrüstung
- Kontaminationsmöglichkeiten entlang der Produktions- und Auslieferungskette, Zeit-/Temperatur Geschehen, pH-, a_w-Werte, mikrobielle Wachstum-, Überlebens- und Absterberaten
- Lagerzeit vor Charge-Freigabe
- Zubereitungsanweisungen

Vor-Ort Bestätigung

Aufgabe 5. Vor-Ort Bestätigung des Fließdiagramms
Es müssen Schritte unternommen werden, um den Arbeitslauf gegenüber dem Fließdiagramm während aller Produktionsphasen und -zeiten zu bestätigen und das Fließdiagramm, wo dies angebracht ist, zu berichtigen. Diese Bestätigung sollte von einer Person mit ausreichenden Kenntnissen des Verarbeitungsvorganges durchgeführt werden.

Gefahrenanalyse

Aufgabe 6. Gefahrenanalyse durchführen
Hierzu gibt es verschiedene Ansätze. HAZOP („Hazard Analysis Operability"-Studien) stellen eine oft verwendete Möglichkeit dar, die Gefahrenanalyse (inklusive Risikobewertung) durchzuführen.

Definition Risiko

Definition Risiko (CAC) =
Eine Funktion der Wahrscheinlichkeit eines gesundheitswidrigen Effekts und der Schwere dieses Effekts, folgend aus einer Gefahr bzw. mehreren Gefahren in Lebensmitteln.

Bemerke, dass eine Gefahr nicht unbedingt ein berücksichtigungswürdiges Risiko darstellt!!! Dies ist zu illustrieren anhand des klassischen Beispiels „Meteoriten aus dem All". Diese stellen eine Gefahr dar, die Wahrscheinlichkeit, dass Menschen gefährdet werden ist aber eher gering (Überlege: warum wird trotzdem Geld investiert in Forschungsprogramme um eine Meteoritenkatastrophe vorherzusagen bzw. zu verhindern?)

Hauptaufgabe der Hazard Analysis ist es, alle mit dem betrachteten Produkt verbundenen relevanten Gefahren herauszufinden und aufzulisten. Genau diese Gefahren sind dann durch das HACCP-System unter Kontrolle zu halten!

NB: Einschätzung des Risikos erfordert ein statistisches Vorgehen → voraussagende Mikrobiologie zunehmend wichtiger bei Sicherstellung der Lebensmittelsicherheit [„computational microbiology", „predictive modelling" = Voraussage der Keimentwicklung unter Berücksichtigung der Verhältnisse im Produkt, d.h. abhängig von den wachstumsbestimmenden Faktoren (➲ Kapitel 8.1.3)]

- Für die Risikobewertung jeder einzelnen möglichen Gefahr jeden Prozessschritt kritisch überprüfen:
  - Welche Abweichungen können auftreten?
  - Was sind die Folgen der Abweichungen für eventuell bestehende Gefahren auf dieser Prozessstufe?
  - Abweichungen bewerten
    - Abweichung realistisch und gefährlich → notieren
    - Abweichung unrealistisch und/oder ungefährlich → nächster Prozessschritt

  Beispiel: Kochen eines Produktes, wobei die Temperatur im Produkt durch Dampf erzeugt wird → ↓ Dampfdruck → ↓ Temperatur. Kann die Abweichung so groß sein, dass Salmonellen, Clostridien, ... überleben? Wenn ja → notieren

Idealerweise sollte diese Risikobewertung die gesamte Lebensmittelkette erfassen (die Pillsbury Company kannte bei der Entwicklung des HACCP-Konzepts alle Produktionsstufen ihrer Lebensmittel von den allerersten Anfängen bis zum Verzehr durch die Astronauten!). Da die außerhalb des eigenen Betriebes gelegenen Prozessstufen dem Unternehmen aber oft nicht bekannt sind, muss die Vorgangsweise zwangsläufig oft auf den eigenen Betrieb beschränkt werden. Dann muss allerdings der Lebensmittelunternehmer mit den Lieferanten und Abnehmern kommunizieren und bei der Erstellung seines HACCP-Systems mit diesen zusammenarbeiten (HACCP ist ein longitudinal integriertes Lebensmittelsicherheitssystem – die Lebensmittelkette ist als Kontinuum zu betrachten (➲ Erwägungsgrund 12 der VO (EG) Nr. 178/2002).

- Nach Abschluss dieser Überprüfung → Liste von Gefahren mit den zugehörigen Risiken. Nun folgt die Entscheidung, ob die jeweilige Gefahr für den Konsumenten relevant ist oder nicht (z.B. durch Vergleich mit den Risiken des täglichen Lebens). Diese Entscheidung ist – egal, ob die vorherigen Schritte qualitativ/halbquanitativ (z.B. Risiko gering-mittel-hoch-sehr hoch) oder quantitativ (genaue Zahlenangaben) durchgeführt wurden – immer eine JA/NEIN-Entscheidung. Am Schluss ergibt sich eine Liste mit den relevanten Gefahren, welche durch die weiteren Schritte im Implementierungsprozess unter Kontrolle gebracht werden müssen, um ein sicheres Produkt zu gewährleisten.
  Hinweis: Bei jeder als nicht relevant erachteten Gefahr sollte begründet werden, warum sie als „nicht relevant" eingestuft wurde.

CCP Ermittlung

Aufgabe 7. Ermittle kritische Kontrollpunkte (CCPs)
Bestimmung kritischer Kontrollpunkte (CCPs)

- Liste der relevanten Gefahren überprüfen → können diese durch irgendeine Maßnahme in einem der Prozessschritte unter Kontrolle gebracht werden? (➲ Abbildung 83)
  - ja, vollständig → Produktionsschritt = CCP1
  - stark minimiert → Produktionsschritt = CCP2
  - nein → Produktionsschritt kein CCP

Definition CCP

  Definition „CCP" = eine Stufe (Punkt, Verfahren, Arbeitsvorgang oder Abschnitt in der Lebensmittelproduktion inkl. Rohmaterialien), an der es möglich und notwendig ist, eine Gefahr zu beherrschen (d.h. zu vermeiden, auszuschalten oder auf ein akzeptables Ausmaß zu reduzieren)
- Bei der Bestimmung von CCPs sollte man eher vom Prozessende zum Anfang hin arbeiten, um den jeweils **„letzten" wirksamen CCP zu finden.**

Bemerke: Kann für eine als relevant eingestufte Gefahr kein CCP gefunden werden, so sollte man zunächst mit dem Lieferanten oder Abnehmer reden, ob nicht dieser die Gefahr unter Kontrolle halten kann. Es könnte z.B. sein, dass bei einer aus Geflügelfleisch erzeugten Brühwurst (z.B. Putenextra) hinsichtlich für Salmonellen weder der Schlachthof noch der Zerlegebetrieb eine wirklich verlässliche Gefahrenbeherrschung erreichen können (allenfalls könnte etwa das Kühlen als CCP2 für diese Gefahr angesehen werden). Ein

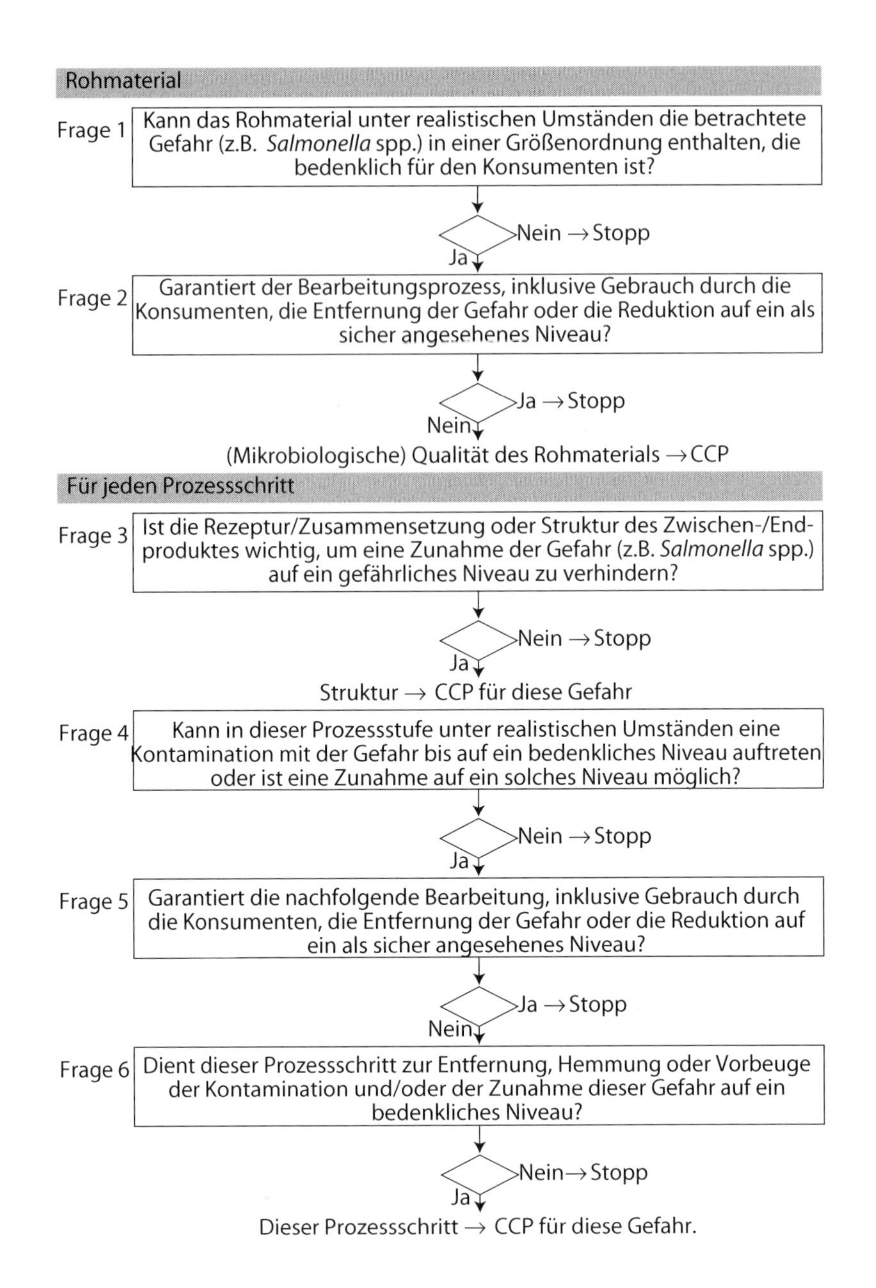

Abbildung 83: CCP-Entscheidungsbaum (Mayes und Baird-Parker, 1992)

Unter-Kontrolle-Bringen ist evtl. erst bei der Erhitzung im Verarbeitungsbetrieb möglich. Dies erfordert allerdings eine Abstimmung der HACCP-Systeme aller Betriebe entlang der Lebensmittelkette, denn der Schlachthof und der Zerlegebetrieb dürfen sich nicht einfach darauf verlassen, dass alles Geflügelfleisch ohnehin durcherhitzt wird.
(Überlege: Wie könnte die Gefahr Salmonella z.B. bei Putenrohwurst beherrscht werden?).

Kann für eine relevante Gefahr überhaupt kein CCP gefunden werden, so sollten zunächst Änderungen im Produktionsprozess oder am Erzeugnis vorgenommen werden. Im Extremfall darf das Produkt nicht produziert werden.

CCP Grenzwerte

Aufgabe 8. Lege kritische Grenzwerte für jeden CCP fest
Kritische Grenzwerte (FAO/WHO-Definition) =
Ein Kriterium, das Annehmbarkeit von Unannehmbarkeit trennt
Diese Kriterien sind zwingend!

Bemerke: In der Praxis werden dazu noch gewisse fakultative, sogenannte „Zielniveaus" [angestrebte (Sollwerte/Sollbereiche) oder tolerierte Werte oder Wertbereiche (Toleranzbereiche)] berücksichtigt, die während der Produktion nicht über/unterschritten werden dürfen.

Monitoring

Aufgabe 9. Richte ein Überwachungssystem für jeden CCP ein
Überwachung CCPs (Monitoring) =
Das Monitoring am CCP muss die Sicherheit des Lebensmittels garantieren und sicherstellen, dass eine relevante Gefahr garantiert beherrscht wird (visuelle, sensorische, physikalische, chemische, mikrobiologische Tests).
Die Überwachungsmethode sollte ermöglichen, dass eine „außer-Kontrolle-Situation" identifiziert wird, bevor sie zu einer Gefahr führt → mikrobiologische Methoden meist zu langsam → als Validierung nützlich (z.B. Challenge-Test mit Analyse vor und nach dem Erhitzungsvorgang)

Korrekturen

Aufgabe 10. Lege Korrekturmaßnahmen fest
Sollten die Monitoringergebnisse anzeigen, dass an einem CCP der Herstellungsprozess außer Kontrolle geraten ist (= kritische Grenzwerte wurden über-/unterschritten) sollen Korrekturmaßnahmen verhindern, dass potentiell gefährliche Waren den Betrieb verlassen.
Optionen: Vernichtung der Waren, besondere (Nach-)Behandlungen, kanalisierte Verwendung betroffener Wareneinheiten.

Verifikation

Aufgabe 11. Lege Verifikationsverfahren fest
Zwei Begriffe werden verwendet:
„Verifikation" ist eine rein formelle Überprüfung, ob die schriftlichen Vorgaben des HACCP-Plans in der Praxis auch erfüllt werden.
„Validierung" ist eine fachliche Prüfung, ob das angewandte System (d.h. die schriftliche Vorgaben und damit der gesamte HACCP-Plan) geeignet ist, die angestrebten Ziele (den angestrebten Grad an Produktionssicherheit) auch tatsächlich zu erreichen.
Anmerkung: das FSO Konzept erlaubt die Einrichtung von Grenz-/Zielwerten auf verschiedenen Prozessstufen (➲ Kapitel 11.5.4), kommt aber von der Seite der Exposition des Konsumenten („top-down")

Dokumentation

Aufgabe 12. Etabliere Dokumentation und Protokollführung
Dokumentation =
Systematische schriftliche Erfassung aller Gegebenheiten an den CCPs → Protokolle, sodass jederzeit die Produktionsbedingungen einer bestimmten Charge ermittelt werden können.

Longitudinaler Ansatz

HACCP soll im Idealfall das Produkt bzw. die Produktkomponenten entlang des gesamten Produktionsweges begleiten. Während die hygienischen Rahmenbedingen der Produktion betriebsbezogen sind, zieht sich HACCP gleichsam als roter Faden produkt- und prozessbezogen durch alle Herstellungsbetriebe der Produktionskette (➲ Abbildung 84)

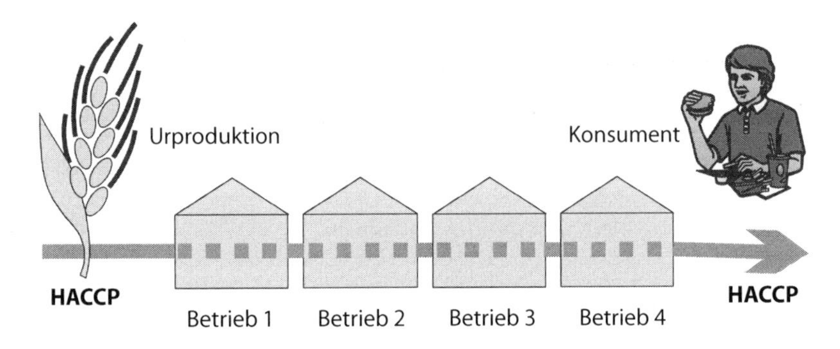

Abbildung 84: HACCP begleitet ein Produkt bzw. eine Produktkomponente entlang des gesamten Produktions- und Vertriebsprozesses durch die verschiedensten Betriebe (Fellner und Riedl, 2004).

GMP, GHP

CAVE: Bevor HACCP in einem Produktionsbetrieb eingesetzt werden kann, muss abgesichert werden, dass gewisse Grundbedingungen vor Ort gegeben sind. Diese beinhalten neben räumlichen, strukturellen und technischen Voraussetzungen auch grundsätzliche Hygienemaßnahmen („gute Herstellungspraxis": GMP, GHP), die in erster Linie verhindern müssen, dass Gefahren von außen auf das jeweilige Produkt gelangen können. HACCP dient dazu, die trotz dieser guten betrieblichen Praxis möglicherweise vorhandenen Gefahren verlässlich auszuschalten. Diese Situation wird (nach Untermann) manchmal als das „Hygienehaus" vorgestellt, wobei die erwähnten Voraussetzungen Fundamente und Wände, HACCP das Dach des Hauses darstellen. Bezogen auf eine ganze Produktionskette ist dann eher die Rede von einem „Hygiene-Reihenhaus" (➲ Abbildung 85).

HACCP

Grundsätzliche Hygienemaßnahmen	Grundsätzliche Hygienemaßnahmen	Grundsätzliche Hygienemaßnahmen	Grundsätzliche Hygienemaßnahmen	Grundsätzliche Hygienemaßnahmen	Grundsätzliche Hygienemaßnahmen
Räumliche, strukturelle und technische Voraussetzungen	Räumliche, strukturelle und technische Voraussetzungen	Räumliche, strukturelle und technische Voraussetzungen	Räumliche, strukturelle und technische Voraussetzungen	Räumliche, strukturelle und technische Voraussetzungen	Räumliche, strukturelle und technische Voraussetzungen
Betrieb A	Betrieb B	Betrieb C	Betrieb D	Betrieb E	Betrieb Z

=========== P r o d u k t i o n s p r o z e s s ==========>

Beispiel: Faschiertes

Mastbetrieb	Schlachthof	Zerlegungsbetrieb	Kühlhaus	Herstellungsbetrieb für Faschiertes	Handelsbetrieb bzw. Verkaufslokal

Abbildung 85: „Hygiene-Reihenhaus" konzipiert nach dem „Hygienehaus" von Untermann (Fellner und Riedl, 2009). Das einheitliche Dach des Reihenhauses bedeutet nicht, dass es nur ein einziges HACCP-System entlang des gesamten Produktionsprozesses gibt, sondern dass die von den einzelnen Betrieben erstellten HACCP-Systeme einander im Sinne der longitudinalen Integration berücksichtigen müssen, um dadurch eine funktionelle Einheit zu bilden.

11.4.3 Total Quality Management (TQM)

Definition TQM

Methode der Unternehmensführung, die die Qualität in den Mittelpunkt der Geschäftspolitik stellt und durch Zufriedenheit der Kunden auf langfristigen Geschäftserfolg zielt.
Betriebsführung wünscht und fördert die Mitwirkung aller Betriebsangehörigen zur Verbesserung der Qualität.
Jede Stufe im Herstellungsprozess wird als Kunde der vorausgehenden und Lieferant der nachfolgenden Stufe betrachtet → hohe Qualität auf allen Stufen sicherstellen.
TQM ist ein umfassendes Qualitätsmanagement, das

- einen kooperativen Führungsstil fördert,
- Innovation, Flexibilität und Finanzstärke ordert,
- ungenützte Reserven erschließt.

TQM kann in ein normenkonformes QM-System (➲ Kapitel 11.3.3) eingebunden sein, geht aber über dessen Anforderungen hinaus.

11.5 Risikoanalyse (Risk Analysis)

11.5.1 Einleitung

Definition Risikoanalyse

- Werkzeug zur Sicherung der Erzeugung gesundheitlich unbedenklicher Lebensmittel
- Systematischer und formaler Ansatz
- Im Gegensatz zu HACCP (produkt- und betriebsspezifisches Konzept) gesamtgesellschaftliches Konzept
- Empfohlen von verschiedenen Organisationen, z.B. WTO
- Deklarierte Grundlage des Lebensmittelrechts

Gliederung Risikoanalyse

Nach dem Leitfaden GL 30 (Principles and guidelines for the conduct of microbiological risk assessment) der Codex Alimentarius Commission (CAC, 1999):

- Risikobewertung („risk assessment") bestehend aus:
  - Gefahrenidentifizierung („hazard identification")
  - Gefahrencharakterisierung („hazard characterisation")
  - Expositionsabschätzung („exposure assessment")
  - Risikocharakterisierung („risk characterisation")

  mit dem Ergebnis einer
  - Risikoabschätzung („risk estimate")
- Risikomanagement – „risk management" (Abwägung, ob angesichts der Ergebnisse der Risikobewertung Maßnahmen zur Vorbeugung, Eliminierung oder Verringerung von Gefahren nötig sind);
- Risikokommunikation („risk communication") (Informationsaustausch bezüglich Risiken und Risikomanagement zwischen den beteiligten/betroffenen Personenkreisen – „stakeholders").

Bemerke: Risikobewertung sowie Risikokommunikation sollen von einer (politisch) unabhängigen Instanz durchgeführt werden. In der EU ist dies die EFSA, die zur Beantwortung jeder Fragestellung eine Expertengruppe einsetzt, um die wissenschaftliche Analyse durchzuführen und die Ergebnisse zur Kommunikation allen möglichen Betroffenen (Konsumenten, Wirtschaft, Politik) zur Verfügung stellt (EFSA-Stellungnahmen sind „public domain"). Mögliche erfolgende risikoeindämmende Maßnahmen sind von der Politik (europäische Kommission) zu treffen.
Auf nationaler Ebene mit Risikobewertung und Risikokommunikation befasst sind z.B: AGES (Österreich), Bundesinstitut für Risikobewertung BfR (Deutschland).

Qualitative und quantitative Risikobewertung (RB)

Qualitativ: Beschreibung in Risikokategorien: hoch – mittel – niedrig
Quantitativ: z.B. Inzidenz/100.000 Personen, Wahrscheinlichkeit pro Mahlzeit etc. (Schadensausmaß muss zusätzlich berücksichtigt werden) (➲ Kapitel 11.4.2).

Anmerkung: Qualitative RB erlaubt zumindest eine Reihung von Risiken („ranking").

Gefahrenidentifizierung

Arten von Gefahren
- biologische (z.B. Mikroorganismen, Parasiten),
- chemische (z.B. Rückstände und Kontaminanten),
- physikalische (z.B. Fremdkörper)

Benötigte Angaben:
- Wachstums- und Überlebenscharakteristika biologischer Gefahren
- Angaben zur Pathogenität aus epidemiologischen bzw. klinischen Studien
- Eventuell eigene Untersuchungen nötig

Wirt – Noxen-Interaktion (Dosis-Wirkungs-Beziehung, sofern erstellbar)

Expositionsabschätzung

Weg von der Urproduktion bis zur Verwendung des Produkts (Verzehr) (CAC, 1999) zu berücksichtigen:
- Einfluss von Zubereitung, Portionsgrößen, Verzehrsgewohnheiten (Menge und Häufigkeit)
- Alter, Immunstatus, etc. des Konsumenten

Risikocharakterisierung/ Risikoabschätzung

Risiko = Funktion der Wahrscheinlichkeit einer die Gesundheit beeinträchtigenden Wirkung und der Schweregrad dieser Wirkung (➲ Kapitel 11.4.2)
Verschiedene Berechnungsarten möglich.
Im Allgemeinen: Abbildung der Gesamtsituation (jede Prozessstufe als „Knoten“, an dem sich das Ausmaß der Gefahr erhöhen/erniedrigen bzw. an dem es konstant bleiben kann) – „Ereignisbaum“.
Die Berechnung des Risikos kann durch Multiplikation der Wahrscheinlichkeiten an den Knoten einer möglichen Knotenkombination („Szenario“) erfolgen, oder semiquantitativ, nach FMEA.
Kann auf Personengruppen, Produktgruppen, Noxen oder Kombinationen davon bezogen werden.

11.5.2 Risk Management

Definition

Ausgehend von den Ergebnissen der Risikobewertung/Risikoabschätzung:
- Keine Aktion
- Einführung von Maßnahmen zur Vorbeugung, Eliminierung oder Verringerung von Gefahren, die durch den Umgang mit oder den Verzehr von Lebensmitteln ausgehen können
- bzw. Modifizierung bestehender Maßnahmen

→ „Abwägung von Managementoptionen“

Umsetzung

- Amtliche Ebene: Gesetzgebung, amtliche Überwachung
- Betriebsebene: HACCP

11.5.3 Risk Communication

Definition

Informationsaustausch bezüglich Risiken und Risikomanagement zwischen den beteiligten/betroffenen Personenkreisen

Eigenschaften und Ziele

- Kontinuierlicher und interaktiver Prozess (Dialog)
- Transparenz, Verlässlichkeit und größtmögliche Offenheit, um das Vertrauen unter allen Beteiligten in den Prozess der Risikobewertung sicherzustellen.
- Feststellung, ob es Unterschiede in der Wahrnehmung, Bewertung und im Umgang mit Risiken bei den Beteiligten gibt („risk perception").
- Erkenntnisse über „risk perception" wirken evtl. auf Risikomanagement zurück.

11.5.4 Ausblick und Anwendungen

Rechtliche Verankerung der Risikoanalyse in der EU

VO (EG) Nr. 178/2002
- Definitionen ähnlich CAC (Art. 3)
- Lebensmittelrecht stützt sich auf Risikoanalyse
- Risikobewertung durch EFSA (European Food Safety Authority)
- Vorsorgeprinzip, wenn aus Sicht des Gesundheitsschutzes dringender Handlungsbedarf besteht, eine Risikobewertung wegen Fehlens wissenschaftlicher Daten aber nicht möglich ist (Art. 7)

Rechtliche Verankerung der Risikoanalyse in Österreich

§3 GESG (Gesundheits- und Ernährungssicherheitsgesetz, BGBl. I Nr. 63/2002): Hohes Niveau des Gesundheitsschutzes anzustreben; dabei ist nach den Grundsätzen der Risikoanalyse vorzugehen.
§2 LMSVG (Lebensmittelsicherheits- und Verbraucherschutzgesetz, BGBl. I Nr. 13/2006): Grundsatz der Risikoanalyse anzuwenden.
Vorsorgeprinzip in §4 GESG und §2 LMSVG national verankert.

Künftiges Konzept beruht auf FSOs

Neues FSO-Konzept von der ICMSF vorgeschlagen und von der CAC bereits übernommen/empfohlen:
Zweck:
- Objektivierung des angestrebten hohen Niveaus des Gesundheitsschutzes
- Standardisierung des internationalen Lebensmittelhandels

ALOP

Um das angestrebte Schutzniveau für die Konsumenten (ALOP = „**Appropriate Level of Protection**" – angemessenes Schutzniveau) zu erreichen → für jede relevante Gefahr sollen konkrete Zahlenwerte für das tolerierbare Ausmaß zum Zeitpunkt des Verzehrs vorgegeben werden:

Definition FSO

- Food Safety Objective (FSO): Maximale Frequenz und/oder Konzentration einer Gefahr in einem Lebensmittel zum Zeitpunkt der Konsumation, die ein angemessenes Schutzniveau bietet oder dazu beiträgt.
  Beispiel (fiktiv): max. 10^{-6} Salmonellen pro g Lebensmittel (= max. 1 Salmonelle pro Tonne Lebensmittel)

Vorteile:
- Klarheit für Lebensmittelunternehmer
- Objektive Sicherheit für Konsumenten
- Bessere behördliche Überwachungsmöglichkeit
  Das Kriterium für *Listeria monocytogenes* in verzehrfertigen Lebensmitteln in der VO (EG) Nr. 2073/2005 folgt im Wesentlichen dem FSO Konzept.

PO, PC

Zur Erreichung der FSOs müssen Lebensmittelunternehmer
- an den CCPs bestimmte Frequenzen und/oder Konzentrationen einer Gefahr im Lebensmittel anstreben (POs) bzw. die Gefahr um ein zahlenmäßig vorgegebenes Mindestausmaß reduzieren (PCs) und
- einen nachfolgenden Anstieg der Gefahrenquantität (durch Rekontamination oder Keimvermehrung) verhindern.

Definition PO, PC

- **Performance Objective** (PO): Die maximale Frequenz und/oder Konzentration einer Gefahr in einem Lebensmittel an einer bestimmten Stufe [z.B. unmittelbar nach Passieren des CCP] in der Lebensmittelkette vor dem Zeitpunkt der Konsumation, die – je nachdem – für ein Lebensmittelsicherheitsziel oder ein angemessenes Schutzniveau sorgt oder dazu beiträgt.
- **Performance Criterion** (PC): Der mittels Anwendung einer oder mehrerer Beherrschungsmaßnahmen hinsichtlich Frequenz und/oder Konzentration einer Gefahr in einem Lebensmittel zu erreichende Effekt, der für ein PO oder ein FSO sorgt oder dazu beiträgt.
  Beispiel: Reduktion der Salmonellen um 5 Zehnerpotenzen (5D-Reduktion)

Weiterführende Literatur:

Cerf, O. und E. Donnat (2011). Application of hazard analysis – Critical control point (HACCP) principles to primary production: What is feasible and desirable? Food Control, 22, 1839-1843.

Deutsche Gesellschaft für Qualität (1998). Qualitätslenkung in der Lebensmittelwirtschaft, DGQ-Band Berlin: Beuth, 21-12.

Fellner, C. und R. Riedl (2009). HACCP nach dem FAO/WHO-Codex Alimentarius. Theoretische Grundlagen und praxisbezogene Hilfestellungen zur korrekten Umsetzung des HACCP-Konzeptes. 2. überarbeitete und ergänzte Auflage. Verlag Behr, 650 pp.

Huiskes, J.H., G. Eikelenboom und J.B. van der Fels (2004). Quality management – Farm level. In: W. Klinth-Jensen, C. Devine, M. Dikeman (Eds.). Encyclopedia of Meat Sciences. Elsevier Academic Press, Amsterdam, 1111-1119.

ICSMF (1988). Microorganisms in Foods 4: Application of the hazard analysis critical control point (HACCP) system to ensure microbiological safety and quality. Oxford: Blackwell Science, pp. 302-316.

Mahler, C., A. Schmidt, C. Maassen, S. Kaufmann und A. Stolle (2005). Managementsysteme und Zertifizierungsstandards für die Lebensmittelsicherheit – Überblick. Arch. Lebensmittelhygiene 56, 63-65.

Mayes, T. und A.C. Baird-Parker (1992). Hazard analysis studies. In: Smulders, F.J.M., F. Toldrá, J. Flores und M. Prieto (Hrsg.): New technologies for meat and meat products. Utrecht: ECCEAMST Foundation.

Smulders, F.J.M. (Ed.) (2006). Food safety assurance and veterinary public health. Vol 4. Towards a risk-based chain control. Wageningen Academic Publishers, Wageningen, The Netherlands, 408 pp.

Ullmer, D. (2014). HACCP. Fragen & Antworten. Verlag Behr, 116 pp.

Upmann, M. und G. Wellm (2004). Quality Management –Abattoirs and Processing Plants. In: W. Klinth-Jensen, C. Devine and M. Dikeman (Eds.) Encyclopedia of Meat Sciences, Elsevier Academic Press, Amsterdam, 1119-1129.

EU-Rechtsakte und österreichische Bundesgesetze

Auflistung der in Kapitel 11 angeführten EU-Rechtsakte und österreichischen Bundesgesetze in Langtiteln und mit dem Datum der letzten Änderung (Stand Februar 2015):

EU-Rechtsakte:

Verordnung (EG) Nr. 1760/2000 des Europäischen Parlaments und des Rates vom 17. Juli 2000 zur Einführung eines Systems zur Kennzeichnung und Registrierung von Rindern und über die Etikettierung von Rindfleisch und Rindfleischerzeugnissen sowie zur Aufhebung der Verordnung (EG) Nr. 820/97 des Rates, ABl. L 204 vom 11.8.2000, S. 1-10; zuletzt geändert durch Verordnung (EU) Nr. 653/2014 des Europäischen Parlaments und des Rates vom 15. Mai 2014, ABl. L 189 vom 27.6.2014, S. 33-49.

Verordnung (EG) Nr. 1825/2000 der Kommission vom 25. August 2000 mit Durchführungsvorschriften zur Verordnung (EG) Nr. 1760/2000 des Europäischen Parlaments und des Rates hinsichtlich der Etikettierung von Rindfleisch und Rindfleischerzeugnissen, ABl. L 216 vom 26.8.2000, S. 8-12; zuletzt geändert durch Verordnung (EG) Nr. 275/2007 der Kommission vom 15. März 2007, ABl. L 76 vom 16.3.2007, S. 12-15.

Verordnung (EG) Nr. 178/2002 des Europäischen Parlaments und des Rates vom 28. Januar 2002 zur Festlegung der allgemeinen Grundsätze und Anforderungen des Lebensmittelrechts, zur Errichtung der Europäischen Behörde für Lebensmittelsicherheit und zur Festlegung von Verfahren zur Lebensmittelsicherheit, ABl. L 031 vom 01. 02.2002, S. 1-24.; zuletzt geändert durch Verordnung (EU) Nr. 652/2014 des Europäischen Parlaments und des Rates vom 15. Mai 2014, ABl. L 189 vom 27.6.2014, S. 1-32.

Verordnung (EG) Nr. 2073/2005 der Kommission vom 15. November 2005 über mikrobiologische Kriterien für Lebensmittel, ABl. L 338 vom 22.12.2005, S. 1-26, zuletzt geändert durch Verordnung (EU) Nr. 217/2014 der Kommission vom 7. März 2014, ABl. L 69 vom 8.3.2014, S. 93-94.

Verordnung (EG) Nr. 509/2006 des Rates vom 20. März 2006 über die garantiert traditionellen Spezialitäten bei Agrarerzeugnissen und Lebensmitteln, ABl. L 93 vom 31.3.2006, S. 1-11.

Verordnung (EG) Nr. 1881/2006 der Kommission vom 19. Dezember 2006 zur Festsetzung der Höchstgehalte für bestimmte Kontaminanten in Lebensmitteln, ABl. L 364 vom 20.12.2006, S. 5-24; zuletzt geändert durch Verordnung (EU) Nr. 1327/2014 der Kommission vom 12. Dezember 2014, ABl. L 358 vom 13.12.2014, S. 13-14.

Verordnung (EG) Nr. 834/2007 des Rates vom 28. Juni 2007 über die ökologische/biologische Produktion und die Kennzeichnung von ökologischen/biologischen Erzeugnissen und zur Aufhebung der Verordnung (EWG) Nr. 2092/91, ABl. L 189 vom 20.7.2007, S. 1-23; zuletzt geändert durch Verordnung (EU) Nr. 517/2013 des Rates vom 13. Mai 2013, ABl. L 158 vom 10.6.2013, S. 1-71.

Verordnung (EG) Nr. 470/2009 des Europäischen Parlaments und des Rates vom 6. Mai 2009 über die Schaffung eines Gemeinschaftsverfahrens für die Festsetzung von Höchstmengen für Rückstände pharmakologisch wirksamer Stoffe in Lebensmitteln tierischen Ursprungs, zur Aufhebung der Verordnung (EWG) Nr. 2377/90 des Rates und zur Änderung der Richtlinie 2001/82/EG des Europäischen Parlaments und des Rates und der Verordnung (EG) Nr. 726/2004 des Europäischen Parlaments und des Rates, ABl. L 152 vom 16.6.2009, S. 11-22.

Verordnung (EU) Nr. 1151/2012 des Europäischen Parlaments und des Rates vom 21. November 2012 über Qualitätsregelungen für Agrarerzeugnisse und Lebensmittel, ABl. L 343 vom 14.12.2012, S. 1-29.

Durchführungsverordnung (EU) Nr. 1337/2013 der Kommission vom 13. Dezember 2013 mit Durchführungsbestimmungen zur Verordnung (EU) Nr. 1169/2011 des Europäischen Parlaments und des Rates hinsichtlich der Angabe des Ursprungslandes bzw. Herkunftsortes von frischem, gekühltem oder gefrorenem Schweine-, Schaf-, Ziegen- und Geflügelfleisch, ABl. L 335 vom 14.12.2013, S. 19-22.

Bundesgesetze:

Bundesgesetz über Sicherheitsanforderungen und weitere Anforderungen an Lebensmittel, Gebrauchsgegenstände und kosmetische Mittel zum Schutz der Verbraucherinnen und Verbraucher (**Lebensmittelsicherheits- und Verbraucherschutzgesetz – LMSVG**), **BGBl. I Nr. 13/2006**; zuletzt geändert durch BGBl. I Nr. 67/2014 vom 11.08.2014.

Bundesgesetz, mit dem die Österreichische Agentur für Gesundheit und Ernährungssicherheit GmbH errichtet und das Bundesamt für Ernährungssicherheit sowie das Bundesamt für Sicherheit im Gesundheitswesen eingerichtet werden (**Gesundheits- und Ernährungssicherheitsgesetz – GESG**), **BGBl. I Nr. 63/2002**; zuletzt geändert durch BGBl. I Nr. 189/2013 vom 14.08.2013.

12 Tierproduktion und Umwelt

12.1 Einfluss der Umwelt auf die Tierproduktion

12.1.1 Klimaveränderungen

Klima

↑ Temperatur („global warming"): Voraussage ca. 1-4°C innerhalb von 50-75 Jahren. Folgen unter Annahme eines zweifach erhöhten CO_2-Niveaus (➲ Abbildung 86)

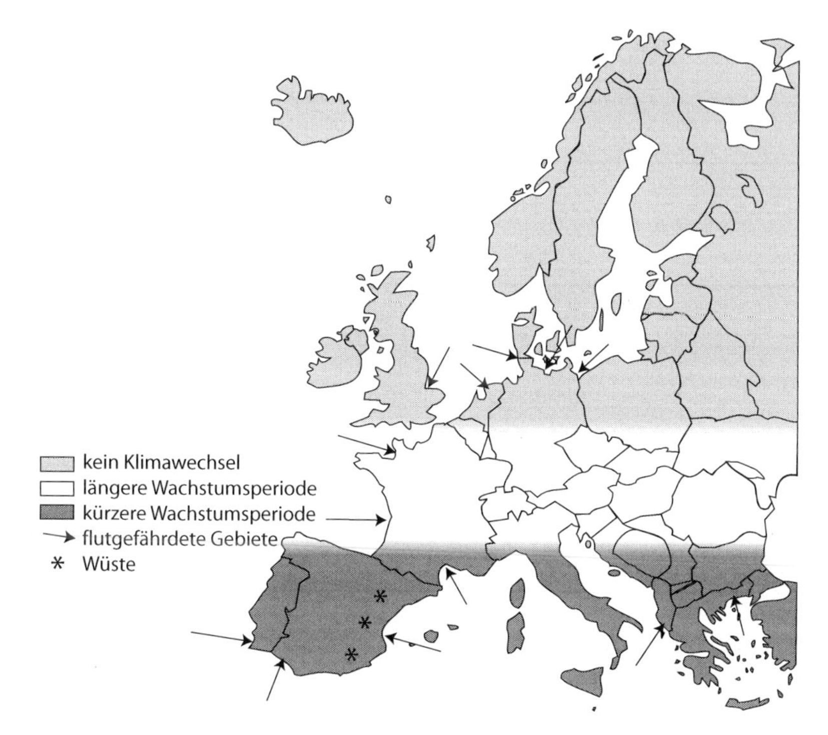

Abbildung 86: Folgen des „global warming" für die europäische Landwirtschaft (modifiziert nach: Skjerve et al. *(1991), Meat production and the environment; in: F.J.M. Smulders (Hrsg.), The European meat industy in the 1990's; ECCEAMST, Utrecht, die Niederlande)*

CAVE: Darstellung in Abbildung 86 im „alten" Europa ist simplifiziert → zeigt Folgen nur für ganze Staaten. Folgen für Korsika sind ähnlich wie für Sardinien, nicht wie für Frankreich.
NB: Grenze ist der 45. Breitengrad (≈ Mailand).

12.1.2 Umweltverschmutzung („Pollution")

Umweltgifte

Umweltverschmutzung („Pollution") → Rückstände und Kontaminanten in Lebensmitteln (➲ Kapitel 8.2.8; ➲ http://www.ages.at/themen/rueckstaende-kontaminanten/)

- Pestizide
- Hexachlorbenzol (HCB; ➲ Kapitel 8.2.8.3)
- Dioxine:
  Belastung des Menschen auch durch Fleischkonsum möglich
- Pb, Cd, Hg:
  Belastung des Menschen durch Fleisch von Tieren, die in Industriegebieten weiden
- Bodenübersäuerung („saurer Regen")
  verschlimmert Situation: ↑ Al- und Cd-Freisetzung aus dem Boden
- Ionisierende Strahlung (→ z.B. Cs-Belastung des Bodens nach Tschernobyl)

12.1.3 Anforderungen an die Wasserqualität

Anforderungen an Wasserqualität

In der Primärproduktion ist zur Vermeidung von Kontaminationen erforderlichenfalls Trinkwasser oder sauberes Wasser zu verwenden (➲ VO (EG) Nr. 852/2004 Anhang I Teil A).
Dem Lebensmittebetrieb muss in ausreichender Menge kaltes und/oder warmes Trinkwasser zur Verfügung stehen, das erforderlichenfalls verwendet werden muss, damit die Lebensmittel nicht kontaminiert werden. Auch aufbereitetes Wasser kann zur Verarbeitung oder als Zutat verwendet werden, darf aber kein Kontaminationsrisiko darstellen und muss Trinkwassernormen entsprechen.
Brauchwasser kann zur Dampferzeugung und Kühlung in geschlossenen Kreisläufen sowie Brandbekämpfung eingesetzt werden (➲ VO (EG) Nr. 852/2004 Anhang II Kapitel VII).

Nachweis der Trinkwassereigenschaft (➲ RL 98/83/EG; ➲ TWV, BGBl. II Nr. 304/2001; ➲ LMSVG, BGBl. I Nr. 13/2006)

- Bei Versorgung durch öffentliches Netz: mikrobiologische Untersuchung des Wassers von Zapfstelle im Rahmen der betrieblichen Eigenkontrolle empfohlen. Für übrige Parameter werden Prüfergebnisse der öffentlichen Wasserversorgungsanlage anerkannt.
- Eigener Brunnen: 1 × jährlich vollständige Untersuchung auf alle vorgegebenen Parameter

Parameter für die Trinkwasserqualität

Parameter (Grenz- und Richtwerte) für die Trinkwasserqualität:
Trinkwasserrichtlinie (➲ RL 98/83/EG)
In Ö umgesetzt in Trinkwasserverordnung – TWV, BGBl. II Nr. 304/2001 (für natürliche Mineralwässer gesonderte VO)

Anhang I legt Grenz- bzw. Richtwerte fest.
→ Mikrobiologische und chemische Parameter (Grenzwerte; müssen eingehalten werden)
→ Indikatoren („Richtzahlen"; Suche nach Ursache und dann Korrektur der Abweichung)
NB: für Wasser zum Nachspülen nach der Reinigung gelten nur die mikrobiologischen und nicht die chemischen Parameter.

Mikrobiologische Parameter
- *Escherichia coli*: 0/100 ml (0/250 ml in desinfiziertem Wasser)
- Enterokokken: 0/100 ml (0/250 ml in desinfiziertem Wasser)
- *Pseudomonas aeruginosa*: 0/100 ml (0/250 ml in desinfiziertem Wasser)

(weitere Kriterien für Wasser in Flaschen bzw. anderen Behältern)

Chemische Parameter
z.B. Pestizide, As, Cd, Hg

Indikatoren (auszugsweise):
- Organoleptisch, Färbung, Trübung, Geruch, Geschmack
- Physikalisch-chemisch, z.B. pH, Leitfähigkeit, Ca, Mg, Na, K, Al
- Unerwünschte Stoffe, z.B. Nitrat, Phenole, Fe, Mn, P_2O_2
- Mikrobiologisch
  - aerobe Gesamtkeimzahl bei 37°C: 20/ml (10/ml für desinfiziertes Wasser)
  - aerobe Gesamtkeimzahl bei 22°C: 100/ml (10/ml für desinfiziertes Wasser)
  - Coliforme: 0/100 ml (0/250ml für desinfiziertes Wasser)
  - *Clostridium perfringens* inkl. Sporen: 0/100* ml (0/250 ml in desinfiziertem Wasser), * nur Oberflächenwässer

  NB: für Wasser in Flaschen und Behältern zusätzliche Anforderungen
- Erforderliche (Ionen-)Mindestkonzentration für Wasser, das enthärtet worden ist und zum menschlichen Gebrauch geliefert wird

Angaben zur Untersuchungsfrequenz ➲ BGBl. II Nr. 304/2001

12.1.4 Schädlingsbekämpfung

Schädlingsbekämpfung

Lebensmittelunternehmer in der Tierproduktion müssen angemessene Maßnahmen treffen, um Kontaminationen durch Tiere und Schädlinge so weit wie möglich vorzubeugen und zu vermeiden (➲ VO (EG) Nr. 852/2004 Anhang I Teil A)
In Lebensmittelbetrieben müssen geeignete und ausreichende Vorrichtungen zum Schutz gegen Schädlinge (Nagetiere, Insekten und dergleichen) vorhanden sein (➲ VO (EG) Nr. 852/2004 Anhang II Kapitel IX Z 4)

Tiere (ausgenommen Schlacht- oder Arbeitstiere am Schlachthofgelände) sind von den Betrieben fernzuhalten. Nagetiere, Insekten und anderes Ungeziefer sind systematisch zu bekämpfen (➲ VO (EG) Nr. 852/2004 Anhang II Kapitel IX Z 4)

Rückstände

Rückstände von Schädlingsbekämpfungsmitteln (➲ Schädlingsbekämpfungsmittel-HöchstwerteVO, BGBl. II 441/2002; ➲ Kapitel 8.2.8)

12.2 Einfluss der Tierproduktion auf die Umwelt

12.2.1 Probleme durch die Nutztierhaltung

Probleme durch die Nutztierhaltung insbesondere in Regionen mit sehr hohen Bestandsdichten (➲ Abbildung 87; ➲ Abbildung 88; ➲ Abbildung 89)
CAVE: Abbildungen 87, 88 und 89 zeigen beispielhaft Daten von 1980. Zwischenzeitlich aber Trend zur ↓ der Intensität z.B. der Schweineproduktion in Nordwest-Europa (großenteils agrarpolitische Entscheidung)!

Überweidung

Überweidung
insbesondere bei Ziegenhaltung → „trampling effect" → ↓ Schutz des Erdbodens → Bodenerosion (Nordafrika, Mediterrane Regionen)
NB: Waldrodungen im Amazonasgebiet

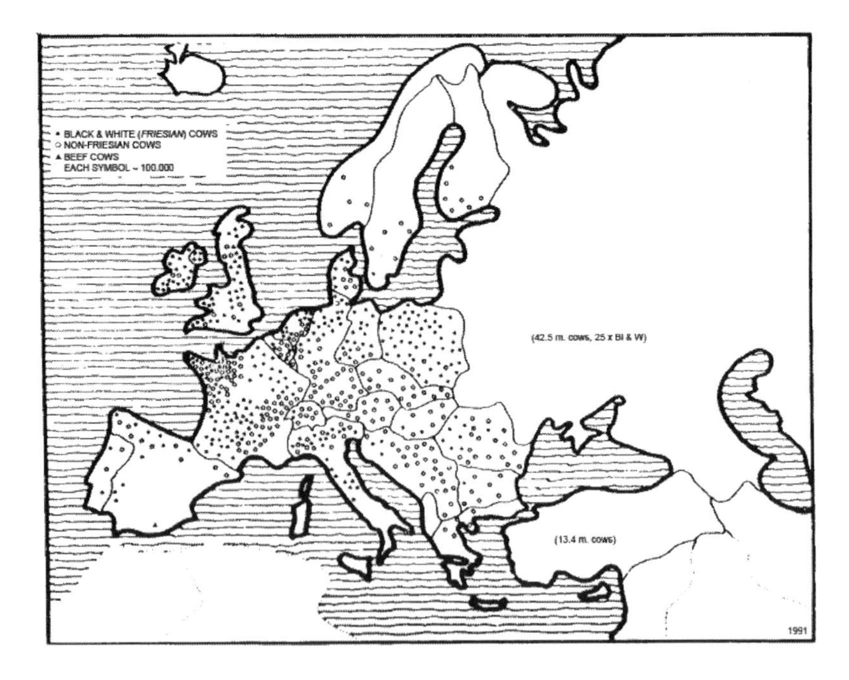

Abbildung 87: Geographische Verteilung der Rinderbestände in Europa (aus: Skjerve et al. *(1991), Meat production and the environment; in: F.J.M. Smulders (Hrsg.), The European meat industry in the 1990's; ECCEAMST, Utrecht, die Niederlande)*

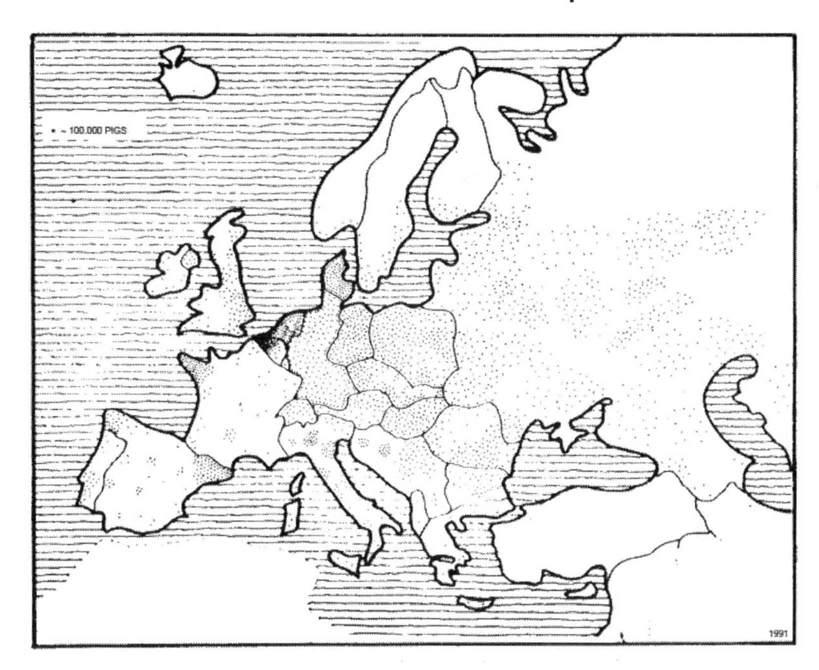

Abbildung 88: Geographische Verteilung der Schweinebestände in Europa (aus: Skjerve et al. *(1991), Meat production and the environment; in: F.J.M. Smulders (Hrsg.), The European meat industry in the 1990's; ECCEAMST, Utrecht, die Niederlande)*

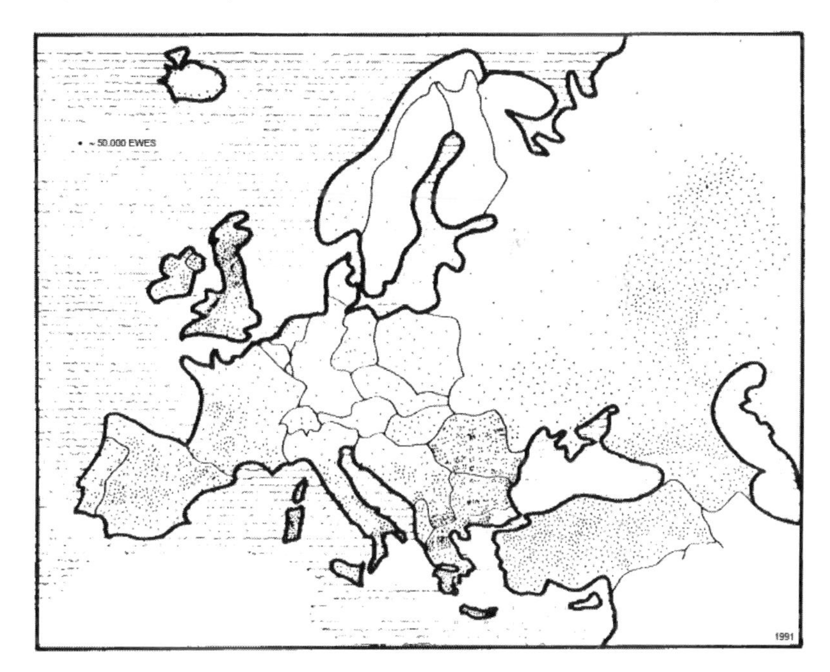

Abbildung 89: Geographische Verteilung der Schafbestände in Europa (aus: Skjerve et al. *(1991), Meat production and the environment; in: F.J.M. Smulders (Hrsg.), The European meat industry in the 1990's; ECCEAMST, Utrecht, die Niederlande)*

ABER: in österreichischen Berggebieten ist Viehhaltung erforderlich, um Grasnarbe kurz zu halten → dichtere Vegetation → ↓ Bodenerosion

Klimaeffekte

Klimaeffekte
- Wiederkäuer sind verantwortlich für 16% der jährlich emittierten 500 Mio. t CH_4 (Methan) → als Treibhausgas 20 × effektiver als CO_2
- Dungproduktion verantwortlich für 85% des NH_3-Ausstoßes weltweit → NH_3 durch Bakterien im Boden nitrifiziert → NO_2/NO_3, anschließend denitrifiziert → (N_2 +) N_2O (= Lachgas) in Atmosphäre → Reaktion mit O_3 zu NO → Spontanreaktion zu NO_2 → Reaktion mit H_2O zu HNO_2 (salpetrige Säure) und HNO_3 (Salpetersäure) → saurer Regen.
- Überweidung, Zerstörung der Vegetation, Waldrodung → ↓ Niederschläge (wichtig z.B. in Afrika, Sahel-Zone)

Futtermittelimporte und Dungproduktion

Futtermittelimport und Dungproduktion (➲ Abbildung 90)
Futtermittelimporte → ↑ Tiere auf ↓ Fläche → ↑↑ Konzentration → exzessive Dungproduktion →
- Bodenversiegelung („sealing effect") → ↓ Wasseraufnahme des Bodens
- Geruchsbelästigung

Eutrophie der Oberflächengewässer

Eutrophie der Oberflächengewässer
- Eintrag von Dung in Gewässer → beschleunigter Abbau organischen Materials durch Bakterien und Algen → ↑ O_2-Bedarf → Erschöpfung O_2-Reserven des Wassers →
  - ↓ Überlebenschancen der Fauna
  - Geruchsbelästigung
- Eintrag von Phosphaten in Gewässer → ↑ Algenwachstum (s.o.)
- Nitratbelastung Grundwasser → ↓ Trinkwasserqualität

Vorbeugung Gewässerbelastung:
- Verfütterung des Enzyms „Phytase" (biotechnologisch aus Schimmelpilzen, z.B. *Aspergillus*-Arten, gewonnen) → ↑ Verwertung pflanzlichen Phosphors durch die Tiere → ↓ Zufütterung von Futterphosphat, ↓ Phosphatausscheidung mit Dung (Schweine: ca. 35 %, Geflügel: ca. 50 %; ➲ Tierernährung: Vorlesung, Übungen, Schwerpunktstudium)
- ↑ Anteil Aminosäuren im Futter → ↓ Stickstoffausscheidung (➲ Tierernährung: Vorlesung, Übungen, Schwerpunktstudium)

Energieverbrauch

Energieverbrauch ↑
In westlichen Ländern hoher Energieverlust pro g produzierter Lebensmittel an die Umwelt. Vermutlich in osteuropäischen Ländern noch schlimmer (ineffiziente Energieausnutzung)

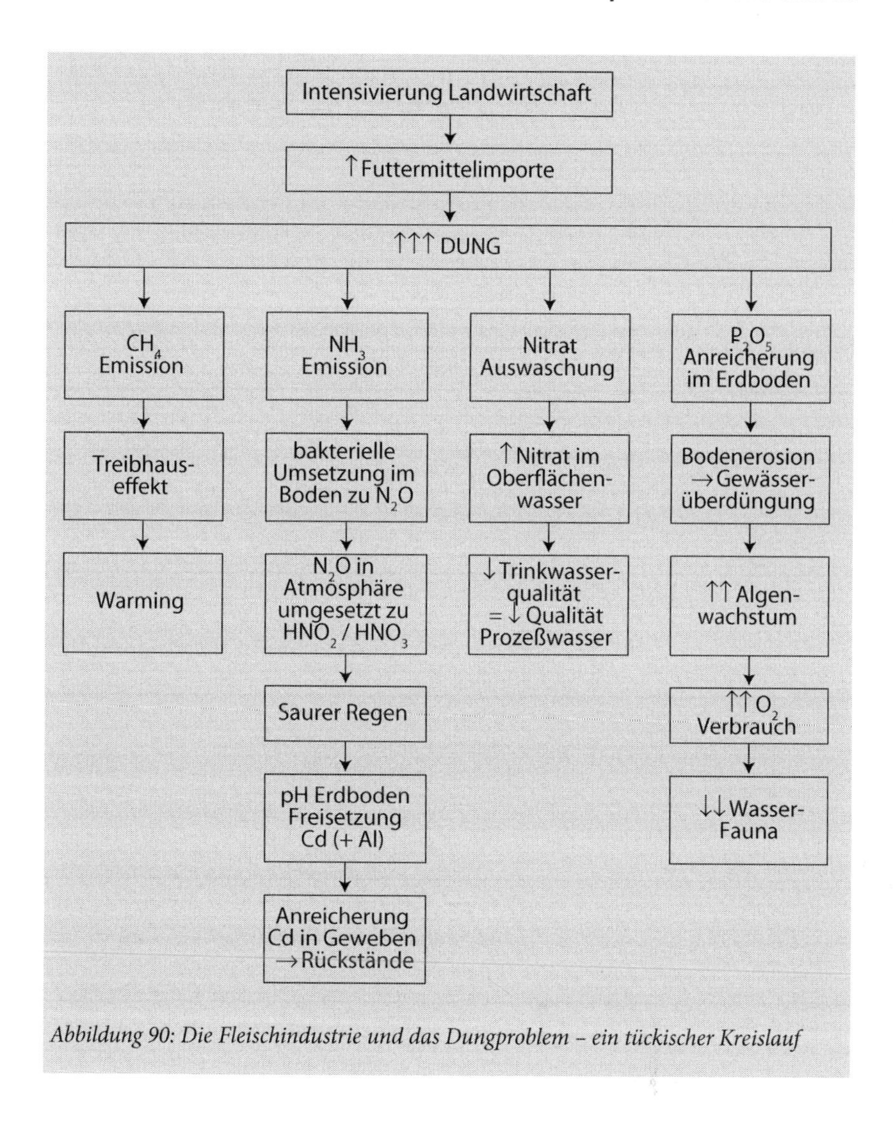

Abbildung 90: Die Fleischindustrie und das Dungproblem – ein tückischer Kreislauf

Akkumulation von Pathogenen

Akkumulation von Pathogenen

z.B. *Salmonella*-cycling in einigen EU-Ländern (z.B. NL, B, F)

- Skandinavische Länder (S, N, FIN) haben kein Salmonellenproblem; d.h. Daten zur Risikoanalyse unterschiedlich → Strategien zum Risikomanagement möglicherweise unterschiedlich in verschiedenen Ländern
- ↑ Arzneimittelanwendung, um Pathogene zu unterdrücken → Rückstandsprobleme (➲ Kapitel 8.2.8)

12.2.2 Probleme durch Schlachthäuser und fleischverarbeitende Industrie

Grundlegende Maßnahmen

Grundlegende Maßnahmen
- während der Herstellung → Entstehung unerwünschter Stoffe verhindern
- Ende der Produktionslinie → Stoffe binden, filtrieren, abfangen

Gerüche

Geruchsemission
meist keine Gesundheitsgefährdung durch Gerüche, wird von Anwohnern aber als Belästigung empfunden.
- NH_3
- H_2S
- Amine
- Mercaptane

Geruchsquellen

Geruchsquellen:
- Mist aus Viehtransportfahrzeugen und Stallungen → logistisches Problem (Abfuhr!)
- TKV-Material. Geruchsbelästigung abhängig von Wetterlage →

Beseitigung Gerüche

  - Kühlung
  - geschlossenes System
  - Luft absaugen und
    - durch Luftwäscher führen → Geruchsstoffe absorbieren in Flüssigkeiten (Wasser mit Chemikalien) → ↓ ≈ 80%
    - durch Kompostfilter führen → mikrobielle Umsetzung in fast geruchlose Luft → in Kombination mit Vorfiltern ↓ ≈ 95%.
      NB: Bei Großbetrieben muss soviel Luft abgesaugt werden, dass Kompostfilter nicht kosteneffizient sind.

Abwässer

Abwässer
In Schlachtbetrieben fallen große Mengen flüssiger Abfälle an. Abwasseremission bedarf der wasserrechtlichen Bewilligung → Entsorgung durch VO geregelt (➲ AEV Fleischwirtschaft, BGBl. II Nr. 12/1999).

Emissionswerte

Zur Einhaltung der Emissionswerte nach Anlage A der VO (→ allgemeine, anorganische, organische Grenzwerte; unterschiedlich für Einleitung in Fließgewässer oder öffentliche Kanalisation) folgende Maßnahmen in Betracht zu ziehen:
- Innerbetrieblicher Rückhalt von Feststoffen (v.a. Haare, Klauen, Panseninhalt, Fett) → Sieb-/Flotationsanlagen
- Rückhalt von Jauche, Gülle, Stechblut
- Einsatz chlor-/halogenhaltiger Desinfektionsmittel vermeiden
- gedrosselte oder zeitlich gestaffelte Entleerung von Brühkesseln

Geräusche

Lärmemission
- LKW
- Lautäußerungen der Schlachttiere etc.. ABER: Schallschutzisolierungen sind teuer!

feste Abfälle

Feste Abfälle (z.B. aus TKV-Anstalt)
- Mist
- Schlamm

evtl. zu verwenden als Kunstdünger oder als Substrat für Viehfutter

12.3 Verwertung von Schlachtabfällen

Rechtliche Grundlagen

Rechtliche Grundlagen (➲ Kapitel 4.2.14.3):
- Tiermaterialiengesetz, BGBl. I Nr. 141/2003
- Tiermaterialien-Verordnung, BGBl. II Nr. 484/2008
- Das Tiermaterialiengesetz dient der Durchführung der VO (EG) Nr. 1069/2009 mit Hygienevorschriften für nicht für den menschlichen Verzehr bestimmte tierische Nebenprodukte sowie deren Durchführungsverordnung, VO (EU) Nr. 142/2011.
  Unter Tiermaterialien versteht man ganze Tierkörper, Tierkörperteile oder Erzeugnisse tierischen Ursprungs, die nicht zum menschlichen Verzehr bestimmt sind.

Österreichische TKV-Anlagen

Tierkörperverwertungsanlagen in Österreich
4 TKV-Anlagen in Österreich: Tulln (NÖ), Regau (OÖ), Landscha a.d. Mur (Stmk.), Unterfrauenhaid (Bgld.)

Technologie
Alle österreichischen Tierkörperverwertungsanstalten arbeiten nach dem „batch-pressure"-Verfahren (➲ Abbildung 91) → Autoklavierung bei 133 °C, 3 bar, 20 min → auch BSE-Erreger vernichtet.

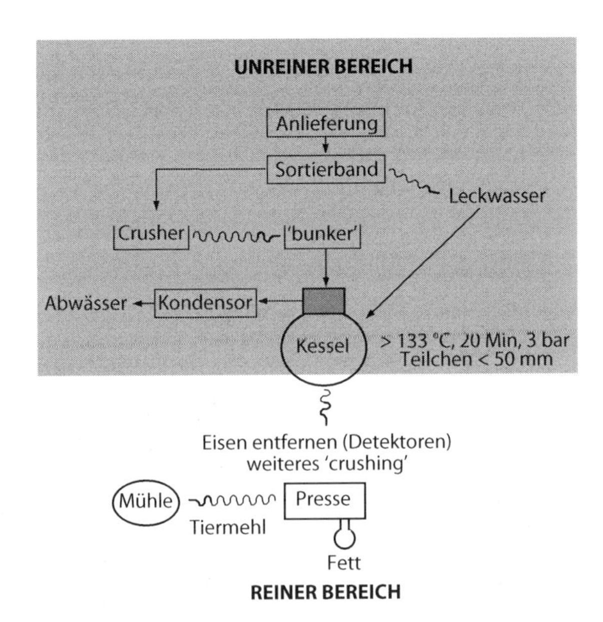

Abbildung 91: Prinzip der Tierkörperverwertung

Weiterführende Literatur:

Ockerman, H.W. und C.L. Hansen (1988). Animal by-product processing, Chichester (GB): Ellis Horwood, VCH.

Meeker, D.L. (Ed.) (2006). Essential rendering: all about the animal by-products industry. Arlington (VA): National Renderers Association. ISBN 0-9654660-3-5, p. 95-110.

Pearson, A.M. und T.R. Dutson (1992). Inedible meat by-products. Advances in meat research, Bd. 8 Essex (GB): Elsevier.

Prieto, M. und M.L. García-López (2014). Meat By-Products. In: Ninios, T., Lundén, J., Korkeala, H. und Fredriksson-Ahomaa, M. (Eds.). Meat inspection and control in the slaughterhouse, Wiley Blackwell, pp. 385-398.

Skjerve, E., S. Ewald und N. Skovgaard (1991). Meat production and the environment. In: F.J.M. Smulders (Hrsg.): The European meat industry in the 1990's, Utrecht (NL): ECCEAMST Foundation.

Weiterführende Websites:

Infoportal Trinkwasser
http://www.trinkwasserinfo.at/

AGES (Agentur für Gesundheit und Ernährungssicherheit)
http://www.ages.at/themen/umwelt/

Umweltbundesamt
http://www.umweltbundesamt.at/

EU-Rechtsakte und österreichische Bundesgesetze

Auflistung der in Kapitel 12 angeführten EU-Rechtsakte und österreichischen Bundesgesetze in Langtiteln und mit dem Datum der letzten Änderung (Stand Februar 2015):

EU-Rechtsakte:

Verordnung (EG) Nr. 852/2004 des Europäischen Parlaments und des Rates vom 29. April 2004 über Lebensmittelhygiene, ABl. L 139 vom 30.4.2004, p. 1-54; zuletzt geändert durch Verordnung (EG) Nr. 219/2009 des Europäischen Parlaments und des Rates vom 11. März 2009, ABl. L 87 vom 31.3.2009, S. 109-154.

Verordnung (EG) Nr. 1069/2009 des Europäischen Parlaments und des Rates vom 21. Oktober 2009 mit Hygienevorschriften für nicht für den menschlichen Verzehr bestimmte tierische Nebenprodukte und zur Aufhebung der Verordnung (EG) Nr. 1774/2002 (Verordnung über tierische Nebenprodukte), ABl. L 300 vom 14.11.2009, S. 1-33; zuletzt geändert durch Verordnung (EU) Nr. 1385/2013 des Rates vom 17. Dezember 2013, ABl. L 354 vom 28.12.2013, S. 86-89.

Verordnung (EG) Nr. 142/2011 der Kommission vom 25. Februar 2011 zur Durchführung der Verordnung (EG) Nr. 1069/2009 des Europäischen Parlaments und des Rates mit Hygienevorschriften für nicht für den menschlichen Verzehr bestimmte tierische Nebenprodukte sowie zur Durchführung der Richtlinie 97/78/EG des Rates hinsichtlich bestimmter gemäß der genannten Richtlinie von Veterinärkontrollen an der Grenze befreiter Proben und Waren, ABl. L 54 vom 26.2.2011, S. 1-254; zuletzt geändert durch Verordnung (EU) Nr. 592/2014 der Kommission vom 3. Juni 2014, ABl. L 165 vom 4.6.2014, S. 33-40.

Richtlinie 98/83/EG des Rates vom 3. November 1998 über die Qualität von Wasser für den menschlichen Gebrauch, ABl. L 330 vom 5.12.1998, S. 32-54; zuletzt geändert durch zuletzt geändert durch Verordnung (EG) Nr. 596/2009 des Europäischen Parlaments und des Rates vom 18. Juni 2009, ABl. L 188 vom 18.7.2009, S. 14-92.

Bundesgesetze:

Verordnung des Bundesministers für Land- und Forstwirtschaft über die Begrenzung von Abwasseremissionen aus der Schlachtung und Fleischverarbeitung (**AEV Fleischwirtschaft**), **BGBl. II Nr. 12/1999**.

Verordnung des Bundesministers für soziale Sicherheit und Generationen über die Qualität von Wasser für den menschlichen Gebrauch (**Trinkwasserverordnung – TWV**), **BGBl. II Nr. 304/2001**; zuletzt geändert durch BGBl. II Nr. 359/2012 vom 30.10.2012.

Verordnung des Bundesministers für soziale Sicherheit und Generationen über Höchstwerte von Rückständen von Schädlingsbekämpfungsmitteln in oder auf Lebensmitteln pflanzlichen und tierischen Ursprungs (**Schädlingsbekämpfungsmittel-Höchstwerteverordnung - SchäHöV**), **BGBl. II Nr. 441/2002**; zuletzt geändert durch BGBl. II Nr. 175/2012 vom 30.05.2012.

Bundesgesetz betreffend Hygienevorschriften für nicht für den menschlichen Verzehr bestimmte tierische Nebenprodukte und Materialien (**Tiermaterialiengesetz - TMG**), **BGBl. I Nr. 141/2003**; zuletzt geändert durch BGBl. I Nr. 23/2013 vom 11.01.2013.

Bundesgesetz über Sicherheitsanforderungen und weitere Anforderungen an Lebensmittel, Gebrauchsgegenstände und kosmetische Mittel zum Schutz der Verbraucherinnen und Verbraucher (**Lebensmittelsicherheits- und Verbraucherschutzgesetz - LMSVG**), **BGBl. I Nr. 13/2006**; zuletzt geändert durch BGBl. I Nr. 67/2014 vom 11.08.2014.

Verordnung der Bundesministerin für Gesundheit, Familie und Jugend über nähere Bestimmungen zum Umgang mit tierischen Nebenprodukten (**Tiermaterialien-Verordnung**), **BGBl. II Nr. 484/2008**; zuletzt geändert durch BGBl. II Nr. 141/2010 vom 21.05.2010.

Stichwortverzeichnis

B

C

D

H

I

L

M

N

U

V

W

Printed in the United States
by Baker & Taylor Publisher Services